Günter Krämer

Epilepsie von A–Z

Dr. med. Günter Krämer

Epilepsie von A–Z

Medizinische Fachwörter verstehen

3. Auflage

TRIAS

Leserservice

Wenn Sie Fragen oder Anregungen zu diesem Buch haben, schreiben Sie uns an:
TRIAS Verlag
Postfach 301107
D-70469 Stuttgart
Oder besuchen Sie uns im Internet unter:
www.trias-gesundheit.de

Anschrift des Autors:

Dr. med. Günter Krämer
Schweizerische Epilepsie-Klinik
Bleulerstrasse 60
CH-8008 Zürich

Umschlaggestaltung
Cyclus · Visuelle Kommunikation, Stuttgart
Textzeichnungen:
Dr. med. Jan Tomaschoff, Düsseldorf (S. 88, 103, 118, 159, 236)
Friedrich Hartmann, Nagold (S. 166, 157)
Christine Lackner, Ittlingen (S. 60, 169, 349)

Die Deutsche Bibliothek – CIP-Einheitsaufnahme

Der Titeldatensatz für diese Publikation ist bei der Deutschen Bibliothek erhältlich.

Dieses Buch wurde in der neuen deutschen Rechtschreibung verfasst.

Gedruckt auf chlorfrei gebleichtem Papier

Rüdigerstraße 14,
70469 Stuttgart
Printed in Germany
Satz: Mitterweger Werksatz GmbH
Plankstadt b. Heidelberg
Druck: Götz, Ludwigsburg

ISBN 3-89373-629-8 1 2 3 4 5 6

Wichtiger Hinweis:
Wie jede Wissenschaft ist die Medizin ständigen Entwicklungen unterworfen. Forschung und klinische Erfahrung erweitern unsere Erkenntnisse, insbesondere was Behandlung und medikamentöse Therapie anbelangt. Soweit in diesem Werk eine Dosierung oder eine Applikation erwähnt wird, darf der Leser zwar darauf vertrauen, dass Autoren, Herausgeber und Verlag große Sorgfalt darauf verwandt haben, dass diese Angabe **dem Wissensstand bei Fertigstellung des Werkes** entspricht.
Für Angaben über Dosierungsanweisungen und Applikationsformen kann vom Verlag jedoch keine Gewähr übernommen werden. **Jeder Benutzer ist angehalten,** durch sorgfältige Prüfung der Beipackzettel der verwendeten Präparate und gegebenenfalls nach Konsultation eines Spezialisten festzustellen, ob die dort gegebene Empfehlung für Dosierungen oder die Beachtung von Kontraindikationen gegenüber der Angabe in diesem Buch abweicht. Eine solche Prüfung ist besonders wichtig bei selten verwendeten Präparaten oder solchen, die neu auf den Markt gebracht worden sind. **Jede Dosierung oder Applikation erfolgt auf eigene Gefahr des Benutzers.** Autoren und Verlag appellieren an jeden Benutzer, ihm etwa auffallende Ungenauigkeiten dem Verlag mitzuteilen.

Inhalt

Zu diesem Buch

Anderthalb Jahre nach der zweiten und fünf Jahre nach der ersten Auflage wird hiermit eine dritte, erneut deutlich erweiterte Auflage des nach wie vor in erster Linie für Betroffene und Nichtmediziner gedachten Epilepsiewörterbuches vorgelegt. Erfreulicherweise findet das Taschenbuch auch guten Zuspruch bei medizinischem Assistenzpersonal, und selbst einige Kolleginnen und Kollegen scheinen es gelegentlich zu benutzen. Inzwischen ist nach einer italienischen Ausgabe (gemeinsam mit Stefano Ricci, Neurologische Universitätsklinik Rom) auch eine ungarische Übersetzung erschienen und weitere fremdsprachige Ausgaben sind geplant beziehungsweise in Vorbereitung.

Viele Menschen mit Epilepsie sind sehr an ihrer Krankheit interessiert und wollen möglichst viel darüber wissen, um besser mit den damit verbundenen Problemen umgehen zu können. Erfreulicherweise gibt es auch eine zunehmende Auswahl von Büchern über Epilepsie, die überwiegend verständlich geschrieben sind und weitgehend auf Fachausdrücke verzichten oder diese erklären. Spätestens beim Lesen von Beipackzetteln der Medikamente oder von Arztbriefen tauchen aber immer wieder unverständliche Ausdrücke auf, die oft auch in den üblichen medizinischen Wörterbüchern nicht oder nicht richtig erklärt sind. Zudem haben einige Fachwörter in verschiedenen Fachgebieten der Medizin eine unterschiedliche Bedeutung, auf die in allgemeinen Wörterbüchern meist nicht eingegangen werden kann.

Das vorliegende Taschenbuch will hier helfen. Seine Entstehung und ständige Aktualisierung sowie Erweiterung beruht in erster Linie auf vielen Gesprächen und Erfahrungen mit Patienten und deren Angehörigen oder sonstigen Bezugspersonen, daneben auf einer Auswertung von Büchern und Artikeln sowie der regelmäßigen Überprüfung und Ergänzung z.B. bei Vorträgen. Die Auswahl der erklärten Fremd- und Fachwörter mag trotz der stetigen Erweiterung immer noch ergänzungsbedürftig erscheinen. Auf der anderen Seite soll das Buch aber auch nicht allzu umfangreich werden. Ein Pfeil (→) im erklärenden Text der einzelnen Stichworte und Tabellen verweist auf andere, ergänzende Stichworte, ohne die Lesbarkeit zu sehr zu stören.

Ziemlich sicher finden sich – wie in jedem Buch – immer noch Ungereimtheiten oder gar Fehler. Daher bin ich im Hinblick auf weitere Auflagen nach wie vor ausdrücklich dankbar für kritische Zuschriften mit Verbesserungsvorschlägen. Herrn Dr. Tomaschoff danke ich für seine originellen Cartoons, bei denen er bereitwillig auch auf meine Wünsche eingegangen ist. Bedanken möchte ich mich auch bei meiner Sekretärin, Frau Léonie Müller, sowie bei Herrn Ian Mothersill für die Erstellung der Vorlage für die Abbildung 5 mit den EEG-Mustern. Schließlich geht mein Dank wie stets an meine Frau Doris, meine Tochter Judith und meinen Sohn Dirk für ihre dauerhafte Unterstützung.

Zürich, im Januar 2001 Günter Krämer

Was sind epileptische Anfälle und Epilepsien?

Epileptische Anfälle sind Störungen des Gehirns aufgrund kurz dauernder vermehrter Entladungen von Nervenzellen. Es gibt mehr als zehn unterschiedliche Formen epileptischer Anfälle (→ Tab. 2, S. 11) und noch mehr Epilepsieformen (→ Tab. 3, S. 13), auch weil diese gleichzeitig mit mehreren verschiedenen Anfallsformen einhergehen können. Jeder betroffene Mensch hat in der Regel nur eine Epilepsieform mit bis zu vier Anfallsformen. Die Abstände zwischen den einzelnen Anfällen können zwischen Sekunden und Jahren oder sogar Jahrzehnten schwanken.

Das Wort Epilepsie kommt aus dem Griechischen und bedeutet „Ergriffenwerden", „Gepacktwerden" oder „von etwas befallen oder erfasst sein". Im Altertum bezeichnete man Epilepsien auch als „Morbus sacer" oder „Heilige Krankheit" und gab ihnen damit eine Sonderstellung, die sie auch heute noch manchmal haben. Viele Menschen glauben, es sei ganz einfach, einen epileptischen Anfall zu beschreiben. Jemand stoße aus heiterem Himmel einen Schrei aus, verliere das Bewusstsein, werde dann steif, beiße sich gegebenenfalls auf die Zunge und falle um. Er halte den Atem an und werde blau, krampfe dann für eine gewisse Zeit an Armen und Beinen, bis er vor Erschöpfung in eine Art Tiefschlaf verfalle. Hinterher klage er unter Umständen über Abgeschlagenheit, Kopfschmerz, Schwindel oder Muskelkater; manchmal komme es auch zu einem unwillkürlichen Urinabgang. Es stimmt zwar, dass diese Beschreibung für eine häufige Form epileptischer Anfälle (den so genannten Grand-Mal-Anfall oder generalisierten tonisch-klonischen Anfall) zutrifft, aber diese Anfallsform ist nur eine von vielen.

Epileptische Anfälle können sehr unterschiedlich aussehen. Sie können ohne Schrei und Bewusstlosigkeit einhergehen, ohne Steifwerden, Zungenbiss und Umfallen, ohne Blauwerden und Krampfen. Sie können so harmlos sein, dass weder die Betroffenen irgendetwas davon mitbekommen noch Nichtfachleuten etwas auffällt, wenn sie einen Anfall direkt sehen. Einziges Zeichen eines epileptischen Anfalls kann ein „komisches" Gefühl, eine wenige Sekunden dauernde Unaufmerksamkeit oder ein kurzes Zucken eines Armes sein.

Eine allgemeingültige und für alle Anfallsformen gültige Beschreibung epileptischer Anfälle könnte lauten: Epileptische Anfälle sind relativ kurz dauernde, plötzliche Änderungen des Bewusstseins, Denkens, Verhaltens, Gedächtnisses, Fühlens oder Empfindens oder der Anspannung der Muskulatur aufgrund einer vorübergehenden Funktionsstörung von Nervenzellen im Gehirn in Form vermehrter und einander gegenseitig aufschaukelnder elektrischer Entladungen. Diese Definition ist zwar richtig, aber viel zu lang, um sie behalten zu können und im Alltag zu verwenden. Man kann epileptische Anfälle deswegen vereinfachend auch als Ausdruck einer vorübergehenden Funktionsstörung von Nervenzellen definieren, wobei die Auswirkungen davon abhängen, welche Funktion die beteiligten Nervenzellen normalerweise haben.

Jede Nervenzelle und jeder Nervenzellverband im Gehirn kann „epileptisch“ werden, was dazu führt, dass sie in ihrer normalen Tätigkeit gestört oder unterbrochen werden. Wenn die Zellen für die Geruchsempfindung verantwortlich sind, kommt es zu einer Riechstörung; sind sie normalerweise für das Sehen verantwortlich, kann es beispielsweise zu Wahrnehmungen von Blitzen oder anderen Lichtreizen kommen. Sind die Nervenzellen an den komplizierten Vorgängen beteiligt, die Grundlage unseres Gedächtnisses sind, drückt sich dies in einer Störung des Lernens und gegebenenfalls auch in einer Unterbrechung des Bewusstseins mit hinterher bestehender Erinnerungslücke aus.

Der Ausdruck „epileptische Anfälle“ ist eine Sammelbezeichnung, hinter der sehr unterschiedliche Krankheiten und Störungen stecken können. Bei sehr vielen Menschen findet sich allerdings auch mit den heute zur Verfügung stehenden Methoden keine fassbare Ursache für ihre Anfälle. Nicht jeder epileptische Anfall ist auch gleichbedeutend mit einer Epilepsie. So wird es bei fast jedem Menschen zu epileptischen Anfällen kommen, der zum Beispiel eine Eiterung des Gehirns (einen so genannten Hirnabszess) entwickelt, der eine ausreichend schwere Kopfverletzung erleidet, dessen Gehirn nicht genug mit Sauerstoff versorgt wird oder der eine Überdosis bestimmter Medikamente einnimmt. Obwohl es bei einem Fortbestehen oder einer Wiederholung dieser Umstände auch zu wiederholten Anfällen kommen kann, haben die betreffenden Menschen keine Epilepsie. Von einer Epilepsie wird erst nach mindestens zwei epileptischen Anfällen im Abstand von mindestens 24 Stunden gesprochen, für die jeweils keine direkt auslösende Ursache erkennbar ist, die also spontan aufgetreten sind. Das heißt nicht, dass nicht eine für die Anfälle verantwortliche Veränderung am Gehirn wie etwa ein Geburtsschaden oder eine andere, längere Zeit zurückliegende Verletzung vorliegen kann.

Epilepsien gehören immer noch zu den Gesundheitsstörungen, denen in der Öffentlichkeit mit einer Vielzahl falscher Vorstellungen und Vorurteilen begegnet wird, obwohl das Fachwissen gerade in diesem Bereich in den letzten Jahrzehnten erheblich zugenommen hat. Schon der berühmte griechische Arzt Hippokrates (460 bis 375 vor Christus) hatte erkannt, dass Epilepsien auf einer Störung im Gehirn beruhen, aber es dauerte bis zum 19. Jahrhundert, bis sich diese Überzeugung auch im ärztlichen Handeln und – wenngleich sehr zögerlich – zunehmend auch im allgemeinen Bewusstsein niederschlug. Einige falsche und richtige Aussagen zu epileptischen Anfällen und Epilepsien sind in Tabelle 1 zusammengefasst.

Tab. 1: Falsche und richtige Aussagen zu epileptischen Anfällen und Epilepsien

Falsch	Richtig
Ein epileptischer Anfall ist gleichbedeutend mit Epilepsie	Eine Epilepsie liegt erst nach mindestens 2 Anfällen im Abstand von mehr als 24 Stunden ohne jeweils erkennbare Ursache oder Auslöser vor
Epileptische Anfälle sind immer dramatisch und nicht zu übersehen	Es gibt kaum merkliche oder harmlos erscheinende epileptische Anfälle wie z. B. Absencen oder komplexe fokale Anfälle, die auch für Fachleute nicht leicht zu erkennen sind
Epilepsie ist eine Krankheit	Epilepsie ist genau genommen keine Krankheit, sondern eine „Störung“ des Gehirns. Eine Krankheit ist eine typische Kombination von Beschwerden und Krankheitszeichen mit einer einheitlichen Ursache. Epilepsien sind aber durch sehr unterschiedliche Beschwerden und Krankheitszeichen gekennzeichnet, die zudem keine einheitliche Ursache haben (allerdings ist diese Feststellung zwar zutreffend, aber auch etwas künstlich und hilft letztlich nicht viel weiter)
Epilepsie ist eine gleichförmige Krankheit	Es gibt nicht eine, sondern mehr als 20 Arten von Epilepsien. Manche von ihnen sind weitgehend harmlos, andere nicht
Epilepsien sind schwer zu behandeln	Etwa 60 bis 70 % aller Epilepsien lassen sich mit einem Medikament gut behandeln, das heißt, es kommt dadurch zu einer völligen Anfallsfreiheit oder nur noch sehr wenigen Anfällen bei guter Verträglichkeit der Medikamente. Einige wenige Epilepsien müssen auch überhaupt nicht behandelt werden, sondern verlieren sich von alleine
Alle „Epileptiker“ sind mehr oder weniger gleich	Es gibt keinen typischen und einheitlichen “Epileptiker“; Menschen mit einer Epilepsie unterscheiden sich untereinander ebenso wie Menschen mit hohem Blutdruck oder Zuckerkrankheit
Epilepsie ist eine Geisteskrankheit	Epilepsie ist ebensowenig eine Geisteskrankheit wie andere neurologische Krankheiten
Epilepsie geht mit einer geistigen Behinderung einher	Die weitaus meisten Menschen mit Epilepsien (über 90 %) sind nicht geistig behindert
Epilepsie ist eine Erbkrankheit	Obwohl die Vererbung einer gewissen „Anfallsbereitschaft“ bei vielen Epilepsien eine Rolle spielt, werden mehr als 90 % aller Epilepsien von betroffenen Eltern nicht an ihre Kinder vererbt

Einteilung der wichtigsten Anfalls- und Epilepsieformen

Die wichtigsten Anfalls- und Epilepsieformen sind in den Tabellen 2 und 3 zusammengestellt. Dabei handelt es sich um Einteilungen, die von Fachleuten der Internationalen Liga gegen Epilepsie in den 80-er Jahren vorgeschlagen wurden. Wie bei jeder Einteilung gibt es im Einzelfall immer wieder einmal Zuordnungsprobleme, und in absehbarer Zeit wird es wahrscheinlich eine neue und möglicherweise auch bessere Einteilung geben. Zurzeit richten sich aber die meisten Ärzte nach den hier vorgestellten Einteilungen, weshalb sie vorgestellt werden sollen. In den beiden Tabellen wimmelt es natürlich nur so von Fachausdrücken und Fremdwörtern; diese können aber im Buch weiter hinten nachgeschlagen werden.

Tab. 2: Einteilung der Formen epileptischer Anfälle (von 1981)

I	**Fokale (herdförmige, lokale, auf eine Stelle im Gehirn zu beziehende) Anfälle**	
	A	Einfache fokale Anfälle (ohne Beeinträchtigung des Bewusstseins)
	1	Anfälle mit motorischen Symptomen
	1.1	ohne march (Marsch)
	1.2	mit march (Jackson-Anfälle)
	1.3	versiv/adversiv (mit Dreh- oder Wendebewegungen des Kopfes oder Körpers)
	1.4	postural (die Körperhaltung betreffend)
	1.5	phonatorisch (mit Stimm- oder Sprachäußerungen oder Unterbrechung des Sprechens)
	2	Anfälle mit sensiblen oder sensorischen Symptomen
	2.1	sensibel (mit Empfindungen wie Kribbeln, Schmerz oder Wärme)
	2.2	visuell (das Sehen betreffend)
	2.3	auditiv (das Hören betreffend)
	2.4	olfaktorisch (das Riechen betreffend)
	2.5	gustatorisch (den Geschmack betreffend)
	2.6	vertiginös (Dreh- oder Schwindelempfindungen betreffend)
	3	Anfälle mit vegetativen oder autonomen Symptomen (wie epigastrische Sensationen [z. B. Kribbel- oder Wärmegefühl im Oberbauch], Schwitzen, Blässe, Piloerektion [Aufstellen der Haare], Pupillenerweiterung, Inkontinenz [unwillkürlicher Urin- oder Stuhlabgang])
	4	Anfälle mit psychischen Symptomen (Achtung: kommen nur selten ohne Bewusstseinsstörung vor, meist komplexe fokale Anfälle)
	4.1	dysphasisch (die Sprache betreffend)
	4.2	dysmnestisch (das Gedächtnis betreffend, z. B. déjà vu)

Tab. 2: (Fortsetzung)

4.3	kognitiv (das Denken betreffend, z. B. traumhafte Zustände, Verzerrungen der Zeitempfindung)
4.4	affektiv (Gefühle betreffend, z. B. Angst, Wut usw.)
4.5	Illusionen (Fehlwahrnehmungen, z. B. Makropsie [abnorm großes Sehen])
4.6	strukturierte Halluzinationen (Trugwahrnehmungen, z. B. Musik, szenische Abläufe)
B	Komplexe fokale Anfälle (mit Beeinträchtigung des Bewusstseins)
1	Einfache fokale Anfälle mit nachfolgender Bewusstseinsstörung (Übergang in komplexe fokale Anfälle)
1.1	mit anfänglich einfachen fokalen Merkmalen und nachfolgender Bewusstseinsstörung
1.2	mit Automatismen
2	Komplexe fokale Anfälle mit Bewusstseinsstörung von Anfang an
2.1	nur mit Bewusstseinsstörung
2.2	mit einfachen fokalen Merkmalen
2.3	mit Automatismen
C	Fokale Anfälle, die in generalisierte Anfälle übergehen
1	Einfache fokale Anfälle, die in generalisierte Anfälle übergehen
2	Komplexe fokale Anfälle, die in generalisierte Anfälle übergehen
3	Einfache fokale Anfälle, die zunächst in komplexe fokale und dann in generalisierte Anfälle übergehen
II	**Generalisierte Anfälle**
A	Absencen
1	Typische Absencen
a	nur mit Bewusstseinsstörung
b	mit klonischen Komponenten
c	mit atonischen Komponenten
d	mit tonischen Komponenten
e	mit Automatismen
f	mit autonomen Komponenten
2	Atypische Absencen
B	Myoklonische Anfälle
C	Klonische Anfälle
D	Tonische Anfälle
E	Tonisch-klonische Anfälle
F	Atonische (astatische) Anfälle
III	**Anfälle, bei denen aufgrund unzureichender Informationen nicht entschieden werden kann, ob es sich um fokale oder generalisierte Anfälle handelt**
z. B.	einige Anfallsformen bei Neugeborenen

Tab. 3: Einteilung der Epilepsien und Epilepsie-Syndrome (von 1989)

1 Fokale (herdförmige, lokale, partielle, auf eine Stelle im Gehirn zu beziehende) Epilepsien und Epilepsie-Syndrome

1.1 Idiopathisch mit altersabhängigem Beginn
- Benigne Epilepsie des Kindesalters mit zentro-temporalen Spitzen (Rolando-Epilepsie)
- Benigne Epilepsie des Kindesalters mit okzipitalen Paroxysmen
- Primäre Leseepilepsie

1.2 Symptomatisch
- Chronisch-progrediente Epilepsia partialis continua im Kindesalter (Kojewnikoff-Epilepsie)
- Epileptische Syndrome mit spezifischen Auslösungen (Reflexepilepsien)
- Epileptische Syndrome von großer individueller Variabilität
  - Temporallappenepilepsien
  - Frontallappenepilepsien
  - Parietallappenepilepsien
  - Okzipitallappenepilepsien

1.3 Kryptogen (vermutlich symptomatisch, aber nicht fassbar)

2 Generalisierte (nicht auf eine Stelle im Gehirn zu beziehende) Epilepsien und Epilepsie-Syndrome

2.1 Idiopathisch, mit altersabhängigem Beginn (nach dem Erkrankungsalter geordnet)
- Gutartige familiäre Neugeborenenkrämpfe
- Gutartige Neugeborenenkrämpfe
- Gutartige frühkindliche myoklonische Epilepsie
- Absencen-Epilepsie des Kindesalters (Pyknolepsie)
- Juvenile Absencen-Epilepsie
- Juvenile myoklonische Epilepsie (Impulsiv-Petit-Mal)
- Aufwach-Grand-Mal-Epilepsie
- Andere idiopathische generalisierte Epilepsien
- Epilepsien mit Anfällen bei bestimmten auslösenden Situationen (Reflexepilepsien)

2.2 Kryptogen oder symptomatisch (nach dem Erkrankungsalter geordnet)
- West-Syndrom (Epilepsie mit BNS-Krämpfen, infantile Spasmen)
- Lennox-Gastaut-Syndrom
- Epilepsie mit myoklonisch-astatischen Anfällen
- Epilepsie mit myoklonischen Absencen

2.3 Symptomatisch

2.3.1 Unspezifische Ätiologie
- Frühkindliche myoklonische Enzephalopathie

Tab. 3: (Fortsetzung)

	– Frühkindliche epileptische Enzephalopathie mit Burst-suppression-EEG – Andere symptomatische generalisierte Epilepsien
2.3.2	Spezifische Syndrome – Epilepsie bei Missbildungen des Gehirns (z. B. Phakomatosen, Aicardi-Syndrom, Lissenzephalie, Pachygyrie) – Angeborene Stoffwechselstörungen inklusive Pyridoxin- oder Vitamin-B6-Abhängigkeit und Störungen, die häufiger zu einer progredienten Myoklonusepilepsie führen
3	**Epilepsien und Syndrome, bei denen nicht festgelegt werden kann, ob sie fokal oder generalisiert sind**
3.1	Mit fokalen und generalisierten Anfällen – Neugeborenenkrämpfe – Schwere frühkindliche myoklonische Epilepsie – Epilepsie mit kontinuierlichem Spike-wave-Muster im synchronisierten Schlaf (ESES) – Aphasie-Epilepsie-Syndrom (Landau-Kleffner-Syndrom) – Andere unbestimmte Epilepsien
3.2	Ohne eindeutige fokale oder generalisierte Merkmale – Viele generalisierte tonisch-klonische Anfälle im Schlaf (Schlaf-Grand-Mal-Epilepsie)
4	**Besondere Epilepsieformen und Syndrome**
4.1	Gelegenheitsanfälle – Fieberkrämpfe – Isolierte Anfälle oder isolierter Status epilepticus – Anfälle in Verbindung mit akuten metabolischen und toxischen Schädigungen (Alkohol, Medikamente, Eklampsie, nichtketoazidotische Hyperglykämie)
4.2	Einzelne, anscheinend unprovozierte epileptische Anfälle ("Oligo-Epilepsie")
4.3	Epilepsien mit speziellen Formen der Anfallsauslösung (Reflexepilepsien)
4.4	Chronisch progrediente Epilepsia partialis continua des Kindesalters

Medikamente zur Epilepsiebehandlung

In der Tabelle 4 sind die zurzeit in Deutschland, Österreich und der Schweiz erhältlichen Medikamente mit ihren international üblichen Abkürzungen zusammengestellt.

● Tab. 4: Medikamente zur Epilepsiebehandlung in Deutschland, Österreich und der Schweiz. Neben der so genannten generischen, international üblichen Bezeichnung sind auch die wichtigsten jeweiligen Handelsnamen in den verschiedenen Ländern aufgeführt

Generischer Name (Freiname)	Handelsname(n)		
	Deutschland	Österreich	Schweiz
Acetazolamid (AZM)	Diamox	Diamox	Diamox
Barbexaclon (BBX)	Maliasin	Maliasin	Maliasin
Carbamazepin (CBZ)	Carba AbZ Carba ct Carbabeta Carbaflux Carbagamma Carbamazepin AZU Carbamazepin GRY Carbamazepin Heumann Carbamazepin neuraxpharm Carbamazepin ratiopharm Carbamazepin STADA Carbamazepin TEVA Carbium espa-lepsin Finlepsin Fokalepsin Sirtal Tegretal Timonil	Neurotop Sirtal Tegretal	Tegretol Timonil
Clobazam (CLB)	Frisium	Frisium	Urbanyl
Clonazepam (CZP)	Antelepsin Rivotril	Rivotril	Rivotril

Tab. 4: (Fortsetzung)

Diazepam (DZP)	diazep AbZ diazep von ct Diazepam Desitin Diazepam-Lipuro Diazepam-ratiopharm Diazepam STADA Diazepam Weimer Faustan Lamra Stesolid Tima Diazepam Tranquase Valiquid Valium Valocordin	Gewacalm Psychopax Stesolid Stesolid Umbrium Valium	Paceum Psychopax Stesolid Valium
Ethosuximid (ESM)	Petnidan Pyknolepsinum Suxilep Suxinutin	Petinimid Simatin Suxinutin	Petinimid Suxinutin
Felbamat (FBM)	Taloxa	Taloxa	Taloxa
Fosphenytoin (FOS)	Cerebyx (geplant)	Cerebyx (geplant)	Cerebyx (geplant)
Gabapentin (GBP)	Neurontin	Neurontin	Neurontin
Kaliumbromid (KBR)	DIBRO-BE mono		
Lamotrigin (LTG)	Lamictal	Lamictal	Lamictal
Levetiracetam (LEV)	Keppra	Keppra	Keppra
Lorazepam (LZP)	duralozam Laubeel Lorazepam-neuraxpharm Lorazepam-ratiopharm Punktyl Somagerol Tavor Tolid	Temesta	Temesta
Mesuximid (MSM)	Petinutin	Petinutin	Petinutin
Midazolam (MDZ)	Dormicum Midazolam-ratiopharm	Dormicum	Dormicum
Oxcarbazepin (OXC)	Trileptal	Trileptal	Trileptal

Tab. 4: (Fortsetzung)

Phenobarbital (PB)	Aphenylbarbit Fall-Lepsin Lepinal Lepinaletten Luminal Luminaletten Phenaemal Phenaemaletten		Aphenylbarbit Luminal
Phenytoin (PHT)	Epanutin Phenhydan Phenytoin AWD Zentropil	Epanutin Epilan-D-Gerot Phenytoin-Gerot	Epanutin Epilantin Phenhydan Phenytoin-Gerot
Primidon (PRM)	Cyral Lepsiral Liskantin Mylepsinum Primidon Holsten Resimatil	Cyral Mysoline	Mysoline
Sultiam (STM)	Ospolot		
Tetracosactid (ACTH)	Synacthen	ACTH Lannacher Synacthen	Synacthen
Tiagabin (TGB)	Gabitril	Gabitril	Gabitril
Topiramat (TPM)	Topamax	Topamax	Topamax
Valproat (VPA)	Convulex Convulsofin Ergenyl Leptilan Mylproin Orfiril Valprolept	Convulex Depakine Leptilanil	Convulex Depakine Orfiril
Vigabatrin (VGB)	Sabril	Sabril	Sabril
Zonisamid (ZNS)	noch nicht bekannt	noch nicht bekannt	noch nicht bekannt

Nützliche Adressen

Über epileptische Anfälle und Epilepsien können Betroffene und Angehörige sich zunächst bei ihrem Hausarzt, Nervenarzt oder Neurologen beziehungsweise Kinderarzt erkundigen. Gelegentlich sind entsprechende Sorgen auch unbegründet, und durch ein frühzeitiges Gespräch können unnötige Belastungen vermieden werden. Auch nach eindeutiger Stellung der Diagnose einer Epilepsie und im Verlauf der Behandlung sollten die betreuenden Ärzte immer die ersten Ansprechpartner sein. Bei der Deutschen Epilepsie-Vereinigung (→ S. 19) oder im Internet (http://www.epilepsien.de) kann man eine Liste mit Adressen niedergelassener Ärzte mit besonderer Erfahrung in der Behandlung von Epilepsien anfordern bzw. ansehen und ausdrucken. In Deutschland ist darüber hinaus die Einrichtung so genannter Schwerpunktpraxen für Menschen mit Epilepsie geplant.

Als Ergänzung zum unbedingt erforderlichen direkten Kontakt mit Ärzten können Bücher wie das vorliegende sinnvoll sein. Im Literaturverzeichnis (→ S. 354) sind eine Reihe anderer Bücher einschließlich Erfahrungsberichten von Betroffenen aufgeführt, die man sich entweder in Buchhandlungen kaufen oder in Bibliotheken ausleihen kann.

Eine weitere Informationsmöglichkeit besteht in Kontakten mit anderen Betroffenen, z.B. in Selbsthilfegruppen oder im Internet. Für von einer Epilepsie betroffene Menschen gibt es eine Vielfalt unterschiedlicher Selbsthilfegruppen, die auf unterschiedliche Bedürfnisse ausgerichtet sind, so z.B. für Eltern erkrankter Kinder oder Betroffene selbst. Adressen von in den unterschiedlichen Landesteilen vertretenen Selbsthilfegruppen oder anderen Einrichtungen kann man bei den nachfolgend genannten Verbänden, Vereinigungen und Einrichtungen per Post oder über das Internet erhalten:

Organisationen der Internationalen Liga gegen Epilepsie (ILAE)

Deutsche Sektion der Internationalen Liga gegen Epilepsie

Geschäftsstelle: Frau Petra Gehle
Herforder Straße 5-7
D-33602 Bielefeld
Tel. (0521) 12 41 92 (10-12 Uhr)
Fax (0521) 12 41 72
e-mail: liga@ligaepilepsie.de
Internet: http://www.ligaepilepsie.org

Österreichische Sektion der Internationalen Liga gegen Epilepsie

Universitätsklinik für Neurologie
(Sekretariat)
Währinger Gürtel 18-20
A-1090 Wien
Tel. (01) 40 400 – 34 33
Fax (01) 40 400 – 31 41
e-mail: epilepsie-neuro@akh-wien.ac.at

Universitätsklinik für Neurologie
Anichstraße 35
A-6020 Innsbruck
Tel. (0512) 504 - 38 79
Fax (0512) 504 - 38 87
e-mail: neuro.eeg@uklibk.ac.at
Internet: http://www.medicalnet.at/oe.sektion-ILAE

Schweizerische Liga gegen Epilepsie (SLgE)
Geschäftsstelle
Dorfstrasse 2, Postfach 233
CH-8712 Stäfa / ZH
Tel. (01) 926 89 71 oder (079) 246 50 70
Fax (01) 926 89 72
e-mail: slge@bluewin.ch
Internet: http://www.epi.ch

Organisationen des Internationalen Büros für Epilepsie (IBE) und sonstige Adressen zur allgemeinen Information

The International Bureau for Epilepsy (IBE)
PO Box 21
NL-2100 AA Hemsteede
Niederlande
Tel. (0031 23) 529 10 19
Fax (0031 23) 547 01 19
e-mail: ibe@xs4all.nl

Informationszentrum Epilepsie (IZE)
Geschäftsstelle: Frau Petra Gehle
Herforder Straße 5-7
D-33602 Bielefeld
Tel. (0521) 12 41 17 (9-12 Uhr)
Fax (0521) 12 41 72
e-mail: ize@izepilepsie.de
Internet: http://www.izepilepsie.de

Stiftung Michael
Stiftungsvorstand: Dr. Helmut Reith
Münzkamp 5
D-22339 Hamburg
Tel. (040) 538 85 40
Fax (040) 538 15 59
e-mail: stiftungmichael@t-online.de
Internet: http://stiftung-michael.de

Deutsche Epilepsievereinigung (DE)
Gemeinnütziger e.V.
Geschäftsstelle: Herr Klaus Göcke und Herr Robert Bauer
Zillestraße 102
D-10585 Berlin
Tel. (030) 342 44 14 (MO 13-14 Uhr, DI-DO 10-14 Uhr); Epilepsie-Hotline (zum Ortstarif): 0180 142 42 42 (MO-FR 10-16 Uhr sowie DO 17-19 Uhr)
Fax (030) 342 44 66
e-mail: dezille@aol.com
Internet: http://www.epilepsie.sh

Interessengemeinschaft Epilepsie Niedersachsen gem. e.V.
Frau Helga Renneberg
Bünne 21
37081 Göttingen
Tel. (0551) 916 09
Fax (0551) 916 09

Interessengemeinschaft für Anfallskranke in Köln e.V.
Herr Thomas Porschen (Vorsitzender)
Metternicher Straße 23
50969 Köln
Tel. (0221) 3605767
Fax (0221) 4734875
e-mail: info@epilepsie-online.de
Internet: http://www.epilepsie-online.de oder http://www.epilepsien.de

Landesverband der Epilepsie-Selbsthilfegruppen Baden-Württemberg e.V.
Frau Ursula Schuster
Haußmannstraße 6
70188 Stuttgart
Tel. (0711) 215 51 11
Fax (0711) 215 51 13

Landesverband Epilepsie Bayern e.V.
Geschäftsstelle: Frau Renate Windisch
Mittelstraße 10
90596 Schwanstetten
Tel. (09170) 18 90
Fax (09170) 281 48

Informationsstelle: Frau Margret Meyer-Brauns
Inderstorfer Str. 56
80689 München
Tel. (089) 54 61 24 01
Fax (089) 54 61 24 02

Projektleitung: Frau Barbara Lillge
Schloßstraße 3
14059 Berlin
Tel. (030) 32 10 42 52
Fax (030) 32 10 42 54
E-mail epilepsylv@aol.com

Deutsche Epilepsievereinigung, Landesverband Hessen gem. e.V.
Geschäftsstelle
Schützenhausstraße 14
65510 Idstein/Taunus
Tel. (06126) 58 85 14
Fax (06126) 98 91 73

Landesverband für Epilepsie-Selbsthilfegruppen Nordrhein-Westfalen e.V.
Geschäftsstelle
Westhoffstraße 8-12
44145 Dortmund
Tel. + Fax (0231) 83 12 47

Epilepsiedachverband Österreich (EDÖ) und Österreichische Interessengemeinschaft für Anfallkranke (ÖIFAK)
c/o Liselotte & Wolfgang Grössing
Wichtelgasse 55
A-1170 Wien
Tel. und Fax (01) 489 52 78
e-mail: ifak-zak@netway.at oder epilepsie@netway.at
Internet: http://www.myworld.privateweb.at/epilepsie

Elterninitiative anfallkranker Kinder (EIAK)
Stumpergasse 1/15
A-1060 Wien
Tel. und Fax (01) 596 58 00

Selbsthilfeorganisation Eltern epilepsiekranker Kinder (S.E.E.K.)
Postfach 229
A-6901 Bregenz
Tel. (0664) 595 24 17

Interessengemeinschaft Epilepsie (Schweiz)
Geschäftsstelle
c/o Leitung der Sozialberatung der Schweizerischen Epilepsie-Klinik
Bleulerstr. 60
CH-8008 Zürich
Tel. (01) 387 67 29
Fax (01) 387 67 33

Epilepsie-Vereinigung-Schweiz (E-V-CH)
Kontakt- und Informationsstelle
Herr Igor Bär (Präsident)
Alpenstrasse 66
CH-8200 Schaffhausen
Tel. und Fax (052) 624 56 75

ParEpi, Schweizerische Vereinigung der Eltern epilepsiekranker Kinder
Geschäftsstelle deutschsprachige Schweiz
Frau Doris Gerber-Weeber
Rothstrasse 17 / Postfach
8042 Zürich
Tel. (01) 363 55 04
Fax (01) 363 55 08
e-mail: parepi@bluewin.ch
Internet: http://www.parepi.ch

European Epilepsy Academy (EUREPA)
Secretariat: Verena Hézser-v.Wehrs
Maraweg 21
33617 Bielefeld
Tel. (0521) 144 43 10
Fax (0521) 144 43 11
e-mail: eurepa@owl-online.de
Internet: http://www.eurepa.de

Abkürzungsverzeichnis

A.	lateinisch: Arteria; Arterie
Aa.	lateinisch: Arteriae; Arterien
AA	1. aplastische Anämie 2. Anonyme Alkoholiker 3. Assistenzarzt
AAS	englisch: atypical absence seizure; atypische Absence
Abb.	Abbildung
Abk.	Abkürzung
Abl./Abltg.	Ableitung
ABM	Arbeitsbeschaffungsmaßnahme
abn./ABN.	abnormal, nicht normal
ABPE	atypische benigne Partialepilepsie
Abs	Absence
Abt.	Abteilung
a.c.	lateinisch: ante cibum; vor dem Essen
AC	englisch: alternating current; Wechselstrom
ACA	lateinisch: Arteria cerebri anterior; vordere Hirnarterie
ACE	1. lateinisch: Arteria carotis externa; äußere Halsschlagader 2. englisch: angiotensin-converting enzyme; Angiotensin-umwandelndes Enzym
Ach	Acetylcholin
AchR	Acetylcholinrezeptor
ACI	lateinisch: Arteria carotis interna; innere Halsschlagader
ACM	lateinisch: Arteria cerebri media; mittlere Hirnarterie
ACP	lateinisch: Arteria cerebri posterior; hintere Hirnarterie
ACTH	adrenokortikotropes Hormon; Kurzbezeichnung: Kortikotropin
AD	1. englisch: after discharges; Nachentladungen 2. Antidepressivum / Antidepressiva 3. autosomal-dominant
ADD	englisch: attention deficit disorder; Aufmerksamkeitsdefizitstörung
ADH	antidiuretisches Hormon
ADHD	englisch: attention deficit hyperactivity disorder; Aufmerksamkeitsdefizit- und Hyperaktivitätsstörung (ADHS)
ADHS	Aufmerksamkeitsdefizit- und Hyperaktivitätsstörung
ADL	englisch: activities of daily living; Aktivitäten des täglichen Lebens (ATL), Alltagstätigkeiten
ADLTE	autosomal-dominante laterale Temporallappenepilepsie
ADNFLE	englisch: autosomal dominant nocturnal frontal lobe epilepsy; autosomal-dominante nächtliche Frontallappenepilepsie
ADR	englisch: adverse drug reaction; Nebenwirkung von Medikamenten
ADRESA	autosomal-dominante Rolando-Epilepsie mit Sprachapraxie
ADRESD	englisch: autosomal dominant rolandic epilepsy with speech dyspraxia; autosomal-dominante Rolando-Epilepsie mit Sprachapraxie

ADRs	englisch: adverse drug reactions; Nebenwirkungen von Medikamenten
A&E	englisch: Admission and Emergency; Aufnahme und Notfallstation
AE	1. Antiepileptikum / Antiepileptika 2. englisch: adverse event; unerwünschtes Ereignis unter Behandlung z.B. mit einem neuen Medikament, ursächlich nicht notwendigerweise darauf zurückzuführen 3. Altersepilepsie
AEA	englisch: acquired epileptic aphasia; erworbene epileptische Aphasie (= Landau-Kleffner-Syndrom)
AED	englisch: antiepileptic drug; Antiepileptikum
AEDs	englisch: antiepileptic drugs; Antiepileptika
AEF	akustisch evozierte Felder
AEP	1. akustisch evozierte Potenziale 2. englisch: adverse effect profile; Nebenwirkungsprofil
AER	1. akute epileptische Reaktion 2. Arm-Eigen-Reflex 3. abnorme Erlebnisreaktion
AES	1. Alkoholentzugssyndrom 2. englisch: American Epilepsy Society; amerikanische Sektion der Internationalen Liga gegen Epilepsie
AF	1. Anfallsfreiheit 2. englisch: atrial fibrillation; Vorhofflimmern
AFP	Alpha(α)-Fetoprotein
AG	Arbeitsgemeinschaft, Arbeitsgruppe
AGMA	Aufwach-Grand-Mal-Anfall
AGME	Aufwach-Grand-Mal-Epilepsie
AGS	adrenogenitales Syndrom
AHE	Amygdala-Hippokampektomie
AHB	Anschlussheilbehandlung
AHS	Ammonshornsklerose
AHV	Alters- und Hinterlassenenversicherung (Schweiz)
A.i.d.A.	„Alles ist drin: Anfallstherapieset"; Zusammenstellung nützlicher Dinge zur Verbesserung der Compliance (Einnahmezuverlässigkeit) einer medikamentösen Epilepsiebehandlung
AIDS	englisch: acquired immune deficiency syndrome; erworbenes Immunschwächesyndrom
AiP	Arzt im Praktikum (Deutschland)
AIP	1. Arzt im Praktikum (Deutschland) 2. Akute intermittierende Porphyrie
AkdÄ	Arzneimittelkommission der deutschen Ärzteschaft
ALAT	Alanin-Amino-Transferase; andere Bezeichnung: Serum-Glutamat-Pyruvat-Transaminase (SGPT)
ALD	Adrenoleukodystrophie
allg.	allgemein
ALT	Alanin-Transferase; andere Bezeichnung: Serum-Glutamat-Pyruvat-Transaminase (SGPT)
AM	1. Anfallsmuster 2. Antiepileptische(s) Medikament(e)

AMCA englisch: Amino-methylcyclohexane-carboxylic acid; Aminomethylcyclohexancarbonsäure; AMCA-Rezeptor = Glutamat-rezeptortyp

amerik. amerikanisch

AMG Arzneimittelgesetz (Deutschland)

AMPA englisch: α-amino-3-hydroxy-5-methyl-4-isoxalone propionic acid, α-Amino-3-hydroxy-5-methyl-4-isoxalon-Propionsäure; AMPA-Rezeptor = Glutamatrezeptortyp

AMPH Amphetamin

ANA antinukleäre Antikörper

ANCA englisch: anti neutrophile cytoplasmatic antibodies; anti-neutrophile zytoplasmatische Antikörper

ANOVA englisch: analysis of variance; Varianzanalyse

AOK Allgemeine Ortskrankenkasse (Deutschland)

AP
1. alkalische Phosphatase
2. Aktionspotenzial

APGAR englisch: appearance, pulse, grimace, activity, and respiration; Aussehen, Puls, Grimassieren, Aktivität und Atmung; Index für den Gesundheitszustand von Neugeborenen mit maximal 15 Punkten

APR englisch: automatisms with preserved responsiveness; Automatismen bei erhaltener Reaktionsfähigkeit

AS
1. englisch: absence seizure; Absence
2. Absence-Status / Absencenstatus
3. Angelman-Syndrom

ASA akuter symptomatischer Anfall

AS(A)T Aspartat- (Amino-) Transferase; andere Bezeichnung: Serum-Glutamat-Oxalat-Transaminase (SGOT)

ASB Arbeitersamariterbund

ASR Achillessehnenreflex

ASS Acetylsalizylsäure

AT autogenes Training

ATAS englisch: atypical absence seizure; atypische Absence

ATL
1. englisch: anterior temporal lobectomy; vordere temporale Lobektomie, operative Entfernung des vorderen Temporallappens
2. Aktivitäten des täglichen Lebens

AUC englisch: area under the curve; Fläche unter der Kurve, z.B. des Zeitverlaufs einer Serumkonzentration als Maß für die Bioverfügbarkeit eines Medikaments

AUVA Allgemeine Unfallversicherungsanstalt (Österreich)

AV
1. Allgemeinveränderung (im EEG)
2. atrioventrikulär; Vorhof und Herzkammern betreffend

AVM arteriovenöse Malformation (Gefäßmissbildung)

AWB Anwendungsbeobachtung

AwGM(E)/ AWGM(E) Aufwach-Grand-Mal(-Epilepsie)

AWS englisch: alcohol withdrawal syndrome; Alkoholentzugssyndrom

AZ Allgemeinzustand

AZA Acetazolamid (übliche Abkürzung: AZM)

AZM Acetazolamid

Bab/Bab.	Babinski-Zeichen
BAEP	englisch: brainstem auditory evoked potentials; akustisch evozierte Hirnstammpotenziale
BAFME	englisch: benign adult familial myoclonic epilepsy; gutartige adulte familiäre myoklonische Epilepsie, gutartige familiäre myoklonische Epilepsie im Erwachsenenalter
BAV	englisch: bioavailability; Bioverfügbarkeit
BBW	Berufsbildungswerk
BBX	Barbexaclon
BCECTS	englisch: benign childhood epilepsy with centro-temporal spikes; benigne kindliche Epilepsie mit zentro-temporalen Spitzen, Rolando-Epilepsie
BD	Blutdruck
BDI	Beck Depressions-Inventar
BECOP	englisch: benign epilepsy of childhood with occipital paroxysms; benigne Epilepsie im Kindesalter mit okzipitalen Paroxysmen
BECRS	englisch: benign epilepsy of childhood with rolandic spikes; benigne kindliche Epilepsie mit Rolando-Spitzen (Rolando-Epilepsie)
BECTS	englisch: benign epilepsy with centro-temporal spikes; benigne Epilepsie mit zentro-temporalen Spitzen, Rolando-Epilepsie
BEOP	englisch: benign epilepsy with occipital paroxysms; benigne Epilepsie mit okzipitalen Paroxysmen
bes.	besonders
BETS	benigne epileptiforme Transienten im Schlaf
Bev.	Bevölkerung
BEV	benigne epileptiforme Varianten
Bez.	Bezeichnung
BF	blinder Fleck
BfA	Bundesversicherungsanstalt für Angestellte; Rentenversicherungsträger für Angestellte (Deutschland)
BFAA	benigne fokale Anfälle in der Adoleszenz
BfArM	Bundesinstitut für Arzneimittel und Medizinprodukte (Deutschland)
BFEDC	englisch: benign focal epileptiform discharges in childhood; benigne fokale epileptiforme Entladungen in der Kindheit
BFEK	benigne fokale Epilepsie(n) des Kindesalters
BFIC	englisch: benign familiar infantile convulsions; benigne familiäre Kleinkinderkrämpfe
BFKK	benigne familiäre Kleinkinderkrämpfe
BFME	benigne frühkindliche myoklonische Epilepsie
BFNC	englisch: benign familiar neonatal convulsions; benigne familiäre Neugeborenenkrämpfe
BFNK	benigne familiäre Neugeborenenkrämpfe
BFW	Berufsförderungswerk
BG	Berufsgenossenschaft
BGA	Blutgasanalyse
BGB	Bürgerliches Gesetzbuch
BGM	Bundesgesundheitsministerium
BH	Bandheterotopie

BHR Bauchhautreflexe
BHS Blut-Hirn-Schranke
bid/b.i.d./ B.I.D. lateinisch: bis in die; zweimal täglich
BINC englisch: benign idiopathic neonatal convulsions; benigne idiopathische Neugeborenenkrämpfe
BINK benigne idiopathische Neugeborenenkrämpfe
BiPAP/BIPAP englisch: biphasic positive airway pressure; biphasischer positiver Atemwegsdruck (bei Geräten zur Behandlung des Schlaf-Apnoe-Syndroms)
BKK Betriebskrankenkasse
BKS Blutkörperchensenkungsgeschwindigkeit
BL englisch: baseline; Ausgangswert
BLL Begutachtungsleitlinien
BME benigne myoklonische Epilepsie
BMEI englisch: benign myoclonic epilepsy in infancy; benigne frühkindliche myoklonische Epilepsie
BMI englisch: body mass index; Körpermassenindex, Körpergewicht in Beziehung zur Körpergröße
BNFNK benigne nichtfamiliäre Neugeborenenkrämpfe
BNS Blitz-Nick-Salaam
BOLD englisch: blood oxygene level dependence; Abhängigkeit vom Sauerstoffgehalt des Blutes
BPE benigne Partialepilepsie
BPL benigner paroxysmaler Lagerungsschwindel
bpm/BPM englisch: beats per minute; Schläge pro Minute, z.B. Herzschläge
BPSA englisch: benign partial seizures in adolescence; benigne fokale Anfälle in der Adoleszenz
Br/BR 1. Brom(ide)
2. Blinkreflex
BRE 1. benigne Rolando-Epilepsie
2. englisch: benefit risk evaluation; Nutzen-Risiko-Bewertung
BREC englisch: benign rolandic epilepsy of childhood; benigne Rolando-Epilepsie
BRN Blickrichtungsnystagmus
BRR englisch: benefit risk ratio; Nutzen-Risiko-Verhältnis
BS englisch: blind spot; blinder Fleck
BSA englisch: body surface area; Körperoberfläche
BS-CP bilateral-spastische Cerebralparese
BSG Blutkörperchensenkungsgeschwindigkeit
BSHG Bundessozialhilfegesetz
BSP Blutspiegel
BSSS benigne sporadische Spikes im Schlaf
BSV Bundesamt für Sozialversicherung (Schweiz)
BU 1. Berufsunfähigkeit
2. Berufsunfall
BUN englisch: blood urea nitrogen; Harnstoff-Stickstoff im Blut
BW englisch: body weight; Körpergewicht

BWS	Brustwirbelsäule
BZ	Blutzucker
BZD	Benzodiazepin(e)
bzgl.	bezüglich
BZP	Benzodiazepin(e)
BZTP	Blutzuckertagesprofil
bzw.	beziehungsweise
°C	Grad Celsius
ca.	lateinisch: cirka; etwa, ungefähr
Ca	lateinisch: Carcinoma; Karzinom, Krebs
Ca^{++}	Calcium, Kalzium
CA	1. lateinisch: cornu ammonis; Knie des Ammonshorns (es werden die Abschnitte CA1 bis CA4 unterschieden) 2. Carboanhydrase / Carbonatdehydratase 3. Chefarzt
CACN	englisch: calcium channel; Kalziumkanal
CAE	englisch: childhood absence epilepsy; kindliche Absence-Epilepsie
cal	englisch: calories; Kalorien
CAP	englisch: cyclic alternating pattern; zyklisch wechselndes Muster
CAT	englisch: computerized axial tomography; Computertomographie (CT)
CBC	englisch: complete blood count; großes Blutbild
CBF	englisch: cerebral blood flow; Hirndurchblutung
CBZ	Carbamazepin
CBZ-CR	englisch: carbamazepine controlled release; Retardform von Carbamazepin
CBZ-E	Carbamazepin-Epoxid
cc	englisch: cubic centimeter; Kubikzentimeter
C(C)T	englisch: computerized (cranial) tomography; Computertomographie (des Schädels)
CCTV-EEG	englisch: closed circuit television and electroencephalography; mit einer gleichzeitigen Videoaufzeichnung gekoppeltes EEG
CD	englisch: 1. cortical dysplasia; kortikale Dysplasie 2. compact disc
CD-ROM	Compact disc mit gespeicherter, abrufbarer Information (ROM = read only memory)
CED	englisch: continuous epileptogenic / epileptiform discharge; kontinuierliche epileptogene / epileptiforme Entladung
CEOP	englisch: (benign) childhood epilepsy with occipital paroxysms; (benigne) kindliche Epilepsie mit okzipitalen Paroxysmen
CF	englisch: conversion factor; Umrechnungsfaktor
CFC	englisch: complex (complicated) febrile convulsion; komplexer (komplizierter) Fieberkrampf
CFF	englisch: critical flicker frequency; Flimmerverschmelzungsfrequenz
CFF-T	englisch: critical flicker frequency test; Test zur Überprüfung der Flimmerverschmelzungsfrequenz
cho/Cho	englisch: choline; Cholin
CI	englisch: confidence interval; Konfidenzintervall

CJK Creutzfeldt-Jakob-Krankheit

CK Creatin- (Kreatin-) Kinase; Muskelenzym, das nach konvulsiven epileptischen Anfällen, aber auch nach Stürzen oder einem Herzinfarkt im Blut in erhöhter Konzentration nachweisbar ist (= CPK)

Cl/CL 1. Chlorid
2. Clearance

Cl^- Chlorid

Cl_{cr}/CL_{cr} Creatinin-Clearance

Cl_r/CL_r renale Clearance

CLB Clobazam

CLZ Clorazepat

cm^3 Kubikzentimeter

c_{max} maximale Serumkonzentration

c_{mean} mittlere Serumkonzentration

c_{min} minimale Serumkonzentration

CMT Clomethiazol

CNS englisch: central nervous system; Zentralnervensystem (ZNS)

CNSH englisch: contiguous nodular subependymal heterotopia; aneinandergrenzende periventrikuläre noduläre Heterotopie

CNP Clonazepam (übliche Abkürzung: CNZ)

CNS englisch: central nervous system; Zentralnervensystem

CNZ Clonazepam

CO 1. Kohlenmonoxid
2. englisch: cross over; Überkreuz (-Studie)

CO_2 Kohlendioxid

CoA Coenzym A

CP englisch:
1. cerebral palsy; Zerebralparese
2. complex partial; komplex fokal

CPAP englisch: continuous positive airway pressure; kontinuierlicher positiver Atemwegsdruck (bei Geräten zur Behandlung des Schlaf-Apnoe-Syndroms)

CPK Creatin- (Kreatin-) Phosphofruktokinase; Muskelenzym, das nach konvulsiven epileptischen Anfällen, aber auch nach Stürzen oder einem Herzinfarkt im Blut in erhöhter Konzentration nachweisbar ist (= CK)

CPMP englisch: Committee for Proprietary Medicinal Products; (Europäischer) Arzneimittelspezialitätenausschuss für die Bewertung neuer Medikamente

CPS englisch:
1. complex partial seizure; komplexer fokaler Anfall (KFA)
2. cycles per second; Zyklen/Wellen pro Sekunde

CPSE englisch: complex partial status epilepticus; komplexer fokaler Status epilepticus

CR 1. englisch: controlled release; kontrollierte Freisetzung; Zusatz zum Handelsnamen bei manchen retardierten Präparaten
2. Cornealreflex
3. englisch: clinical research; klinische Forschung

cre(a)/Cre(a) englisch: creatine; Kreatin

CRF englisch:
1. case record form / case report form; Patientendokumentationsformular für klinische Studien
2. controlled release formation; Retardzubereitung

CRO englisch: contract research organization; z.B. bei Medikamentenstudien von der Herstellerfirma ganz oder teilweise mit der Durchführung beauftragtes Unternehmen

CRP C-reaktives Protein

c/s/C/s englisch: cycles per second; Wellen pro Sekunde (im EEG)

CS englisch: cesarean section; Kaiserschnitt

CSE englisch: convulsive status epilepticus; konvulsiver Status epilepticus

CS&E englisch: clinical safety and epidemiology; (Abteilung für) Klinische Sicherheit und Epidemiologie

CSF englisch: cerebro-spinal fluid; Zerebrospinalflüssigkeit, Liquor

CSI englisch: chemical shift imaging; magnetresonanzspektroskopische Bildgebung

c_{ss} englisch: (serum) concentration in steady state; (Serum-)Konzentration im Fließgleichgewicht

CSWDS englisch: continuous spike-wave discharges during sleep; kontinuierliche Spike-wave-Entladungen im Schlaf

CSWS(S) englisch: continuous spikes and waves during slow wave sleep; kontinuierliche Spitzen und Wellen im Schlaf mit langsamen Wellen

CT Computertomographie

CTL englisch: clinical trial leader; Leiter einer klinischen Studie

CVA englisch: cerebral vascular accident; Schlaganfall

CVD englisch: cerebral vascular disease; zerebrovaskuläre Krankheit

CYP englisch: cytochrome P 450 oxidase; Zytochrom-P450-Oxidase

CZP Clonazepam

d englisch: day; Tag

2D zweidimensional

3D dreidimensional

db/DB doppelblind

DBPC englisch: double-blind, placebo-controlled; doppelblind, plazebokontrolliert

DBPCT englisch: double-blind, placebo-controlled trial; doppelblinde, plazebokontrollierte Studie

DBPK doppelblind, plazebokontrolliert

DBPKS doppelblinde, plazebokontrollierte Studie

DBS Doppelblindstudie

DC englisch:
1. directed current; gerichteter Strom, Gleichstrom
2. englisch: double cortex; Doppelkortex

DD Differenzialdiagnose

DDD englisch: defined daily dose; definierte Tagesdosis

DDL englisch: dear doctor letter; Warnschreiben an Ärzte wegen schwerer Nebenwirkungen eines Medikaments

DE Deutsche Epilepsievereinigung

Df englisch: degrees of freedom; Freiheitsgrade

d.h. das heißt
DHD Dihydroxyderivat; z.B. von Oxcarbazepin
DHEA(S) Dehydroepiandrosteron(sulfat)
DIC englisch: disseminated intravascular coagulation; disseminierte intravaskuläre Koagulation (Blutgerinnung)
Dipl.-Psych. Diplom-Psychologin / Diplom-Psychologe
dl/DL Deziliter, zehntel Liter
DMD Desmethyldiazepam
DNA englisch: desoxy ribonucleic acid; Desoxyribonukleinsäure (DNS)
DN(E)T dysembryogenetische (dysembryoplastische) neuroepitheliale Tumoren
DNS Desoxyribonukleinsäure
DPA Dipropylacetat; frühere Bezeichnung für Valproinsäure (VPA)
DPH Diphenylhydantoin, frühere Bezeichnung für Phenytoin (PHT)
DPN Diprenorphin
DPT Diphtherie, Pertussis, Tetanus (-Impfung)
DRE englisch: drug resistant epilepsy; medikamentös therapierefraktäre Epilepsie
DRG englisch: diagnosis related group; Einteilung von Krankheiten in diagnostische Gruppen für Abrechnungszwecke mit Fallpauschalen
DRK Deutsches Rotes Kreuz
DRPLA Dentato-rubro-pallido-luysische Atrophie
DS englisch: daytime sleepiness; Tagesschläfrigkeit
DSM englisch: diagnostic and statistic manual; diagnostisches und statistisches Manual (zur Diagose und Einordnung psychiatrischer Krankheiten), zurzeit ist die 4. Version gültig = DSM 4 oder DSM IV
dt. deutsch
DU Durchuntersuchung
Dx in englischsprachigen Ländern: diagnosis; Diagnose
DZP Diazepam
EA 1. Eigenanamnese
2. epileptiforme Aktivität
3. epileptischer Anfall / epileptische Anfälle
4. epileptische Arousalreaktion
5. episodische Ataxie
EBM englisch: evidence based medicine; Medizin auf der Grundlage gesicherten Wissens
EBN1 englisch: epilepsy benign neonatal 1; verantwortliches Gen für benigne familiäre Neugeborenenkrämpfe auf Chromosom 20
EBN2 englisch: epilepsy benign neonatal 2; verantwortliches Gen für benigne familiäre Neugeborenenkrämpfe auf Chromosom 8
EBOSS englisch: early benign occipital seizure syndromes; gutartige frühkindliche okzipitale Anfallssyndrome
Ec Erythrozyt
EC englisch:
1. ethics committee; Ethikkommission
2. entorhinal cortex; entorhinaler Kortex

	3. European Community; Europäische Gemeinschaft
	4. European Commission; Europäische Kommission
ECE	englisch: European Congress on Epileptology; Europäischer Epilepsiekongress
ECG	englisch: electrocardiogram; Elektrokardiogramm
ECoG	englisch: electrocorticography; Elektrokortikographie bzw. Elektrokortikogramm
E.d./ED	Encephalomyelitis disseminata (= Multiple Sklerose; MS)
ED_{50}	englisch: effective dose in 50% of animals; in tierexperimentellen Untersuchungen bei 50% wirksame Dosis
EDO	Ethadion
EDÖ	Epilepsiedachverband Österreich
EEC	englisch: European Epilepsy Congress; Europäischer Epilepsiekongress
EEG	Elektroenzephalographie bzw. Elektroenzephalogramm
EEG-VTR	englisch: electroencephalography with video-telemetric recording; Elektroenzephalographie mit gleichzeitiger Langzeit-Videoaufzeichnung, Langzeit-EEG / Video-Monitoring
EEMM	Erythema exsudativum multiforme majus
EIEE	englisch: early infantile epileptic encephalopathy; frühkindliche epileptische Enzephalopathie (Ohtahara-Syndrom)
EFA	1. einfacher fokaler (einfach-fokaler) Anfall
	2. englisch: Epilepsy Foundation of America; amerikanische Epilepsie-Organisation für Laien
EFK	einfacher Fieberkrampf
EFNS	European Federation of Neurological Societies; Europäische Föderation Neurologischer Gesellschaften
EFSE	einfacher fokaler Status epilepticus
e.g.	englisch: example given; zum Beispiel (z.B.)
EG	Europäische Gemeinschaft
EGMSA	englisch: epilepsy with Grand mal seizures on awakening; Aufwach-Grand-Mal-Epilepsie
EHL	Epilepsie des höheren Lebensalters
EIEE	englisch: early infantile epileptic encephalopathy; frühkindliche epileptische Enzephalopathie
einschl.	einschließlich
EMEE	englisch: early myoclonic epileptic encephalopathy; frühkindliche myoklonische epileptische Enzephalopathie
EK	1. Ethikkommission
	2. entorhinaler Kortex
	3. Ersatzkasse
EKG	Elektrokardiographie bzw. Elektrokardiogramm
EKP	Ereignis-korrelierte Potenziale
ELMA	englisch: eyelid myoclonia with absences; Lidmyoklonien mit Absencen
EM	1. Elektronenmikroskopie
	2. Erstmanifestation
EMA	englisch:
	1. eyelid myoclonia with absences; Lidmyoklonien mit Absencen

2. epilepsy with myoclonic absences; Epilepsie mit myoklonischen Absencen

e-Mail/ E-Mail englisch: electronic mail; elektronische Post

EME englisch: early myoclonic encephalopathy; frühkindliche myoklonische Enzephalopathie

EMEA englisch: European Agency for the Evaluation of Medicinal Products; Europäische Behörde zur Bewertung von medizinischen Produkten

EMEE englisch: early myoclonic epileptic encephalopathy; frühkindliche myoklonische epileptische Enzephalopathie

EMG Elektromyographie bzw. Elektromyogramm

EMIT englisch: enzyme multiplied immuno technique; Enzym-verstärkte Immuntechnik

ENG 1. Elektroneurographie bzw. Elektroneurogramm
2. Elektronystagmographie bzw. Elektronystagmogramm

engl. englisch

ENM epileptischer negativer Myoklonus

ENS englisch: European Neurological Society; Europäische Neurologische Gesellschaft

ENyG Elektronystagmographie bzw. Elektronystagmogramm

EOG Elektrookulographie bzw. Elektrookulogramm

EP 1. evozierte(s) Potenzial(e)
2. Epilepsiepsychose

EPA einfach(er) partieller Anfall

EPC Epilepsia partialis continua

EPM Epilepsie mit progressiven Myoklonien; progressive Myoklonusepilepsie

EPM1 Epilepsie mit progressiven Myoklonien Typ 1; progressive Myoklonusepilepsie Typ Unverricht-Lundborg, Unverricht-Lundborg-Krankheit

EPM2 Epilepsie mit progressiven Myoklonien Typ 2; progressive Myoklonusepilepsie Typ Lafora, Lafora-Krankheit

EPMS extrapyramidal-motorische Störung, extrapyramidal-motorisches System

EPS extrapyramidales System

EPSP exzitatorisches postsynaptisches Potenzial

EPTA elektrophysiologisch-technische(r) Assistent(in)

ER 1. (Muskel-) Eigen-Reflex
2. englisch: emergency room; Notfallstation

ERB englisch: ethical review board; Ethikkommission

ERG Elektroretinographie bzw. Elektroretinogramm

ERR englisch: epileptic recruiting rhythm; rekrutierender epileptogener Rhythmus

ERS englisch: event related seizure; akuter symptomatischer Anfall

ES 1. Epilepsie-Syndrom
2. englisch: early seizure; Frühanfall
2. Extrasystole

ESES englisch: electrical status epilepticus during slow wave sleep; (bio-) elektrischer Status epilepticus im Schlaf mit langsamen Wellen

ESM	Ethosuximid
ESN	englisch: epilepsy specialist nurse; Epilepsie-Krankenschwester
etc.	lateinisch: etcetera; und so weiter (u.s.w.)
ETE	extratemporale Epilepsie
ETLE/E-TLE	Extratemporallappenepilepsie / Extra-Temporallappenepilepsie
etP/ETP	epilepsietypische(s) Potenzial(e)
EU	1. Erwerbsunfähigkeit 2. Europäische Union
EUCARE	englisch: European Concerted Action and Research in Epilepsy; Europäische konzertierte Aktion und Forschung auf dem Gebiet der Epilepsie
EURAP	englisch: European Registry of Antiepileptic Drugs and Pregnancy; Europäisches Register über Antiepileptika in der Schwangerschaft
EurEpA/ EUREPA	Europäische Epilepsie-Akademie
e.V.	eingetragener Verein
E-V-CH	Epilepsievereinigung Schweiz
evtl.	eventuell
Ew.	Einwohner
excl./exkl.	exclusiv / exklusiv
EZ	1. Ernährungszustand 2. Epilepsiezentrum
f/F	lateinisch: femininum; englisch: female; weiblich
f./ff.	folgende
fA	freier Anteil
FA	1. Fremdanamnese 2. Frühanfall
FAME	englisch: familial adult myoclonic epilepsy; familiäre adulte myoklonische Epilepsie, familiäre (benigne) myoklonische Epilepsie im Erwachsenenalter
FBM	Felbamat
FCD	englisch: focal cortical dysplasia; fokale kortikale Dysplasie (FKD)
FDA	englisch: Food and Drug Administration; Arzneimittelbehörde (USA)
FDG	^{18}Fluor-Desoxy-Glukose; radioaktive Substanz zur Gabe bei der Positronen-Emissionstomographie (PET)
FEE	frequente epileptiforme Entladungen
FED	englisch: frequent epileptiform discharges; frequente epileptiforme Entladungen
FeV	Fahrerlaubnis-Verordnung
fF/FF	freie Fraktion
FFEVH	familiäre fokale Epilepsie mit variablen Herden
FFT	englisch: fast Fourier transformation; schnelle Fourier-Transformation
FGMA	fokaler Grand-Mal-Anfall
FGME	frühkindliche Grand-Mal-Epilepsie
FKH	frühkindliche Hirnschädigung
FI	Fachinformation
FIE	fokale idiopathische Epilepsie
FIRDA	frontale intermittierende rhythmische Delta-Aktivität (im EEG)

FISH	Fluoreszenz-in-situ-Hybridisierung
fK	freie Konzentration
FK	Fieberkrampf
FK+	Fieberkrämpfe „plus"
FKAE	frühkindliche Absencen-Epilepsie
FKD	fokale kortikale Dysplasie
FLAIR	englisch: fluid attenuated inversion recovery; spezielle Untersuchungstechnik bei der Magnetresonanztomographie (MRT)
FLASH	englisch: fast low angle single shot; spezielle Untersuchungstechnik bei der Magnetresonanztomographie (MRT)
FLE	Frontallappenepilepsie
FFV	Finger-Finger-Versuch
FKAE	frühkindliche Absencen-Epilepsie
FMAE	frühkindliche myoklonisch-astatische Epilepsie
FME	Frauen mit Epilepsie
FMEE	frühkindliche myoklonische epileptische Enzephalopathie: englisch: early myoclonic epileptic encephalopathy (EMEE)
fMRI/FMRI	englisch: functional magnetic resonance imaging; funktionelle Magnetresonanztomographie (MRT)
fMRT/FMRT	funktionelle Magnetresonanztomographie (MRT)
FMT	Felbamat (übliche Abkürzung: FBM)
FMZ	Flumazenil
FN	forcierte Normalisierung
FNK	familiäre Neugeborenenkrämpfe
FNV	Finger-Nase-Versuch
FO	Foramen ovale
FOE	Foramen-ovale-Elektrode
Forts.	Fortsetzung
FOS	englisch: fixation-off sensitivity; Empfindlichkeit gegenüber dem Wegfall optischer Reize (Augenschluss)
FPEVF	englisch: familial partial epilepsy with variable foci; familiäre fokale Epilepsie mit variablen Herden
FPI	Freiburger Persönlichkeits-Inventar
FPR	fotoparoxysmale Reaktion
fps	englisch: flashes per second; Lichtblitze pro Sekunde
frz.	französisch
FS	1. englisch: febrile seizure; Fieberkrampf 2. Fotostimulation
FS+	1. englisch: febrile seizures „plus"; Fieberkrämpfe „plus" 2. fotosensibel
FS^-	nicht fotosensibel
FSE	1. fokale symptomatische Epilepsie 2. febriler Status epilepticus
FSH	Follikel-stimulierendes Hormon
FSME	Frühsommer-Meningoenzephalitis
FT_3	freies Trijodthyroxin
FT_4	freies Thyroxin

fTCD	englisch: functional transcranial Doppler sonography; funktionelle transkranielle Dopplersonographie
fTKD	funktionelle transkranielle Dopplersonographie
FXS	fragiles X-Syndrom
GABA	englisch: gamma amino butyric acid; Gamma-Aminobuttersäure
GABA-T	GABA-Transaminase
GAERS	englisch: genetically absence epilepsy rats from Strasbourg; Ratten mit genetischer Neigung zu spontan auftretenden Spike-Wave-Komplexen aus Straßburg
GAT(1-3/I-III)	GABA-Transporter (Typ 1 bis Typ 3 bzw. Typ I bis Typ III)
GBFDE	englisch: generalized bullous fixed drug eruption; generalisiertes bullöses fixes Arzneimittelexanthem
GBP	Gabapentin
GCSE	englisch: generalized convulsive status epilepticus; generalisierter konvulsiver Status epilepticus
GC	Gaschromatographie
GCP	englisch: good clinical practice; „gute klinische Praxis" entsprechend festgelegter Richtlinien zur Durchführung klinischer Studien
Gd	Gadolinium
GdB	Grad der Behinderung
Gd-DTPA	englisch: gadolinium diethylene triamine pentaacetic acid; Gadolinium Diäthyl-Triamin-Pentaacetsäure
geb.	geboren(e)
GEFS+	englisch: generalised epilepsy with febrile seizures „plus"; generalisierte Epilepsie mit Fieberkrämpfen „plus"
GEPR	englisch: genetically epilepsy prone rats; Ratten mit erblich bedingter Anfallsbereitschaft
GEPRS	englisch: genetically epilepsy prone rats from Strasbourg; Straßburger Ratten mit erblich bedingter Anfallsbereitschaft
GF	Gesichtsfeld
GFA	Gesichtsfeldausfall
GFD	Gesichtsfelddefekt
GFNK	gutartige familiäre Neugeborenenkrämpfe
ggf./ggfs.	gegebenenfalls
γ-GT/GGT	Gamma-Glutamyl-Transpeptidase
GH	englisch: growth hormone; Wachstumshormon
GHB	Gamma-Hydroxybuttersäure
GI	gastrointestinal
GIE	generalisierte idiopathische Epilepsie
GK	Gesamtkonzentration
GKS	englisch: gamma knife surgery; strahlentherapeutische, radiochirurgische Behandlung, z.B. von Hirntumoren
GKV	gesetzliche Krankenversicherung
Glu(t)	Glutamat
GM	1. Grand-Mal 2. englisch: gray matter; graue Substanz
GM(A)	Grand-Mal (-Anfall)
GNFNK	gutartige nichtfamiliäre Neugeborenenkrämpfe

GnRH	Gonadotropin Releasing-Hormon; Gonadotropin-freisetzendes Hormon
GOÄ	Gebührenordnung für Ärzte (Deutschland)
GP	englisch: general practitioner; Allgemeinarzt, (Fach)Arzt für Allgemeinmedizin, Hausarzt
GPT	Gabapentin (übliche Abkürzung: GBP)
GR	Grundrhythmus
gr(ie)ch.	griechisch
GS	graue Substanz
GSE	generalisierte symptomatische Epilepsie
GTC	englisch: generalized tonic clonic; generalisiert tonisch-klonisch
GTCC	englisch: generalized tonic clonic convulsion; generalisierter tonisch-klonischer Anfall (GTKA)
GTCS	englisch: generalized tonic clonic seizure; generalisierter tonisch-klonischer Anfall (GTKA)
GTCS-A	englisch: generalized tonic clonic seizure on awakening; generalisierter tonisch-klonischer Anfall (GTKA) in der ersten Zeit nach dem Aufwachen, Aufwach-Grand-Mal-Anfall
GTKA	generalisierter tonisch-klonischer Anfall
GTT	Glukosetoleranztest
GVG	Gamma-Vinyl-GABA, frühere Bezeichnung für Vigabatrin (VGB)
h	englisch: hour; Stunde
H_2o	Wasser
HaWIE/ HAWIE	Hamburg-Wechsler-Intelligenztest für Erwachsene
HaWIK/ HAWIK	Hamburg-Wechsler-Intelligenztest für Kinder
Hb	Hämoglobin
HB	Herdbefund (z.B. im EEG)
HC	englisch: hippocampus; Hippokampus
hct/HCT	englisch: hematocrit; Hämatokrit
HDL	englisch: high density lipoprotein; Lipoprotein hoher Dichte
hg/HG	englisch: hemoglobin; Hämoglobin
Hg	Quecksilber
HH	1. hypogonadotropher Hypogonadismus 2. hypothalamischer Hypogonadismus 3. hypothalamisches Hamartom
HHE	Hemikonvulsion-Hemiplegie-Epilepsie(-Syndrom)
5-HIAA	englisch: 5-hydroxyindoleacetic acid; 5-Hydroxyindolessigsäure
HIV	englisch: human imunodeficiency virus; menschliches Immunschwäche-Virus
Hk	Hämatokrit
HK	Hippokampus
HKS	hippokampale Sklerose
Hkt	Hämatokrit
HLA	humanes Leukozyten-Antigen
HM	Hemigegalenzephalie
HMG	humane menopausale Gonadotropine

HMPAO Hexamethyl-propylen-amin-oxim; Substanz mit Gabe bei der Einzelphotonen-Emissions-Computertomographie (SPECT)
HN Hirnnerv
H_2O chemische Kurzbezeichnung für Wasser
H.O.P.E. englisch: Helping Other People with Epilepsy; Hilfe für andere Menschen mit Epilepsie, in den USA entwickeltes Programm zur Wissensweitergabe geschulter Patienten mit Epilepsie an andere Betroffene
HOPS hirnorganisches Psychosyndrom
HP englisch: health professional; Fachmann / Fachfrau im Gesundheitswesen
HPLC englisch: high pressure liquid chromatography; Hochdruckflüssigkeitschromatographie
HR englisch: hazard ratio; Risikoverhältnis
HRMRI englisch: high resolution magnetic resonance imaging; hochauflösende Magnetresonanztomographie (MRT)
HRQOL englisch: health related quality of life; gesundheitsbezogene Lebensqualität
HRQOLIE englisch: health related quality of life in epilepsy; gesundheitsbezogene Lebensqualität bei Epilepsie
HS Hippokampussklerose
HSA hypersynchrone Aktivität
HS(V)E Herpes-simplex- (Virus-) Enzephalitis
hsP/HSP hypersynchrone Potenziale
HST Hirnvenen- und Sinusthrombose
HSV Herpes simplex Virus
5-HT 5-Hydroxytryptamin = Serotonin
HV Hyperventilation
HVT Hyperventilationstetanie
HVST Hirnvenen- und Sinusthrombose
HWS Halswirbelsäule
HWZ Halbwertszeit
Hz Hertz; Häufigkeit pro Sekunde, z.B. von EEG-Wellen
IADR englisch: idiosyncratic antiepileptic drug reaction; idiosynkratische Nebenwirkung von Antiepileptika
IAP englisch: intracarotid amytal procedure; Amytal- oder Wada-Test mit Injektion von Amytal in die Karotis
IASSID englisch: International Association for the Scientific Study of Intellectual Disability; Internationale Vereinigung für das Wissenschaftliche Studium Geistiger Behinderung
IAT englisch: intracarotid amobarbital test; Amobarbitaltest mit Einspritzung in die Karotis, Wada-Test
i.b. intrabukkal
IBE englisch: International Bureau for Epilepsy; Internationales Büro für Epilepsie
ICD englisch: International Classification of Diseases; Internationale Einteilung von Krankheiten, die von der Weltgesundheitsbehörde (WHO) herausgegeben wird

ICE englisch: International Congress on Epileptology; Internationaler Epilepsiekongress

IED englisch: ictal epileptogenic discharges; iktale epileptogene Entladungen

ICH englisch:
1. intracerebral h(a)emorrhage; intrazerebrale Blutung
2. international conference on harmonization; internationale Konferenz zur Harmonisierung

ICIDH englisch: International Classification of Impairments, Disabilities and Handicaps; Internationale Einteilung von Beeinträchtigungen, Gebrechen und Behinderungen, die von der Weltgesundheitsbehörde (WHO) herausgegeben wird

ICP
1. infantile Cerebralparese
2. englisch: intracranial pressure; Hirndruck, Druck im Schädelinnern

ICU englisch: intensive care unit; Intensivstation

ID Identifikation

IDD englisch: interictal dysphoric disorder; interiktale dysphorische Störung

i.d.R. in der Regel

IE
1. idiopathische Epilepsie
2. internationale Einheit

I.E. internationale Einheit

IEA interiktale epileptiforme Aktivität

IEC
1. englisch: independent ethics committee; unabhängige Ethikkommission
2. englisch: International Epilepsy Congress; Internationaler Epilepsiekongress

IED englisch: ictal epileptiform discharges; iktale epileptiforme Entladungen

IEG englisch: immediate early genes; z.B. durch epileptische Anfälle unmittelbar veränderte genetische Informationen

i.e.S. im eigentlichen Sinn, im engeren Sinn

IFE idiopathische fokale Epilepsie

IFS intermittierende fotische Stimulation; Flickerlichtstimulation

IFSOLE idiopathische fotosensible Okzipitallappenepilepsie

Ig/IG Immunglobulin(e)

IgA Immunglobulin(e) A

IgD Immunglobulin(e) D

IgE Immunglobulin(e) E

IGE idiopathische generalisierte Epilepsie

IgF-1 englisch: insulin-like growth factor 1

IGFBG-1 englisch: insulin-like growth factor binding globulin 1; insulin-artiger Wachstumsfaktor-bindendes Globulin 1

IGFBP-1 englisch: insulin-like growth factor binding protein 1; insulin-artiger Wachstumsfaktor-bindendes Protein 1

IGF-1 englisch: insulin-like growth factor 1; insulin-artiger Wachstumsfaktor 1

IgG Immunglobulin(e) G

IgM	Immunglobulin(e) M
IHK	ischämische Herzkrankheit
IIED	englisch: interictal epileptiform discharges; interiktale epileptiforme Entladungen
ILAE	englisch: International League against Epilepsy; Internationale Liga gegen Epilepsie
ILS	englisch: intermittent light stimulation; Fotostimulation
i.m.	intramuskulär
i.n.	intranasal
incl./inkl.	inclusiv / inklusiv; einschließlich
IND	englisch: investigational new drug; neues Medikament in der Erprobung
INR	englisch: international normalized ratio; international normalisiertes Verhältnis (Wert zur Beurteilung der Blutgerinnung)
i.Pl.	im Plasma
IPM	Impulsiv-Petit-Mal
IPNH	isolierte periventrikuläre noduläre Heterotopie
IPS	intermittierende photische Stimulation
IPSOLE	idiopathische photosensible Okzipitallappenepilepsie
IPSP	inhibitorisches postsynaptisches Potenzial
IQ	Intelligenzquotient
IR	englisch: inversion recovery; Untersuchungstechnik bei der Magnetresonanztomographie (MRT)
IRB	englisch: institutional review board; Ethikkommission
IRMA	immunradiometrisches Assay
IS	infantile Spasmen
i.S.	im Serum
ISI	Interstimulusintervall
IS/TS	infantile Spasmen bei tuberöser Sklerose
i.S.v.	im Sinne von
ITN	Intubationsnarkose
ITT	englisch: intent(ion) to treat; Behandlungsabsicht; Verfahren zur Auswertung von Studien
i.u.	intrauterin
i.U.	im Urin
IU/I.U.	englisch: international units; internationale Einheiten (IE)
IUP	Intrauterinpessar
i.v.	intravenös
IV	Invalidenversicherung (Schweiz)
IVIG	intravenöse Immunglobuline
i.w.S.	im weiteren Sinn
IZE	Informationszentrum Epilepsie (Deutschland)
J	Joule
JAE	juvenile Absencen-Epilepsie
Jg.	Jahrgang
Jh.	Jahrhundert
JME	juvenile myoklonische Epilepsie
jr.	Junior

Jt.	Jahrtausend
K^+	Kalium
KA	englisch: kainic acid; Kainat
KAB-C	englisch: Kaufmann Assessment Battery for Children
KAHE	kausale / kurative Amygdalahippokampektomie
KAE	kindliche Absencen-Epilepsie; Absencen-Epilepsie des Kindesalters
Kap.	Kapitel
KBR	1. Kaliumbromid 2. Komplementbindungsreaktion
kcal	englisch: kilocalories; Kilokalorien
KCN	englisch: potassium channel; Kaliumkanal
KD	1. kortikale Dysplasie 2. ketogene Diät
KEE	kontinuierliche epileptogene / epileptiforme Entladung
KFA	komplexer fokaler (komplex-fokaler) Anfall
KFK	komplizierter (komplexer) Fieberkrampf
KFSE	komplexer fokaler Status epilepticus
Kfz	Kraftfahrzeug
kg/Kg	Kilogramm
KG	1. Körpergewicht 2. Krankengeschichte
KH	1. Kleinhirn 2. Krankenhaus
KHE	koronare Herzerkrankung; Erkrankung der Herzkranzgefäße
KHK	koronare Herzkrankheit
KHz	Kiloherz (1000 Herz)
KI	1. Kontraindikation 2. Konfidenzintervall
kJ/KJ	Kilojoule
KM	Kontrastmittel
KPA	komplex(er) partieller Anfall
KPC	kinesiogene paroxysmale Choreoathetose
KSE	konvulsiver Status epilepticus
KSS	Kearns-Sayre-Syndrom
KST	Kernspintomographie (= Magnetresonanztomographie)
KT	1. Kabeltelemetrie 2. Kombinationstherapie
KUVG	Kranken- und Unfallversicherungsgesetz (Schweiz)
KVG	Krankenversicherungsgesetz (Schweiz)
KZG	Kurzzeitgedächtnis
$L_1/L_2/L_3/L_4/L_5$	Lendenwirbelkörper (oder darauf bezogene Nervenwurzel) 1 bis 5
LA	1. Lokalanästhesie 2. Lebensalter 3. Leitender Arzt
LAE	englisch: limiting adverse event; die Weiterbehandlung begrenzende Nebenwirkung
LAO	englisch: last available outcome; letzte zur Verfügung stehende Information zum Behandlungserfolg

lat.	1. lateinisch
	2. lateral; seitlich
lAV	leichte Allgemeinveränderung (im EEG)
Lc	Leukozyt
LCD	englisch: liquid cristal display; Anzeige mit Flüssigkeitskristallen
LCT	englisch: long chain triglycerides; langkettige Trigylzeride (LKT)
LDH	Laktatdehydrogenase
LDL	englisch: low density lipoprotein; Lipoprotein niedriger Dichte
LE	1. Leseepilepsie
	2. Lupus erythematodes (disseminatus); = LE(D)
LED	Lupus erythematodes disseminatus
LEV	Levetiracetam
LF	links frontal
LFP	Leberfunktionsparameter
LFT	1. Leberfunktionstest(s)
	2. links frontotemporal
LFLE	läsionelle Frontallappenepilepsie
LGS	Lennox-Gastaut-Syndrom
LH	1. luteinisierendes Hormon, luteotropes Hormon
	2. laminäre Heterotopie
	3. Linkshänder / Linkshändigkeit
LH-RH	Luteinisierendes Hormon Releasing (freisetzendes) Hormon
li.	links
LIS	Lissenzephalie
Lit.	Literatur
Lj/LJ	Lebensjahr
LKGS	Lippen-Kiefer-Gaumenspalte
LKS	Landau-Kleffner-Syndrom
LKT	langkettige Triglyzeride
LMA	Lidmyoklonien mit Absencen
LMT	Lamotrigin (übliche Abkürzung: LTG)
LNS	Linearer Naevus sebaceus
LO	links okzipital
LOEE	englisch: late-onset epilepsy in the elderly; Altersepilepsie
Lp(A)	Lipoproteine (A)
LP	1. Lumbalpunktion
	2. links parietal
LQ	Lebensqualität
LQTS	Langes QT-Syndrom
LS	englisch: late seizure; Spätanfall
LT	1. Lebenstag
	2. links temporal
LTA	Labor-Technische(r) Assistent(in)
LTG	Lamotrigin
LTM	englisch: Long-term-Monitoring; Langzeitableitung, Langzeitüberwachung

lTLE/LTLE	1. laterale Temporallappenepilepsie 2. linksseitige Temporallappenepilepsie 3. läsionelle Temporallappenepilepsie
LTT	Lymphozytentransformationstest
LVA	Landesversicherungsanstalt; Rentenversicherungsträger für Arbeiter (Deutschland)
LWK_1/LWK_2/ LWK_3/LWK_4/ LWK_5	Lendenwirbelkörper (oder darauf bezogene Nervenwurzel) 1 bis 5
LWS	Lendenwirbelsäule
LZG	Langzeitgedächtnis
LZP	Lorazepam
m/M	lateinisch: masculinum; englisch: male; männlich
M.	lateinisch: musculus; Muskel
mA	Milliampere
MAE	(frühkindliche) myoklonisch-astatische Epilepsie
MAH	englisch: marketing authorization holder; Vermarktungsfirma
MAO	Monoaminooxidase
MAOI	englisch: monoaminooxidase inhibitor; Monoaminooxidasehemmer
MAP	Muskelaktionspotenzial
max.	maximal
MCD	englisch: 1. minimal cerebral dysfunction; minimale zerebrale Dysfunktion 2. malformation of cortical development; Missbildung der kortikalen Entwicklung
MCT	englisch: medium chain triglycerides; mittelkettige Triglyzeride (MKT)
MCV	englisch: mean corpuscular volume; mittleres Volumen (der Erythrozyten)
MdE	Minderung der Erwerbsfähigkeit
MD	Mikrodysgenesie
MDK	1. Medizinischer Dienst der Krankenkassen (Deutschland) 2. manisch-depressive Krankheit
MDL	Midazolam (übliche Abkürzung: MDZ)
MDZ	Midazolam
med.	medial; innen liegend
MEG	Magnet(o)enzephalographie bzw. Magnet(o)enzephalogramm
MELAS	englisch: mitochondrial encephalopathy with lactate acidosis and stroke like episodes; mitochondriale Enzephalomyopathie mit Laktatazidose und schlaganfallartigen Episoden
MEP	motorisch evozierte Potenziale
MER	Muskeleigenreflexe
MERRF	englisch: mitochondrial encephalomyopathy with ragged red fibres; mitochondriale Enzephalomyopathie mit zerrupften roten Fasern
MES	maximaler Elektroschock (Tiermodell für epileptische Anfälle)
MFO	multifollikuläres Ovar
mg	Milligramm (tausendstel Gramm)
mg/dl	Milligramm pro Deziliter (tausendstel Gramm pro zehntel Liter)
mg/l	Milligramm pro Liter (tausendstel Gramm pro Liter)

μg/ml	Mikrogramm pro Milliliter (millionstel Gramm pro tausendstel Liter)
Mg^{++}	Magnesium
MHD	Monohydroxyderivat; z.B. von Oxcarbazepin
MHT	Mephenytoin
MHz	Megaherz
MID	Multi-Infarkt-Demenz (besser vaskuläre Demenz)
min	Minute
min.	minimal
Mio.	Million(en)
MITT	englisch: modified intent(ion) to treat; modifizierte Behandlungsabsicht; Verfahren zur Auswertung von Studien
MJ	englisch: myoclonic jerks; myoklonische Zuckungen
MKT	mittelkettige Triglyzeride
ml/mL	Milliliter (tausendstel Liter)
MLE	mobiles Langzeit-EEG
Mm.	lateinisch: musculi; Muskeln
mm	Millimeter (tausendstel Meter)
MME	1. Menschen mit Epilepsie 2. Männer mit Epilepsie
mm Hg	Millimeter Quecksilber(säule); Maßeinheit für den Blutdruck
μmol/ml	Mikromol (millionstel Mol) pro tausendstel Liter
MMPI	englisch: Minnesota multiphasic personality inventory; Minnesota multiphasischer Persönlichkeits-Fragebogen (psychologischer Test)
MNCD	englisch: mild neurocognitive disorder; leichte neurokognitive Störung
mo	englisch: month; Monat
MoA/MOA	englisch: mechanism of action; Wirkungsmechanismus
mol/Mol	Stoffmenge; festgelegte Menge einer Substanz oder eines Medikaments
MOSES	Modulares Schulungsprogramm Epilepsie
MP	Membranpotenzial
MPG	Medizinproduktegesetz
MPI	Max-Planck-Institut
MPU	Medizinisch-Psychologische Untersuchungsstelle
MR	1. Magnetresonanz; auch für Magnetresonanztomographie (MRT) verwandt 2. englisch: mental retardation; geistige Behinderung
MRA	Magnetresonanzangiographie
Mrd.	Milliarde(n)
MRI	englisch: magnetic resonance imaging; Magnetresonanztomographie
MRMH	englisch: multiply retarded and/or multiply handicapped; mehrfach behindert
mRNA	englisch: messenger ribonucleic acid; Boten-Ribonukleinsäure (Boten-RNS)
MRS	Magnetresonanzspektroskopie
MRSI	englisch: magnetic resonance spectroscopic imaging; magnetresonanzspektroskopische Bildgebung

MRT	1. Magnetresonanztomographie 2. englisch: mean residence time; mittlere Verweilzeit eines Medikaments im Blut nach seiner Einnahme
m/s	Meter pro Sekunde
ms	Millisekunde
MS	1. Multiple Sklerose 2. Magnetstimulation 3. Mikroschlaf
MSA	Multisystematrophie
msAV	mittelschwere Allgemeinveränderung (im EEG)
MSE	myoklonischer Status epilepticus
MSI	englisch: magnetic source imaging; Bildgebung auf der Grundlage von Magnetfeldern; Kombination von Messdaten der Magnet(o)enzephalographie (MEG) mit der Magnetresonanztomographie (MRT)
MSLT	englisch: multiple sleep latency test: multipler (Ein-) Schlaf-Latenz-Test
MSM	Me(th)suximid
MST	multiple subpiale Transsektion
Mt	Monat
MT	Monotherapie
MTA	Medizinisch-technische(r) Assistent(in)
mTLE/MTLE	mesiale / mediale Temporallappenepilepsie
MTLS	mesiale Temporallappensklerose
MTS	1. mesiale temporale Sklerose 2. Methsuximid
mU	englisch: milli-unit; Millieinheit, tausendstel Einheit
MW	Mittelwert
n/N	englisch: number; Zahl, z.B. von Patienten
N.	lateinisch: Nervus; Nerv
na/n.a./NA	englisch: not applicable; nicht anwendbar
Na^+	Natrium
NAA	N-Acetyl-Aspartat
NAchR	nikotinischer Acetylcholinrezeptor
NaCl	Kochsalz
NAED	englisch: non-antiepileptic drug; Medikament, das kein Antiepileptikum ist
NAP	Nervenaktionspotenzial
NAW	Notarztwagen
n.b.	nicht bestimmt
NCAM	englisch: neurone specific cell adhesion molecules; neuronenspezifische Zellerkennungsmoleküle
Ncl.	lateinisch: nucleus; Kern
NCL(F)	englisch: neuronal ceroid lipofuscinosis; neuronale Zeroidlipofuszinose (NZL)
NCP	englisch: neurocybernetic prosthesis; neurokybernetische Prothese, andere Bezeichnung für Vagusnervstimulation
NCS	englisch: neurocybernetic system; neurokybernetisches System, andere Bezeichnung für Vagusnervstimulation

NCSE englisch: nonconvulsive status epilepticus; nichtkonvulsiver Status epilepticus
nd/n.d./ND englisch: not determined, not done; nicht bestimmt, nicht untersucht
NDA englisch: new drug application; Zulassungsantrag für ein neues Medikament in den USA
NDM N-Desmethylme(th)suximid
NEA nichtepileptischer Anfall / nichtepileptische Anfälle
NEAD englisch: nonepileptic attack disorders; nichtepileptische Anfallskrankheiten
NEAK nichtepileptische Anfallskrankheiten
neg. negativ
NES englisch: nonepileptic seizure; nichtepileptischer Anfall
NF Neurofibromatose
NFLA nächtliche Frontallappenanfälle
NFLE englisch: nocturnal frontal lobe epilepsy; nächtliche Frontallappenepilepsie
NFLS englisch: nocturnal frontal lobe seizures; nächtliche Frontallappenanfälle
NFT Nierenfunktionstests
NGF englisch: nerve growth factor; Nervenwachstumsfaktor
NGTCS englisch: nocturnal generalized tonic clonic seizures; nächtliche generalisierte tonisch-klonische Anfälle
NH noduläre Heterotopie
NHS englisch: National Health System; Nationales Gesundheitswesen (England)
NHS3 englisch: National Hospital Seizure Severity Scale; am Nationalen Krankenhaus (für Neurologie und Neurochirurgie Queen Square in London) entwickelte Skala zur Einstufung des Schweregrades epileptischer Anfälle
NIH englisch: National Institute of Health; amerikanische nationale Gesundheitsbehörde
NIRS Nah-Infrarot-Spektroskopie
NKS 1. nichtkonvulsiver Status (epilepticus)
2. neurokardiogene Synkope
NKSE nichtkonvulsiver Status epilepticus
NLFLE nichtläsionelle Frontallappenepilepsie
NLTLE nichtläsionelle Temporallappenepilepsie
NLG Nervenleitgeschwindigkeit
mm Nanometer (milliardstel Meter)
NM nächtlicher Myoklonus
NMD englisch: neuronal migration disorder; neuronale Migrationsstörung
NMDA N-Methyl-D-Aspartat
NMR nukleare Magnetresonanztomographie (= Magnetresonanztomographie)
Nn. lateinisch: Nervi; Nerven
N.N. lateinisch: nomen nescio, „den Namen weiß ich nicht"; unbekannte, noch zu benennende Person

NNTT	englisch: numbers needed to treat; Zahl (an Patienten), die behandelt werden müssen (um z.B. einen Responder zu sehen)
NO	chemische Kurzbezeichnung für Stickstoffoxid
Non-REM	englisch: non rapid eye movements; Fehlen von raschen Augenbewegungen (zur Kennzeichnung von tieferen Schlafstadien)
NOS	englisch: not otherwise specified; nicht genauer angegeben
NP	Neuropsychologie
NPD	englisch: nocturnal paroxysmal dystonia; nächtliche paroxysmale Dystonie
NPV	englisch: negative predictive value; negativer prädiktiver Wert
NPW	negativer prädiktiver Wert
NR	Nonresponder
Nr.	Nummer
NRD	Neuralrohrdefekt
NREM	englisch: non rapid eye movements; Fehlen von raschen Augenbewegungen (zur Kennzeichnung von tieferen Schlafstadien)
NSAID	englisch: nonsteroidal antiinflammatory drugs; nichtsteroidale entzündungshemmende Medikamente
NSAR	nichtsteroidale Antirheumatika
NSE	neuronenspezifische Enolase
NSS	nicht statistisch signifikant
NTD	englisch: neural tube defect; Neuralrohrdefekt
n.u.	nicht untersucht
Nw/NW	Nebenwirkung
NWP	Nebenwirkungsprofil
NZL(F)	neuronale Zeroidlipofuszinose
NZP	Nitrazepam
O_2	Sauerstoff
OA	1. Oberarzt 2. Oberarm
o.ä.	oder ähnlich
OCB	Oxcarbazepin (übliche Abkürzung: OXC)
OCBZ	Oxcarbazepin (übliche Abkürzung: OXC)
oGTT	oraler Glukosetoleranztest
ÖIFAK	Österreichische Interessengemeinschaft für Anfallkranke
o.J.	ohne Jahr
OKN	optokinetischer Nystagmus
OLE	Okzipitallappenepilepsie
o.O.	ohne Ort
OOR	Orbicularis-oculi-Reflex; Blinkreflex
OP/O.P.	Originalpackung
OPS	organisches Psychosyndrom
org.	organisch
OS	1. Ohtahara-Syndrom 2. Oberschenkel 3. okzipitaler Spike
OSs	okzipitale Spikes
OSA	obstruktive Schlafapnoe

OSAS obstruktives Schlaf-Apnoe-Syndrom

österr. österreichisch

OTC englisch: over the counter; über den Ladentisch (Bezeichnung für ohne Rezept frei verkäufliche Medikamente)

OXC Oxcarbazepin

p/P englisch: probality; (Irrtums-) Wahrscheinlichkeit oder Signifikanz-Niveau bei statistischen Tests; z.B. <0,05 (unter 5%), < 0,01 (unter 1%) oder < 0,001 (unter 1)

PAHE palliative Amygdalahippokampektomie

Pat. Patient

Pb/PB 1. Proband
2. Phenobarbital

PBO Plazebo

p.c. lateinisch: post cibum; nach dem Essen

Pc/PC englisch: placebo controlled; plazebokontrolliert

PC Personal-Computer; persönlicher Computer

PCH englisch: percent change; prozentuale Veränderung

PCO englisch: polycystic ovary; polyzystische Ovarien

PCOS englisch: polycystic ovary syndrome; polyzystisches Ovarien-Syndrom

PCR englisch:
1. polymerase chain reaction: Polymerase-Kettenreaktion
2. photoconvulsive reaction; photokonvulsive Reaktion

PCT Porphyria cutanea tarda

PD 1. Pharmakodynamik
2. Protonendichte
3. Privatdozent(in)

PDD englisch: prescribed daily dose; verschriebene Tagesdosis

PDS englisch: paroxysmal depolarization shift; paroxysmaler Depolarisationsshift, plötzliche Depolarisierung (Abnahme des Membranpotenzials) in Nervenzellen mit epileptischer Aktivität als wesentlicher Mechanismus epileptogener Entladungen

PEA pseudoepileptischer Anfall

PED englisch:
1. paroxysmal epileptogenic / epileptiform discharge; paroxysmale epileptogene / epileptiforme Entladung
2. periodic epileptic discharges; periodische epileptische Entladungen

PEDIMs englisch: periodic epileptiform discharges in the midline; periodische epileptiforme Entladungen in der Mittellinie

PEG perkutane endoskopische Gastrostomie

PEMA englisch: phenylethylmalonamide; Phenyläthylmalonamid

PEPE psychoedukatives Programm Epilepsie (für Menschen mit Lern- und geistigen Behinderungen)

PET Positronen-Emissions-Tomographie

PGB Progabid(e)

PGE primär generalisierte Epilepsie

PGM(A) primär generalisierter Grand-Mal(-Anfall)

PGTKA primär generalisierter tonisch-klonischer Anfall

pH/ pH-Wert	lateinisch: potentia hydrogenii; Maß für die Konzentration von Wasserstoffionen
ph +/ photo +	photosensibel
ph –/ photo –	nicht photosensibel
PHB	Phenobarbital (übliche Abkürzung: PB)
PHS	1. Photostimulation 2. Photosensibilität
PHT	Phenytoin
PI	1. Pearl-Index 2. Plural; Mehrzahl 3. englisch: protective index; Schutz-Index
Pk/PK	1. plazebokontrolliert 2. Pharmakokinetik
PKR	photokonvulsive Reaktion
PKU	Phenylketonurie
PKV	private Krankenversicherung
Plac./Plaz.	Placebo / Plazebo
PLC	Placebo, Plazebo
PLE	1. Parietallappenepilepsie 2. primäre Leseepilepsie
PLEDs	englisch: periodic lateralized epileptic discharges; periodische lateralisierte epileptische Entladungen, meist im Bereich einer Hirnhälfte
PLMD	englisch: periodic leg movement disorder; Störung mit periodischen Beinbewegungen
PLMS	englisch: periodic leg movements in sleep; periodische Beinbewegungen im Schlaf
PLZ	Plazebo
PM	Petit-Mal
PMA	1. englisch: primary motor area; primäres motorisches Areal 2. Petit-Mal-Anfall
PME	progressive Myoklonusepilepsie
PME-L	progressive Myoklonusepilepsie, Typ Lafora
PME-UL	progressive Myoklonusepilepsie, Typ Unverricht-Lundborg
PMG	Polymikrogyrie
PMPTR	englisch: perioral myoclonias precipitated by talking and reading; durch Sprechen und Lesen ausgelöste periorale Myoklonien
PMR	photomyogene Reaktion
PMS	englisch: post marketing study; Anwendungsbeobachtung oder Studie nach erfolgter Zulassung eines Medikaments
PN	paradoxe Normalisierung
PNH	periventrikuläre noduläre Heterotopie
PNMA	englisch: primary negative motor area; primäres negatives motorisches Areal
PNP	Polyneuropathie
PNS	peripheres Nervensystem
PNT	Pheneturide

p.o.	lateinisch: per oral; durch den Mund
PO	polyzystische Ovarien
POMA	englisch: perioral myoclonia with absences; periorale Myoklonien mit Absencen
POMS	Neuropsychologie
pos.	positiv
POS	1. psychoorganisches Syndrom 2. polyzystisches Ovarien-Syndrom 3. englisch: partial onset seizure; fokal beginnender Anfall
POSTS	positive okziptale steile Transienten im Schlaf
p.p.	lateinisch: post partum; nach der Geburt
PPR	photoparoxysmale Reaktion
PPV	englisch: positive predictive value; positiver prädiktiver Wert
PPW	positiver prädiktiver Wert
PR	Primidon (übliche Abkürzung: PRM)
PRE	englisch: primary reading epilepsy; primäre Leseepilepsie
prim.	primär
PRL	Prolaktin
PRM	Primidon
Prof.	Professor(in)
PS	1. photische Stimulation / Photosensibilität 2. lateinisch: post scriptum; Nachschrift; Nachbemerkung 3. postiktaler Status
PSB	Prüfsystem für Schul- und Bildungsberatung
PSD	englisch: partial sleep deprivation; teilweiser Schlafentzug
PSE	1. photosensible Epilepsie 2. partieller Schlafentzug
PSG	Polysomnographie
PSP	postsynaptisches Potenzial
PSR	Patellar-Sehnen-Reflex
PSUR	englisch: periodic safety update report; regelmäßiger Bericht der Herstellerfirma zur Verträglichkeit eines neuen Medikaments
PSW	Polyspike-wave
PSWK	Polyspike-wave-Komplex
psy./psych.	psychisch
PTH	Parathormon
PTSD	englisch: posttraumatic stress disorder; posttraumatische Belastungsstörung
PTT	partielle Thromboplastinzeit
PTZ	1. Pentylentetrazol 2. Prothrombinzeit
pU/PU	pharmazeutischer Unternehmer, Pharmafirma
P/V	Verhältnis von Plazebo zu Verum
PVL	periventrikuläre Leukomalazie
PVNH	periventrikuläre noduläre Heterotopie
PWE	englisch: people with epilepsy; Menschen mit Epilepsie
PWS	Prader-Willi-Syndrom
PZOS	polyzystisches Ovarien-Syndrom

qid/q.i.d./ Q.I.D.	lateinisch: quarter in die; viermal täglich
qd/q.d.	lateinisch: quaque die; täglich
QoL/QOL	englisch: quality of life; Lebensqualität
QOLIE	englisch: quality of life in epilepsy; Lebensqualität bei Epilepsie
QOLIE-10	englisch: quality of life in epilepsy; Fragebogen zur Beurteilung der Lebensqualität bei Epilepsie mit 10 Fragen
QOLIE-31	englisch: quality of life in epilepsy; Fragebogen zur Beurteilung der Lebensqualität bei Epilepsie mit 31 Fragen
QOLIE-89	englisch: quality of life in epilepsy; Fragebogen zur Beurteilung der Lebensqualität bei Epilepsie mit 89 Fragen
R	Responder, auf eine Behandlung Ansprechende(r)
RA	rheumatoide Arthritis
RBC	englisch: red blood cells / red blood count; rotes Blutbild
RBD	englisch: REM-sleep behavior disorder; Verhaltensstörungen im REM-Schlaf
RCBF	englisch: regional cerebral blood flow; regionale Hirndurchblutung
RCT	englisch: randomised clinical trial / randomised controlled trial; randomisierte klinische Studie / randomisierte kontrollierte Studie
rd.	rund
re.	rechts
RE	1. Reflexepilepsie 2. Rolando-Epilepsie
RED	englisch: rhythmic epileptogenic / epileptiform discharge; rhythmische epileptogene / epileptiforme Entladung
Reha	Rehabilitation
REM	englisch: rapid eye movements; rasche Augenbewegungen (das Vorhandensein rascher Augenbewegungen wird zur Kennzeichnung von Schlafstadien benutzt)
Resp.	Respiration, Atmung
RF	1. Raumforderung 2. Risikofaktor 3. rechts frontal
RFA	Rufinamid
RFP	raumfordernder Prozess
RFT	rechts frontotemporal
rh	Rhesus
RH	1. Releasing Hormon 2. Rechtshänder / Rechtshändigkeit
RIA	Radioimmunoassay
RIMA	englisch: reversible (selective) inhibitor of monoaminoxydase; reversibler Hemmer der Monoaminooxidase
RIT	rhythmische iktale Transformation
RLS	englisch: restless legs syndrome; Restless-legs-Syndrom, Syndrom der ruhelosen Beine
RMP	Ruhemembranpotenzial
RMTD	englisch: rhythmic midtemporal discharges; rhythmische Entladungen in der mittleren Temporalregion

RNA englisch: ribonucleic acid; Ribonukleinsäure (RNS)
RNS Ribonukleinsäure
RO rechts okzipital
ROA englisch: route of administration; Weg der Einnahme bzw. Zufuhr, z.B. eines Medikaments
ROI englisch: region of interest; interessierendes Gebiet, z.B. bei einer Magnetresonanztomographie
Rp lateinisch: recipe = nimm ein; Rezept
RP rechts parietal
RR
1. Blutdruck, nach der Methode von Riva-Rocci (italienischer Arzt) gemessen
2. Responder-Rate (Anteil der Patienten mit mindestens 50%-iger Besserung)
3. rasche Rhythmen

RRatio englisch: Response ratio; Ansprechrate, Verhältnis des Behandlungserfolgs unter Behandlung (Treatment) im Vergleich zu davor (Baseline); Formel = Differenz der Anfälle in der Behandlungs- und Baselinephase (T bzw. B) im Verhältnis zur Summe der Anfälle in der Behandlungs- und Baselinephase (RRatio = [T-B] / [T+B])
RRHS englisch: rapidly recurring hippocampal seizure; rasch nacheinander auftretende hippokampale Anfälle (Epilepsiemodell bei Ratten)
RSE (therapie)refraktärer Status epilepticus
RT
1. Radiotelemetrie
2. rechts temporal

RTA Radiologisch-Technische(r) Assistent(in)
RTLE rechtsseitige Temporallappenepilepsie
rTMS/RTMS repetetive transkranielle Magnetstimulation
RTTD englisch: rhythmic temporal theta burst of drowsiness; rhythmische temporale Thetasalve bei Schläfrigkeit
RTW Rettungs(transport)wagen
RWEEG Ruhe-Wach-Elektroenzephalographie bzw. Ruhe-Wach–Elektroenzephalogramm
Rx in angloamerikanischen Ländern: prescription; Rezept
s Sekunde
s. siehe
SA
1. Soziale Anamnese
2. Spätanfall
3. Standardabweichung

SAB
1. Subarachnoidalblutung
2. englisch: scientific advisory board; wissenschaftliches Beratergremium

SAE
1. englisch: serious adverse event; schwer wiegendes unerwünschtes Ereignis unter Behandlung z.B. mit einem neuen Medikament, ursächlich nicht notwendigerweise darauf zurückzuführen
2. subkortikale arteriosklerotische Enzephalopathie

SAH englisch: subarachnoid hemorrhage; subarachnoidales Hämatom (= Subarachnoidalblutung)
sAHE/SAHE selektive Amygdalahippokampektomie

SAS 1. Schlaf-Apnoe-Syndrom
2. schlafbezogene Atmungsstörung
sAV schwere Allgemeinveränderung (im EEG)
SAW 1. Standardabweichung
2. englisch: spike and wave; Spitze und (nachfolgende) langsame Welle
SB Sozialberatung / Soziale Beratung
SBAS schlafbezogene Atmungsstörung
SBH subkortikale Bandheterotopie
SBS sekundäre bilaterale Synchronie (Bisynchronie)
s.c. subkutan
SC 1. lateinisch: sectio cesarea; Kaiserschnitt
2. englisch: self control; Selbstkontrolle
SCAR englisch: severe cutaneous adverse reaction; schwere (Arzneimittel-) Nebenwirkung an der Haut
SchwbG Schwerbehindertengesetz
SCLH englisch: subcortical laminar heterotopia; subkortikale Bandheterotopie, Doppelkortexsyndrom
SCN englisch: sodium channel; Natriumkanal
SCN1A englisch: sodium channel, subunit 1A; Untereinheit 1A des Natriumkanals
SCN1B englisch: sodium channel, subunit 1B; Untereinheit 1B des Natriumkanals
SCNH englisch: subcortical nodular heterotopia; subkortikale noduläre Heterotopie
SD 1. englisch: standard deviation; Standardabweichung
2. Sozialdienst
SDA Simultane Doppelbildaufzeichnung; gleichzeitige Aufzeichnung von EEG und epileptischen Anfällen bzw. Verhalten
SDH Subduralhämatom
SE 1. Status epilepticus
2. englisch: spin echo; Untersuchungstechnik bei der Magnetresonanztomographie (MRT)
sec. englisch: second; Sekunde
SEE subklinische epileptiforme Entladung
SE-EEG/ SEEEG Schlafentzugs-EEG
SEEG 1. Stereoelektroenzephalographie
2. Schlaf-EEG
sek. 1. Sekunde
2. sekundär
SEP somatosensibel evozierte Potenziale
SESA englisch: subacute encephalopathy with seizures in alcoholics; subakute Enzephalopathie mit epileptischen Anfällen bei Alkoholikern
SESI italienisch: Società epilettici della Svizzeria italiana; Epilepsieliga der italienischsprachigen Schweiz
SF englisch: seizure free / seizure freedom; anfallsfrei / Anfallsfreiheit
SFC englisch: simple febrile convulsion; einfacher Fieberkrampf
SFE symptomatische fokale Epilepsie

SFPR	englisch: seizure frequency percent reduction; prozentuale Abnahme der Anfallshäufigkeit
SGA	sekundär generalisierter Anfall
SGB	Sozialgesetzbuch (Deutschland)
SGE	1. sekundär generalisierte Epilepsie 2. symptomatische generalisierte Epilepsie
SGFA	sekundär generalisierter fokaler Anfall
SGM(A)	sekundär generalisierter Grand-Mal(-Anfall)
SGOT	Serum-Glutamat-Oxalat-Transaminase; andere Bezeichnung AS(A)T
SGPS	englisch: secondary generalized partial seizure; sekundär generalisierter fokaler Anfall (SGFA)
SGPT	Serum-Glutamat-Pyruvat-Transaminase; andere Bezeichnung AL(A)T
SGTKA	sekundär generalisierter tonisch-klonischer Anfall
SHBG	englisch: sex hormones binding globulin; Sexualhormonbindendes Globulin
SHG	Selbsthilfegruppe
SHT	Schädel-Hirn-Trauma
SHV	Schädel-Hirn-Verletzung
ShW	englisch: Sharp wave(s); scharfe Welle(n)
SI	französisch: Système international d'units; internationales System von (Labor-) Einheiten, internationales Einheitensystem
SIADH	englisch: syndrome of inappropriate antidiuretic hormone secretion; Syndrom der gestörten Sekretion von antidiuretischem Hormon
SIDS	englisch: sudden infant death syndrome; Syndrom des plötzlichen Kindstodes
SIR	standardisierte Inzidenzrate
SISCOM	englisch: subtraction ictal SPECT coregistered to MRI; Kombination eines iktalen Subtraktions-SPECT mit der Magnetresonanztomographie
SJS	Stevens-Johnson-Syndrom
SK	1. Serumkonzentration 2. Selbstkontrolle
SKLH	subkortikale laminäre Heterotopie
SKNH	subkortikale noduläre Heterotopie
SL/S-L-	Schlaflatenz
SLE	1. systemischer Lupus erythematodes 2. sekundäre Leseepilepsie
SLgE	Schweizerische Liga gegen Epilepsie
SLPE	englisch: schizophrenia-like-psychosis in epilepsy; schizophrenieforme Psychose bei Epilepsie
SMA	englisch: supplementary motor area; supplementär motorisches Areal
SME	1. englisch: severe myoclonic epilepsy; schwere myoklonische Epilepsie 2. senile myoklonische Epilepsie
SMEI	englisch: severe myoclonic epilepsy of infancy; schwere frühkindliche myoklonische Epilepsie
SMR	standardisierte Mortalitätsrate
SN	Spontannystagmus
SNMA	sekundäres negatives motorisches Areal

SNP	englisch: single nucleotide polymorphism; Polymorphismus eines einzelnen Nukleotids
SNR	englisch: signal (to) noise ratio; Signal-Rausch-Verhältnis
sog.	so genannt
SOL	englisch: sleep onset latency; Latenz bis zum Einschlafen
SP	englisch: simple partial; einfach-fokal
SPE	symptomatische partielle Epilepsie
SPECT	englisch: single photon emission computerized tomography; Einzelphotonen-Emissions-Computertomographie
spez.	speziell
SPG	Schlafpolygraphie
SPS	englisch: simple partial seizure; einfacher fokaler Anfall (EFA)
SPSE	englisch: simple partial status epilepticus; einfacher fokaler Status epilepticus
SPT	englisch: sleep period time; Gesamtschlafzeit
SR	englisch: slow release; langsame Freisetzung (und Resorption)
SREDA(s)	englisch: subclinical rhythmic electrographic discharge(s) of adults; subklinische rhythmische EEG-Entladung(en) bei Erwachsenen
SR	Standardresektion
SRC	englisch: situation related seizure; Gelegenheitsanfall
SS	1. Schlafspindel(n) 2. Schlafstadium 3. Schwangerschaft 4. statistisch signifikant 5. englisch: small spikes; kleine Spitzen
SSEF	somato-sensibel evozierte Felder
SSEP	somato-sensibel evozierte Potenziale
SSMA	supplementär sensomotorisches Areal
SSNRI	englisch: selective serotonin and norepinephrine reuptake inhibitor; selektiver Serotonin- und Norepinephrinwiederaufnahmehemmer
Ssp/SSP	Serumspiegel
SSPE	subakute sklerosierende Panenzephalitis
SSRI	englisch: selective serotonin reuptake inhibitor; selektiver Serotoninwiederaufnahmehemmer
SSS(s)	englisch: small sharp spike(s); kleine scharfe Spitze(n)
SSW	1. Slow-spike-wave 2. Schwangerschaftswoche
SSWK	Slow-spike-wave-Komplex
St.	Sankt
ST	Sultiam / Sulthiam (übliche Abkürzung: STM)
STM	Sultiam / Sulthiam
STP	Stiripentol
St.n.	Status nach, Zustand nach
SUDEP	englisch: sudden unexpected (or unexplained) death in epilepsy; plötzlicher unerwarteter (oder ungeklärter) Tod bei Epilepsie
SUF	Sprechunflüssigkeit
Supp.	lateinisch: suppositorium; Zäpfchen
SUVA	Schweizerische Unfallversicherungsanstalt

SVES	supraventrikuläre Extrasystole
SW	Spike-wave
SWC	englisch: spike wave complex; Spike-wave-Komplex
SWD	englisch: spike wave discharges; Spike-wave-Entladungen
SWE	Spike-wave-Entladungen
SWK	Spike-wave-Komplex
SWP	Spike-wave-Paroxysmus / Spike-wave-Paroxysmen
SWS	1. Sturge-Weber-Syndrom 2. englisch: Slow-wave-sleep; (Tief-) Schlaf mit langsamen Wellen im EEG
Sz	englisch: seizure; epileptischer Anfall
SZ	Schizenzephalie
$t_{1/2}$	Halbwertszeit
T_3	Trijodthyronin
T_4	Thyroxin
TA	Tagesarzt
Tab	Tablette
TAS	englisch: typical absence seizures; typische Absencen
Tbl	Tablette
Tc	1. Technetium 2. Thrombozyt
TC	englisch: tonic clonic; tonisch-klonisch
^{99m}TC	radioaktiv markiertes Technetium, Gabe bei der Einzelphotonen-Emissions-Computertomographie (SPET)
TCA	1. englisch: tricyclic antidepressants; trizyklische Antidepressiva 2. Tetracosactid
TCD	englisch: transcranial doppler; transkranieller Doppler
TCI	englisch: transient cognitive impairment; vorübergehende kognitive Beeinträchtigung
TCS	englisch: tonic clonic seizure; tonisch-klonischer Anfall (TKA)
TD_{50}	englisch: toxic dose in 50% of animals; bei tierexperimentellen Untersuchungen bei jedem zweiten Tier toxische Dosis
TDM	englisch: therapeutic drug monitoring; Überwachen einer medikamentösen Behandlung durch Bestimmung der Serumkonzentration
TE	Tiefenelektrode(n)
teilw.	teilweise
TEN	toxische epidermale Nekrolyse, Lyell-Syndrom
TESS	englisch: treatment-emergent signs or symptoms; durch eine Behandlung hervorgerufene Befunde und Beschwerden
TFE	englisch: treatment failure event; Ereignis als Ausdruck eines Versagens einer Behandlung
TGA	transitorische (transiente) globale Amnesie
TGB	Tiagabin
tgl.	täglich
THC	Tetrahydrocannabinol
THIP	4,5,6,7-Tetrahydroxi-isoxazol-4,5-pyridin-3-ol
TI	therapeutischer Index
TIA	transitorische (transiente) ischämische Attacke

tid/t.i.d./ T.I.D.	lateinisch: ter in die; dreimal täglich
TK	tonisch-klonisch
TKA	tonisch-klonischer Anfall
TKD	transkranieller Doppler
TKSE	tonisch-klonischer Status epilepticus
TLE	Temporallappenepilepsie
t_{max}	Zeit bis zum Erreichen maximaler Serumkonzentrationen (nach Einnahme eines Medikaments)
TMO	Trimethadion
TMS	transkranielle Magnetstimulation
TP	Tagesprofil
TPE	englisch: time of peak pharmacodynamic activity; Zeitpunkt der maximalen pharmakodynamischen Wirkung
TPM	Topiramat
TR	englisch: tailored resection; maßgeschneiderte Resektion
TS	1. tuberöse Sklerose 2. Tagesschläfrigkeit
TSC	englisch: tuberous sclerosis complex; tuberöse Sklerose
Tsd.	Tausend
TSE	tonischer Status epilepticus
TSH	Thyreoidea-stimulierendes Hormon; Hormon der Hypophyse zur Steuerung der Freisetzung von Schilddrüsenhormonen
TST	englisch: total sleep time; Gesamtschlafzeit
TT	transiente Tritanopie
TV/T.V.	englisch: television; Fernsehen
TX	Transplantation
TZA	trizyklische Antidepressiva
U	englisch: unit; Einheit
u.a.	unter anderem
u.ä.	und Ähnliches
U/l	englisch: units per liter; Einheiten pro Liter
UA	Unterarm
UAw/UAW	unerwünschte Arzneimittelwirkung
UEW	unerwünschte (Arzneimittel-) Wirkung
UK	englisch: United Kingdom; Vereinigtes Königreich (England)
Univ.	Universität(s)
U/l	englisch: units per liter; Einheiten pro Liter
URI	englisch: upper respiratory infection; Atemwegsinfekt
US	1. Ultraschall 2. Unterschenkel 3. englisch: United States (of America); Vereinigte Staaten (von Amerika)
USA	englisch: United States of America; Vereinigte Staaten von Amerika
usw./u.s.w.	und so weiter
u.U.	unter Umständen
UVG	Unfallversicherungsgesetz (Schweiz)
UVV	Unfallverhütungsvorschrift
V.	lateinisch: Vena; Vene

v.a. vor allem
V.a. Verdacht auf
VA englisch: Veterans Administration; Veteranenbehörde
VAL Valproinsäure, Valproat (übliche Abkürzung: VPA)
Vd englisch: volume of distribution; Verteilungsvolumen
VDU englisch: visual display (video device) unit; Bildschirm
VE vaginale Entbindung
VEEG Video-Elektroenzephalogramm, Videoelektroenzephalographie
VEP visuell evozierte Potenziale
VES ventrikuläre Extrasystole
VFD englisch: visual field defect; Gesichtsfelddefekt
VGB Vigabatrin
VGCC englisch: voltage gated calcium channel; spannungsabhängiger Kalziumkanal
vgl. vergleich(e)
Vgl. Vergleich
VGSC englisch: voltage gated sodium channel; spannungsabhängiger Natriumkanal
v.H. von Hundert, Prozent
VNS Vagusnervstimulation
VOI englisch: volume of interest; interessierendes Volumen, z.B. bei einer Magnetresonanzspektroskopie
VPA englisch: valproic acid; Valproinsäure, Valproat
VPA-CR englisch: valproate controlled release; Retardform von Valproat
VPS Valproinsäure, Valproat (übliche Abkürzung: VPA)
VPSG Videopolysomnographie
vs. lateinisch: versus; gegen(über), im Vergleich zu
VS 1. Vagusstimulation
2. englisch: vital signs; Vitalzeichen (Blutdruck, Puls, Temperatur)
VT Verhaltenstherapie
Vv. lateinisch: Venae; Venen
VZ Vertexzacke
w 1. englisch: week; Woche
2. englisch: with; mit
W Watt
WBC englisch: white blood count; Leukozytenzahl
WCC englisch: white cell count; Leukozytenzahl
WfB Werkstatt für Behinderte
WHO englisch: World Health Organization; Weltgesundheitsorganisation
WHOART englisch: World Health Organization Adverse Reporting Terminology; Nebenwirkungsterminologie der Weltgesundheitsorganisation
wiss. wissenschaftlich
wk(s) englisch: week(s); Woche(n)
WM englisch: white matter; weiße Substanz
WNL englisch: within normal limits; im Normbereich
W/O englisch: without; ohne

WS	1. Wirbelsäule 2. englisch: wicket spikes 3. weiße Substanz
WWE	englisch: women with epilepsy; Frauen mit Epilepsie
www	englisch: world wibe web; weltweites Netz (Internet)
XR	englisch: extended release; verzögerte, länger dauernde Freisetzung (und Resorption)
y/yr	englisch: year; Jahr
yo	englisch: years old; Jahre alt
ZAK	Zeitschrift für Anfallkranke (Österreich)
z.B.	1. zum Beispiel 2. zur Beobachtung
ZDL	Zivildienstleistender
ZK	Zeitkonstante
ZLE	Zentrallappenepilepsie
ZON	Zonisamid(e)
Z.n.	Zustand nach
ZNS	1. Zentralnervensystem 2. Zonisamid(e)
z.T.	zum Teil
zus.	zusammen
ZVD	zentraler Venendruck
ZVT	Zahlenverbindungstest
zw.	zwischen
ZZ	1. Zellzahl 2. zweieiiger Zwilling
z.Z./z.Zt.	zurzeit

Fremd- und Fachwörter-ABC

A

Abbruchrate Häufigkeit des Abbrechens, z.B. der Behandlung mit einem Medikament; andere Bezeichnung: → Drop-out-Rate; Gegensatz: → Retentionsrate

Abdomen lateinisch: Bauch, Unterleib

abdominal / abdominell den Bauch betreffend

abdominelle Aura → Aura mit Zeichen oder Beschwerden im Bauchbereich; → komplexe → fokale Anfälle beginnen z.B. häufig mit einem von der Magengegend über die Speiseröhre „aufsteigenden" Übelkeitsgefühl; andere Bezeichnung → epigastrische Aura

abdominelle Epilepsie missverständliche Bezeichnung für mit → Koliken bzw. Schmerzen oder sonstigen Beschwerden im Bauchraum wie Brechreiz oder Würgen in Verbindung mit → Bewusstseinsstörungen und → epileptiformen Potenzialen im → Elektroenzephalogramm (EEG) einhergehende Epilepsie; die Anfälle entsprechen meist → Auren bzw. → einfachen oder → komplexen fokalen Anfällen; überwiegend im Kindesalter und meist bei → fokalen, gelegentlich auch bei → generalisierten Epilepsien vorkommend

Abdosieren / Abdosierung Beenden der Behandlung mit einem Medikament mit in der Regel langsamer Verringerung der → Dosis; andere Bezeichnungen: → Absetzen, → Ausschleichen; Gegensatz: → Aufdosieren / Aufdosierung

Abdosierungsphase → Phase der → Abdosierung eines Medikaments

Abduktion Abspreizung, Bewegung vom Körper oder Körperteilen weg; Gegensatz: → Adduktion

abduzieren abspreizen, vom Körper weg bewegen; Gegensatz: → adduzieren

aberrant von der normalen Form oder dem normalen Verlauf abweichend

Abflachung bei Epilepsie im → Elektroenzephalogramm (EEG): Abnahme der → Amplitude der → Potenziale („Ausschläge"), oft zu Beginn eines Anfalls

Abhängigkeit körperliche oder → psychische Gewöhnung, z.B. an die Einnahme von Alkohol oder eines Medikaments mit dem Bedürfnis nach weiterer Zufuhr; kommt bei Medikamenten besonders bei → Barbituraten und → Benzodiazepinen vor

Ableiteelektrode → Elektrode in der Nähe einer Spannungsquelle zur Aufzeichnung elektrischer → Aktivität, mit dem → Minuseingang eines → Verstärkers verbunden und zu einem Ausschlag nach oben führend; es erfolgt eine Messung im Vergleich zur weiter entfernt liegenden → Referenzelektrode; frühere Bezeichnung: aktive Elektrode; Gegensatz: → inaktive Elektrode

Ableiteschema (Abb. 1) beim → Elektroenzephalogramm (EEG): Vorgabe für die Platzierung der Elektro-

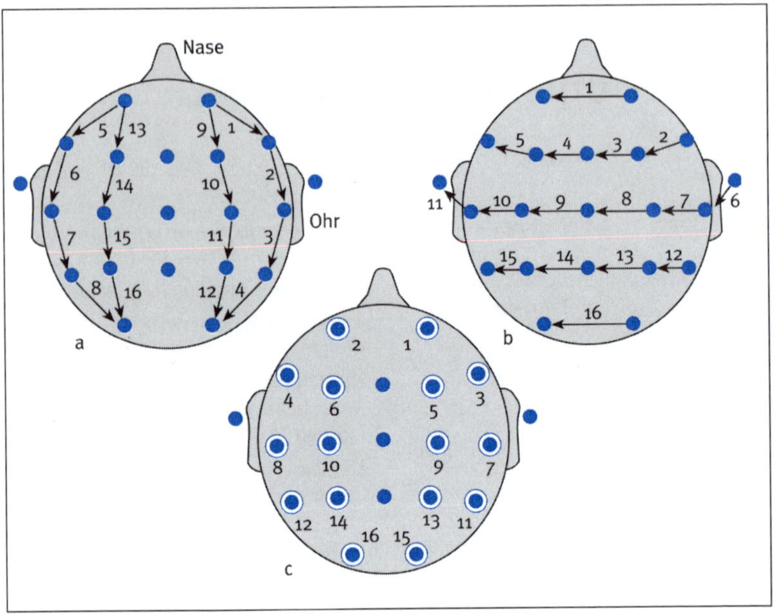

Abb. 1: Drei Arbeitsschemata für das Elektroenzephalogramm (EEG): Längsreihen (a), Querreihen (b) und so genannte unipolare oder Referenzableitung (c)

den (→ Zehn-Zwanzig-System) und deren Verbindung; → bipolare Ableitung, → Doppelbanane, → Längsreihen, → monopolare Ableitung, → Querreihen, → Referenzableitung

Ableitung

1. Erfassen, Messen und Aufzeichnen von bioelektrischen Potenzialen mit Elektroden, z.B. beim → Elektroenzephalogramm (EEG), → Elektrokardiogramm (EKG), oder von anderen → biophysikalischen Signalen mit speziellen Messfühlern; z.B. Atmung, Augenbewegungen oder Körpertemperatur
2. Paar von → Elektroden zur Aufzeichnung in einer bestimmten Region, z.B. → temporale Ableitung
3. Endergebnis des Mess- und Aufzeichnungsprozesses; andere Bezeichnung beim EEG: → EEG-Kurve

abnorm nicht normal, ungewöhnlich, krankhaft; z.B. Untersuchungsergebnisse beim → Elektroenzephalogramm (EEG), Labor- oder Röntgenuntersuchungen

Abort nach lateinisch: abortio = Fehl- oder Frühgeburt innerhalb der ersten 28 Wochen einer Schwangerschaft; bei Frauen mit einer Epilepsie sind Fehlgeburten nicht nennenswert häufiger als bei Frauen ohne Epilepsie; → induzierter Abort, → Spontanabort

abortiv unvollständig, nicht voll ausgebildet

abortiver Anfall abgeschwächt oder verkürzt verlaufender Anfall

abortiver Grand-Mal-Anfall abgeschwächt oder verkürzt verlaufender → Grand-Mal-Anfall

Absence

1. französisch: Abwesenheit (lateinisch = absentia); vorwiegend bei Kindern und Jugendlichen vor kommender kurz dauernder (höchstens 30, meist 5 bis 10 Sekunden), oft mehrfach am Tag auftretender → generalisierter „kleiner" epileptischer Anfall, dessen einziges (= selten) oder hauptsächliches (= meistens) Krankheitszeichen in einer plötzlich einsetzenden und ebenso plötzlich endenden Unterbrechung des → Bewusstseins („Abwesenheit") mit nachfolgender Erinnerungslücke (→ Amnesie) besteht, oft begleitet von Verdrehen der Augen, Blinzeln, Lidflattern, anderen leichten Muskelzuckungen, Lippen- oder Kaubewegungen; im → Elektroenzephalogramm (EEG) zeigt sich bei einer Absence generalisierte → Spike-wave-(Spitze-Welle-)Aktivität; → einfache, → blande oder → typische Absence sowie → atypische oder → ausgestaltete Absence; frühere Bezeichnung: → Petit Mal
2. Patienten sprechen häufig daneben auch bei anderen Anfallsformen von Absencen, bei denen sie „abwesend" bzw. ohne → Bewusstsein sind, was besonders im Erwachsenenalter meist durch → komplexe fokale Anfälle hervorgerufen wird; zu den Unterscheidungsmerkmalen → Tabelle 5, S. 62

Absencen-Epilepsie / Absencenepilepsie nur oder vorwiegend mit → Absencen einhergehende Epilepsie; es gibt mehrere Formen von Absencenepilepsien, von denen die typische → kindliche Absencenepilepsie oder → Pyknolepsie und die → juvenile oder → Adoleszenten-Absencen-Epilepsie am häufigsten sind, daneben gibt es die → frühkindliche Absencen-Epilepsie, die → Epilepsie mit myoklonischen Absencen und seltene → symptomatische Absencen-Epilepsien

Absencen-Epilepsie des Kindesalters / Absencenepilepsie des Kindesalters → primär → generalisierte Epilepsie mit (unbehandelt) regelmäßig mehreren, vorwiegend vormittags und bei Müdigkeit auftretenden → Absencen bei Schulkindern, beginnt meist zwischen dem 5. und 10. Lebensjahr und betrifft bevorzugt Mädchen; bei bis zur Hälfte der Betroffenen treten später auch → generalisierte tonisch-klonische Anfälle auf, meist als → Aufwach-Grand-Mal-Anfälle; andere Bezeichnungen: → Friedmann-Syndrom, → kindliche Absencen-Epilepsie, → Pyknolepsie, → pyknoleptisches Petit Mal

Absence-Muster typisches Muster im → Elektroenzephalogramm (EEG) bei → Absencen mit regelmäßig, dreimal pro Sekunde auftretender fester Verknüpfung einer jeweils aufeinanderfolgenden Spitze (= Spike) und langsamen Welle (= Wave); zusammen → Spike-wave-Aktivität

Absence-Status / Absencenstatus Aneinanderreihung, Häufung von → Absencen mit Auftreten eines „lang dauernden epileptischen Zustands", manchmal mit zwischenzeitlichen kurzen Erholungsphasen; kann außer bei Betroffenen mit einer → Absencen-Epilepsie bis ins hohe Lebensalter auch bei Menschen ohne bekannte Epilepsie auftreten; eine sichere Erkennung ist nur mit Ableitung eines → Elektroenzephalogramms (EEGs) möglich und → intravenöse → Benzodiazepine unterbrechen den Status meist rasch; andere Bezeichnungen: → generalisierter nichtkonvulsiver Status, → Petit-Mal-Status, → Spike-wave-Status, → Spike-wave-Stupor

Absenz

1. eingedeutschter Ausdruck für → Absence
2. von vielen Patienten benutzte Bezeichnung für Anfälle, bei denen sie „abwesend" bzw. ohne → Bewusstsein sind; meist handelt es sich dabei um → komplexe fokale Anfälle; zu den Unterscheidungsmerkmalen gegenüber Absencen → Tabelle 5

Absetzen Beenden der Behandlung mit einem Medikament mit in der Regel langsamer Verringerung der → Dosis; andere Bezeichnungen: → Abdosieren / Abdosierung, → Ausschleichen; Gegensatz: → Aufdosieren / Aufdosierung

absolut immer, in jedem Fall; Gegensatz: → relativ

absolute Bioverfügbarkeit Vergleich der → Bioverfügbarkeit eines Medi-

Tab. 5: Unterscheidungsmerkmale zwischen Absencen und komplexen fokalen Anfällen

Merkmal	Absence	komplexer fokaler Anfall
Alter bei Beginn	Kindheit und Jugend	jedes, bei Kindern selten
Aura	keine	häufig
EEG-Muster im Anfall	generalisierte Spike-wave-Aktivität (dreimal pro Sekunde)	epileptiforme Aktivität über dem Schläfenlappen
Auslösung durch		
– Hyperventilation?	oft	selten
– Fotostimulation?	manchmal	sehr selten
Anfallsmerkmale		
– Dauer	Sekunden	Minuten
– Bewusstsein	gestört	gestört
– Gesichtsausdruck	abwesend, stets ohne Gefühlsausdruck	oft ängstlich bzw. mit Gefühlsausdruck
– Automatismen	möglich	häufig
– „Starren"	ja	ja
– Sprache	nie verständlich, allenfalls Brummen/Summen	kann verständlich sein, aber unzusammenhängend; auch Sprachstörung möglich
Verwirrung nach Anfall?	nie	oft
Erinnerungslücke?	ja	ja, aber „Erinnerungsinseln" möglich

kaments nach → oraler und → intravenöser Gabe; meistens wird von einem oral eingenommen Medikament nicht die gesamte Menge des → Wirkstoffs aus dem → Magen-Darm-Kanal aufgenommen und ein kleinerer Anteil mit dem Stuhl ausgeschieden, weshalb die absolute Bioverfügbarkeit oft in einem Bereich von 80 bis 95% liegt

abstinent enthaltsam

Abstinenz nach lateinisch: abstinentia = Enthaltsamkeit; Beenden und vollständiges Fernhalten von, Nichtgebrauch (z.B. Alkohol oder anderen → Drogen); Menschen mit einer Epilepsie sollten z.B. im Umgang mit Drogen vorsichtig sein

Abszess Eitergeschwulst; im Gehirn: → Hirnabszess, fast immer mit epileptischen Anfällen verknüpft

Abszisse waagrechte Achse im → Koordinatensystem; andere Bezeichnung: x-Achse; Gegensatz: → Ordinate

Abusus Missbrauch, übermäßige Einnahme; z.B. von Alkohol, anderen → Drogen oder Medikamenten; kann Auslöser epileptischer Anfälle sein; → Gelegenheitsanfälle

Abwehrmechanismus

1. körperlich: Vorgang bei der → immunologischen Abwehr von Krankheiten, z.B. mit Bildung von → Antikörpern
2. psychisch: Vorgänge bei der Abwehr von → psychischen (seelischen) Krankheiten, z.B. → Verdrängung, Verleugnung oder → Regression

Acetazolamid (AZM) Medikament mit Hemmwirkung auf das Enzym → Carboanhydrase, wirkt u.a. flüssigkeitsausscheidend; manchmal zur antiepileptischen → Begleitbehandlung eingesetzt; → Zubereitungsformen: → Kapseln, → Tabletten, → Trockensubstanz; Handelsname: Diamox; → Tab. 4, S. 15

Aceton → aromatisch riechendes Lösungsmittel; andere Schreibweise: → Azeton

Acetylcholin (Ach) → biochemischer → Überträgerstoff (→ Transmitter) der elektrischen Erregung zwischen Nervenzellen; → Tab. 62, S. 335

Acetylsalizylsäure (ASS) Schmerz- und Fiebermittel, das auch zur Vorbeugung von Durchblutungsstörungen wirksam ist (Handelsname: z.B. Aspirin)

Achromatopsie Farbenblindheit, Sehen ohne Farbwahrnehmung

Achsenzylinder → Axon

Acidum lateinisch: Säure

ACTH-Kur vorübergehende („kurmäßige“) Gabe von adrenokortikotropem Hormon (Kurzbezeichnung: Kortikotropin; Handelsname: z.B. Synacthen) z.B. bei → West-Syndrom

Adams-Stokes-Anfall Herz-Kreislaufstörung ohne Beziehung zu Epilepsien mit kurz dauernder, durch Herzrhythmusstörungen oder Herzstillstand ausgelöster → Bewusstlosigkeit infolge einer Minderdurchblutung des Gehirns; → Synkope

Adaptation Anpassung(svermögen)

adaptieren anpassen

adäquat angemessen, entsprechend; z.B. die Auswahl und → Dosierung einer medikamentösen Behandlung; Gegensatz: → inadäquat

additiv sich addierend, die Effekte summierend; z.B. die Wirkungen oder → Nebenwirkungen von 2 gleichzeitig eingenommenen Medikamenten

Add-on-Gabe (Add-on-Therapie) englisch: to add on = hinzugeben; zusätzliche Gabe eines Medikaments zu einer (zunächst) unverändert beibehaltenen Medikation; bei Epilepsie: Hinzugabe eines zweiten (oder dritten etc.) Medikaments gegen Anfälle bei Fortführung der bisherigen Behandlung; → Bitherapie, → Kombinationstherapie, → Polytherapie

Add-on-Studie → Studie zur Wirksamkeit oder Verträglichkeit eines (meist neuen) Medikaments als Zugabe zu einer (zunächst) unverändert beibehaltenen bisherigen Medikation; oft im Vergleich zu → Plazebo

Adduktion Heranziehung, Bewegung zum Körper oder zu Körperteilen hin, Gegensatz: → Abduktion

adduzieren heranziehen, zum Körper oder zu Körperteilen hin bewegen; Gegensatz: → abduzieren

Adenom nach griechisch: adenos = Drüse; Drüsengeschwulst

Adenoma sebaceum Veränderungen der Gesichtshaut bei der → tuberösen Sklerose mit rötlich-braunen, stecknadelkopfgroßen, glatt-glänzenden Knötchen

ad hoc lateinisch:

1. aus dem Augenblick heraus, unmittelbar, sofort
2. zu diesem Zweck

adipös übergewichtig, fettleibig

Adipositas Übergewicht, Fettleibigkeit; → Body-Mass-Index (BMI)

Adjuvans unterstützend eingesetztes Mittel; Stoff oder Arzneimittel, das die Wirkung eines anderen unterstützt

adjuvant unterstützend

adjuvante Therapie unterstützende Behandlung

Adoleszenten-Absencen-Epilepsie / Adoleszenten-Absencenepilepsie (AAE) in der → Adoleszenz auftretende → Absencen-Epilepsie; übliche Bezeichnung: → juvenile Absencen-Epilepsie

Adoleszenz Jugendalter; Zeitraum zwischen → Pubertät und Erwachsenwerden, etwa zwischen dem 12. und 20. Lebensjahr; → Präadoleszenz

Adrenalin vom Körper bei → Stress freigesetztes → Hormon; bewirkt unter anderem eine erhöhte Aufmerksamkeit und Belastbarkeit einschließlich einer Zunahme der Muskelkraft

adrenogenital → Nebennieren und → Keimdrüsen betreffend

adrenokortikotropes Hormon (ACTH) in der → Hypophyse gebildetes und die → Nebennierenrinde zur Bildung von → Cortison anregendes → Hormon; kann bei einer Epilepsie z.B. zur Behandlung von so genannten → Blitz-Nick-Salaam(BNS)-Anfällen bei Kleinkindern im Rahmen eines → West-Syndroms oder bei einem → ESES-Syndrom eingesetzt werden; eine andere Möglichkeit besteht in der direkten Gabe von → Kortikoiden; andere Bezeichnungen: Corticotropin, Kortikotropin, → Tetracosactid

Adrenoleukodystrophie (ALD) vorwiegend → X-chromosomal, daneben offenbar auch → autosomal-rezessiv vererbte Störung des → Stoffwechsels sehr langkettiger → Fettsäuren, die zur Ablagerung von Fetten im Gehirn führt und besonders bei betroffenen Männern auch mit epileptischen Anfällen einhergehen kann

adsorbieren mit einer → Adsorption einhergehend

Adsorption Aufnahme und Bindung von Gasen, Dämpfen oder in Flüssigkeiten gelösten Stoffen an der Oberfläche eines festen anderen Stoffes

adult erwachsen, im Erwachsenenalter vorkommend

adversiv zur Gegenseite gerichtet; Gegensatz: → ipsiversiv

Adversivanfall / adversiver Anfall „Wende"- oder „Dreh"-Anfall mit Wende- oder Drehbewegung von Augen, Kopf oder Körper zur Gegenseite der bei einem → fokalen Anfall beteiligten Hirnhälfte, z.B. nach rechts bei einem von der linken Hirnhälfte ausgehenden Anfall; andere Bezeichnung: → supplementär-motorischer Anfall; Gegensatz: → ipsiversiver Anfall

Adynamie Schwunglosigkeit, Kraftlosigkeit

aerob Sauerstoff (ver)brauchend; die meisten Vorgänge in den → Organen des Körpers benötigen für einen normalen Ablauf Sauerstoff; Gegensatz: → anaerob

afebril ohne Fieber, nicht durch Fieber bedingt; Gegensatz: → febril

afebriler Anfall ohne Fieber auftretender, nicht durch Fieber ausgelöster epileptischer Anfall; Gegensatz: → febriler Anfall

Affekt relativ kurz dauernde Erregung, Gemütsbewegung (angenehm oder unangenehm) wie Freude oder Angst

Affektinkontinenz fehlende Kontrolle (→ Inkontinenz) von Gefühlsäußerungen; z.B. mit unangemessenem Lachen oder Weinen

affektiv stimmungsbedingt, gefühlsbetont

affektive Störung Störung der Stimmung; kommt in erster Linie bei → einfachen und → komplexen fokalen Anfällen, daneben aber auch bei anderen Anfallsformen vor

Affektivität Gefühlsleben, Stimmungslage

Affektkrampf bei Kleinkindern vorkommender → nichtepileptischer Anfall, durch Stimmungsschwankungen (Trotz, Wut, Zorn) oder gefühlsmäßige Belastungen einschließlich Schmerz ausgelöst, häufig mit Atemstillstand (→ respiratorischer Affektkrampf); es werden → „blasse" und „blaue" (→ zyanotische) Affektkrämpfe unterschieden

Affektlabilität stark schwankende Gefühls- und Stimmungslage

afferent hinführend, z.B. Nervenbahn vom Rückenmark zum Gehirn; Gegensatz: → efferent

Afferenz hinführende Bahn; z.B. Nervenbahn vom Rückenmark zum Gehirn; Gegensatz: → Efferenz

Affinität Zuneigung, Bindungsstärke; z.B. von Medikamenten an → Rezeptoren (Bindungsstellen)

Agenesie fehlende Anlage

Agens in der Medizin: wirkendes Mittel, Stoff

Ageusie fehlende Geschmacksempfindung

aggravieren verstärken, verschlimmern

Aggravation / Aggravierung Verstärkung, Verschlimmerung

Aggregat ein aus mehreren Teilen bestehendes Ganzes

Aggression Gewalttätigkeit, Sammelbezeichnung für feindselige Handlungen

aggressiv gewalttätig, feindselig

Aggressivität Angriffslust, Bereitschaft zu Gewalttätigkeit und Feindseligkeit; kommt nur äußerst selten im Rahmen epileptischer Anfälle vor

agieren unbewusstes Ausleben und Ausdrücken von Konflikten im Verhalten

agitiert unruhig, getrieben

Agitiertheit Unruhe, Getriebenheit; kann z.B. bei oder nach manchen Formen epileptischer Anfälle auftreten

Agonie Todeskampf

Agonist

1. Substanz, z.B. Überträgerstoff oder Medikament, die an eine Bindungsstelle (→ Rezeptor) bindet und diese → aktiviert oder → stimuliert; führt in der Regel zur Verstärkung der natürlichen Wirkung
2. Muskel, der entgegengesetzt zu einem anderen wirkt; z.B. Strecker und Beuger

Gegensatz: → Antagonist

agonistisch in derselben Weise oder gleich gerichtet wirkend, sich gegenseitig verstärkend; z.B. 2 Muskeln oder die Wirkungen oder → Nebenwirkungen von 2 gleichzeitig eingenommenen Medikamenten; andere Bezeichnung: → synergistisch; Gegensatz: → antagonistisch

Agoraphobie Platzangst; krankhafte Scheu, freie Plätze zu betreten und zu überqueren

Agranulozytose starke Abnahme der → weißen Blutkörperchen auf unter 2 000 Zellen/mm³, davon der → Granulozyten (nach ihrer Form benannte Gruppe der weißen Blutkörperchen) auf unter 500 Zellen/mm³ bei gleichzeitig eher Zunahme der → Lymphozyten (für Abwehrvorgänge verantwortliche weiße Blutkörperchen) und meist normalen → Erythrozyten (roten Blutkörperchen) und → Thrombozyten (Blutplättchen); kommt u.a. als sehr seltene → Nebenwirkung von Medikamenten vor, dabei meist zwischen 6 Wochen und 6 Monaten nach Beginn der Einnahme

Agyrie Fehlen von Großhirnwindungen (→ Gyrus); → Lissenzephalie

Agyrie-Pachygyrie-Komplex gleichzeitiges Auftreten von → Agyrie und → Pachygyrie; → Lissenzephalie

Ahornsirupkrankheit seltene angeborene → Stoffwechselkrankheit, die mit einer Epilepsie einhergehen kann

Aicardi-Syndrom nach einem gleichnamigen französischen Arzt benannte, nur bei Mädchen auftretende, in der Neugeborenenzeit bzw. im 1. Lebensjahr beginnende → symptomatische generalisierte Epilepsie mit fehlender Anlage des so genannten Balkens (→ Agenesie des → Corpus callosum), Veränderungen am Augenhintergrund (→ chorioretinale Lakunen) und → Blitz-Nick-Salaam(BNS)-Anfällen oder → infantilen Spasmen sowie häufiger auch → fokalen Anfällen, → Burst-suppression-EEG sowie → psychomotorischer Behinderung

akinetisch bewegungslos

akinetischer Anfall epileptischer Anfall mit einem Verlust der Bewegungsfähigkeit bei normaler Muskelspannung einhergehend; kann im Stehen zu Stürzen führen

Akkommodation Anpassung, Einstellung eines → Organs auf die zu erfüllende Aufgabe

Akkommodationsstörung Störung der Einstellungsfähigkeit; z.B. des Auges mit verschwommenem oder unscharfem Sehen, z.B. als → Nebenwirkung von → Antiepileptika oder anderen → Medikamenten

Akkumulation Anhäufung, Anreicherung

akkumulieren anhäufen, anreichern

Akne eitrige Entzündung von Talgdrüsen; z.B. als → Nebenwirkung von → Antiepileptika wie z.B. → Kaliumbromid oder anderen Medikamenten

Akquisition in der Elektrotechnik und Medizin: Erfassung; z.B. Messwerterfassung bei → evozierten Potenzialen

akral die → Akren betreffend

Akren griechisch: äußerst; die „gipfelnden" oder vorstehenden Körperteile wie Augenbrauen, Kinn, Nase, Hände und Füße

akromegal mit einer → Akromegalie einhergehend

Akromegalie Vergrößerung der → Akren, wobei neben Händen und Füßen auch das Kinn oder die Nase betroffen sind; eine Akromegalie ist Folge einer gestörten Ausschüttung von → Hormonen in der → Hypophyse, oft aufgrund eines → Tumors

Akronym aus den Anfangsbuchstaben mehrerer Wörter gebildetes Kunstwort; dient zur Abkürzung langer Bezeichnungen; z.B. (→ Abkürzungsverzeichnis, S. 22) IBE, ILAE oder WHO

Aktionsmyoklonus durch Bewegungen ausgelöster → Myoklonus

Aktionspotenzial meist kurz dauernde Spannungsänderung einer Nervenzelle oder anderen erregbaren Zelle als Ausdruck ihrer Tätigkeit; zur genaueren Kennzeichnung muss die Spannungsquelle angegeben werden, z.B. → Muskelaktionspotenzial oder → Nervenaktionspotenzial; die im → Elektroenzephalogramm (EEG) an der Oberfläche des Gehirns ableitbaren Wellen sind Ausdruck der Überlagerung von sehr vielen Nervenaktionspotenzialen aus der → Hirnrinde

Aktionstremor → Tremor beim Durchführen einer bestimmten Bewegung, z.B. dem → Finger-Nase-Versuch

aktiv durch eigenes Zutun, direkt beteiligt, tätig; bei Medikamenten: wirksam; Gegensatz: → inaktiv, → passiv

Aktivation → Aktivierung

Aktivationsmethode → Aktivierungsmethode

aktive Elektrode → Ableiteelektrode; Gegensatz: → inaktive Elektrode

aktive Epilepsie Epilepsie mit mindestens einem Anfall in den letzten 5 Jahren, unabhängig davon, ob eine medikamentöse Behandlung erfolgte oder nicht; Gegensatz: → kompensierte Epilepsie

Aktivierung Auslösung oder Verstärkung, Auftreten einer neuen oder Zunahme einer bestehenden Tätigkeit; z.B. im → Elektroenzephalogramm (EEG) oder von epileptischen Anfällen; Gegensatz: → Hemmung, → Inaktivierung

Aktivierungsmethode Verfahren zur Auslösung oder Verstärkung von Tätigkeit, beim → Elektroenzephalogramm (EEG) z.B. Augen öffnen und schließen, vertiefte Atmung (→ Hyperventilation), → Flickerlicht, Schlaf nach → Schlafentzug, Absetzen oder → Reduktion von Medikamenten; andere Bezeichnungen: Aktivationsmethode, → Provokationsmethode; → Tab. 49, S. 281

Aktivität Tätigkeit, Wirksamkeit; beim → Elektroenzephalogramm (EEG): Ausdruck für die → bioelektrische Tätigkeit der Nervenzellen des Gehirns mit Hervorrufen der verschiedenen → Potenziale und → Wellen; Gegensatz: → Inaktivität

Aktivitäten des täglichen Lebens (ATL) (Tab. 6) Tätigkeiten im Alltag, die durch Krankheiten wie z.B. eine Epilepsie beeinträchtigt werden können; andere Bezeichnung: Alltagsaktivitäten; englische Bezeichnung: activities of daily living (ADL)

Aktivitätsniveau Ausmaß einer → Aktivität oder Tätigkeit

Aktographie / Aktogramm Aufzeichnung von Körperbewegungen, z.B. bei einem epileptischen Anfall oder bei nächtlichen Bewegungsstörungen der Beine (→ periodische Beinbewegungen im Schlaf, → Restless-Legs-Syndrom)

Akupressur nach lateinisch: acus = Nadel sowie pressus = Druck; Nadeldruckbehandlung, aus der → Akupunktur entwickelte Behandlungsform, bei der Druck statt Nadeln angewandt wird

Akupunktur nach lateinisch: acus = Nadel sowie pungere = stechen; Nadelstichbehandlung, Behandlungsform der traditionellen chinesischen Medizin durch Nadelstiche in bestimmte Hautpunkte, vorwiegend für verschiedene Schmerzzustände eingesetzt; sichere Wirksamkeitsnachweise für eine Akupunkturbehandlung bei einer Epilepsie liegen nicht vor

akustisch das Hören bzw. Gehör betreffend

akustisch evozierte Potenziale (AEP) Folge von Spannungsschwankungen des → Elektroenzephalogramms (EEGs), die durch Serien kurzer, über Kopfhörer dargebotener Geräusche ausgelöst werden; nach Ableitung oberhalb des Ohres durch die intakte Kopfhaut, vielfachem Mitteln und elektronischer Verstärkung können diese Spannungsschwankungen verschiedenen Teilen des Gehirns zugeordnet werden (meist werden nur die frühen → akustisch evozierten Potenziale oder [F]AEP abgeleitet); → evozierte Potenziale

akut in der Medizin: plötzlich auftretend, rasch und heftig verlaufend; Gegensatz: → chronisch

Akutbehandlung Notfallbehandlung, Sofortbehandlung

akute epileptische Reaktion (AER) → Gelegenheitsanfall

akute intermittierende Porphyrie (AIP) unvermittelt auftretende

Tab. 6: Die wichtigsten Aktivitäten des täglichen Lebens (ATL)

- Wach sein und schlafen
- Sich bewegen
- Sich waschen und kleiden
- Essen und trinken
- Sich sicher fühlen und verhalten
- Raum und Zeit gestalten
- Arbeiten und spielen
- Kommunizieren
- Kind – Frau – Mann sein
- Sinn finden im Werden – Sein – Vergehen

zeitweilige Störung des Leberstoffwechsels mit Rot- oder Dunkelblauverfärbung des Urins, die u.a. durch Medikamente zur Epilepsiebehandlung ausgelöst oder verstärkt werden und außer mit Bauchschmerzen auch mit Störungen des Nervensystems einschließlich epileptischen Anfällen einhergehen kann

akuter Anfall Anfall in enger zeitlicher Beziehung (1 bis höchstens 2 Wochen) zu einer ursächlichen Schädigung oder Störung des Gehirns bei einem Menschen, der sonst nicht zu Anfällen neigt; ähnliche, aber z.T. nicht ganz deckungsgleiche Bezeichnungen: → akute epileptische Reaktion, → Frühanfall, → Gelegenheitsanfall

akuter symptomatischer Anfall aufgrund außergewöhnlicher Umstände oder Bedingungen, die erfahrungsgemäß die Wahrscheinlichkeit eines Anfalls nicht nur bei Epilepsiekranken oder → genetischer → Disposition zu einer Epilepsie erhöhen, auftretender epileptischer Anfall; z.B. → Schlafentzug, → Alkoholentzug nach vermehrtem Trinken von Alkohol oder – besonders bei Kindern – fieberhafte Infekte; → Anfallsauslöser; andere Bezeichnungen: akute epileptische Reaktion, ausgelöster Anfall, → Gelegenheitsanfall (→ Tab. 20, S. 158), Okkasionsanfall, → provozierter Anfall, → symptomatischer Anfall; Gegensatz: → unprovozierter Anfall

Akutintervention / Akuttherapie akute Maßnahme, Sofortbehandlung, Notfallbehandlung

Akzeleration Beschleunigung

akzeptabel vertretbar; z.B. → Nebenwirkung eines Medikaments; Gegensatz: → inakzeptabel

Akzeptanz Anerkennung

akzeptieren anerkennen

akzessorisch zusätzlich

akzidentell unbeabsichtigt, zufällig

Alanin im menschlichen Körper vorkommende → Aminosäure

Alanin-Aminotransferase (AL[A]T) hauptsächlich in der Leber vorkommendes → Enzym; Normalwert für Erwachsene = bis 18 Einheiten pro Liter (U/l) für Frauen, bis 23 Einheiten pro Liter (U/l) für Männer; bei Leberentzündungen und -schädigungen erhöht; z.B. als → Nebenwirkung von Medikamenten; andere Bezeichnungen: → Glutamat-Pyruvat-Transaminase (GPT), → Serum-Glutamat-Pyruvat-Transaminase (SGPT); → Tab. 34, S. 221),

Albtraum bei etwa 5% aller Menschen (Kinder und Erwachsene) meist etwa 3 bis 4 Stunden nach dem Einschlafen sowie beim Erwachen aus dem → REM-Schlaf auftretende genaue Erinnerung eines beängstigenden Traumes, Dauer etwa 10 Minuten; Form einer → Parasomnie (→ Tab. 43, S. 260); kann gemeinsam mit → Enuresis, → Pavor nocturnus, Sprechen im Schlaf oder → Somnambulismus auftreten

Albumin mengenmäßig wichtigstes Eiweiß im → Blutplasma, unter anderem für den Transport von Medikamenten verantwortlich

Albuminurie Vorkommen von Eiweiß im Urin

alert munter, flink

Alexie Unvermögen zu lesen

Algesie Schmerz, Schmerzempfindlichkeit; Gegensatz: → Analgesie

Algorithmus (Mehrzahl: Algorithmen) in der Medizin: stufen- oder schrittweise Behandlungsanweisung; Entscheidungsbaum

alimentär mit dem Essen zusammenhängend

alkalisch laugenartig, basisch

alkalische Phosphatase (AP) u.a. in der Leber vorkommendes → Enzym, das z.B. durch Medikamente erhöht sein kann; Normalwert für Kinder bis 15 Jahre = bis 400 Einheiten pro Liter (U/l), für Jugendliche von 15 bis 18 Jahren = bis 300 U/l und für Erwachsene bis 170 U/l; u.a. bei Leberentzündungen und -schädigungen erhöht; z.B. als → Nebenwirkung von → Antiepileptika und anderen Medikamenten; → Tab. 34, S. 221

Alkalose krankhafte erhöhte → Konzentration von Laugen (Basen) im Blut; Gegensatz: → Azidose

Alkoholabusus Alkoholmissbrauch

Alkoholdelir Verwirrtheitszustand (→ Delir) bei → Alkoholentzug

Alkoholentzug Beenden einer dauerhaft oder vorübergehend vermehrten Alkoholzufuhr; kann epileptische Anfälle auslösen; → Gelegenheitsanfall

Alkoholentzugsanfall durch sinkende Alkoholkonzentration im Blut ausgelöster → Gelegenheitsanfall (→ Tab. 20, S. 158); meist → generalisierter tonisch-klonischer Anfall oder → Grand-Mal-Anfall

Alkoholepilepsie seltene Epilepsieform bei chronischem → Alkoholismus mit Auftreten von Anfällen auch ohne → Alkoholentzug, oft verursacht durch direkte oder indirekte Hirnschädigungen; häufig wird fälschlicherweise auch schon beim alleinigen Auftreten von → Alkoholentzugsanfällen von einer Alkoholepilepsie gesprochen

Alkoholexzess Alkohol im Übermaß; kann – wenn auch seltener als → Alkoholentzug – epileptische Anfälle auslösen; → Gelegenheitsanfall (→ Tab. 20, S. 158)

Alkoholika Alkohol enthaltende Getränke

Alkoholismus Alkoholabhängigkeit, Trunksucht; geht mit einem erhöhten Risiko epileptischer Anfälle einher

Allel (Mehrzahl: Allele) am gleichen Platz auf → homologen → Chromosomen (→ Genlokus) liegende → Erbinformation oder → Gene, je zur Hälfte vom Vater und von der Mutter stammend

Allergen zu einer → Allergie führender, in aller Regel körperfremder Stoff; z.B. Inhaltsstoff von Medikamenten

Allergie Überempfindlichkeitsreaktion gegenüber Fremdstoff (→ Allergen), z.B. gegenüber einem → Antiepileptikum oder anderen Medikament; meist in den ersten Wochen einer Behandlung und zum Teil unabhängig von der → Dosis auftretend; mögliche Krankheitszeichen sind z.B. Juckreiz, Hautausschlag oder Fieber; starke allergische Reaktion: → Anaphylaxie

allergische Diathese Bereitschaft, Neigung zu einer Allergie

allergische Reaktion → Allergie

allergischer Hautausschlag / allergisches Exanthem Hautausschlag aufgrund einer Überempfindlichkeit gegenüber z.B. einem → Antiepileptikum oder anderen Medikament

Allgemeinanästhesie / Allgemeinnarkose medikamentös herbeigeführter (→ Anästhetikum) völliger Empfindungs- und → Bewusstseinsverlust zur Vermeidung von Schmerzen und Unbehagen bei Operationen

allgemeine Anamnese allgemeine, nicht zur speziellen Krankheit gehörende Informationen aus der → Anamnese wie z.B. Schwangerschafts- und Geburtsverlauf, frühkindliche Entwicklung, Kinderkrankheiten, Impfungen und eventuelle → Komplikationen, Kopfverletzungen und Operationen; Gegensatz: → spezielle Anamnese

Allgemeinveränderung (AV) beim → Elektroenzephalogramm (EEG): Ausdruck für → diffuse, über allen Abschnitten des Gehirns zu verzeichnende Verlangsamung der → Grundaktivität oder → „Hintergrund"-Aktivität

Alltagstätigkeiten → Aktivitäten des täglichen Lebens; englische Bezeichnung: activities of daily living (ADL)

Allopathie nach griechisch: allos = anders und pathein = krank; herkömmliche Heilkunde, Schulmedizin; Gegensatz: → Homöopathie

Alopezie krankhafter Haarausfall, z.B. als → Nebenwirkung von → Antiepileptika, speziell → Valproat / Valproinsäure

Alpers, Bernard Jacob amerikanischer → Neurologe (1900-1981)

Alpers-Krankheit / Alpers-Syndrom nach dem gleichnamigen Arzt benannte, im Kleinkindesalter auftretende → degenerative Krankheit im Rahmen einer → mitochondrialen Zytopathie u.a. mit → Ataxie, → Optikusatrophie, → psychomotorischer → Retardierung, → Spastik, Störungen der Muskulatur und Leber sowie teilweise auch → Myoklonien oder anderen → generalisierten epileptischen Anfällen

Alpha(α)-Aktivität Teil der → bioelektrischen Tätigkeit der Nervenzellen des Gehirns, der sich in einer Ableitung des → Elektroenzephalogramms (EEGs) mit zwischen 8- und 13-mal pro Sekunde auftretenden Wellen (→ Alpha[α]-Rhythmus oder → Alpha-Wellen) zeigt

Alpha(α)-Amylase körpereigenes, von der Bauchspeicheldrüse (→ Pankreas) abgegebenes → Enzym zur Aufspaltung von Stärke und → Glykogen in der Nahrung; kann sehr selten als Ausdruck einer Unverträglichkeit von z.B. → Valproat / Valproinsäure ansteigen; andere Bezeichnung: → Amylase

Alpha(α)-Band / Alphabereich Frequenzbereich im → Elektroenzephalogramm (EEG) von 8 bis 13 → Hertz; 8- bis 13-mal pro Sekunde auftretende → Wellen

Alpha(α)-EEG → Elektroenzephalogramm (EEG) mit Vorherrschen von → Alpha(α)-Wellen; = normales EEG von Jugendlichen und Erwachsenen

Alpha(α)-Fetoprotein (AFP) vom → Embryo bzw. später → Fötus gebildetes → Protein (Eiweiß), das bei kindlichen Missbildungen des so genannten → Neuralrohrs (z.B. fehlendem Schluss des knöchernen → Rückenmarkkanals, → Spina bifida) ab der 4. Schwangerschaftswoche in erhöhter → Konzentration im Blut der Mutter und im → Fruchtwasser nachweisbar ist; → Tab. 56, S. 312

Alpha(α)-Rhythmus regelmäßig auftretende → Alpha(α)-Wellen im → Elektroenzephalogramm (EEG), meist besonders über den hinteren Abschnitten des Gehirns; typisch für den entspannten Wachzustand von Erwachsenen bei geschlossenen Augen

Alpha(α)-Wellen 8- bis 13-mal pro Sekunde auftretende → Wellen im

→ Elektroenzephalogramm (EEG); → Abb. 5, S. 127

Alptraum → Albtraum

„alte" Antiepileptika (Tab. 7) Bezeichnung für seit Mitte des 19. Jahrhunderts bis in die 70-er Jahre entdeckte und zugelassene → Antiepileptika; → Brom, → Carbamazepin, → Clobazam, → Clonazepam, → Ethosuximid, → Mesuximid, → Phenobarbital, → Phenytoin, → Primidon, → Sultiam, → Valproat/ Valproinsäure; andere Bezeichnung: bewährte Antiepileptika; Gegensatz: → neue Antiepileptika

Alternative sinnvolle andere Möglichkeit

alternative Behandlungsmethoden / alternative Medizin Zusammenfassung verschiedenartiger ergänzender Entwicklungen oder auch Gegenentwicklungen zur so genannten → Schulmedizin; beinhaltet u.a. Methoden wie → Akupressur, → Akupunktur, → Aromatherapie, → Biomagnetismus, → Bioresonanz, → Enzymtherapie, → Handauflegen, → Homöopathie, → Kinesiologie, → Magnetismus, → Neuraltherapie, → Osteopathie, → Phytotherapie, → Yoga; eine begleitende Behandlung mit Methoden der alternativen Medizin kann manchen Menschen mit Epilepsie helfen, obwohl ein Wirksamkeitsnachweis aussteht; andere Bezeichnungen: → Außenseitermethoden, → komplementäre Medizin

alternative Monotherapie sinnvolle andere → Monotherapie bei Versagen der bestehenden Behandlung

alternative Psychose / Alternativpsychose bei plötzlich anfallsfrei werdenden Menschen mit Epilepsie anstelle von epileptischen Anfällen auftretende → Psychose; → forcierte Normalisierung

alternierend wechselnd, z.B. von einer Körperhälfte auf die andere oder von einem Tag zum anderen

alternierender Halbseitenkrampf / alternierender Hemi-Grand-Mal-Anfall bei Säuglingen und Kleinkindern im Rahmen einer Epilepsie

Tab. 7: „Alte" bzw. bewährte Antiepileptika (→ auch jeweils dort)

Wirkstoff	Handelsname(n)	Jahr der Einführung
Brom	DIBRO-Mono	1857
Phenobarbital	z. B. Luminal, Maliasin	1912
Phenytoin	z. B. Epanutin, Phenhydan, Zentropil	1938
Ethosuximid	z. B. Petnidan, Suxinutin	1951
Primidon	z. B. Liskantin	1952
Mesuximid	Petinutin	1954
Sultiam	Ospolot	1961
Carbamazepin	z. B. Tegretal, Timonil	1963
Valproat / Valproinsäure	z. B. Convulex, Ergenyl, Orfiril	1968
Clonazepam	z. B. Rivotril	1969
Clobazam	Frisium, Urbanyl	1979

mit → Hemi-Grand-Mal-Anfällen auftretende Anfälle mit wechselnder Beteiligung der beiden Körperhälften

Altersepilepsie im höheren Lebensalter beginnende Epilepsie; meist wird die Grenze bei 60 oder 65 Jahren gesetzt

altersgebundene Anfälle nur in einem bestimmten Lebensalter auftretende epileptische Anfälle; in aller Regel in der Kindheit oder Jugend

Altgedächtnis → Langzeitgedächtnis

Alzheimer-Krankheit ursächlich noch nicht geklärte → Demenz-Krankheit, die zu einem langsamen Nachlassen des Denkvermögens und aller anderen geistigen Fähigkeiten führt; bei mindestens 10% aller Alzheimer-Kranken treten auch epileptische Anfälle auf

Amaurose / Amaurosis Erblindung oder höchstgradige Sehminderung, kann vorübergehend oder bleibend sein

ambidexter beidhändig; mit beiden Händen gleich geschickt

ambivalent doppeldeutig, mehrdeutig, zweideutig

Ambivalenz Doppeldeutigkeit, Mehrdeutigkeit, Zweideutigkeit

ambulant in der Sprechstunde, ohne Krankenhausaufnahme, nichtstationär

ambulantes Kassetten-EEG / ambulantes Langzeit-EEG Aufzeichnung des → Elektroenzephalogramms (EEGs) über einen längeren Zeitraum (meist 18-24 Stunden, aber auch darüber hinaus möglich), während dessen die Betroffenen nicht im Krankenhaus bleiben müssen, sondern zu Hause sind und mehr oder weniger ihren üblichen Tätigkeiten nachgehen können; die Aufzeichnung des EEGs erfolgt auf das Band eines Kassettenrekorders, das später ausgewertet wird; andere Bezeichnungen: → Kassetten-EEG, → mobiles Langzeit-EEG

Ambulanz

1. Bereich eines Krankenhauses zur → ambulanten (nichtstationären) Betreuung; z.B. → Anfallsambulanz oder → Epilepsieambulanz
2. Kranken(transport)fahrzeug

Ambulation Umherlaufen; Gegensatz: → Deambulation

Ambulatorium → Ambulanz

ambulatorisch → ambulant

Amenorrhö / Amenorrhöe Ausbleiben der → Menstruation (Monats- oder Regelblutung) einer Frau

Amin von → Ammoniak ableitbare, → basische, mit Säuren Salze bildende Verbindung

Aminoazidopathie Krankheit mit Störung von → Aminosäuren

Aminosäure → organische Säure; Säurebestandteil von → Eiweißen

Ammoniak (NH_3) farbloses, stechend riechendes und in Wasser leicht lösliches Gas; entsteht im Darm beim Abbau von → Eiweißen durch → Bakterien und wird überwiegend durch Bildung von → Harnstoff in der Leber entfernt und in geringen Mengen mit dem Urin ausgeschieden; ist bei seltenen angeborenen → Stoffwechseldefekten als mögliche Ursache einer Epilepsie erhöht; Menschen mit einer erblich bedingten erhöhten → Konzentration von Ammoniak im Blut können auch eine erhöhte Neigung zu epileptischen Anfällen haben (→ z.B. Rett-Syndrom); von den → Antiepileptika kann → Valproat / Valproinsäure zu einer erhöhten Konzentration von Ammoniak im Blut führen

Ammonshorn Teil des → limbischen Systems im → Temporal- oder Schläfenlappen des Gehirns

Ammonshornsklerose (AHS) Gewebsverhärtung im Bereich des Ammonshorns, häufiger bei → Temporallappenepilepsie; andere Bezeichnungen: → hippokampale Sklerose, → Hippokampussklerose, → mesiale temporale Sklerose

Amnesie Erinnerungslücke, Gedächtnisverlust; Unfähigkeit, sich an etwas zu erinnern

amnestisch erinnerungslos

Amnion Fruchtblase, das Fruchtwasser einfassende Eihaut

Amnioskopie Besichtigung der Fruchtblase des → Embryos und des → Fruchtwassers während der Schwangerschaft; kann bei schwangeren Frauen mit Epilepsien zur Früherkennung möglicher kindlicher Missbildungen sinnvoll sein

Amniozentese Durchstechen der Fruchtblase des → Embryos zur Untersuchung des → Fruchtwassers während der Schwangerschaft; kann bei schwangeren Frauen mit Epilepsien zur Früherkennung möglicher kindlicher Missbildungen sinnvoll sein; andere Bezeichnung: → Fruchtwasserpunktion; → Tab. 56, S. 312

Amobarbital Medikament aus der Stoffgruppe der → Barbiturate (5-Äthyl-5-Isoamylbarbitursäure) zur Durchführung des → Amobarbitaltests oder → Wada-Test; → Zubereitungsform: → Ampulle; Handelsname: Amytal (in Deutschland nicht erhältlich)

Amobarbitaltest Einspritzen von → Amobarbital in eine Hirnhälfte oder Teile davon u.a. zur Feststellung der → dominanten Hirnhälfte sowie der Gedächtnisleistung des gegenseitigen → Temporallappens durch eine umschriebene → Narkose bzw. Ausschaltung von Teilen des Gehirns; andere Bezeichnungen: → Amytaltest, Hemisphärendominanztest, → Wada-Test

amorph ungeformt; bei epileptischen Anfällen: ohne die typischen, üblicherweise erkennbaren Begleitzeichen

amorphe Neugeborenenanfälle / amorphe Neugeborenenkrämpfe Form der → Neugeborenenkrämpfe mit wechselnder Form und Dauer einschließlich → fokaler oder halbseitiger → Kloni, → multifokaler → Myoklonien, → Zyanoseanfällen bzw. → apnoischen Anfällen oder reaktionsarmen bis reaktionslosen Episoden; am häufigsten zwischen dem 1. und 4. Lebenstag auftretend

Amphetamin (AMPH) anregende, stimulierende → Droge, die zu einer Freisetzung → biogener → Amine und Hemmung von deren Wiederaufnahme führt; Wirkungen bestehen u.a. in einer vermehrten Wachheit bzw. einem verminderten Schlafbedürfnis, als → Nebenwirkungen sind u.a. → Halluzinationen, Kopfschmerzen und Verwirrtheitszustände sowie epileptische Anfälle möglich; → Ecstasy

Amplitude Höhe, „Scheitelwert“; z.B. eines → Spitzenpotenzials oder einer Welle im → Elektroenzephalogramm (EEG)

Amplitudenabnahme Abnahme der Höhe, z.B. von Potenzialen im → Elektroenzephalogramm (EEG); kann durch normale Reize wie z.B. Augenöffnen (→ Berger-Effekt, → On-Effekt) oder krankhafte Bedingungen entstehen; andere Bezeichnung: Amplitudendekrement, Amplitudendepression

Amplitudenzunahme Zunahme der Höhe, z.B. von Potenzialen im → Elektroenzephalogramm (EEG)); kann durch normale Reize wie z.B. Augenschluss (→ Berger-Effekt, → Off-Effekt) oder krankhafte Bedingungen entstehen; andere Bezeichnung: Amplitudeninkrement

Ampulle → Zubereitungsform eines Medikaments für eine → Injektion oder Beigabe zu einer → Infusion

Amygdalaepilepsie Epilepsie mit Ausgang vom → Amygdalum; andere Bezeichnung: → Mandelkernepilepsie

amygdalahippokampale Epilepsie Epilepsie mit Ursprung in → Amygdala und → Hippokampus; übliche Bezeichnung: → mesiale Temporallappenepilepsie (mTLE / MTLE)

Amygdala-Hippokampektomie (AHE) → epilepsiechirurgischer Eingriff, bei dem Amygdala, → Hippokampus und Teile des → Parahippokampus einer Seite operativ aus dem → Temporal- oder Schläfenlappen entfernt werden; → Epilepsiechirurgie (→ Abb. 6, S. 133)

Amygdalum (Mehrzahl: Amygdala) Mandelkern; Teil des so genannten → limbischen Systems im vorderen → Temporallappen, häufiger Ausgangspunkt von → komplexen fokalen Anfällen

Amylase körpereigenes, von der Bauchspeicheldrüse (→ Pankreas) abgegebenes → Enzym zur Aufspaltung von → Stärke und → Glykogen in der Nahrung; kann sehr selten als Ausdruck einer Unverträglichkeit von z.B. → Valproat / Valproinsäure ansteigen; andere Bezeichnung: → Alpha(α)-Amylase

Amytal Handelsname eines kurz wirksamen Betäubungsmittels (→ Wirkstoff: → Amobarbital); wird bei der → prächirurgischen Abklärung im wachen Zustand zum versuchsweisen Ausschalten umschriebener Abschnitte des Gehirns benutzt

Amytaltest Amytalgabe nur in eine Hirnhälfte oder Teile davon u.a. zur Feststellung der → dominanten Hirnhälfte sowie der Gedächtnisleistung des gegenseitigen → Temporallappens durch eine umschriebene → Narkose bzw. Ausschaltung von Teilen des Gehirns; andere Bezeichnungen: → Amobarbitaltest, Hemisphärendominanztest, → Wada-Test

anaerob keinen Sauerstoff (ver)brauchend; ein → generalisierter tonisch-klonischer Anfall führt z.B. im Gegensatz zu einem → nichtepileptischen → psychogenen Anfall zu einer anaeroben → Stoffwechsellage; Gegensatz: → aerob

anal den Enddarm oder After betreffend, zum Enddarm oder After hin gelegen

Analeptikum (Mehrzahl: Analeptika) durch eine Wirkung am Gehirn anregend wirkender Stoff oder Medikament; Analeptika können in höheren Dosen epileptische Anfälle auslösen

Analgesie aufgehobene Schmerzempfindung; Gegensatz: → Algesie

Analgetikum (Mehrzahl: Analgetika) Medikament zur Schmerzlinderung oder -stillung

analog
1. entsprechend
2. in der Elektrotechnik: Größe, die in bestimmten Grenzen jeden Wert

annehmen kann wie z.B. der Zeigerausschlag auf einer Skala oder an einem Instrument; z.B. Schreiber beim → Elektroenzephalogramm (EEG)

Analog-Digital-Konversion Umwandlung analoger in → digitale Größe; beim → Elektroenzephalogramm (EEG) wird dabei z.B. die analoge Kurve in festen Zeitabständen (z.B. 100-mal pro Sekunde) abgetastet und die jeweils gemessenen Spannungswerte ermittelt; andere Bezeichnung: → Digitalisierung

Analogie Ähnlichkeit, Übereinstimmung

Analogon Stoff/Medikament mit weitgehend ähnlicher Zusammensetzung und Wirkung wie ein anderer (Standard-)Stoff

Analyse Zergliederung von Tatbeständen, genaue Untersuchung und Bewertung; in der Medizin sowohl von Körperlichem als auch von Psychischem; → Psychoanalyse

Anämie Blutarmut; zusammenfassende Bezeichnung für Erkrankungen, die auf einer Verminderung des roten Farbstoffs der → Blutkörperchen (→ Hämoglobin) und meist der roten Blutkörperchen (→ Erythrozyten) im Blut beruhen; → Eisenmangelanämie; → hämolytische Anämie; kann auch als → Nebenwirkung von Medikamenten auftreten

Anamnese Krankheitsvorgeschichte; besteht aus der Schilderung der Entwicklung der jetzigen und früheren Beschwerden sowie der erfolgten Untersuchungen und Behandlungen durch Betroffene (→ Eigenanamnese) oder Angehörige bzw. Dritte (→ Fremdanamnese); → allgemeine Anamnese, → Ätiologieanamnese, → biographische Anamnese, → Diagnostikanamnese, → Familienanamnese, → soziale Anamnese, → spezielle Anamnese, → Therapieanamnese

anamnestisch aufgrund der Krankheitsvorgeschichte

anaphylaktisch / anaphylaktische Reaktion mit einer → allergischen Reaktion bzw. → Anaphylaxie einhergehend

Anaphylaxie starke Überempfindlichkeitsreaktion; andere Bezeichnung: starke → allergische Reaktion

Anästhesie Schmerz- und Empfindungslosigkeit, aufgehobene → Sensibilität; oft auch für → Narkose oder Betäubung verwandt

Anästhetikum (Mehrzahl: Anästhetika) → Medikament für eine → Anästhesie

Anatomie Lehre vom Bau und der Struktur des Körpers einschließlich seiner → Organe und Gewebe

anatomisch auf den Bau und die Struktur des Körpers und seiner → Organe bezogen

Anderthalbtherapie Behandlung mit 2 Medikamenten (→ Kombinationstherapie, Tab. 29, S. 206), von denen das eine hoch und das andere niedrig dosiert wird

androgen durch die männlichen → Geschlechtshormone oder → Sexualhormone

Androgen(e) sowohl bei Frauen als auch Männern (in höherer Konzentration) vorhandene(s) männliche(s) → Geschlechtshormon(e) oder → Sexualhormon(e); → Tab. 22, S. 162

Androgenisierung Vermännlichung; Bezeichnung für Veränderungen bei Frauen wie vermehrter Bartwuchs oder Vertiefung der Stimmlage, die auf eine Erhöhung von → Androgenen zurückgeführt werden; kann als → Nebenwirkung einer Behandlung mit → Valproat / Valproinsäure vorkommen

Anencephalus / Anenzephalie weitgehendes Fehlen des Gehirns als schwerste Form eines → Neuralrohrdefekts

Aneurysma Aussackung; umschriebene ballon- oder sackförmige Aufweitung einer → Arterie, im Gehirn häufigste Ursache einer → Subarachnoidalblutung (SAB)

Anexate Handelsname des → Benzodiazepinantagonisten → Flumazenil

Anfall plötzlich auftretende, vorübergehende Störung; oft gleichbedeutend für epileptische Anfälle benutzt, seltener auch für Ohnmachten, Schmerzattacken, Durchblutungsstörungen des Gehirns und weitere, auch → psychische Störungen

Anfallsambulanz spezielle Sprechstunde für Menschen mit einer Epilepsie, meist an Kinderkliniken oder Neurologischen Kliniken; aktuelle Adressen sind u.a. bei der Stiftung Michael (Adresse → S. 19) erhältlich; andere Bezeichnungen: → Anfallssprechstunde, → Epilepsieambulanz

Anfallsauslöser Umstände oder Bedingungen, die erfahrungsgemäß die Wahrscheinlichkeit bestimmter Ereignisse erhöhen; bei vielen Epilepsien sind z.B. Schlafentzug oder ein vermehrtes Trinken von Alkohol provozierende Faktoren für Anfälle; → Gelegenheitsanfall (→ Tab. 20, S. 158); andere Bezeichnung: → provozierende Faktoren

Anfallscluster Anfallshäufung; → Cluster

Anfallsfrequenz Anfallshäufigkeit

Anfallsgenerator Nervenzellverbände bzw. Hirnstrukturen, die zur Entstehung epileptischer Anfälle führen

Anfallskalender Kalender zur tabellarischen Eintragung der Häufigkeit und Art von epileptischen Anfällen sowie meist auch der eingenommenen Antiepileptika; andere Bezeichnungen: → Behandlungskalender, → Therapiekalender

Anfallsklassifikation Einteilung der Formen epileptischer Anfälle, → Tab. 2, S. 11

Anfallsleiden andere Bezeichnung für Epilepsie

Anfallsmuster

1. → klinisch: z.B. → einfacher fokaler Anfall mit Beginn in Form eines Wärmegefühls im Oberbauch, Wahrnehmen eigenartiger Gerüche und nachfolgendem Übergang in einen → komplexen fokalen Anfall mit → Automatismen und → Bewusstseinsstörung
2. im → Elektroenzephalogramm (EEG): Bezeichnung für sich wiederholende und ähnelnde, vorübergehende Veränderungen, die erfahrungsgemäß in der Regel mit bestimmten Formen epileptischer Anfälle einhergehen; es müssen jedoch nicht zwangsläufig gleichzeitig auch derartige Anfälle auftreten; → isomorphe und → metamorphe Anfallsmuster

Anfallsprovokation absichtliche oder unabsichtliche Auslösung von Anfällen; z.B. durch Schlafmangel, → Alkoholentzug; Lichtreize oder starkes Ein- und Ausatmen; → Alkoholentzugsanfall, → Fotosensibilität, → Hyperventilation; → Gelegenheitsanfall (→ Tab. 20, S. 158)

Anfallsregistrierung Aufzeichnung eines epileptischen Anfalls durch → Elektroenzephalographie (EEG) und/oder → Video; → Kassettenableitung → Long-term-Monitoring, → Telemetrie

Anfallsrezidiv erneut – nach einer anfallsfreien Zeit – auftretender Anfall

Anfallsschwelle gedankliche Vorstellung einer für jeden Menschen unterschiedlich hohen Schwelle, die durch Zusammenwirken verschiedener Einflüsse überschritten werden muss, damit es zu einem Anfall kommt; bei Menschen mit einer Epilepsie wird von einer im Vergleich zur Durchschnittsbevölkerung zeitweise erniedrigten Anfallsschwelle ausgegangen; andere Bezeichnung: → Krampfschwelle

Anfallssemiologie → Analyse der Zeichen eines epileptischen Anfalls und ihrer Bedeutung

Anfallsserie kurz hintereinander auftretende epileptische Anfälle

Anfallssprechstunde spezielle Sprechstunde für Menschen mit einer Epilepsie, meist an Kinderkliniken oder Neurologischen Kliniken; aktuelle Adressen sind u.a. bei der Stiftung Michael (Adresse → S. 19) erhältlich; andere Bezeichnungen: → Anfallsambulanz, → Epilepsieambulanz

Anfallsvorboten Anzeichen oder Umstände, die einem epileptischen Anfall häufiger auch mehrere Tage lang vorausgehen und deren Auftreten mit hoher Wahrscheinlichkeit die Voraussage von Anfällen erlaubt; z.B. außergewöhnliche Belastungen oder Konfliktsituationen

angeborene Stoffwechselstörung bei der Geburt vorhandene, vererbte → Stoffwechselstörung; englische Bezeichnung: inborn error of metabolism

Angelman-Syndrom nach einem gleichnamigen Arzt benannte, durch eine Störung auf dem → Chromosom 15 bedingte Krankheit mit → psychomotorischer → Retardierung, Gangstörung, grundlosem Lachen und häufiger auch Epilepsie; andere Bezeichnung aufgrund des oft auffallend fröhlichen Gesichtsausdrucks: → „Happy puppet syndrome" („Syndrom der glücklichen Puppe")

Angiographie Gefäßdarstellung, meist durch → Röntgenstrahlen nach Füllung der Gefäße mit einem → Kontrastmittel; zur Abklärung von Epilepsien nur ausnahmsweise erforderlich; andere Bezeichnung: → Arteriographie

Angiom Gefäßgeschwulst, „Blutschwamm"; → arterielle Angiome im Gehirn gehen häufig mit epileptischen Anfällen einher, während dies bei → venösen Angiomen nicht sicher nachgewiesen ist

Angiomatose Gefäßmissbildung, Gefäßwucherung

Angriffspunkt bei Medikamenten: Wirkort und oder → Wirkungsmechanismus

Anion negativ geladenes → Ion, z.B. → Chlorid; Gegensatz: → Kation

anisokor ungleich weit; Gegensatz: → isokor

Anisokorie ungleiche Weite der → Pupillen beider Augen; Gegensatz: → Isokorie

Anlagefaktor für die → Vererbung verantwortlich; → Chromosom, → Gen

Anomalie Abnormität, krankhafte Veränderung

Anomie Unfähigkeit, vertraute und bekannte Dinge richtig zu benennen

Anorexia nervosa Magersuchtkrankheit mit krankhaft niedrigem Körpergewicht; vorwiegend bei jungen Mädchen und Frauen auftretende → psychische Krankheit mit dem Streben nach einem schlanken Körper durch wenig Zufuhr von Nahrung, selbst herbeigeführtes Erbrechen, Einnahme von Abführmitteln oder eine Kombination davon; in Einzelfällen wurde eine Verknüpfung mit → komplexen fokalen Anfällen beschrieben

Anorexie Appetitlosigkeit, verminderter Appetit; kann als → Nebenwirkung von Medikamenten vorkommen

anorganisch nicht organisch; Gegensatz: → organisch

Anosmie Verlust des Geruchssinns

Anovulation / anovulatorischer Zyklus fehlender → Eisprung; → Zyklus oder → Periode einer Frau ohne den normalerweise eintretenden Eisprung, manchmal mit → Zwischenblutungen; kommt besonders bei → Temporallappenepilepsie häufiger (etwa 35%) vor, daneben auch als seltene → Nebenwirkung von → Antiepileptika wie z.B. → Valproat / Valproinsäure; → polyzystisches Ovarien-Syndrom (PCOS); die meisten Frauen mit anovulatorischen Zyklen haben auch → ovulatorische Zyklen; Gegensatz: → Ovulation / ovulatorischer Zyklus

Anoxie Fehlen von Sauerstoff (Sauerstoffmangel → Hypoxie); kann z.B. für das Gehirn bei einer schweren, lang dauernden Geburt oder durch Nabelschnurumschlingung auftreten und zu einer Schädigung führen, deren Folge wiederum eine Epilepsie sein kann

anoxisch mit einer → Anoxie einhergehend

Anschlussheilbehandlung in Deutschland: innerhalb von 5 Wochen nach Entlassung aus einer akuten Krankenhausbehandlung beginnende stationäre → Rehabilitationsbehandlung

Antagonist nach griechisch: antagonistes = Gegner, Widersacher;
1. Widersacher; z.B. Substanz (Überträgerstoff oder Medikament), die an eine Bindungsstelle (→ Rezeptor) bindet, diese aber nicht → aktiviert oder → stimuliert, sondern hemmt; führt in der Regel zu einer Abschwächung der natürlichen Wirkung
2. Muskel, dessen Tätigkeit derjenigen eines anderen entgegenwirkt (z.B. Strecker und Beuger in einem Gelenk)

Gegensatz: → Agonist

antagonistisch gegeneinander wirkend, sich gegenseitig abschwächend; z.B. 2 Muskeln oder die Wirkungen oder → Nebenwirkungen von 2 gleichzeitig eingenommenen Medikamenten; Gegensatz: → agonistisch, → synergistisch

Antazidum (Mehrzahl: Antazida) Medikament zur Abschwächung der Wirkung der Magensäure; manche dieser Mittel führen bei gleichzeitiger Einnahme von → Antiepileptika zu einer → Wechselwirkung mit der Möglichkeit einer abgeschwächten oder verstärkten Wirkung

anterior lateinisch: vorn; Gegensatz: → posterior

anterograd in die Zukunft, nach vorne gerichtet; Gegensatz: → retrograd

anterograde Amnesie „nach vorn gerichtete“ → Amnesie (Erinnerungslücke); z.B. für einen bestimmten Zeitabschnitt nach Beginn eines epileptischen Anfalls; Gegensatz: → retrograde Amnesie

anteromesial nach vorne und zur Mitte hin gelegen

Anthroposophie / anthroposophische Medizin auf dem Menschenbild von Rudolf Steiner (1861-1925) aufbauende Weltanschauungslehre bzw. Medizin mit einem → ganzheitlichen Behandlungsansatz, oft unter Einbeziehung von → Diät und → Homöopathie, aber auch der → Schulmedizin

anti- / Anti- Vorsilbe: gegen etwas gerichtet oder wirksam; ähnlich: → kontra- / Kontra-; Gegensatz: → pro- / Pro-

Antibabypille umgangssprachliche Bezeichnung für weibliche → Geschlechtshormone enthaltendes Medikament zur Verhinderung einer Schwangerschaft; andere Bezeichnung: → hormonelles → Kontrazeptivum

Antibiotikum (Mehrzahl: Antibiotika) Medikament zur Behandlung einer durch Kleinstlebewesen, speziell → Bakterien, bedingten Entzündung

Antidiarrhöikum (Mehrzahl: Antidiarrhöika) Medikament gegen Durchfall

antidiuretisches Hormon (ADH) von der Hirnanhangsdrüse (→ Hypophyse) gebildetes und freigesetztes → Hormon zur Steuerung der Wasserausscheidung

Antidepressivum (Mehrzahl: Antidepressiva) Medikament zur Behandlung von krankhafter Niedergeschlagenheit, Traurigkeit und Antriebslosigkeit (→ Depression); andere Bezeichnung: → Thymoleptikum (Mehrzahl: Thymoleptika)

antidrom der normalen Richtung entgegengesetzt; Gegensatz: → orthodrom

Antiemetikum (Mehrzahl: Antiemetika) Medikament gegen Brechreiz und Erbrechen

antiepileptisch gegen epileptische Anfälle wirksam

Antiepileptikum (Mehrzahl: Antiepileptika) Medikament zur Vorbeugung und Behandlung von epileptischen Anfällen und Epilepsien

Antigen nach griechisch: anti = gegen und gennan = erzeugen; Fremdstoff, der zu einer Bildung von → Antikörpern führen kann

Antihistaminikum (Mehrzahl: Antihistaminika) Medikament zur Abschwächung allergischer Erscheinungen

Antihypertensivum (Mehrzahl: Antihypertensiva) Medikament zur Behandlung erhöhten Blutdrucks

Antihypotonikum (Mehrzahl: Antihypotonika) Medikament gegen zu niedrigen Blutdruck

Antikoagulans (Mehrzahl: Antikoagulantien) Medikament zur Hemmung der Blutgerinnung („Blutverdünnung“)

antikonvulsiv anfallsunterdrückend, gegen epileptische Anfälle bzw. Krämpfe wirksam, die Wahrscheinlichkeit des Auftretens epileptischer Anfälle vermindernd; andere Bezeichnung: → antiepileptisch; Gegensatz: → prokonvulsiv

Antikonvulsivum (Mehrzahl: Antikonvulsiva) Medikament gegen epileptische Anfälle; im engeren Sinn gegen Anfälle, die mit → Konvulsionen

(Krämpfen) einhergehen; andere Bezeichnung: → Antiepileptikum; Gegensatz: → Konvulsivum

Antikörper Abwehrstoffe, der gegen → Antigene gebildet wird

Antimykotikum (Mehrzahl: Antimykotika) Medikament zur Behandlung einer durch Pilze bedingten Entzündung

Antiphlogistikum (Mehrzahl: Antiphlogistika) entzündungshemmendes Medikament

Antipsychotikum (Mehrzahl: Antipsychotika) Medikament, → Psychopharmakon mit Wirkung gegen → Schizophrenie und andere → Psychosen, wird in niedriger → Dosis manchmal auch ansonsten zur Beruhigung und Verbesserung des Schlafs eingesetzt; andere Bezeichnung: → Neuroleptikum

Antipyretikum (Mehrzahl: Antipyretika) Medikament zur Fiebersenkung

Antirheumatikum (Mehrzahl: Antirheumatika) Medikament zur Linderung von Schmerzen durch Rheuma und ähnliche Krankheiten

Antispastikum (Mehrzahl: Antispastika) Medikament zur Herabsetzung einer krankhaft erhöhten Muskelspannung (→ Spastik)

Antizipation Vorwegnahme, Vorhersage

antizipieren vorwegnehmen, vorhersagen

Anurie fehlende Urinbildung; Gegensatz: → Polyurie

Anwendungsbeobachtung (AWB) → Studie nach erfolgter → Zulassung eines Medikamentes oder anderen Behandlungsverfahrens zur breiten Überprüfung der Verträglichkeit und möglicher neuer Anwendungsgebiete; → Tab. 58, S. 317

Anxiolytikum (Mehrzahl: Anxiolytika) „angstlösendes", entspannendes Medikament; → Benzodiazepine

Apathie Antriebsmangel, Teilnahmslosigkeit, verminderte Gefühlserregbarkeit

apathisch antriebslos, teilnahmslos

Aphasie Störung des Sprache (wörtlich: Sprachlosigkeit) mit Einschränkung der Sprachbildung (→ motorische Aphasie), des Sprachverständnisses (→ sensorische Aphasie), oder von beidem (→ globale Aphasie); andere Bezeichnung: → Dysphasie

Aphasie-Epilepsie-Syndrom → Landau-Kleffner-Syndrom

aphasisch mit einer → Aphasie einhergehend; andere Bezeichnung: → dysphasisch

Aplasie angeborenes Fehlen oder Fehlleistung eines → Organs

aplastisch nicht angelegt, fehlend, ohne Bildung (z.B. von Blutzellen) einhergehend

aplastische Anämie (AA) Verlust der Fähigkeit zur Neubildung von Blutzellen im → Knochenmark, z.B. als → Nebenwirkung von Medikamenten; → Anämie, → Leukopenie, → Thrombopenie

Apnoe „Atemlosigkeit", Atemstillstand; z.B. bei → Schlaf-Apnoe-Syndrom, → epileptische Apnoe

apnoischer Anfall mit einem Atemstillstand als wesentliches Merkmal einhergehender epileptischer Anfall

apoplektiform plötzlich, schlagartig auftretend

Apoplex(ie) frühere, nicht mehr übliche Bezeichnung für Durchblutungsstörungen des Gehirns mit Absterben von Zellen und Narbenbildung; andere Bezeichnungen: → Hirnblutung, → Hirninfarkt, →

Hirnschlag, → ischämischer Schlaganfall, → zerebrale Ischämie

Apoptose „programmierter Zelltod" mit durch → genetisch gesteuerter → Aktivierung normalerweise gehemmter → Enzyme in den jeweiligen Zellen bewirktem Absterben; „Selbstmord" von Zellen

Apotheke mit behördlicher Genehmigung geführter Betrieb zur Herstellung und und zum Verkauf von Medikamenten

Apotheker / Apothekerin Mann / Frau mit Hochschulstudium als Leiter einer → Apotheke

apparativ gerätetechnisch, mit einem Gerät; z.B. apparative → Zusatzdiagnostik

Appell Aufruf, Mahnruf

appellativ anrufend, fordernd; → psychogene → nichtepileptische Anfälle können appellativ sein

Applikation Anwendung, Gabe, Verabreichung, z.B. eines Medikaments

Applikationsform Anwendungsform; bei Medikamenten → Ampulle, → Dragee, → Filmtablette, → Granulat, → Infusionsflasche, → Infusionskonzentrat, → Injektionsflasche, → Injektionslösung, → Kapsel, → Lacktablette, → Lösung, → Mikroklistier, → Miniaturklistier, → Retarddragee, → Retardminitablette, → Retardtablette, → Sachet, Saft, Sirup, → Suppositorium, → Suspension, → Tablette, → Täfelchen, → Trockensubstanz, Tropfen, Zäpfchen; andere Bezeichnungen: → Darreichungsform, → Zubereitungsform

applizieren anwenden, verabreichen

a priori lateinisch: vom Früheren her; grundsätzlich, von vorneherein

Äquivalenz Gleichwertigkeit; → Bioäquivalenz

äquivalent gleichwertig

Arachnoidalzyste in der → Arachnoidea liegende, → Liquor (Nervenwasser) enthaltende Blase, mit oder ohne Verbindung zu den sonstigen Liquorräumen im Kopf; Arachnoidalzysten sind häufige → Zufallsbefunde einer → bildgebenden Diagnostik, werden bei Epilepsien gehäuft beobachtet; meist sind sie aber kein Grund für eine → neurochirurgische Operation am Gehirn

Arachnoidea dünne Haut („Spinngewebshaut") an der Oberfläche des Gehirns, Teil der weichen Hirnhaut; → Pia mater

arc de cercle französisch: Kreisbogen; bei → psychogenen („hysterischen") → nichtepileptischen Anfällen vorkommendes extrem starkes Aufbäumen von auf dem Rücken liegenden Patienten, die nur noch mit dem Hinterkopf und den Fersen die Unterlage bzw. den Boden berühren; → Opisthotonus

Architektur Aufbau, in der Medizin z.B. von Zellen oder Geweben, daneben auch von Abläufen; → interne Architektur, → Schlafarchitektur, → Zytoarchitektur

Arden-Index Maß für die Beurteilung der → Elektrookulographie (EOG); Normalwert: 160-180%

Area under the curve (AUC) englisch: Fläche unter der Kurve; Maß für die → Bioverfügbarkeit eines Medikaments; → Pharmakokinetik

areagibel nicht reagierend, z.B. auf Ansprechen oder Berühren

Areal Gebiet, Fläche

Arkadenrhythmus → Myrhythmus

Aroma
1. Duft
2. künstlich hergestellter Geschmacksstoff

Aromatherapie Behandlung mit Duftstoffen, in der Regel aus Wurzeln, Blättern oder Blüten von Pflanzen; → alternative Medizin, → komplementäre Medizin

aromatisch duftend

aromatische Antiepileptika → Antiepileptika mit einer aromatischen Verbindung wie → Carbamazepin, → Ethosuximid, → Phenytoin oder → Phenobarbital; bei diesen Mitteln ist häufiger eine → Kreuzallergie zu beobachten

aromatische Verbindung Verbindung von → Benzol

Arousal / Arousalreaktion englisch: arousal = Aktivierung, Aufwachreaktion; kann mit einer Epilepsie zusammen hängen: → epileptische Arousalreaktion; andere Bezeichnung: → Weckreaktion

Arrest Innehalten, z.B. bei einer Bewegung oder beim Sprechen; → Spracharrest; kann Ausdruck eines epileptischen Anfalls sein, besonders häufig zu Beginn von → komplexen fokalen Anfällen

arretieren anhalten

Arrhythmie Unregelmäßigkeit, z.B. des Puls- bzw. Herzschlags; kann Folge oder Ursache von epileptischen Anfällen sein

Artefakt „Kunstprodukt"; störende (Begleit-)Veränderung ohne Interesse bzw. ohne Zusammenhang mit der untersuchten → Aktivität, beim → Elektroenzephalogramm (EEG): Aufzeichnung von elektrischen Spannungen, die nicht vom Gehirn stammen, aber mit krankhaften Potenzialen verwechselt werden oder deren Erkennung erschweren können; z.B. aufgrund von Augenbewegungen, Bewegungen, Herzschrittmachern, Muskelanspannungen, Schwitzen, falsch angelegten → Elektroden oder sonstigen Bedienungsfehlern; → Augenartefakt, → Bewegungsartefakt, → Bulbusartefakt, → Muskelartefakt, → Lidschlussartefakt

Arteria griechisch: → Arterie, Schlagader; Blutgefäß, das vom Herz kommendes, sauerstoffreiches Blut enthält

Arterie Schlagader; Blutgefäß, das vom Herz kommendes, sauerstoffreiches Blut enthält

Arteria carotis Halsschlagader; andere Bezeichnung: → Karotis

arteriell → Arterien betreffend, aus einer Arterie

Arteriitis Entzündung von → Arterien

Arteriographie Darstellung von → Arterien, meist durch Röntgenstrahlen nach Füllung mit → Kontrastmittel; zur Abklärung einer Epilepsie nur ausnahmsweise erforderlich; andere Bezeichnung: → Angiographie

Arteriosklerose Erkrankung der → Arterien mit Verdickung und Verhärtung der Wand durch Einlagerung von Fett, Bindegewebe und Kalk

arteriovenös → Arterien und → Venen betreffend

arteriovenöse (AV-) Malformation (Missbildung) / arteriovenöses (AV-) Angiom angeborene → Gefäßmissbildung (oft „Gefäßknäuel") mit abnormer Verbindung zwischen → Arterien und → Venen; kann Ursache epileptischer Anfälle sein

Arthralgie Gelenkschmerz

Arthritis Gelenkentzündung

Arthrose abnutzungsbedingte Gelenkveränderungen

artifiziell künstlich, durch ein → Artefakt bedingt

Artikulationsstörung Sprechstörung, Schwierigkeiten beim Aussprechen von Wörtern

artikulieren deutlich aussprechen, Gedanken wiedergeben

artikuliert deutlich ausgesprochen, Gedanken wiedergegeben; Gegensatz: → unartikuliert

Arzneimittel Stoff zur Behandlung einer Krankheit oder Linderung von Beschwerden; andere Bezeichnung: → Medikament

Arzneimittelexanthem durch ein Medikament bewirkter → allergischer Hautausschlag; → Exanthem

Arzneimittelsicherheit Sicherheit der Behandlung mit einem Medikament

aseptisch nicht durch Keime bzw. Krankheitserreger hervorgerufen; Gegensatz: → septisch

Aspartat erregender → Transmitter; → Tab. 62, S. 335

Aspartat-Aminotransferase (AS[A]T) hauptsächlich in der Leber vorkommendes → Enzym; Normalwert für Erwachsene = bis 15 Einheiten pro Liter (U/l) für Frauen, bis 19 Einheiten pro Liter (U/l) für Männer; bei Leberentzündungen und -schädigungen erhöht; z.B. als → Nebenwirkung von Medikamenten; andere Bezeichnungen: → Glutamat-Oxalazetat-Transaminase (GOT), → Serum-Glutamat-Oxalazetat-Transaminase (SGOT)

Aspekt Betrachtungsweise, Blickwinkel

Asphyxie Erstickung; oft auch für starke → Hypoxie gebraucht, z.B. im Rahmen einer → frühkindlichen Hirnschädigung

Assay englisch: Analyse, Probe, Prüfung, Untersuchung, z.B. → Radioimmunoassay (RIA)

Assoziation Verbindung, Verknüpfung, Kopplung; z.B. von Nervenbahnen oder Gedanken

Assoziationsbahn Verbindungsbahn, z.B. zwischen verschiedenen Abschnitten des Gehirns

Assoziationsfaser Verbindungsfaser, z.B. zwischen Nervenzellen

assoziiert verbunden, verknüpft, gekoppelt

Astasie Stehunfähigkeit, Verlust des Stehvermögens

astatisch nicht stehen könnend; bei epileptischen Anfällen: anfallsbedingte Unfähigkeit, sich auf den Beinen halten zu können

astatischer Anfall epileptischer Anfall mit Verlust von Haltungskontrolle und Stehvermögen, bei dem die Betroffenen hinstürzen; ursächlich können viele verschiedene Anfallsformen vorliegen, in erster Linie → tonische, → atonische und → myoklonische Anfälle; andere Bezeichnung: → Sturzanfall

Asterixis Unvermögen, aufgrund kurzer Unterbrechungen der Muskelspannung eine bestimmte Haltung des Körpers oder der → Extremitäten (z.B. Hände oder Arme) gegen die Schwerkraft beizubehalten; kann bei einer Epilepsie auch als → Nebenwirkung von Medikamenten vorkommen; andere Bezeichnung: → negativer Myoklonus

Asthenie allgemeine Körperschwäche

Astrozytom nach griechisch: astro = Stern, zytom = Zellvermehrung; Geschwulst (→ Tumor) des Nervensystems; kann gutartig, wenig oder stark bösartig (→ maligne) sein und mit epileptischen Anfällen einhergehen; gutartig = Astrozytom I, wenig bösartig = Astrozytom II, stark bösartig = Astrozytom III und IV oder → Glioblastom; → Tab. 26, S. 176

asymmetrisch seitenungleich; Gegensatz: → symmetrisch

asymmetrischer tonischer Anfall die beiden Körperhälften ungleich beteiligender → tonischer Anfall; der Anfall kann von leichten Drehbewegungen des Kopfes bis zu einer Verkrampfung der gesamten Muskulatur einer Körperseite reichen

asymptomatisch symptomlos, ohne Krankheitszeichen; z.B. leichte Veränderung von Laborwerten; Gegensatz: → symptomatisch

asynchron nicht gleichzeitig, unabhängig voneinander auftretend, z.B. → Potenziale im → Elektroenzephalogramm (EEG); Gegensatz: → synchron, → hypersynchron

Asystolie Herzstillstand

ataktisch „ungeordnet"; unkoordiniert, nicht aufeinander abgestimmte Bewegung

Ataxie Störung des geordneten Ablaufs, z.B. Gang- und Bewegungsstörung; Unfähigkeit, Körperbewegungen wie Gehen, Stehen oder Greifen fein abzustimmen; kann → Nebenwirkung von → Antiepileptika sein

Atemdepression Abschwächung, Hemmung der Atmung: z.B. als → Nebenwirkung von → Antiepileptika

Athetose Störung des → extrapyramidalen Systems mit → bizarren, schraubenden Bewegungen

Ätiologie Ursache, z.B. von Beschwerden oder Krankheiten

ätiologische Anamnese Informationen aus der → Anamnese zu möglichen Ursachen einer Krankheit oder Störung; bei einer Epilepsie z.B. zu weiteren Erkrankungen in der Familie, zum Schwangerschaftsverlauf und zur Geburt, zur Entwicklung als Säugling und Kleinkind, zu Impfungen und eventuellen → Komplikationen, Kopfverletzungen und Operationen

Ätiopathogenese Krankheitsursache sowie deren Entstehung und Entwicklung; → Ätiologie, → Pathogenese

Atmungskette feste Abfolge des Stoffwechsels zur Energiegewinnung in → Mitochondrien; Störungen der Atmungskette sind Ursache von → mitochondrialen Zytopathien

Atom kleinstes, mit → chemischen Mitteln nicht mehr auftrennbares Teilchen von → Elementen

Atomgewicht Gewicht eines Atoms

Atonie Schlaffheit; fehlende oder mangelhafte Spannung der Muskulatur; andere Bezeichnung: → Myatonie

atonisch mit einem Spannungsverlust der Muskulatur einhergehend, zu einem Herab- oder Zusammensinken führend

atonisch-astatischer Anfall durch einen → atonischen Anfall bedingter → Sturzanfall

atonischer Anfall epileptischer Anfall mit einem plötzlichen Spannungsverlust der Muskulatur, oft mit einem Hinstürzen verbunden, meist bei erhaltenem → Bewusstsein

Atrophie Schrumpfung, Gewebeschwund; Volumenminderung eines

→ Organs oder Organteils durch Untergang von Zellen bzw. Gewebe

Attacke kurz dauernde Störung

atypisch ungewöhnlich, unüblich; Gegensatz: → typisch

atypische Absence / atypische Absenz → Absence mit ungewöhnlichem Ablauf; im Vergleich zu → typischer Absence z.B. länger dauernd (> 30 Sekunden), mit „unscharfem" Beginn und Ende, mit zusätzlichen Bewegungsstörungen wie Muskelzuckungen oder Hinstürzen, → asymmetrischer Symptomatik, → fokalen Zeichen oder einem oft unregelmäßigen → Spike-wave-Muster im → Elektroenzephalogramm (EEG), das entweder langsamer oder schneller als dreimal pro Sekunde auftritt; andere Bezeichnung: → ausgestaltete Absence; Gegensatz: → typische Absence / typische Absenz

atypische benigne Partialepilepsie (ABPE) des Kleinkindesalters ungewöhnlich verlaufende → benigne → Partialepilepsie; andere Bezeichnung: → Pseudo-Lennox-Syndrom

atypischer Fieberkrampf → komplizierter Fieberkrampf

audiogen durch Hörwahrnehmungen hervorgerufen

audiogene Epilepsie → Reflexepilepsie mit durch → akustische Reize ausgelösten Anfällen

audiogener Reflexanfall durch Hörwahrnehmungen ausgelöster → Reflexanfall

audio-visuell Hören und Sehen betreffend

auditiv / auditorisch das Hören betreffend

Aufdosieren / Aufdosierung Beginn der Behandlung mit einem Medikament mit in der Regel langsamer Steigerung der → Tagesdosis; bei schneller Dosissteigerung → Schnellsättigung; andere Bezeichnungen: → Eindosieren, → Einstellen; Gegensatz: → Abdosieren / Abdosierung

Aufdosierungsgeschwindigkeit Geschwindigkeit der Steigerung der → Dosis eines Medikaments; andere Bezeichnung: → Titrationsgeschwindigkeit

Aufmerksamkeitsdefizit- und Hyperaktivitätssyndrom (ADHS) besonders bei Kindern relativ häufig (bei etwa 5%) vorkommende, ursächlich noch weitgehend unklare Gruppe von Verhaltensstörungen mit vermindertem Aufmerksamkeits- und Konzentrationsvermögen sowie vermehrter körperlicher Unruhe; ein gleichzeitiges Auftreten mit anderen → psychischen und körperlichen Störungen einschließlich Epilepsie ist möglich; englische Bezeichnung: attention deficit hyperactivity disorder (ADHD)

aufsättigen höher dosieren, z.B. durch → parenterale Gabe

Aufsättigung Höherdosierung; bei schneller Steigerung: → Schnellsättigung

aufsteigende Aura typische → Aura bei → komplexen fokalen Anfällen mit einem in der Magengegend beginnenden und über die Speiseröhre über den Hals bis zum Mund aufsteigenden „komischen" Gefühl; → epigastrische Aura

Aufwach-(Grand-Mal-)Anfall → generalisierter tonisch-klonischer Anfall oder → Grand-Mal-Anfall mit Bindung an die Aufwachsituation; → Aufwach-Grand-Mal-Epilepsie

Aufwach-(Grand-Mal-)Epilepsie → idiopathische generalisierte Epilepsie mit → generalisierten tonisch-klonischen (= Grand-Mal-) Anfällen, die zumindest am Anfang nur oder überwiegend in den ersten 1-2 Stunden (meist in der ersten halben Stunde) nach dem Aufwachen aus dem Schlaf (sowohl Nachtschlaf als auch Schlaf tagsüber) auftreten, manchmal auch in der Ermüdungssituation am Nachmittag oder Abend (→ Feierabendepilepsie); Beginn meist kurz vor, während oder nach der → Pubertät; → diffuse (Grand-Mal-)Epilepsie, → Schlaf-(Grand-Mal-) Epilepsie

Augapfel kugelförmiges Auge; lateinische Bezeichnung: Bulbus oculi

Augenartefakt im → Elektroenzephalogramm (EEG): Störung mit Vortäuschen einer → Aktivität des Gehirns (→ Artefakt) mit Ausschlag in der Kurve durch Augenbewegungen; andere Bezeichnungen: → Bulbusartefakt, → Lidschlussartefakt

Augendeviation Wendung beider Augen und meist auch des Kopfes in eine Richtung; im Rahmen eines Anfalls in der Regel → unbewusst, zwanghaft; andere Bezeichnungen: → Blickwendung, → Deviation conjuguée

Augenhintergrund mit einem → Augenspiegel einsehbare Innenauskleidung der Hinterwand des → Augapfels; Sitz der → Netzhaut mit den für die Sehwahrnehmung zuständigen Nervenzellen; → Fundoskopie

Augenspiegel Gerät zur Betrachtung des → Augenhintergrunds; → Fundoskopie; andere Bezeichnung: → Ophthalmoskop

Augmentation Verdeutlichung, Verstärkung, Zunahme

Aura nach griechisch/lateinisch = Brise, Lufthauch, Windstoß; Warnung vor einem epileptischen Anfall oder anderen anfallsweise auftretenden Störungen wie z.B. einer → Migräne; bei Epilepsien: → einfacher fokaler Anfall als → bewusst erlebter Anfallsbeginn oder Anfallsteil, vor dessen möglicher weiterer Entwicklung zu einem → komplexen fokalen Anfall oder zu einem → sekundär generalisierten tonisch-klonischen („Grand Mal"-) Anfall; die → Symptomatik einer Aura hängt vom Ort der → epileptogenen Störung im Gehirn ab und kann z.B. in einem von der Magengegend her zum Mund aufsteigenden komischen Gefühl (→ abdominelle Aura), einem Kribbeln, Wahrnehmen von Gerüchen, Lichtblitzen oder Geräuschen oder auch dem Eindruck einer eigenartigen Vertrautheit (→ déjà-vu) bestehen

Aura continua kontinuierliche, lang anhaltende → Aura, Form eines → nichtkonvulsiven → Status epilepticus; Auftreten z.B. bei → Rasmussen-Enzephalitis

Ausdosieren / Ausdosierung in der Regel langsames Steigern der → Dosis eines Medikaments bis zur Beschwerdefreiheit oder bis zum Auftreten von → Nebenwirkungen; → Verträglichkeitsgrenze

Aufdosierungsphase → Phase der → Aufdosierung eines Medikaments

Ausfälle in der Medizin: Sammelbezeichnung für körperliche und → neuropsychologische Störungen

ausgelöster Anfall → Gelegenheitsanfall (→ Tab. 20, S. 158)

ausgestaltete Absence nicht nur durch eine Unterbrechung des → Bewusstseins wie bei der → blanden,

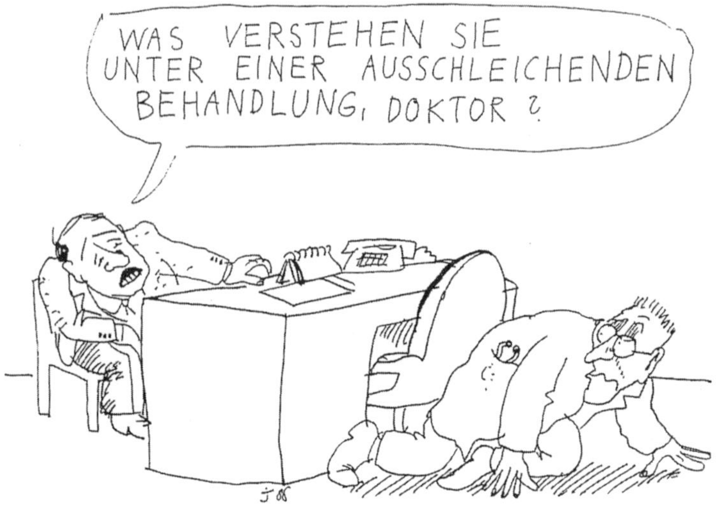

Abb. 2: „Ausschleichende“ Behandlung

→ einfachen oder → typischen Absence gekennzeichnete → Absence; andere Bezeichnung: → atypische Absence

Ausschleichen (Abb. 2) langsames Beenden der Behandlung mit einem Medikament mit sehr langsamer Verringerung der → Dosis zur Verhinderung von → Entzugsanfällen; andere Bezeichnungen: → Abdosieren / Abdosierung, → Absetzen; Gegensatz: → Einschleichen, → Aufdosieren / Aufdosierung

ausschließen nicht berücksichtigen; z.B. nicht in eine Untersuchung oder → Studie aufnehmen; andere Bezeichnung: exkludieren; Gegensatz: → einschließen

Ausschlussdiagnose → Diagnose, die nicht durch den Nachweis bestimmter Merkmale, sondern nur durch den Ausschluss aller anderen in Frage kommenden Möglichkeiten gestellt werden kann

Ausschlusskriterien vorgegebene Merkmale bzw. → Kriterien zur Auswahl, z.B. von Menschen mit einer Epilepsie für eine → Studie mit einem neuen → Antiepileptikum; andere Bezeichnung: Exklusionskriterien; Gegensatz: → Einschlusskriterien

Außenseitermethoden in der → Schulmedizin nicht übliche (Behandlungs-) Methoden wie → Akupressur, → Akupunktur, → Aromatherapie, → Biomagnetismus, → Bioresonanz, → Enzymtherapie, → Handauflegen, → Homöopathie, → Kinesiologie, → Magnetismus, → Neuraltherapie, → Osteopathie, → Phytotherapie, → Yoga; eine begleitende Behandlung mit Außenseitermethoden kann manchen Menschen mit Epilepsie helfen, obwohl ein

Wirksamkeitsnachweis aussteht; andere Bezeichnungen: → alternative Medizin, → komplementäre Medizin

Autismus → psychische Krankheit mit Kontaktunfähigkeit durch Insichgekehrtheit; krankhafter Rückzug auf sich selbst, abgekapseltes Verhalten mit gestörter Kommunikation und Sprache; kommt sehr selten bei Menschen mit Epilepsie vor

autistisch mit → Autismus einhergehend

autochthon eigenständig, aus sich heraus, ohne fremde Einwirkung entstanden

autogenes Training (AT) Selbstentspannungsmethode mit aufeinanderfolgenden Übungsschritten, um sich in einen ruhigen und entspannten Zustand zu versetzen

Autoinduktion
Selbstanregung
1. bei Medikamenten: des eigenen Abbaus (z.B. bei → Carbamazepin) mit der Folge sinkender → Serumkonzentrationen trotz gleich bleibender → Dosis
2. bei Anfällen: Selbstauslösung
andere Bezeichnung: → Selbstinduktion

autoinduzierter Anfall vom Betroffenen selbst ausgelöster epileptischer Anfall; andere Bezeichnung: → selbstinduzierter Anfall

Automatismus (Mehrzahl: Automatismen) (Tab. 8) automatisch ablaufende Bewegungen; bei epileptischen Anfällen: während (→ iktal) oder danach (→ postiktal) → unbewusst ablaufende und sich wiederholende, gleichförmige Bewegung(en) oder Handlung(en), die auch aus recht komplizierten und scheinbar geordneten Handlungsweisen bestehen können und für die hinterher dennoch eine Erinnerungslücke besteht; Kauen, Lippenbewegungen, Schmat-

Tab. 8: Einige mögliche Automatismen bei einem epileptischen Anfall

einfache Bewegungen	Handbewegungen (z. B. Nesteln, Reiben oder Zupfen) Armbewegungen (z. B. Kreisen oder meist ungerichtetes Schlagen) Beinbewegungen (z. B. Radfahrbewegungen, Scharren oder Strampeln)
„komplexe“ Handlungen	An- und/oder Ausziehen Ein- und/oder Ausräumen Verstecken / Verkriechen Verrücken von Möbeln Weglaufen
„orale“ Automatismen	Kauen, Lecken, Räuspern, Schlucken, Schmatzen, Schnaufen, „Schnüffeln“
Sprechen	„Ausstoßen“ oder häufiges Wiederholen von Buchstaben, Worten oder Sätzen, „wirres“ Reden bzw. „Lallen“
„affektive“ Automatismen	Lachen, Singen, Stöhnen, Weinen, Wimmern

zen (→ orale bzw. → oro-alimentäre Automatismen); sind meist Teil von → komplexen fokalen Anfällen und folgen meist einem anfänglichen → Innehalten, bevor es häufiger zu → repetetiven Handbewegungen und einem Umherschauen kommt; daneben kommen Automatismen auch bei → Absencen und nach → tonisch-klonischen Anfällen vor

automotorischer Anfall mit → Automatismen einhergehender Anfall; andere Bezeichnungen: → fokaler Anfall mit komplexer Symptomatik, → komplexer fokaler Anfall, komplex-fokaler Anfall, komplexer Partialanfall, komplexer partieller Anfall, komplex-partieller Anfall, → limbischer Anfall, partieller Anfall mit komplexer Symptomatik, → psychomotorischer Anfall; ähnlich: → Temporallappenanfall

autonom unabhängig, selbstständig

autonome Symptome (Tab. 9) Zeichen einer Störung des → autonomen Nervensystems; andere Bezeichnung: → vegetative Symptome

autonomer Anfall Anfall mit durch das → autonome Nervensystem vermittelten → Symptomen; manche → fokalen Anfälle führen nur zu autonomen Störungen, die ansonsten als Teil vieler anderer Anfallsformen vorkommen können; andere Bezeichnung: → vegetativer Anfall

autonomes Nervensystem Teil des Nervensystems, der nicht dem → Bewusstsein und der Willkürkontrolle unterliegt; dient der unbewusst ablaufenden Regelung von lebenswichtigen → Funktionen wie Atmung oder Verdauung, andere Bezeichnung: → vegetatives Nervensystem

autorhythmisch mit einem eigenen → Rhythmus ablaufend oder weiterbestehend; → photoparoxysmale Reaktion (PPR), → Schrittmacherzelle

Autosom nicht mit dem Geschlecht zusammenhängendes → Chromosom, entspricht den Chromosomen 1 bis 22

autosomal die → Chromosomen 1 bis 22 betreffend

autosomal-dominante laterale Temporallappenepilepsie (ADLTLE) autosomal-dominante → laterale → Temporallappenepilepsie mit familiärer Häufung und Vererbung auf dem → Chromosom 10

autosomal-dominante nächtliche Frontallappenepilepsie (ADNFLE) autosomal-dominante nächtliche → Frontallappenepilepsie mit familiä-

Tab. 9: Mögliche autonome Symptome bei einem epileptischen Anfall

- Blässe oder Rötung der Haut
- vermehrtes Schwitzen
- Tränenfluss
- Piloerektion („Gänsehaut")
- Herzklopfen oder unregelmäßiger Herzschlag
- Pupillenerweiterung
- Einnässen, Einkoten
- „eigenartiges" Gefühl in der Magengegend
- Engegefühl in der Brust

rer Häufung und Vererbung auf den → Chromosomen 1, 15 und 20 sowie möglicherweise noch anderen Chromosomen (→ Heterogenität); → Tab. 14, S. 109; andere Bezeichnung: → familiäre nächtliche Frontallappenepilepsie (FNFLE)

autosomal-dominante Rolando-Epilepsie mit Sprach-Apraxie (ADRESA) autosomal-dominant vererbte → Variante der → Rolando-Epilepsie mit familiärer Häufung und → Apraxie der Sprache

autosomal-dominante Vererbung → dominante Vererbung aufgrund einer nicht auf den → Geschlechtschromosomen (X und Y), sondern auf den → Chromosomen 1 bis 22 liegenden → Erbanlage, die bei einem betroffenen Elternteil mit einer 50%igen Erkrankungswahrscheinlichkeit für Kinder einhergeht

autosomal-rezessive Rolando-Epilepsie → autosomal-rezessive Form der → Rolando-Epilepsie mit Vererbung auf dem → Chromosom 16; → Tab. 14, S. 109

autosomal-rezessive Vererbung → rezessive Vererbung aufgrund einer nicht auf den → Geschlechtschromosomen (X und Y) liegenden → Erbanlage, die nur dann zu einer Erkrankung führt, wenn die entsprechende Anlage von beiden Elternteilen vererbt wird

Averager englisch: average = Mittelwert; „Mittelwertbilder", Gerät zur Ermittlung von Mittelwerten; z.B. bei der Ableitung → evozierter Potenziale

Aversion Abneigung, Widerwille

Avitaminose Vitaminmangelkrankheit

axial die „Achse" (z.B. des Körpers) betreffend

axiale Ebene / axiale Schnitte im → Computertomogramm (CT) oder → Magnetresonanztomogramm (MRT): scheibenweise Darstellung des Gehirns von oben oder unten her betrachtet

axialer Spasmus (Mehrzahl: axiale Spasmen) Bezeichnung für kurz dauernden → axialen → tonischen Anfall, der – wie → BNS-Anfälle von Kleinkindern – mit einer blitzartigen Versteifung der rumpfnahen Beugemuskulatur und dadurch bedingter Beugung von Kopf, Oberkörper und Hüfte mit gleichzeitigem Anheben der gestreckten Arme einhergeht und häufiger zu einem Sturz führt

axialer tonischer Anfall die Muskulatur der Körperachse betreffender → tonischer Anfall mit anfänglichem Überstrecken des Kopfes, weit geöffneten Augen und entweder zusammengepresstem oder geöffnetem Mund; im Verlauf kann ein Verkrampfen der Atem- und Bauchmuskulatur unter anderem zu kurzen Schreien oder Atempausen führen

Axon Nervenzellfortsatz, über den → Impulse an andere Zellen weitergeleitet werden; andere Bezeichnungen: → Achsenzylinder, → Neurit

axorhizomelisch den Rumpf und die rumpfnahen → Extremitäten betreffend

axorhizomelischer tonischer Anfall Form eines → tonischen Anfalls, der wie ein → axialer tonischer Anfall beginnt, bevor er sich auf die Schulter- und rumpfnahe Armmuskulatur ausbreitet, was zu einem Anheben und Wegstrecken der Arme vom Körper führt

Azeton → aromatisch riechendes Lösungsmittel; andere Schreibweise: → Aceton

Azetonurie Ausscheidung von → Azeton mit dem Urin

Azidose Übersäuerung; krankhafte erhöhte → Konzentration von Säuren im Blut; Gegensatz: → Alkalose

B

Babinski-Zeichen nach einem gleichnamigen französischen Arzt benanntes → Pyramidenbahnzeichen mit Spreizen aller Zehen und Strecken der Großzehe nach oben bei Bestreichen der Fußsohle; bei → generalisierten tonisch-klonischen Anfällen ist das Babinski-Zeichen vorübergehend positiv

bakteriell durch → Bakterien bedingt

bakterielle Meningitis durch → Bakterien hervorgerufene → Meningitis (Hirnhautentzündung); geht im Gegensatz zu einer → Virusmeningitis häufiger mit epileptischen Anfällen einher bzw. kann die Ursache einer Epilepsie sein

Balance Gleichgewicht; Gegensatz: → Dysbalance

Balken lateinisch: Corpus callosum; Verbindungsteil zwischen den beiden Großhirnhälften; → Abb. 8, S. 157

baltischer Myoklonus eine Form der → progressiven Myoklonusepilepsie, die gehäuft in baltischen Ländern (Finnland, Estland, Lettland etc.) beschrieben wurde; andere Bezeichnungen: → progressive Myoklonusepilepsie Typ 1, → Unverricht-Lundborg-Syndrom

banal unbedeutend, ungefährlich

Banalität unbedeutende, ungefährliche Sache oder Angelegenheit

Bandheterotopie (BH) auf dem → X-Chromosom vererbtes, vorwiegend bei Mädchen bzw. Frauen vorkommendes Krankheitsbild mit doppelt angelegter → Hirnrinde durch bandförmige Ansammlungen normalerweise in der Hirnrinde gelegener Zellen (→ Heterotopie) unterhalb davon; gehört zu den → kortikalen Dysplasien und geht häufig mit epileptischen Anfällen einher; andere Bezeichnungen: → Doppelkortex-Syndrom, → subkortikale laminäre Heterotopie (SKLH); englische Bezeichnung: band heterotopia

Barbexaclon (BBX) → Antiepileptikum; Kombination von → Phenobarbital mit einer → stimulierenden Substanz; → Zubereitungsform: → Dragees; Handelsname: Maliasin; → Tab. 4, S. 15

Barbiturate Gruppe von → Antiepileptika (z.B. → Phenobarbital und → Primidon); ursprünglich als Schlafmittel eingesetzt

Barbituratkoma durch die Gabe von → Barbituraten bewirktes → Koma; kann z.B. zur Behandlung eines → Status epilepticus erforderlich sein

basal an der Grundfläche, tief, unten liegend

Basalganglien Gruppe von beidseitig angelegten Nervenzellansammlungen in der Tiefe beider Großhirnhälften; andere Bezeichnung: → Stammganglien

Base Lauge; Gegensatz: Säure

Baseline englisch: Grundlinie, Ausgangsbefund; bei → Studien: Ausgangswert, z.B. der Häufigkeit von Anfällen vor Beginn einer (neuen) Behandlung

Basis Grundlage, Ausgangswert

Basisantiepileptikum → Antiepileptikum als Grundlage einer Behandlung mit Medikamenten

basisch laugenartig; Gegensatz: säurehaltig

Bauchhautreflex (BHR) → Fremdreflex mit Zusammenziehen der Bauchmuskulatur nach Bestreichen der Haut

Beamer → digitales → Projektionsgerät, z.B. für Dias (vom Personal-Computer [PC]) oder Videos

Behandlungskalender Kalender zur tabellarischen Eintragung der Häufigkeit und Art von epileptischen Anfällen sowie meist auch der eingenommenen → Antiepileptika; andere Bezeichnungen: → Anfallskalender, → Therapiekalender

Behandlungsphase → Phase der Behandlung mit einem Medikament; andere Bezeichnung: → Therapiephase

Beipackzettel Informationsblatt in Medikamentenpackungen mit den wichtigsten Angaben zum → Wirkstoff, u.a. auch zu den → Nebenwirkungen; andere Bezeichnung: → „Waschzettel"

Benefit englisch: Nutzen, Vorteil

benigne gutartig; Gegensatz: → maligne

benigne Epilepsie gutartige, oft erbliche Epilepsie mit meist in einem bestimmten Alter von allein aufhörenden Anfällen

benigne (Partial-) Epilepsie des Kindesalters mit okzipitalen Paroxysmen / Spike-waves (BEOP / BPEOP / BEOSW / BPEOSW) gutartige kindliche Epilepsie mit → visuellen → fokalen Anfällen, oft auch → Migräne-Kopfschmerzen und Veränderungen im → Elektroenzephalogramm (EEG) mit → Spike-wave- oder → Sharp-slow-wave-Aktivität → okzipital mit Verschwinden beim Augenöffnen; andere Bezeichnungen: benigne kindliche Epilepsie okzipitalen Paroxysmen / Spike-waves, → gutartige kindliche Epilepsie mit okzipitalen Paroxysmen / Spike-waves, gutartige okzipitale Epilepsie des Kindesalters; englische Bezeichnungen: benign childhood epilepsy with occipital paroxysms (BCEOP)

benigne (Partial-) Epilepsie mit affektiver Symptomatik meist zwischen dem 2. und 10. Lebensjahr auftretende und bis zur Pubertät ausheilende Epilepsie mit häufiger mehrfach täglich im Wach- und Schlafzustand auftretenden, durch → affektive Störungen wie Angst und Schrecken auftretenden Anfällen, die häufig von Schreien oder sonstigen panikartigen Symptomen begleitet werden; → fokale und → vegetative Störungen können hinzutreten; andere Bezeichnungen: benigne psychomotorische Epilepsie, Terror fits

benigne (Partial-) Epilepsie mit zentrotemporalem Fokus / benigne Epilepsie mit zentrotemporalen Spitzen → Rolando-Epilepsie

benigne epileptiforme Transienten im Schlaf gutartige → epileptiforme → Potenziale im → Elektroenzephalogramm (EEG), die im Schlaf vereinzelt über einem oder beiden → Temporallappen auftreten und keine sichere Beziehung zum Auftreten epileptischer Anfälle haben; andere Bezeichnung: → Small sharp spikes (SSSs)

benigne familiäre Kleinkinderkrämpfe (BFKK) gutartige, → autosomal-dominante → fokale Anfälle bei Kleinkindern, die meist um den 6. Monat herum beginnen

benigne familiäre Neugeborenenkrämpfe (BFNK) gutartige, überwiegend → klonische, selten → apnoische, → autosomal-dominant vererbte Anfälle von Neugeborenen mit Beteiligung der → Chromosomen 8 (→ Gen = EBN2) und Chromosom 20 (Gen = EBN1), meist am 2. oder 3. Lebenstag auftretend; andere Bezeichnungen: benigne familiäre neonatale Anfälle, → Dreitageanfälle, → gutartige familiäre Neugeborenenkrämpfe (GFNK)

benigne familiäre neonatale Anfälle → benigne familiäre Neugeborenenkrämpfe (BFNK)

benigne fokale Anfälle in der Adoleszenz (BFAA) / benigne fokale Adoleszenten-Epilepsie (BFAE) / benigne fokale Epilepsie in der Jugend zwischen dem 10. und 20. Lebensjahr, meist in → Clustern auftretende → fokale Anfälle ohne Anhalt einer → symptomatischen Genese mit sehr guter → Prognose, andere Bezeichnung: → gutartige fokale Adoleszentenepilepsie; englische Bezeichnung: benign focal seizures in adolescence (BFSA)

benigne (frühkindliche) myoklonische Epilepsie gutartige Epilepsie von Kleinkindern mit → myoklonischen Anfällen; andere Bezeichnungen: → benigne myoklonische Epilepsie des Kleinkindesalters, gutartige (frühkindliche) myoklonische Epilepsie

benigne myoklonische Epilepsie des Kleinkindesalters seltene, im 2. oder 3. Lebensjahr beginnende gutartige Epilepsie von Kleinkindern mit kurzen → generalisierten → myoklonischen Anfällen, in der Regel ohne sonstige Anfallsformen; wird teilweise auch als gutartige Verlaufsform der → myoklonisch-astatischen Epilepsie aufgefasst; andere Bezeichnungen: → benigne (frühkindliche) myoklonische Epilepsie, → gutartige (frühkindliche) myoklonische Epilepsie

benigne neonatale Anfälle (BNA) → benigne nichtfamiliäre Neugeborenenkrämpfe (BNFNK)

benigne Neugeborenenkrämpfe (BNK) → benigne nichtfamiliäre Neugeborenenkrämpfe (BNFNK)

benigne nichtfamiliäre neonatale Anfälle → benigne nichtfamiliäre Neugeborenenkrämpfe (BNFNK)

benigne nichtfamiliäre Neugeborenenkrämpfe (BNFNK) gutartige, überwiegend → klonische, selten → apnoische Anfälle von Neugeborenen ohne familiäre Häufung und → Vererbung, meist um den 5. Lebenstag auftretend; andere Bezeichnungen: benigne neonatale Anfälle, benigne Neugeborenenkrämpfe, benigne nichtfamiliäre neonatale Anfälle, → Fünftageanfälle, → gutartige nichtfamiliäre Neugeborenenkrämpfe

benigne Partialepilepsien (BPE) (Tab. 10) mehr oder weniger gutartig verlaufende Epilepsien der Kindheit und Jugend

benigne psychomotorische Epilepsie → benigne (Partial-) Epilepsie mit → affektiver Symptomatik

benigne Rolandische Epilepsie gutartige → Rolando-Epilepsie

benigne Rolando-Epilepsie gutartige → Rolando-Epilepsie

benigner neonataler Schlaf-Myoklonus gutartige → Myoklonien im Schlaf bei Neugeborenen ohne Beziehung zu einer Epilepsie

benigner paroxysmaler Lagerungsschwindel (BPL) in Abhängigkeit von der Lagerung des Kopfes auftretender plötzlicher Drehschwindel ohne Beziehung zu einer Epilepsie;

Tab. 10: Die häufigsten benignen Partialepilepsien im Kindesalter (→ auch jeweils dort)

Name	Beschreibung
Benigne Epilepsie des Kindesalters mit okzipitalen Paroxysmen	Epilepsie mit vorwiegend visuellen Symptomen und teilweise zusätzlicher Migräne
Benigne Partialepilepsie mit affektiver Symptomatik	häufiger mehrfach am Tag auftretende Anfälle, die durch „Angst und Schrecken" gekennzeichnet sind, meist mit Schreien („Terror fits")
ESES/CSWS	elektrischer Status epilepticus im Schlaf / Epilepsie mit kontinuierlichen Spikes and waves im Schlaf
Landau-Kleffner-Syndrom	mit zunehmendem Sprachverlust einhergehende Epilepsie
Pseudo-Lennox-Syndrom	dem Lennox-Gastaut-Syndrom ähnelnde Epilepsie ohne nächtliche tonische Anfälle und ohne Sturzanfälle
Rolando-Epilepsie	mit fokalen Anfällen im Gesicht und ausgeprägtem EEG-Herd über der Zentral- und Temporalregion
Watanabe-Syndrom	Säuglinge und Kleinkinder mit kurzen, afebrilen komplexen fokalen oder sekundär generalisierten tonisch-klonischen Anfällen

andere Bezeichnung: → gutartiger Lagerungsschwindel

Benzodiazepine (BZD) Gruppe von Medikamenten, die in Abhängigkeit von der eingenommenen Menge sowohl → psychische und körperliche Anspannung verringern als auch müde machen und insbesondere als → Akutbehandlung epileptische Anfälle verhindern können; → Anxiolytika, → Hypnotika, → Sedativa, → Tranquilizer

Benzodiazepinantagonist Gegenmittel für → Benzodiazepine; → Handelsname: Anexate, → Wirkstoff: Flumazenil

Benzol ringförmige Kohlenwasserstoffverbindung

Beobachtungsstudie in der Medizin: → Studie ohne Einflussnahme auf den weiteren Verlauf von Merkmalen oder Beschwerden einer Krankheit; englische Bezeichnung: observational study; Gegensatz: → Interventionsstudie

Beobachtungsperiode / Beobachtungszeit Zeitraum, in dem eine Beobachtung erfolgt, z.B. hinsichtlich der Wirksamkeit und Verträglichkeit eines neuen Medikaments in einer → Studie

Beobachtungszeit(raum) Zeitdauer der Beobachtung, z.B. des Verlaufs einer Krankheit; in einer → Studie meist mehrere Monate; → Follow-up, → Nachbeobachtung

Berger, Hans deutscher Psychiater (1873-1941), der u.a. erstmals systematisch beim Menschen das → Elektroenzephalogramm (EEG) ableitete und untersuchte

Berger-Effekt nach dem gleichnamigen deutschen Psychiater benannte → Blockade (Unterdrückung) der normalen → Alpha(*α*)-Aktivität im → Elektroenzephalogramm (EEG) besonders über dem Hinterkopf beim Augenöffnen mit erneutem Auftreten nach Augenschluss; andere Bezeichnungen: → Off-Effekt, → On-Effekt, → visuelle Blockade / Reagibilität

Berufsbildungswerk (BBW) in Deutschland: Einrichtung der beruflichen und gesellschaftlichen → Rehabilitation im Rahmen einer Erstausbildung

Berufsförderungswerk (BFW) in Deutschland: Einrichtung der überbetrieblichen → Rehabilitation für Behinderte, die schon einmal im Arbeitsleben standen

Beta(*β*)-Aktivität Teil der → bioelektrischen Tätigkeit der Nervenzellen des Gehirns, der sich in einer Ableitung des → Elektroenzephalogramms (EEGs) mit mehr als 13-mal pro Sekunde auftretenden → Wellen (→ Beta[*β*]-Wellen) zeigt

Beta(*β*)-Alanin hemmender → Transmitter (Überträgerstoff); → Tab. 62, S.335

Beta(*β*)-Band / Betabereich → Frequenzbereich im → Elektroenzephalogramm (EEG) von über 13 → Hertz; mehr als 13-mal pro Sekunde auftretende → Wellen

Beta(*β*)-Blocker Medikament zur Blockierung einer erhöhten → Aktivität des → sympathischen Nervensystems; wirksam z.B. bei manchen Formen erhöhten Blutdrucks oder → essenziellem Tremor

Beta(*β*)-EEG → Elektroenzephalogramm (EEG) mit Vorherrschen von → Beta(*β*)-Wellen

Beta(*β*)-Wellen mehr als 13-mal pro Sekunde auftretende → Wellen im → Elektroenzephalogramm (EEG); manchmal werden noch die mehr als 30-mal pro Sekunde auftretenden → Gamma(*γ*)-Wellen abgegrenzt; → Abb. 5, S. 123

Bewegungsartefakt im → Elektroenzephalogramm (EEG): Störung mit Vortäuschung einer → Aktivität des Gehirns (→ Artefakt) mit Ausschlag in der Kurve durch Bewegungen

Bewegungsschablone sich wiederholendes Bewegungsmuster, z.B. → Automatismus bei → komplexem fokalen Anfall

Bewegungsstörung Krankheit mit einer Störung der Bewegungen des Körpers mit meist → unwillkürlich vermehrten (→ Hyperkinese) oder verminderten (→ Hypokinese) Bewegungen

Bewegungssturm plötzlich auftretende vermehrte und unkontrollierte Bewegungen, z.B. in Form von Schlagen, Wälzen, Treten oder „Radfahrbewegungen" in der Luft, meist Ausdruck eines → Frontallappenanfalls; andere Bezeichnung: → Hypermotorik

bewusst mit → Bewusstsein; Gegensatz: → bewusstlos, → unbewusst

bewusstlos ohne → Bewusstsein; Gegensatz: → bewusst

Bewusstlosigkeit fehlendes → Bewusstsein; nicht notwendigerweise mit Hinstürzen und fehlender Ansprechbarkeit verbunden, sondern z.B. auch bei → komplexen fokalen Anfällen vorkommend

Bewusstsein Zustand des → bewussten Erlebens mit Entscheidungsfähigkeit für Handlungen und Erinnerung an Abläufe; wenn das Bewusstsein bei einem epileptischen Anfall erhalten ist, können die Betroffenen auf Ansprache reagieren (sei es durch Worte oder Befolgen von Aufforderungen wie z.B. einen Arm hochzuheben) und erinnern sich hinterher an das, was geschehen ist oder was sie gefragt wurden

Bewusstseinsstörung / Bewusstseinstrübung Zustand eines gestörten → Bewusstseins mit Beeinträchtigung von → Orientierung, Wahrnehmung, Aufmerksamkeit sowie Benommenheit / Schläfrigkeit, verlangsamtem Denken und Handeln; Unfähigkeit, aufgrund einer beeinträchtigten Wahrnehmung oder Reaktionsfähigkeit normal auf äußere Reize zu reagieren; kommt bei#und nach epileptischen Anfällen vor

Bewusstseinsverlust aufgehobenes → Bewusstsein mit Erinnerungslücke (→ Amnesie), die sowohl mit einem Zustand der fehlenden Erweckbarkeit (→ Koma; z.B. bei → generalisierten tonisch-klonischen Anfällen) als auch mit einer weiterbestehenden Wachheit (z.B. bei → komplexen fokalen Anfällen oder → Absencen) einhergehen kann

Bezugsableitung → Referenzableitung, → unipolare Ableitung

Bias englisch: Vorurteil; kann z.B. bei einer → offenen → Studie zu einer Verfälschung des Ergebnisses führen

bifrontal beidseits → frontal

bihemisphärisch beide → Großhirnhälften betreffend

bilateral beidseitig, auf beiden Seiten; z.B. in beiden → Schläfen- oder → Temporallappen

bilateral-synchron auf beiden Seiten gleichzeitig auftretend

bildgebende Diagnostik / Bildgebung (Tab. 11) Untersuchungen mit Abbildungen von Struktur und Zusammensetzung eines untersuchten → Organs; z.B. → Computertomographie (CT), → Magnetresonanztomographie (MRT), Einzelphotonen-Emissions-Computertomographie (SPECT) oder Positronen-Emissions-Tomographie (PET) des Gehirns; andere Bezeichnung: → Neuroimaging

Bilirubin rötlich brauner Gallenfarbstoff; Gesamtbilirubin = Summe aus → direktem Bilirubin sowie → indirektem Bilirubin; → Kernikterus

binasal beidseits → nasal; beim → Gesichtsfeld: jeweils die zur Nase hin gelegenen (inneren) Teile betreffend

Bindungsstelle besonders ausgebildete Stelle an der Oberfläche von Nerven- und anderen Körperzellen, die wie ein Schloss zum Schlüssel genau zu → Transmittern (Überträgerstoffen), Medikamenten oder anderen Substanzen passt (→ Rezeptor)

binokulär beide Augen betreffend; Gegensatz: → monokulär

Bioäquivalenz biologische Gleichwertigkeit; z.B. in etwa gleiche → Konzentration (20%) im Blut (bzw. → Plasma oder → Serum) von 2 Medikamenten; → Bioverfügbarkeit, → Serumkonzentration

bioccipital beidseits → occipital bzw. am Hinterkopf; andere Schreibweise: → biokzipital

Tab. 11: Die wichtigsten Methoden der bildgebenden Diagnostik: Gründe für ihre Durchführung und ihre Prinzipien (→ auch jeweils dort; nach Steinhoff)

	Gründe für Durchführung	Prinzip
MRT	Basisdiagnostik Nachweis von Dysplasien, Läsionen, Malformationen, Sklerosen, Tumoren; Präoperative Diagnostik	Induktion eines höherenergetischen Zustands des magnetischen Moments der Atomkerne durch äußeres Magnetfeld hoher Stärke; nach Abschalten dieses Feldes Messung der gewebsspezifisch unterschiedlich abgestrahlten elektromagnetischen Energie als Maß für die räumliche Protonenverteilung; computerberechnete Darstellung in Grauwerten
CT	Notfalldiagnostik Nachweis von Verkalkungen, Blutungen, größeren Tumoren; MRT nicht möglich	unterschiedliche Abschwächung von Röntgenstrahlen in Geweben; Darstellung der computerberechneten Absorptionswerte in Graustufen
SPECT	Zusatzdiagnostik, besonders präoperativ (fakultativ, optional)	Injektion eines radioaktiven Tracers, der die Blut-Hirn-Schranke überwindet; Messung der Strahlung in Abhängigkeit von der Perfusion des Gewebes; computerberechnete Darstellung in Farbe (interiktal: Hypoperfusion, iktal: Hyperperfusion)
PET	Zusatzdiagnostik, besonders präoperativ (fakultativ, optional)	Injektion eines radioaktiven Tracers; Verbindung des Positrons mit einem Elektron nach Zerfall des Atomkerns, Freisetzung von Strahlungsenergie; Messung dieser Energie als Ausdruck des Stoffwechsels; computerberechnete Darstellung in Farbe (interiktal: Hypometabolismus, iktal: Hypermetabolimsus)

Biochemie Lehre von → chemischen Lebensvorgängen

Biochemiker(in) Fachperson mit besonderer Ausbildung in → Biochemie

biochemisch → chemische Lebensvorgänge betreffend

bioelektrisch → biologische und elektrische Vorgänge betreffend

bioelektrische Epilepsie missverständliche Bezeichnung für Zustände mit → epileptiformen Veränderungen im → Elektroenzephalogramm (EEG) ohne erkennbare Anfälle; andere, ebenso missverständliche Bezeichnung: → latente Epilepsie

bioelektrischer Status epilepticus im Schlaf Krankheitsbild des Kindesalters mit Beginn zwischen dem 2. und 10. Lebensjahr und lang dauernden → epileptiformen Veränderungen im → Elektroenzephalogramm (EEG) im Schlaf sowie epileptischen Anfällen (→ Absencen, → generalisierten tonisch-klonischen Anfällen oder → komplexen fokalen Anfällen) bei etwa 2 von 3 Kindern; kann unbehandelt zu → kognitiven Störungen bis zu einer → demenziellen Entwicklung führen; andere Bezeichnungen: → bioelektrischer Status epilepticus im Schlaf, → elektrischer Status epilepticus im Schlaf (ESES), Epilepsie mit anhaltenden Spike-wave-Entladungen im Schlaf, Epilepsie mit kontinuierlicher Spike-wave-Aktivität im Schlaf (mit langsamen Wellen) (englische Bezeichnung: continuous spikes and slow waves during [slow wave] sleep, CSW[S]S)

Biofeedback Rückmeldung → biologischer Vorgänge; Methode zur Kontrolle üblicherweise → unbewusst ablaufender → Funktionen des Körpers mit elektronischen Hilfsmitteln (z.B. Rückmeldung von Signalen des → Elektroenzephalogramms [EEGs] durch Töne); wird versuchsweise auch bei Epilepsien mit herdförmigem Beginn angewendet und kann in Einzelfällen erfolgreich sein

biogen von → organischen Stoffen bzw. Lebewesen stammend; z.B. im menschlichen Körper gebildet

Biographie Lebensgeschichte

biographische Anamnese Besonderheiten der Lebensgeschichte; Fragen wie der → subjektive Stellenwert einer Krankheit und ihr Einfluss z.B. auf Partnerschafts- und Berufswahl kann bei einer Epilepsie von großer Bedeutung sein; → Anamnese

biokzipital beidseits → okzipital bzw. am Hinterkopf; andere Schreibweise: → bioccipital

biologisch Lebensvorgänge betreffend

Biomagnetismus magnetische Erscheinungen mit Ursprung im Körper, nutzbar z.B. bei der → Magnet(o)enzephalographie (MEG) oder → Magnetresonanztomographie (MRT); wird manchmal auch ohne bislang nachgewiesene Wirkung als → alternative Behandlungsmethode eingesetzt

biophysikalisch belebte (→ biologische) und unbelebte (→ physikalische) Vorgänge betreffend

Biopsie Gewebeprobe am lebenden → Organismus, z.B. aus der Haut, der Muskulatur oder dem Gehirn; kann bei einer Epilepsie gelegentlich zur Erkennung der Ursache sinnvoll sein

Biorhythmus → biologische → Rhythmen des Körpers bzw. mit Auswirkungen auf den Körper; z.B. → Schlaf-Wach-Rhythmus

Biosignal messbares Phänomen in Verbindung mit → Funktionen von Lebewesen; z.B. → Elektroenzephalogramm (EEG) oder → Elektrokardiogramm (EKG)

Biotin Vitamin H

Biotransformation Verstoffwechslung, Abbau, z.B. eines Medikaments im Körper; → Metabolisierung

Bioverfügbarkeit Ausmaß und Geschwindigkeit der Aufnahme und Verteilung des → Wirkstoffes eines zugeführten Medikaments im Körper; u.a. abhängig von der → Resorption, → Eiweißbindung, → Metabolisierung oder → Verstoffwechslung in der Leber; Maß: → Fläche unter der Kurve (englisch: area under the curve, AUC); → absolute Bioverfügbarkeit, → relative Bioverfügbarkeit; → Pharmakokinetik); englische Bezeichnung: bioavailability (BAV)

biparietal beidseits → parietal

biphasisch zweiphasig, mit 2 Teilen oder Abschnitten einhergehend; z.B. → Potenzial im → Elektroenzephalogramm (EEG) mit Auslenkung zunächst in die eine und dann in die andere Richtung; Gegensatz: → monophasisch

bipolar zweipolig; Gegensatz: → unipolar

bipolare Ableitung beim → Elektroenzephalogramm (EEG): → Ableitung des Spannungsunterschiedes zwischen 2 → Elektroden bzw. → Kanälen, z.B. → Doppelbanane, → Längsreihe, → Querreihe; Gegensatz: → monopolar; → Abb. 1a und b, S. 60

Bisskeil Keil (in der Regel aus Hartgummi), der früher bei → generalisierten tonisch-klonischen (→ Grand-Mal-) Anfällen zur Verhinderung eines → Zungenbisses empfohlen wurde; da es in der Regel nicht gelingt, den Keil früh genug zwischen die Zähne zu bringen und bei späteren Versuchen die Verletzungsgefahr größer als ein möglicher Nutzen ist, wird heute von einer Verwendung abgeraten; andere Bezeichnungen: → Gummikeil, → Mundkeil, → Zungenkeil

bitemporal beidseits → temporal; beim → Gesichtsfeld: jeweils die zur Schläfe hin gelegenen (äußeren) Teile betreffend

Bitherapie Zweiertherapie, Zweifachtherapie, Behandlung mit 2 Medikamenten; → Add-on-Therapie, → Kombinationstherapie (Tab. 29, S. 206), → Polytherapie

bizarr außergewöhnlich, ungewöhnlich

bizarre Automatismen außergewöhnliche, ungewöhnliche → Automatismen, z.B. bei → Frontallappenanfällen

bland harmlos, schwach ausgeprägt

blande Absence / blande Absenz schwach ausgeprägte → Absence, bei der es nur zu einer → Bewusstseinsstörung ohne Begleitzeichen kommt; blande Absencen machen nur etwa 10% aller → typischen Absencen aus; andere Bezeichnungen: → einfache Absence

blasser Affektkrampf nichtepileptische, plötzliche → Bewusstlosigkeit mit Blasswerden; Versteifen und Zusammenbeißen der Zähne bei Kleinkindern, z.B. durch Herzrhythmusstörungen, Schmerz oder andere akute Ereignisse ausgelöst

Blickrichtungsnystagmus (BRN) ruckartige Augenbewegungen, → Nystagmus beim Blick in eine Richtung oder zur Seite mit langsamer Bewegung des Auges in die Blickrichtung und rascher Rückstellbewegung; kommt auch normalerweise („Eisenbahnnystagmus“), kann aber auch Ausdruck einer Überdosierung von → Antiepileptika sein

Blickwendung Wendung beider Augen und meist auch des Kopfes in eine Richtung; im Rahmen eines Anfalls in der Regel → unbewusst, zwanghaft; andere Bezeichnung: → Augendeviation

Blinzelabsence / Blinzelanfall seltene Form einer mit einem → unwillkürlichen raschen Augenblinzeln oder Augenzwinkern einhergehende →

Absence, meist im Vorschulalter auftretend

Blitzanfall / Blitzkrampf Anfall mit einer einzelnen, raschen, blitzartigen Beugebewegung von Kopf und Rumpf, bei der die Arme gleichzeitig nach oben und innen geworfen werden; meist im Rahmen von → Blitz-Nick-Salaam-(BNS-)Anfällen bzw. einer → BNS-Epilepsie oder einem → West-Syndrom; frühere, kaum noch übliche Bezeichnung: → Propulsiv-anfall

Blitz-Nick-Salaam-Anfall (BNS-Anfall) Anfall von Säuglingen und Kleinkindern mit einer raschen, blitzartigen Beugebewegung von Kopf und Rumpf, bei der die Arme gleichzeitig nach oben und innen geworfen werden können; oft Auftreten in Serien von 5 bis 20 Einzelanfällen, nach und zwischen denen die Kinder häufig weinen, meist im Rahmen eines → West-Syndroms; eine alleinige Muskelzuckung der Hals- und Nackenmuskulatur wird dabei als → Nickanfall bezeichnet, ein rasches, blitzartiges Beugen von Kopf und Rumpf mit gleichzeitigem Werfen der Arme nach oben und innen ist ein → Blitzanfall, der bei einem verlangsamten Ablauf (in „Zeitlupe") wegen der Ähnlichkeit zu der morgenländischen Art des Grüßens mit Zusammenführen der Hände vor der Brust → Salaam-Anfall genannt wird; andere Bezeichnungen: → infantiler Spasmus (englisch: infantile spasm), → Propulsiv-Petit-Mal-Anfall (kaum noch üblich)

Bloch-Sulzberger-Syndrom nach 2 gleichnamigen Ärzten benannte, fast ausschließlich bei Mädchen auftretende vererbbare Krankheit mit angeborenen → Missbildungen vorwiegend an der Haut, an den Augen und am Nervensystem, bei dem es auch zu → fokalen oder → generalisierten epileptischen Anfällen kommen kann

Blockade Unterdrückung, im → Elektroenzephalogramm z.B. der normalen → Alpha(α)-Aktivität über dem Hinterkopf beim Augenöffnen; andere Bezeichnungen: → Berger-Effekt, → Off-Effekt, → visuelle Blockade

Blut Flüssigkeit in den Blutgefäßen; setzt sich etwa im Verhältnis 40 : 60 aus den → Blutzellen und dem → Blutplasma zusammen

Blutbild (Tab. 12) Übersicht zur Zahl und Zusammensetzung der roten und weißen Blutkörperchen sowie Thrombozyten, dem Anteil der Blutzellen am Gesamtblut (→ Hämatokrit) und der Menge an rotem Blutfarbstoff (→ Hämoglobin); regelmäßige Kontrollen des Blutbilds können bei einer medikamentösen Behandlung besonders zu Beginn erforderlich sein; → Differenzialblutbild, → großes Blutbild

Blut bildendes System an der Entstehung von → Erythrozyten, → Leukozyten und → Thrombozyten beteiligte Organe des Körpers; in erster Linie das → Knochenmark; andere Bezeichnung: → hämatopoetisches System

Blutfette → Cholesterin, → Triglyzeride; andere Bezeichnung: → Lipide

Blutgerinnung Sicherheitssystem des Körpers zum Schutz vor einem Verbluten; → Gerinnungsfaktoren, → Thrombozyten

Blut-Hirn-Schranke (BHS) das Gehirn schützender Schrankeneffekt von Gewebe, das die Blutgefäße des Gehirns umgibt und für bestimmte Stoffe oder Medikamente undurch-

Tab. 12: Die wichtigsten Werte des Blutbilds (→ auch jeweils dort)

Wert		Normalbereich
Rotes Blutbild	Erythrozyten	Frauen 4,1–5,4; Männer 4,5–6,0 × 10^6/µl
	Hämoglobin	Frauen 12–16 g/l; Männer 14–18 g/l
	Hämatokrit	Frauen 37–47 %; Männer 40–54 %
	Retikulozyten	5–15
Weißes Blutbild	Leukozyten	Frauen und Männer: 4,0–9,0 × 10^3µl
Blutplättchen	Thrombozyten	Frauen und Männer: 160–340 × 10^3/µl
Differenzialblutbild (großes Blutbild)	Neutrophile	55–70 %
	Stabkernige	3–5 %
	Segmentkernige	50–70 %
	Basophile	0–1 %
	Eosinophile	2–4 %
	Lymphozyten	25–40 %
	Monozyten	2–6 %

lässig ist und damit einen Übertritt in das Gehirn verhindert

Blutkörperchensenkungsgeschwindigkeit (BKS/BSG) Geschwindigkeit (in Millimetern pro Stunde), mit der Blut sich in einem senkrechten dünnen Röhrchen in seine festen und flüssigen Bestandteile trennt; bei Entzündungen erhöht, unter der Einnahme von → Antiepileptika ansonsten eher erniedrigt

Blutplasma flüssiger Anteil des Blutes, das man durch Stehenlassen ungerinnbar gemachten Blutes erhält; enthält unter anderem → Eiweiß, Fette, Zucker, → Mineralstoffe und → Stoffwechselprodukte, daneben auch → Hormone, → Vitamine, → Spurenelemente und Medikamente; im Blutplasma kann z.B. die → Konzentration von → Antiepileptika bestimmt werden; → Plasmakonzentration, → Plasmaspiegel; im Gegensatz zum → Blutserum enthält das Blutplasma noch → Gerinnungsfaktoren; andere Bezeichnung: → Plasma

Blutplättchen mit verantwortlich für die → Blutgerinnung

Blutsenkung → Blutkörperchensenkungsgeschwindigkeit

Blutserum gelblich-klare Blutflüssigkeit, die nach Gerinnen des Blutes durch → Zentrifugieren gewonnen wird; das Blutserum enthält keine → Blutzellen und im Gegensatz zum → Blutplasma auch keine → Gerinnungsfaktoren mehr; im Blutserum kann z.B. die → Konzentration von → Antiepileptika bestimmt werden; → Serumkonzentration, → Serumspiegel; andere Bezeichnung: → Serum

Blutspiegel (Abb. 3) → Konzentration (z.B. eines Medikaments) im Blut; andere Bezeichnungen: → Plasmakonzentration / Plasmaspiegel oder → Serumkonzentration / Serumspiegel; → Tab. 60, S. 328

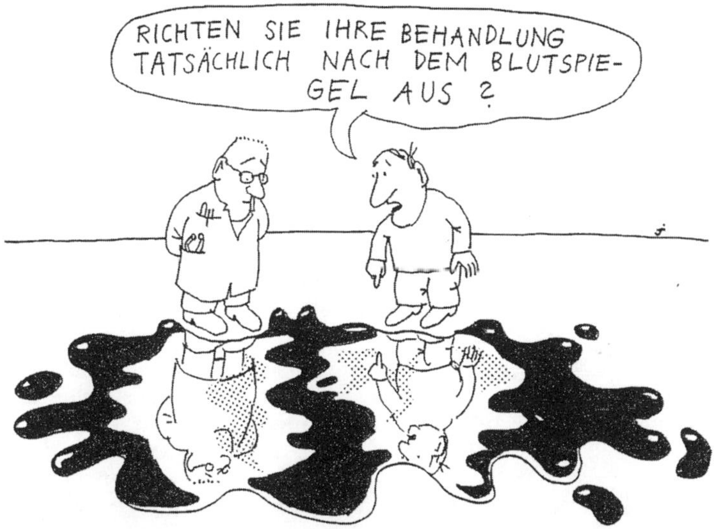

Abb. 3: Zur Bedeutung des „Blutspiegels“

Blutzellen feste Bestandteile des Blutes; die Blutzellen bestehen aus den → Erythrozyten (roten Blutkörperchen), → Leukozyten (weißen Blutkörperchen) und → Thrombozyten (Blutplättchen)

Blutzucker-Tagesprofil (BZTP) Messung des Blutzuckers zu verschiedenen Zeitpunkten an einem Tag; z.B. vor dem Frühstück um 7 Uhr, um 11 Uhr und um 15 Uhr

BNS-Anfall → Blitz-Nick-Salaam-Anfall

BNS-Epilepsie Epilepsie mit BNS-Anfällen; Beginn im Säuglingsalter und meist schlechte Prognose im Rahmen eines → West-Syndroms; eine BNS-Epilepsie kann → idiopathisch (selten), → symptomatisch oder → kryptogen sein

Body-mass-Index (BMI) englisch: Köpermassenindex; Verhältnis von Körpergewicht und Körpermasse (= Körpergröße in Metern im Quadrat); Normalwerte liegen unter 25 und Werte darüber entsprechen einer → Adipositas; unter manchen → Antiepileptika, besonders → Gabapentin, → Valproat / Valproinsäure oder → Vigabatrin, kann es zu einer Zunahme und unter anderen, besonders → Felbamat oder → Topiramat, zu einer Abnahme des BMI kommen

Bolus Klumpen, konzentrierte Menge; z.B. direkte Gabe einer höheren → Dosis eines Medikaments in eine → Arterie oder → Vene innerhalb kurzer Zeit

Bolusgabe Verabreichung eines → Bolus

Borborygmus (Mehrzahl: Borborygmi) „Magenknurren“; „Rumoren“ in der Magengegend

Bourneville-Pringle-Krankheit angeborene, → autosomal-dominant erbliche und meist in der frühen Kindheit feststellbare Krankheit mit Hautveränderungen u.a. im Gesicht (→ Adenoma sebaceum) und gutartigen Tumoren im Gehirn (→ kortikale Tuber, → periventrikuläre Hamartome), die häufig mit epileptischen Anfällen und einer verzögerten Entwicklung einhergeht, bei Säuglingen und Kleinkindern besonders oft mit einem → West-Syndrom; neben den Veränderungen an der Haut und im Gehirn kommt es häufig auch zu ebenfalls gutartigen Tumoren an Augen, Herz und Nieren; andere Bezeichnung → tuberöse Sklerose

brady- / Brady- Vorsilbe: krankhaft langsam, verzögert; Gegensatz: → tachy- / Tachy-

Bradykardie verlangsamter Herzschlag (weniger als 60 pro Minute)

Brain mapping englisch: Anfertigen einer „Landkarte" des Gehirns; durch einen → Computer berechnete bildliche Darstellung von Befunden im → digitalen oder → papierlosen → Elektroenzephalogramm (EEG) oder von → evozierten Potenzialen in Art einer Landkarte (kartographisch), → Mapping; insgesamt liefert das Brain mapping keine neuen Informationen, stellt diese aber anders dar, was zur leichteren Erkennung von krankhaften Veränderungen beitragen kann

Breitbandantibiotikum / Breitspektrumantibiotikum → Antibiotikum, das gegen die meisten → Bakterien wirkt

Breitbandantiepileptikum / Breitspektrumantiepileptikum Bezeichnung für ein → Antiepileptikum, das gegen viele verschiedene Anfallsformen wirkt, z.B. gegen → fokale und → generalisierte Anfälle; Beispiele sind → Benzodiazepine, → Lamotrigin, → Topiramat und → Valproat / Valproinsäure

Brom → Bromid, → Kaliumbromid

Bromakne unter Einnahme von → Kaliumbromid bei etwa jedem vierten Behandelten auftretende, → papulo-pustulöse (knötchen-eiterblasenförmige) Hautveränderungen in Art einer → Akne

Bromid erstes systematisch eingesetztes → Antiepileptikum; Anwendung bei Epilepsien seit Mitte des 19. Jahrhunderts; → Wirkstoff des heute zur Verfügung stehenden Präparates (Deutschland): → Kaliumbromid; → Zubereitungsformen: → Tabletten

Bromismus Zeichen einer Überdosierung (→ Intoxikation) mit → Bromiden bzw. → Kaliumbromid; u.a. kann es zu Müdigkeit, Konzentrationsstörungen, Verlangsamung, Sprachstörungen und Kopfschmerzen kommen

Bromoderma tuberosum unter Einnahme von → Bromiden bzw. → Kaliumbromid seltene, → granulierende, tumorartige und nach Absetzen der Therapie unter Umständen narbig abheilende Hautveränderungen

Bromschnupfen Entzündung der Nasenschleimhaut als → Nebenwirkung von → Bromiden bzw. → Kaliumbromid

Bronchien Hauptäste der Luftröhre

Bronchitis Entzündung der → Bronchien mit Husten und Verschleimung

Bruxismus Zähneknirschen im Schlaf; Form einer → Parasomnie; → Tab. 43, S. 260

buccal → bukkal

bukkal die Mundschleimhaut betreffend, durch die Mundschleimhaut; andere Schreibweise: buccal

Bulbus (Mehrzahl: Bulbi) lateinisch: Anschwellung
1. Augapfel (Bulbus oculi)
2. Teil des → Hirnstamms
3. Anfangsteil des Zwölffingerdarms (Bulbus duodeni)

Bulbusartefakt im → Elektroenzephalogramm (EEG): Störung mit Vortäuschen einer → Aktivität des Gehirns (→ Artefakt) mit Ausschlag in der Kurve durch Augenbewegungen; andere Bezeichnungen: → Augenartefakt, → Lidschlussartefakt

Bulbusdeviation Abweichen der Augen nach einer Seite, z.B. bei einem epileptischen Anfall

bullös blasenförmig, mit der Bildung von Blasen einhergehend

bullöses Exanthem Blasen bildendes → Exanthem (Hautausschlag), z.B. als → Allergie auf ein Medikament an der Haut; → Lyell-Syndrom, → Stevens-Johnson-Syndrom

Burst englisch = Bruch, Ausbruch, Auflodern; im → Elektroenzephalogramm (EEG): Ausbruch, → Salve von meist → epileptogener → Aktivität hoher → Frequenz und → Amplitude

Burst-suppression-Aktivität / Burst-suppression-EEG / Burst-suppression-Muster → Aktivität bzw. Muster im → Elektroenzephalogramm (EEG) mit Wechsel zwischen Ausbrüchen oder → Salven hochamplitudiger rascher Aktivität (= burst; englisch: Ausbruch) und abgeflachten Kurvenabschnitten (= suppression; englisch: Unterdrückung); kommt bei bestimmten Epilepsieformen (z.B. → frühkindliche epileptische Enzephalopathie mit Burst-suppression-EEG, → Ohtahara-Syndrom) oder auch im → Koma vor

C

Calcium (Ca^{++}) → Ion bzw. → Kation, das außerhalb von Nervenzellen in einer deutlich höheren → Konzentration vorhanden ist als innerhalb; dieser Unterschied ist sowohl für das → Ruhemembranpotenzial als auch für → Aktionspotenziale erforderlich; andere Schreibweise: → Kalzium

Callosotomie Balkendurchtrennung; → epilepsiechirurgischer Eingriff, bei dem der so genannte → Balken (→ Corpus callosum, → Abb. 6, S. 133) zwischen den beiden → Hemisphären des → Großhirns ganz oder teilweise durchtrennt wird; in der Regel wird dieser Eingriff nur bei sehr schweren Epilepsieformen mit häufigen → Sturzanfällen durchgeführt; andere Schreibweise: → Kallosotomie

Cannabis Pflanze, die mehrere Dutzend → Drogen enthält, u.a. Tetrahydrocannabinol (THC); Inhaltsstoff von → Haschisch und → Marihuana

Capgras-Syndrom → psychotische Verkennung von meist nahestehenden Personen als eigenes „Doppel" oder der eigenen Person als anderer nahestehender Person, kann im Rahmen eines → komplexen fokalen Anfalls mit in der Regel Ausgang vom linken → medialen Temporallappen auftreten

Carbamazepin (CBZ) → Antiepileptikum zur Behandlung → fokaler und → sekundär generalisierter Anfälle; → Zubereitungsformen: → Retardtablette, Saft, → Sirup → Suspension, → Tablette; Handelsnamen: z.B. Tegretal (in der Schweiz Tegretol) oder Timonil; → Tab. 4, S. 15

Carboanhydrase (CA) Kurzbezeichnung des → Enzyms Carbonatdehydratase; es gibt 4 Typen (Typ I bis Typ IV); andere Schreibweise: Karboanhydrase

Carboanhydrasehemmer (CAH) Hemmer des → Enzyms → Carbonatdehydratase, führt u.a. zur verstärkten Diurese (Harnausscheidung); manche Carboanhydrasehemmer sind antiepileptisch wirksam; → Acetazolamid, → Topiramat und → Zonisamid

Carnitin zur → Vitamin B-Gruppe (Vitamin B_{13}) gehörendes Eiweiß, dass praktisch in allen Zellen des Körpers vorkommt und für deren → Stoffwechsel unerlässlich ist; Carnitin erleichtert die Aufnahme langkettiger → Fettsäuren in → Mitochondrien zur Energiegewinnung; Aufnahme mit der Nahrung (besonders Fleisch, Milch und Milchprodukte) sowie Herstellung im Körper aus verschiedenen → Aminosäuren mit Speicherung in der → Muskulatur; die → Konzentration von Carnitin im Blut ist bei vielen Menschen mit Epilepsie aus unterschiedlichen Gründen erniedrigt, besonders unter Einnahme von → Valproat/Valproinsäure zusammen mit → enzyminduzierenden anderen Antiepileptika; bei einem erhöhten Risiko einer Leberschädigung (z.B. einer → Hyperammoniämie) wird teilweise zu einer vorsorglichen Einnahme geraten, bei einer eingetretenen Leberschädigung sind Behandlungsversuche erfolgversprechend

Carrier in der Medizin: Merkmalsträger; z.B. Mensch mit bestimmten Erbanlagen

catamenial → katamenial

Causa lateinisch: Ursache; andere Schreibweise: → Kausa

cave lateinisch: Achtung, Vorsicht

Cavernom Blutschwamm; geschwulstartige, abgekapselte (caverna = lateinisch: Höhle) Gefäßmissbildung mit (vergleichsweise geringer) Blutungsgefahr, kann zu epileptischen Anfällen führen; andere Schreibweise: → Kavernom

cerebellar das Kleinhirn betreffend; andere Schreibweise: → zerebellar

Cerebellum Kleinhirn; → Abb. 8, S. 157 und Abb. 10, S. 166; andere Schreibweise: → Zerebellum

cerebral das Gehirn betreffend; andere Schreibweise: → zerebral

Cerebralparese (CP) (Tab. 13) ursächlich uneinheitliches → Syndrom mit Entstehung vor dem Ende der Neugeborenenperiode (d.h. bis spätestens 4 Wochen nach der Geburt) ohne Hinweise auf ein Fortschreiten der zugrundeliegenden Hirnschädigung mit → Spastik, → Dyskinesie oder → Ataxie und häufig zusätzlichen Störungen wie Epilepsie (bei 15-30% der Betroffenen), geistiger Behinderung, Lernbehinderung, Sehstörungen, Ungeschicklichkeit oder körperliche Schwäche infolge einer → frühkindlichen Gehirnschädigung; englische Bezeichnung: cerebral palsy; andere Bezeichnung: infantile Cerebralparese (ICP); andere Schreibweise: → Zerebralparese

Cerebrum Großhirn; → Abb. 8, S. 157 und 10, S. 166; andere Schreibweise: → Zerebrum

Ceroidlipofuszinose angeborene Gruppe von Stoffwechselstörungen mit Anreicherung und Ablagerung von so genannten Lipopigmenten in Körperzellen; geht in der Regel mit einer → progressiven Myoklonusepi-

Tab. 13: Einteilung der Cerebralparesen (nach Hagberg und Krägeloh-Mann) mit Beschreibung der Befunde (→ auch jeweils dort)

Form	Beschreibung
Spastische Cerebralparese	– spastische Hemiplegie – bilateral-spastische Cerebralparese – beinbetont (Diplegie, Beine mehr als Arme betroffen) – komplett (Tetraplegie) – tri-betont (Beine und ein Arm mehr als der andere Arm betroffen)
Dyskinetische Cerebralparese	– vorwiegend dyston – vorwiegend athetoid
Ataktische Cerebralparese	nicht progressive kongenitale zerebelläre Ataxie

lepsie einher; andere Schreibweise: → Zeroidlipofuszinose

Channelopathy englisch: channel = Kanal, -pathy = krankhafte Störung; → Kanalkrankheit

Chaos Durcheinander, Wirrwarr

Chaosanalyse Auswerteverfahren des → Elektroenzephalogramms (EEGs), bei dem durch aufwändige Rechenverfahren Zusammenhänge erkannt werden können, die z.B. den Ausgangspunkt → epileptiformer Potenziale betreffen

checken (über)prüfen

Checkliste Prüfliste

Cherry-red-spot-Myoklonus-Syndrom englisch: Syndrom des kirschroten Flecks (am Augenhintergrund) mit durch Reize auslösbaren → Myoklonien, → Ataxie sowie → Visusverlust; erbliche → Lipidose bzw. → lysosomale Speicherkrankheit mit Beginn in der späten Kindheit oder → Adoleszenz; Ursache = Fehlen der → α-Neuramidase; andere Bezeichnung: Syndrom des kirschroten Flecks mit Myoklonien

chirurgisch mit einer Operation einhergehend

Chloraldurat (CHD) Beruhigungs- und Schlafmittel (Handelsname: Chloralhydrat)

Chloralhydrat Handelsname eines Beruhigungs- und Schlafmittels

Chlorid / Chloridion (Cl^-) → Ion, das außerhalb von Nervenzellen in einer deutlich höheren → Konzentration vorhanden ist als innerhalb; dieser Unterschied ist sowohl für das → Ruhemembranpotenzial als auch für → Aktionspotenziale erforderlich

Chloridkanal Durchtrittsstelle von → Chloridionen durch die Nervenzellwand, die normalerweise verschlossen ist und bei Bedarf kurzzeitig geöffnet werden kann

cholestatisch Galle stauend, durch Gallestau bedingt

Cholesterin Stoff aus der Klasse der → Blutfette, der in Gefäßwänden eingelagert werden und zur → Arteriosklerose führen kann

Choreoathetose Krankheitsgruppe mit meist im Schulalter beginnenden, plötzlich auftretenden, unkontrollierten und überschießenden Bewegungen; → familiäre paroxysmale Choreoathetose (→ Mount-Reback-Syndrom), → kinesiogene paroxysmale Choreoathetose; → Antiepileptika können sehr selten zu ähnlichen, nach → Absetzen verschwindenden Störungen führen

Chromatographie Nachweismethode für Stoffe und Medikamente, die auf ihrer unterschiedlichen Bindung an Teilchen einer → adsorbierenden Substanz beruht

Chromosom(en) Träger der Erbanlagen (→ Gene) in den Körperzellen; im Zellkern in Paaren angeordnete fadenförmige Eiweißstrukturen; beim Menschen 23 Paare bzw. 46 pro Zelle, je zur Hälfte von Vater und Mutter stammend; zu den bei manchen Epilepsien beteiligten Chromosomen → Tab. 14

Chromosomenanalyse Untersuchung der → Chromosomen

Chromosomenpaar Paar einander von der Größe und Zusammensetzung her entsprechender → Chromosomen in jeder Körperzelle, jeweils eines vom Vater und der Mutter stammend

Chromosomemstrukturmutation im → Mikroskop erkennbare → Mutation von ganzen Stücken von → Chromosomen mit zahlreichen → Genen

Chromosomenzahlmutation im → Mikroskop erkennbare → Mutation mit Veränderung der Zahl von → Chromosomen; z.B. → Trisomie 21

Chronifizierung → chronisch werden

chronisch in der Medizin: lange (mindestens 3 Monate) bestehend oder dauernd sowie langsam verlaufend, anhaltend; Gegensatz: → akut

Chrono (CR) als Zusatz bei Medikamenten: → retardierte oder → Retardform mit verzögerter Freisetzung des → Wirkstoffs

chronologisch zeitlich geordnet

cingulär das → Cingulum betreffend; andere Schreibweise: → zingulär

cinguläre Anfälle vom → Cingulum ausgehende Anfälle; andere Schreibweise: → zinguläre Anfälle

Cingulum lateinisch: Gürtel; vom → Stirnlappen des Gehirns ausgehender und bogenförmig bis zum → Schläfenlappen verlaufender Nervenfaserverband; andere Bezeichnung: → Gyrus cinguli

Circulus vitiosus Teufelskreis

Clearance Maß für die Ausscheidung von gelösten Stoffen oder Medikamenten aus dem Körper; Blutmenge, aus der ein Stoff oder Medikament innerhalb einer bestimmten Zeit durch die Leber (→ hepatische Clearance) oder Nieren (→ renale Clearance) entfernt wird; → Plasmaclearance, → Serumclearance

Clobazam (CLB) zur Zusatzbehandlung von Epilepsien eingesetztes → Benzodiazepin; → Zubereitungsformen: → Tabletten; Handelsnamen: Frisium (Deutschland, Österreich) bzw. Urbanyl (Schweiz); → Tab. 4, S. 15

Clomethiazol Beruhigungs- und Schlafmittel (Handelsname: Distraneurin) mit zusätzlicher Wirkung gegen epileptische Anfälle

Clonazepam (CZP) → Benzodiazepin zur Epilepsiebehandlung, speziell bei einer Anfallshäufung oder einem → Status epilepticus; → Zubereitungsformen: Injektionslösung, Lösung, Tabletten; Handelsname: z.B. Rivotril; → Tab. 4, S. 15

Tab. 14: Beteiligte Chromosomen bei manchen Epilepsien (→ auch jeweils bei den einzelnen Formen)

Epilepsieform	Chromosom(en)
Generalisierte Epilepsien	
Benigne familiäre Neugeborenenkrämpfe	8, 20
Familiäre adulte myoklonische Epilepsie	8
Generalisierte Epilepsie mit Fieberkrämpfen „plus“	2, 19
Idiopathische generalisierte Epilepsien	3, 6, 8
In der Kindheit beginnende Absencen-Epilepsie mit Übergang in juvenile myoklonische Epilepsie	1
Juvenile myoklonische Epilepsie	6, 15
Fokale Epilepsien	
Autosomal-dominante nächtliche Frontallappenepilepsie	1, 15, 20
Autosomal-dominante Temporallappenepilepsie	10
Autosomal-rezessive Rolando-Epilepsie	16
Benigne familiäre frühkindliche Anfälle	16, 19
Rolando-Epilepsie	15
Besondere Syndrome	
Aicardi-Syndrom	X
Angelman-Syndrom	15
Bandheterotopie	X
Doppelkortex-Syndrom	X
Familiäre Fieberkrämpfe	8, 19
Familiäre periventrikuläre Heterotopie	X
Fragiles X-Syndrom	X
Juvenile neuronale Zeroidlipofuszinose (Gaucher-Krankheit, Spielmeyer-Vogt-Sjögren-Syndrom)	1
Kindliche neuronale Zeroidlipofuszinose (Gaucher-Krankheit)	1
Progressive Myoklonusepilepsie Typ 1 (EPM1) (Unverricht-Lundborg-Syndrom)	21
Progressive Myoklonusepilepsie Typ 2 (EPM2) (Laforakörperchen-Krankheit)	6

Cluster englisch: Gruppe, Traube; Häufung, z.B. von Anfällen, in einer bestimmten Zeit

clustern mit einer vorübergehenden Anfallshäufung einhergehend

Code Schlüssel, Verschlüsselung; z.B. genetischer Code = Schlüssel zur bzw. Verschlüsselung der Erbinformation mit Bauanleitung für sämtliche Körperzellen

codieren verschlüsseln; andere Schreibweise: → kodieren

Commotio Erschütterung, Stoß

Commotio cerebri Gehirnerschütterung; leichte Form eines → Schädel-Hirn-Traumas, wonach es praktisch nie zu einer → posttraumatischen Epilepsie kommt

Co-Medikation gleichzeitige Einnahme mehrerer Medikamente; andere Schreibweise: → Komedikation

Co-Morbidität gleichzeitiges Bestehen mehrerer Krankheiten; andere Schreibweise: → Komorbidität

Compliance Behandlungstreue, Therapietreue, Patiententreue; Befolgen ärztlicher Behandlungsempfehlungen, insbesondere zur regelmäßigen Einnahme der verordneten Medikamente (→ Medikamentencompliance), daneben auch zur allgemeinen Lebensführung und Ernährung (→ Verhaltenscompliance); Gegensatz: → Non-Compliance

Computer elektronischer Rechner für → digitalisierte Signale, der unter anderem auch zur Bildbearbeitung und Textverarbeitung eingesetzt werden kann; sehr viele Menschen habe heute ihren eigenen Computer, → Personal-Computer (PC)

Computer-Epilepsie → Reflexepilepsie mit Auslösung von Anfällen durch eine Arbeit am → Computer(bildschirm); oft tragen andere Faktoren wie Übermüdung oder → Schlafentzug mit zur Anfallsauslösung bei

computergestützt / computerisiert durch einen → Computer berechnet, mithilfe eines Computers erstellt

Computertomographie (CT) → Röntgenverfahren, bei dem ein → Computer eine Vielzahl von in verschiedenen Winkeln angefertigten Aufnahmen scheiben- oder schichtweise (nach griechisch: tomos = abgeschnittenes Stück) zu sehr genauen Bildern des Gehirns zusammensetzt; im Gegensatz zu normalen Röntgenbildern werden dabei nicht nur Knochen, sondern auch weiches Gewebe wie die verschiedenen Bestandteile des Gehirns abgebildet; Tab. 11, S. 98

Contusio Prellung mit Übergang zur Quetschung

Contusio cerebri Gehirnprellung mit Übergang zur Gehirnquetschung; mittelschwere bis schwere Form eines → Schädel-Hirn-Traumas, wonach es häufiger zu einer → posttraumatischen Epilepsie kommen kann

Coping englisch: to cope = bewältigen; Bewältigungsstrategie, Krankheitsbewältigung

Co-Registrierung / Coregistrierung gleichzeitige Messung und Aufzeichnung, z.B. mit räumlicher Übereinanderlagerung mehrerer Befunde

Cornealreflex (CR) → Kornealreflex

Corpus lateinisch: Körper

Corpus callosum Balken(körper), unterhalb der → Falx cerebri in der Mitte zwischen beiden Hälften des Großhirns liegender Verbindungsteil; → Abb. 8, S. 157; → Kallosotomie

Corpus striatum → Striatum

Cortex Rinde, z.B. des Gehirns; andere Schreibweise: → Kortex

Cortex cerebri → Hirnrinde, → Kortex

cortical → kortikal

Corticoide Cortison und verwandte Substanzen; andere Schreibweise: → Kortikoide

Corticotropin → adrenokortikotropes Hormon (ACTH)

Cortison in der → Nebennierenrinde gebildetes → Hormon; wird u.a. zur Behandlung von → BNS-Anfällen eingesetzt; andere Schreibweise: → Kortison

Creatin(phosphofrukto)kinase (C[P]K) → Enzym in Muskelzellen, das nach starker Beanspruchung und Verletzungen (z.B. → generalisierten → tonisch-klonischen oder → Grand-Mal-Anfällen bzw. Stürzen) sowie nach Herzinfarkten ansteigen kann; Normalwert für Erwachsene = bis 170 Einheiten pro Liter (U/l) für Frauen, bis 190 Einheiten pro Liter (U/l) für Männer; andere Schreibweise: → Kreatin(phosphofrukto)kinase

Crescendo Anschwellen, Lauterwerden, Zunehmen; es kann zu einer crescendoartigen Häufung epileptischer Anfälle kommen; Gegensatz: → Decrescendo

Cross-over englisch: gekreuzt, über Kreuz; bezieht sich auf die aufeinanderfolgende Anwendung verschiedener Behandlungsmethoden bei denselben Patienten; z.B. mit einem neuen Medikament und → Plazebo

Cross-over-Studie → Studie, bei der dieselben Patienten nacheinander mehrere (meist 2) verschiedene Behandlungen erhalten, z.B. mit einem neuen Medikament und → Plazebo

CSWS-Syndrom → Elektrischer Status epilepticus im Schlaf (ESES)

Cystatin-B → Protein (Eiweiß), dessen Bildung im Körper bei der → Unverricht-Lundborg-Krankheit aufgrund eines vererbten → Defektes gestört ist

D

dakrystischer Anfall Anfall mit Tränenbildung als wesentlichem Zeichen

Dämmerattacke andere Bezeichnung für → komplexen fokalen Anfall

Dämmerzustand Minuten bis Stunden, manchmal auch Tage bis Wochen anhaltende Störung des → Bewusstseins, wobei einfache Handlungen zwar noch möglich sind, hinterher aber nicht erinnert werden; bei Epilepsien z.B. bei und nach → komplexen fokalen Anfällen

Dämon Teufel

dämonisch teuflisch, mit dem Auftreten von → Dämonen einhergehend

Darreichungsform Anwendungsform; bei Medikamenten → Ampulle, → Dragee, → Filmtablette, → Granulat, → Infusionsflasche, → Infusionskonzentrat, → Injektionsflasche, → Injektionslösung, → Kapsel, → Lacktablette → Lösung, → Mikroklistier, → Miniaturklistier, → Retarddragee, → Retardminitablette, → Retardtablette, → Sachet, Saft, Sirup, → Suppositorium, → Suspension, → Tablette, → Täfelchen, → Trockensubstanz, Tropfen, Zäpfchen; andere Bezeichnungen: → Applikationsform, → Zubereitungsform

Datenbank Sammlung von Daten, z.B. über Einzelheiten einer Krankheit bei einer größeren Zahl von Menschen

Dauerinfusion über längere Zeit erfolgende → Infusion; Gegensatz: → Kurzinfusion

Deafferentierung / Deafferenzierung Ausschaltung der → afferenten, zum Gehirn führenden Bahnen, z.B. durch eine Operation oder eine Kopfverletzung im Rahmen eines Unfalls

Deambulation Verharren, fehlendes Umherlaufen; Gegensatz: → Ambulation

debil leicht bis mäßig geistig behindert

Debilität → leichte Intelligenzminderung

Decrescendo Abschwellen, Leiserwerden, Abnehmen; es kann zu einer decrescendoartigen Abnahme epileptischer Anfälle kommen; Gegensatz: → Crescendo

Defekt völliges oder teilweises Fehlen, z.B. von Gewebe

Definition Begriffsbestimmung, Erklärung

defizient mangelhaft

Defizit Mangel; völliger oder teilweiser Ausfall normalerweise vorhandener und für normale Abläufe wichtiger → Funktionen oder Fähigkeiten

Degeneration Untergehen, Zugrundegehen; in der Medizin auch Abbauprozess, Abbau von Zellen, Geweben oder Körperteilen mit fehlerhaften → Funktionen oder Funktionsverlust; Gegensatz: → Regeneration

degenerativ mit einer → Degeneration einhergehend

degenerieren untergehen, zugrundegehen; in der Medizin auch abbauen; Gegensatz: → regenerieren

Dehydratation / Dehydrierung Entwässerung, z.B. durch zu weniges Trinken oder → Diuretika (harntreibende Mittel); Gegensatz: → Hyperhydratation / Hyperhydrierung

dehydrieren entwässern

déjà-entendu französisch: „schon einmal gehört"; Eindruck, etwas tatsächlich erstmals Gehörtes früher schon einmal gehört zu haben; mögliches Zeichen zu Beginn → komplexer fokaler Anfälle, aber auch ohne Epilepsie vorkommend

déjà-vecu französisch: „schon einmal erlebt"; Eindruck, etwas tatsächlich erstmals Erlebtes früher schon einmal erlebt zu haben; mögliches Zeichen zu Beginn → komplexer fokaler Anfälle, aber auch ohne Epilepsie vorkommend

déjà-vu französisch: „schon einmal gesehen"; Eindruck, etwas tatsächlich erstmals Gesehenes früher schon einmal gesehen zu haben; mögliches Zeichen zu Beginn → komplexer fokaler Anfälle, aber auch ohne Epilepsie vorkommend

Dekade Jahrzehnt

Deklaration Erklärung

deklaratives Gedächtnis „Was"-Wissen; Gegensatz: → prozedurales Gedächtnis

deklarieren erklären

dekodieren entschlüsseln; Gegensatz: → kodieren

Dekodierung Entschlüsselung; Gegensatz: → Kodierung

Dekompensation Deutlichwerden einer Störung durch Wegfall von ausgleichenden → Funktionen; Gegensatz: → Kompensation

Dekonditionieren / Dekonditionierung Modelle für einfaches Verlernen durch Belohnen oder Bestrafen; Gegensatz: → Konditionieren / Konditionierung

Dekrement Abnahme, z.B., der → Amplitude von → Potenzialen im → Elektroenzephalogramm (EEG); Gegensatz: → Inkrement

Delir plötzlich einsetzender, vorübergehender → Verwirrtheitszustand mit Sinnestäuschungen (→ Halluzination) und anderen körperlichen Beschwerden einschließlich einer Störung des → Bewusstseins

Delirium tremens Delir bei Alkoholentzug

Delta(δ)-Aktivität Teil der bioelektrischen Tätigkeit der Nervenzellen des Gehirns, der sich in einer Ableitung des → Elektroenzephalogramms (EEGs) mit weniger als viermal pro Sekunde auftretenden → Wellen (= Delta[δ]-Wellen) zeigt

Delta(δ)-Band / Deltabereich → Frequenzbereich im → Elektroenzephalogramm (EEG) von weniger als 4 → Hertz; weniger als viermal pro Sekunde auftretende → Wellen

Delta(δ)-EEG → Elektroenzephalogramm (EEG) mit Vorherrschen von Delta(δ)-Wellen

Delta(δ)-Wellen mit einer Häufigkeit von weniger als viermal pro Sekunde auftretende → Wellen im → Elektroenzephalogramm (EEG); → Abb. 5, S. 123

demaskieren enttarnen, erkennbar machen; Gegensatz: → maskieren

Demenz Verlust der geistigen Leistungsfähigkeit, insbesondere des Denkens, Erkennens und Erinnerns; alleine durch eine Epilepsie kommt es nicht zu einer Demenz; → Alzheimer-Krankheit

demenzielle Entwicklung Entwicklung einer → Demenz

Dendrit kurzer Nervenzellfortsatz, auf den die meisten der von anderen Nervenzellen ankommenden → Impulse bzw. Informationen übertragen werden; jede Nervenzelle hat zahlreiche Dendriten; das → Elektroenzephalogramm (EEG) kommt durch aufsummierte Schwankungen von → Potenzialen der → Dendriten in oberflächlichen Schichten der → Hirnrinde zustande

Denk-Epilepsie seltene Form einer → Reflexepilepsie mit durch Denken an ganz bestimmte Dinge ausgelösten epileptischen Anfällen

de novo lateinisch: erstmals (auftretend), neu

Dentato(rubro)-pallido-luysische Atrophie erbliche, vorwiegend in Japan vorkommende Form der → progressiven Myoklonusepilepsie mit Auftreten in der Kindheit oder → Adoleszenz

Depersonalisation körperliche Entfremdung; Empfindung, außerhalb des eigenen Körpers zu sein; kann bei → komplexen fokalen Anfällen vorkommen

Depolarisation teilweise oder völlige Entladung, Abbau der normalerweise vorhandenen elektrischen Ruhespannung von Nervenzellen; eine Depolarisation leitet die elektrische Tätigkeit (das „Feuern" oder Abgeben von → Impulsen bzw. → Aktionspotenzialen) von Nervenzellen ein; Gegensatz: → Hyperpolarisation, → Repolarisation

Depotpräparat lang wirkendes Medikament, z.B. → Antipsychotikum oder → Neuroleptikum; wird meist → intramuskulär verabreicht

Depression krankhafte Niedergeschlagenheit, grundlose Traurigkeit; Depressionen bei Epilepsie treten meist ohne direkten Bezug zu epileptischen Anfällen (→ interiktal) auf; Gegensatz: → Manie

depressiv niedergeschlagen, traurig, lustlos; Gegensatz: → manisch

depressogen zu einer → Depression führend

Deprivation Entzug

Derealisation „Unwirklichkeitsgefühl", Gefühl der Entfremdung; kann bei → komplexen fokalen Anfällen vorkommen

Dermatitis entzündliche Hautveränderung

Dermatose Hautkrankheit

Desensibilisieren / Desensibilisierung unempfindlich machen, z.B. als Behandlungsmethode von → Allergien mit Gabe zunächst sehr geringer und dann langsam immer höher werdenden Dosen des auslösenden Stoffes; andere Bezeichnung: Desensitisierung; Gegensatz: → Sensibilisieren / Sensibilisierung

Desensitisierung „Unempfindlichmachung"; andere Bezeichnung: → Desensibilisierung; Gegensatz: → Sensitisierung

Design in der Medizin: gezielter Plan, z.B. für eine wissenschaftliche → Studie; → Cross-over-Studie, → Doppelblindstudie, → kontrollierte Studie, → offene Studie, → randomisierte Studie

Designermedikament aufgrund einer gezielten Vorstellung über den Wirkungsmechanismus entwickeltes Medikament; bei den meisten → Antiepileptika ist dies nicht der Fall; englische Bezeichnung: designer drug

Desorientiertheit / Desorientierung mangelnde bis fehlende Fähigkeit, sich zum Raum bzw. Ort („Wo bin ich?"), zur Zeit („Was ist heute für ein Tag?") oder zur Person („Wer bin ich?") zu orientieren bzw. auszukennen; kann während eines Anfalls und danach vorkommen; Gegensatz: → Orientiertheit / Orientierung

Desynchronisation Entkopplung; im → Elektroenzephalogramm (EEG): Vorgang im Gehirn, der zur Unterbrechung einer weitgehend regelmäßigen, gleichförmigen → Aktivität führt; Gegensatz: → Synchronisation

Detail Feinheit, kleineres Bestandteil

detailliert sehr genau, Kleinigkeiten beachtend

detektieren erkennen

Detektion Erkennung

Determinante bestimmende Größe, bestimmendes Merkmal

determinieren verursachen, bedingen

Deviation lateinisch/französisch: Abweichung

Deviation conjuguée französisch: gleichsinnige Abweichung, z.B. beider Augen nach einer Seite

Diabetes insipidus stark vermehrte Urinausscheidung und Trinkmenge aufgrund eines Mangels an → antidiuretischem Hormon (ADH)

Diabetes mellitus Zuckerkrankheit; mit erhöhtem Blutzucker, vermehrter Zuckerausscheidung im Urin und vermehrtem Durst einhergehend

Diagnose Erkennen und Bezeichnen einer Krankheit oder Störung

Diagnostik Untersuchungen zur Erkennung einer Krankheit oder Störung

Diagnostikanamnese / diagnostische Anamnese Untersuchungsvorgeschichte; die Erhebung einer genauen Diagnostikanamnese mit den bisher durchgeführten Untersuchungen sowie ihrer Ergebnisse ist bei Epilepsien ein wichtiger Teil der → Anamnese

diagnostische Kriterien Maßstäbe, Richtlinien zur Stellung einer → Diagnose

Dialyse „Blutwäsche", Reinigung des Blutes, Trennung von Stoffen nach der Größe ihrer → Moleküle durch eine halbdurchlässige → Membran; Entfernung von normalerweise durch die Niere ausgeschiedenen →

Stoffwechselprodukten durch eine Maschine außerhalb des Körpers

Diarrhö / Diarrhöe Durchfall, dünnflüssige Stuhlentleerung, z.B. als medikamentöse → Nebenwirkung

Diaschise / Diaschisis Ausfall oder Störung der Tätigkeit eines Teils z.B. des Nervensystems; → zerebellare Diaschisis

Diathese Bereitschaft, Empfänglichkeit, Neigung zu

Diät „Kostordnung", von normaler Ernährung abweichende Kostform; → ketogene Diät

Diazepam (DZP) → Benzodiazepin, das → parenteral (i.v., i.m.) oder als → Rektiole zur notfallmäßigen Anfallsbehandlung geeignet ist; → Zubereitungsformen: → Injektionslösung, Lösung, → Tablette, → Täfelchen, Tropfen; Handelsnamen: z.B. Stesolid oder Valium; → Tab. 4, S. 15

Dichotomie Zweiteilung, Unterteilung in 2 Gruppen

Diencephalon Zwischenhirn, u.a. aus → Thalamus und → Hypothalamus bestehend; → Abb. 8, S. 157

Differenzialblutbild Bestimmung des gesamten → Blutbildes mit Zahl und Zusammensetzung der → roten und → weißen Blutkörperchen einschließlich der Menge an rotem Blutfarbstoff (→ Hämoglobin) und des Anteils der Blutzellen am Gesamtblut (→ Hämatokrit) sowie der verschiedenen Arten weißer Blutkörperchen wie → Granulozyten, → Lymphozyten, → Monozyten und → Thrombozyten; andere Bezeichnung: → großes Blutbild

Differenzialdiagnose (DD) Unterscheidung ähnlicher Krankheitsbilder, Abwägung und Abgrenzung einer Krankheit oder Krankheitsform gegenüber ähnlichen anderen

differenziert ausgeformt, ausgefeilt; Gegensatz: → entdifferenziert

diffus unbestimmt, nicht abgrenzbar, verteilt; Gegensatz: → fokal, → herdförmig, umschrieben

diffuse Grand-Mal-Epilepsie → Grand-Mal-Epilepsie ohne erkennbare Beziehung zum → Schlaf-Wach-Rhythmus; → Aufwach-(Grand-Mal-)Epilepsie, → Schlaf-(Grand-Mal-)Epilepsie

digital nach lateinisch: digitus = Zeiger, Finger
1. in der Medizin: mit den Fingern
2. in der Elektrotechnik: mittels Zahlen dargestellt

Digitalis Fingerhut-Pflanze, enthält herzwirksame Stoffe (so genannte → Glykoside oder Digitalis-Präparate)

digitalisieren / Digitalisieren
1. im Bereich der Elektrotechnik: Umwandeln → analoger in → digitale Größe; beim → Elektroenzephalogramm (EEG) wird dabei z.B. die analoge Kurve in festen Zeitabständen (wie etwa 100-mal pro Sekunde) abgetastet und die jeweils gemessenen Spannungswerte ermittelt (→ Analog-Digital-Konversion)
2. medikamentöse Behandlung mit Herzglykosiden (→ Digitalis)

digitales EEG / digitalisiertes EEG von einem → Computer in Zahlen umgewandeltes und dadurch teilweise auch automatisch auswertbares → Elektroenzephalogramm (EEG); andere Bezeichnung: papierloses EEG

Diphenylhydantoin (DPH) frühere, nicht mehr übliche Bezeichnung für → Phenytoin (PHT)

Diplom-Psychologe / Diplom-Psychologin (Dipl.-Psych.) Fachperson für psychische Vorgänge mit einem abgeschlossenen → Studium

Diplopie Doppel(t)sehen, z.B. aufgrund von medikamentösen → Nebenwirkungen

Dipol an seinen beiden Enden unterschiedlich geladenes elektrisches oder magnetisches Teilchen

Dipolanalyse Auswerteverfahren von → Vielkanalableitungen → bioelektrischer oder magnetischer → Potenziale durch Berechnung und Zuordnung der → Dipole, die für ihre Entstehung verantwortlich sind; z.B. beim → Elektroenzephalogramm (EEG)

Diprenorphin (DPN) → unspezifischer → Antagonist von → Opiatrezeptoren im Gehirn; kann z.B. bei einer → Positronen-Emissionstomographie (PET) benutzt werden

direktes Bilirubin normalerweise im Blut nicht vorhandener, aufgrund der Nachweismethode aber auch schon dann in geringer → Konzentration vorgetäuschter, wasserlöslicher Anteil des rötlich braunen Gallenfarbstoffs (→ Bilirubin), dessen Bestimmung im Vergleich zum → indirekten Bilirubin schon nach Zusatz eines Stoffes möglich ist; Erhöhung u.a. bei manchen → Stoffwechselstörungen oder Neugeborenen

Disability Einschränken oder Fehlen (aufgrund einer Behinderung) der Fähigkeit, eine Tätigkeit normal auszuüben; → Aktivitäten im Alltag

Discoepilepsie / Diskothekenepilepsie besonders bei Kindern und Jugendlichen vorkommende → Reflexepilepsie mit aufgrund einer → Fotosensibilität gegenüber Lichtreizen in Diskotheken ausgelösten Anfällen

diskonkordant nicht übereinstimmend, nicht zusammen passend; Gegensatz: → konkordant

Diskonnektion Unterbrechung, Durchschneidung

Diskonnektionssyndrom Beschwerdebild bei einer Hirnschädigung aufgrund einer Unterbrechung von verschiedene Abschnitte verbindenden Nervenbahnen; z.B. nach einer → Kallosotomie

diskonnektiv unterbrechend

diskontinuierlich unbeständig, mit Unterbrechungen; Gegensatz: → kontinuierlich

diskrepant abweichend, unterschiedlich; Gegensatz: → konkordant

Diskrepanz Abweichung, Unterschiedlichkeit; bei Epilepsien z.B. von Befund im → Elektroenzephalogramm (EEG) und Anfallsbeschreibung hinsichtlich der Einordnung eines Anfalls oder zwischen Einnahme von → Antiepileptika und deren → Serumkonzentration; Gegensatz: → Konkordanz

diskret gering, schwach ausgeprägt; Gegensatz: → massiv

Diskrimination Unterscheidung; bei Epilepsien meist für ab- oder ausgrenzende bzw. herabsetzende Benachteiligung von betroffenen Menschen verwandt; andere Bezeichnung: → Diskriminierung

diskriminieren unterscheiden; bei Epilepsien meist für- oder ausgrenzende bzw. herabsetzende Benachteiligung von betroffenen Menschen verwandt

Diskriminierung Unterscheidung; bei Epilepsien meist für ab- oder ausgrenzende bzw. herabsetzende Benachteiligung von betroffenen Menschen verwandt; andere Bezeichnung: → Diskrimination

Dispensation / Dispensierung in der Medizin: Zubereitung und Abgabe eines Arzneimittels, in der Regel durch den → Apotheker

Dispenser Behälter mit abgeteilten Fächern (Box, Schachtel, Schieber) zur übersichtlichen Verteilung und Entnahme von Medikamenten; verbessert die → Compliance; → Tagesdispenser, → Wochendispenser; andere Bezeichnung: → Medikamentenschieber

Display Anzeige

Disposition Bereitschaft, Empfänglichkeit, Ansprechbarkeit; z.B. eine bestimmte Krankheit zu bekommen

disseminiert an verschiedenen Stellen, verteilt

disseminierte intravaskuläre Koagulation an verschiedenen Stellen innerhalb der Blutgefäße auftretende lebensgefährliche Störung der → Blutgerinnung, die u.a. als → Nebenwirkung von Medikamenten auftreten kann; englische Bezeichnung: disseminated intravascular coagulation (DIC)

Dissimulation → bewusstes Herunterspielen, Verneinen; z.B. von epileptischen Anfällen; Gegensatz: → Simulation

dissimulieren → bewusst herunterspielen, verneinen; Gegensatz: → simulieren

dissoziativ auflösend, trennend

dissoziative Störung krankhafte Störung mit einer Trennung der normalerweise vorhandenen Einheit zwischen Körper und → Psyche; andere Bezeichnung: → psychogene Störung

dissoziativer Anfall Anfall mit einer Trennung der normalerweise vorhandenen Einheit zwischen Körper und → Psyche; andere Bezeichnungen: → nichtepileptischer Anfall, → psychogener Anfall, früher auch → hysterischer Anfall

Dis-Stress negativer → Stress; schädlicher Stress, der zu epileptischen Anfällen führen kann; Gegensatz: → Eu-Stress

Distanz Entfernung

Distorsion Verdrehung, Verrenkung, Verstauchung; Zerrung von → Sehnen, Bändern und Gelenkkapseln durch Überdehnung, z.B. infolge eines epileptischen Anfalls

Distribution Verteilung von gelösten Stoffe oder Medikamenten über die Blutbahn in den verschiedenen Geweben und → Organen des Körpers; → Pharmakokinetik

Diurese Harnausscheidung

Diuretikum (Mehrzahl: Diuretika) die Harnausscheidung verstärkendes („harntreibendes") Mittel

diurnal den Tag betreffend, über den Tag verteilt, an den Tag gebunden

Divergenz

1. Auseinanderführen, von einander weg bewegen
2. bei den Augen: Auswärtsstellung mit Auseinanderweichen der Blicklinien

Gegensatz: → Konvergenz

divers unterschiedlich, verschieden

dizygot zweieiig; auf die Teilung und Entwicklung von 2 Zellen zurückgehend

dizygote Zwillinge zweieiige Zwillinge mit teilweise unterschiedlichen → Erbanlagen

dolent schmerzempfindlich, schmerzhaft; Gegensatz: → indolent

dominant beherrschend, sich durchsetzend, „überdeckend“

dominante Hemisphäre für die Sprache zuständige Hirnhälfte; bei Rechtshändern und der Mehrzahl der Linkshänder die linke Hirnhälfte

dominante Vererbung „sich durchsetzende“ Vererbung, bei der eine Anlage bei einem Kind auch dann zum Tragen kommt, wenn sie nur von einem Elternteil weitergegeben wurde

Doose-Syndrom nach einem gleichnamigen deutschen Kinderarzt benanntes Epilepsie-Syndrom; → frühkindliche myoklonisch-astatische Epilepsie (FMAE)

Dopamin → Transmitter (→ Tab. 62, S. 335); spielt besonders bei der → Parkinson-Krankheit und beim → Restless-Legs-Syndrom eine wichtige Rolle

Doppelbanane bildhafte Bezeichnung für ein → Ableiteprogramm beim → Elektroenzephalogramm (EEG) mit → bipolaren → Längsreihen, das bei Betrachtung von oben zwei spiegelbildlich nebeneinander liegenden Bananen ähnelt (→ Abb. 1a, S. 60)

doppelblind „zweifach blind“

Doppelblindstudie (DBS) (Abb. 4) → Studie, bei der weder der behandelnde Arzt noch die teilnehmenden Patienten wissen, welche Behandlung durchgeführt wird (ob sie beispielsweise ein bestimmtes Medikament oder wirkungsloses → Plazebo erhalten); dieses Vorgehen schließt Verfälschungstendenzen der Ergebnisse aufgrund von Erwartungshaltungen weitgehend aus; Gegensatz: → offene Studie

Doppelkortex-Syndrom auf dem → X-Chromosom vererbtes, vorwiegend bei Mädchen bzw. Frauen vorkommendes Krankheitsbild mit doppelt angelegter → Hirnrinde in Form unterhalb der Hirnrinde gelegener bandförmiger Ansammlung von normalerweise in der Hirnrinde gelegenen Zellen (→ Heterotopie); gehört zu den → kortikalen Dysplasien und geht häufig mit epileptischen Anfällen einher; andere Bezeichnun-

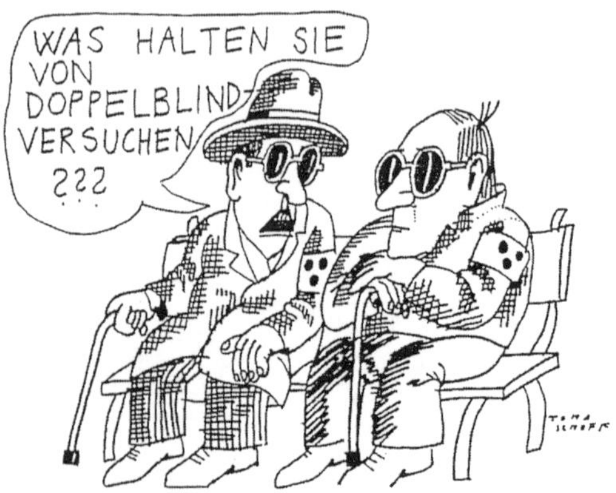

Abb. 4: So genannte „Doppelblind“-Studien

gen: → subkortikale laminäre Heterotopie (SKLH), → Bandheterotopie (BH), englische Bezeichnung: double cortex syndrome

Doppelspike-wave-Komplex feste Aufeinanderfolge von 2 Spitzen (→ Spikes) und einer langsamen Welle im → Elektroenzephalogramm (EEG) bei generalisierten Anfällen, z.B. generalisierten → Myoklonien

Dopplersonographie → Ultraschalluntersuchung von Blutgefäßen und Blutfluss, z.B. in den Halsschlagadern oder den → Arterien des Gehirns; → transkranielle Dopplersonographie

dorsal hinten, an der Körperrückseite gelegen; Gegensatz: → ventral

dorsolaterale Frontallappenepilepsie Form der → Frontallappenepilepsie; im Vordergrund stehen meist → einfache fokale Anfälle mit → tonischer Symptomatik (z.B. Beuge- oder Wendebewegungen), oft mit einer → Aphasie, seltener → klonische Anfälle oder → komplexe fokale Anfälle mit → initialen → Automatismen ohne → Aura

Dosett Markenname für eine Medikamentenkassette zur übersichtlichen Aufbewahrung z.B. des Wochenbedarfs; → Dispenser

Dosierung Mengenangabe, z.B. eines Medikaments; z.B. in → Milligramm (mg) für die Einnahme morgens, mittags, abends und gegebenenfalls zur Nacht (600-300-300-600)

Dosis Menge, z.B. eines Medikaments, die auf einmal oder innerhalb einer bestimmten Zeit eingenommen wird; → Erhaltungsdosis, → Höchstdosis, → Maximaldosis, → Minimaldosis, → Tagesdosis, → Tiefstdosis, → Zieldosis

dosisabhängig Wirkung oder → Nebenwirkung, deren Stärke mit steigender → Dosis zunimmt; Gegensatz: → dosisunabhängig

Dosisfindung Herausfinden der besten → Dosis, z.B. eines Medikaments

dosisunabhängig Wirkung oder → Nebenwirkung, deren Stärke unabhängig von der → Dosis ist; Gegensatz: → dosisabhängig

Dosis-Wirkungs-Beziehung Beziehung zwischen zugeführter → Dosis und Wirkung eines Medikaments; sie sollte möglichst → linear sein

Double cortex syndrome englische Bezeichnung für → Doppelkortex-Syndrom

Double-dummy-Design englisch: double = doppelt und dummy = Attrappe; wissenschaftliche → Doppelblindstudie, bei der 2 Medikamente oder 1 Medikament und → Plazebo miteinander verglichen werden und jeweils gleichzeitig sowohl die Einnahme eines wirksamen Medikaments als auch von Plazebos (gegebenenfalls des anderen Medikaments) erfolgt, ohne dass äußerlich erkennbar ist, um was es sich jeweils handelt

Down-Syndrom vererbte Krankheit mit 3 (statt normalerweise 2) → Chromosomen 21 in jeder Körperzelle, geht u.a. mit Missbildungen von Augen und Knochen einschließlich einer → Mongolenfalte, einer unterschiedlich stark ausgeprägten geistigen Behinderung und bei etwa 5 bis 10% auch mit epileptischen Anfällen einher; andere Bezeichnungen: → Mongolismus, → Trisomie 21

Dragee → Zubereitungsform eines Medikaments mit einem zuckerhaltigen Überzug

Dravet-Syndrom nach einer gleichnamigen französischen Ärztin benanntes schwer behandelbares Epilepsie-Syndrom mit → myoklonischen Anfällen; im 1. Lebensjahr und meist mit → Grand-Mal-Anfällen beginnend; andere Bezeichnung: → schwere frühkindliche myoklonische Epilepsie; englische Bezeichnung: severe myoclonic epilepsy of infancy (SMEI)

Dreamy state englisch: Traumzustand; traumhaft empfundener Zustand („Umdämmerung") bei einem → komplexen fokalen Anfall

Dreitageanfälle (3-Tage-Anfälle) gutartige, überwiegend → klonische, selten → apnoische Anfälle von Neugeborenen mit familiärer Häufung und → Vererbung, meist um den 3. Lebenstag mit mehreren → fokalen oder → multifokalen Anfällen pro Tag auftretend; andere Bezeichnungen: → benigne familiäre Neugeborenenkrämpfe, → benigne familiäre neonatale Anfälle, → gutartige familiäre Neugeborenenkrämpfe; englische Bezeichnung: third day fits

Droge chemischer Stoff oder Substanz, die nicht aus gesundheitlichen oder medizinischen Gründen und vorwiegend in der Freizeit eingenommen wird; → „harte" Drogen, → „weiche" Drogen

Drogenabusus Missbrauch von → Drogen

Drogenscreening Suchtest im Urin bei Verdacht auf Einnahme von → Drogen

Drop attack englisch: to drop = fallen; Sturz → nichtepileptischer Ursache; mit einem plötzlichen Hinstürzen durch Verlust der Muskel- und Haltungskontrolle aber ohne → Bewusstseinsverlust einhergehende Störung bei meist älteren Menschen; als Ursache wird in erster Linie eine Durchblutungsstörung des Gehirns vermutet, ohne dass diese Annahme bislang bewiesen werden konnte; andere Bezeichnung: → Sturzattacke

Dropout englisch: „Herausfallen"; Teilnehmer an einer → Studie, die ausscheiden und für eine weitere Beurteilung nicht zur Verfügung stehen

Dropout-Rate Häufigkeit des Abbrechens, z.B. der Behandlung mit einem Medikament; andere Bezeichnung: → Abbruchrate; Gegensatz: → Retenzionsrate

Drop seizure englisch: to drop = fallen, epileptischer → Sturzanfall

Drug monitoring englisch: Medikamentenüberwachung; Messung der → Serumkonzentration von Medikamenten; → therapeutischer Bereich

Drüse Organ, das → Sekrete oder → Exkrete nach außen abgibt (z.B. Schweißdrüse) oder → Hormone oder → Inkrete nach innen, z.B. in den Magen-Darm-Kanal oder in den Blutkreislauf, absondert (z.B. Bauchspeicheldrüse oder Schilddrüse)

dual doppelt, zweifach

duale Pathologie gleichzeitiges Vorkommen von 2 krankhaften Veränderungen; bei Epilepsien z.B. eines → Hirntumors und einer angeborenen Veränderung

dubios fragwürdig, zweifelhaft, eher ungünstig

Dummy englisch: Schaupackung, Attrappe; → Double-dummy-Design

Dupuytren(sche) Kontraktur nach einem gleichnamigen französischen Arzt benannte Beugekontraktur der Finger (bes. 4. und 5.) durch Verhärtung und Verkürzung von Sehnen; kommt u.a. als → Nebenwirkung von → Antiepileptika vor, besonders bei

→ Barbituraten; → Ledderhose-Syndrom

Dura mater äußere, harte Hirnhaut zwischen Innenseite des Schädelknochens und Gehirn

Durchbruchblutung innerhalb der → Periode bei Frauen unzeitgemäß oder trotz Einnahme → hormoneller Kontrazeptiva auftretende Blutung

Dynamik Schwung, Bewegtheit

dynamisch anpassungsfähig, variabel, veränderlich; Gegensatz: → statisch

dys- / Dys- Vorsilbe: gestört, nicht in Ordnung

Dysarthrie Störung des Sprechens durch Lähmung oder gestörtes Zusammenwirken der Sprechmuskulatur mit undeutlicher, „verwaschener" Sprache; Wortwahl und Wortverständnis sind erhalten

Dysästhesie abnorme, unangenehme oder schmerzhafte Missempfindung, die → spontan (z.B. bei einem epileptischen Anfall) oder nach → Provokation (z.B. durch Berührung) auftritt

Dysbalance fehlendes, nicht (mehr) vorhandenes Gleichgewicht; Gegensatz: → Balance

Dysdiadochokinese Unvermögen, rasch wechselnde Bewegungen auszuführen; meist Ausdruck einer Kleinhirnschädigung oder → Nebenwirkung von Medikamenten

dysembryogenetischer (dysembryoplastischer) neuroepithelialer Tumor (DNET) angeborene gutartige Geschwulst (→ Tumor) aufgrund einer Entwicklungsstörung → embryonaler Zellen des Gehirns; geht häufiger mit einer Epilepsie einher

Dysfunktion Störung der → Funktion

Dysgenesie Anlagestörung, z.B. des Gehirns

Dysgyrie gestörte Ausbildung der Hirnwindungen, z.B. → Makrogyrie, → Mikrogyrie, → Pachygyrie oder → Polymikrogyrie; andere Bezeichnung: → Gyrierungsstörung

Dyskinesie Bewegungsstörung; gestörte Willkürbewegung oder → unwillkürlich auftretende Bewegung, meist als Ausdruck einer Krankheit oder Störung des → extrapyramidalmotorischen Systems (EPS); kann auch als → Nebenwirkung von Medikamenten (speziell → Neuroleptika, selten auch → Antiepileptika) auftreten

dyskinetisch mit einer Bewegungsstörung einhergehend

Dyskrasie gestörte Blutzusammensetzung

Dyslexie Störung des Lesens; z.B. → Legasthenie

Dysmenorrhö / Dysmenorrhöe gestörte, oft schmerzhafte → Menstruation bei Frauen

dysmnestisch mit Gedächtnisstörungen einhergehend

Dysmorphie „gestörte Gestalt", Fehlbildung

Dysmorphie-Syndrom typische kleine Fehl- oder → Missbildungen wie z.B. Veränderungen der Nase, Lippen oder anderer Gesichtsteile sowie Verkürzungen von Fingerendgliedern

Dysphagie Schluckstörung

Dysphasie Sprachstörung; im Deutschen meist als → Aphasie bezeichnet

dysphasisch mit einer Sprachstörung einhergehend; im Deutschen meist als → aphasisch bezeichnet

Dysphorie Verstimmung; Störung der Stimmungslage

dysphorisch mit einer → Dysphorie einhergehend

Dysplasie Missbildung, Fehlentwicklung; → kortikale Dysplasie

Dyspnoe subjektiv empfundene Atemnot oder Erschwerung der Atemtätigkeit, oft verbunden mit einem Erstickungsgefühl

Dyspraxie Handlungsstörung, Störung des Gebrauchs der Gliedmaßen; Gegensatz: → Eupraxie

Dysprosodie Störung der Sprachmelodie

Dysregulation Regulationsstörung eines → Organsystems

Dysrhythmie Unregelmäßigkeit eines Rhythmus, z.B. der Wellen im → Elektroenzephalogramm (EEG)

Dyssynergia cerebellaris → Ramsay-Hunt-Syndrom

Dysthymie gestörte Stimmung; leichte Form einer → Depression

dyston mit einer → Dystonie einhergehend

Dystonie Störung des → Muskeltonus (der Muskelspannung) mit ungewöhnlicher, angespannt-verkrampfter Haltung von Körperteilen

Dystonic posturing englisch: dystone Körperhaltung; kommt z.B. bei → fokalen Anfällen vor und kann ein → Lateralisationszeichen sein; andere Bezeichnung: kontralaterale Rigidität

Dystrophie Wachstumsstörung, bei Säuglingen: leichte Verlaufsform einer chronischen Ernährungsstörung

Dysurie Beschwerden beim Wasserlassen

E

Ecchymosis flächenhafte Hautblutung, Blutsack, blutunterlaufene Stelle; andere Schreibweise: → Ekchymose / Ekchymosis

Echinokokkus Bandwurmgattung; gehört zu den → Parasitosen

Echinokokkuszyste → Zyste im Gehirn bei Bandwurmbefall; kann seltene Ursache einer → symptomatischen Epilepsie sein

Echolalie echoartiges, sinnloses Nachsprechen von Worten oder Sätzen

Ecstasy weit verbreitete → synthetische → Droge aus → Amphetaminen; die Einnahme kann zu schweren → Nebenwirkungen einschließlich epileptischer Anfälle führen

Edukation Erziehung, Information

EEG-Kurve Darstellung des → Elektroenzephalogramms mit mehreren, verschiedenen Stellen der Kopfoberfläche entsprechenden → Ableitungen, → Kanälen oder → Spuren untereinander auf Papier oder einem Bildschirm

EEG-Monitoring → Langzeitmonitoring

EEG-Muster mehr oder weniger typischer Ablauf und Ausbreitung von → Potenzialen in einer → EEG-Kurve; z.B. umschriebene → Spikes über einem → Schläfenlappen oder → generalisierte → Spike-wave-Entladungen über allen Abschnitten des Gehirns

EEG-Potenzial (Abb. 5) normales (→ physiologisches) oder krankhaftes (→ pathologisches) → Potenzial (Spannungsschwankung) im → Elektroenzephalogramm (EEG)

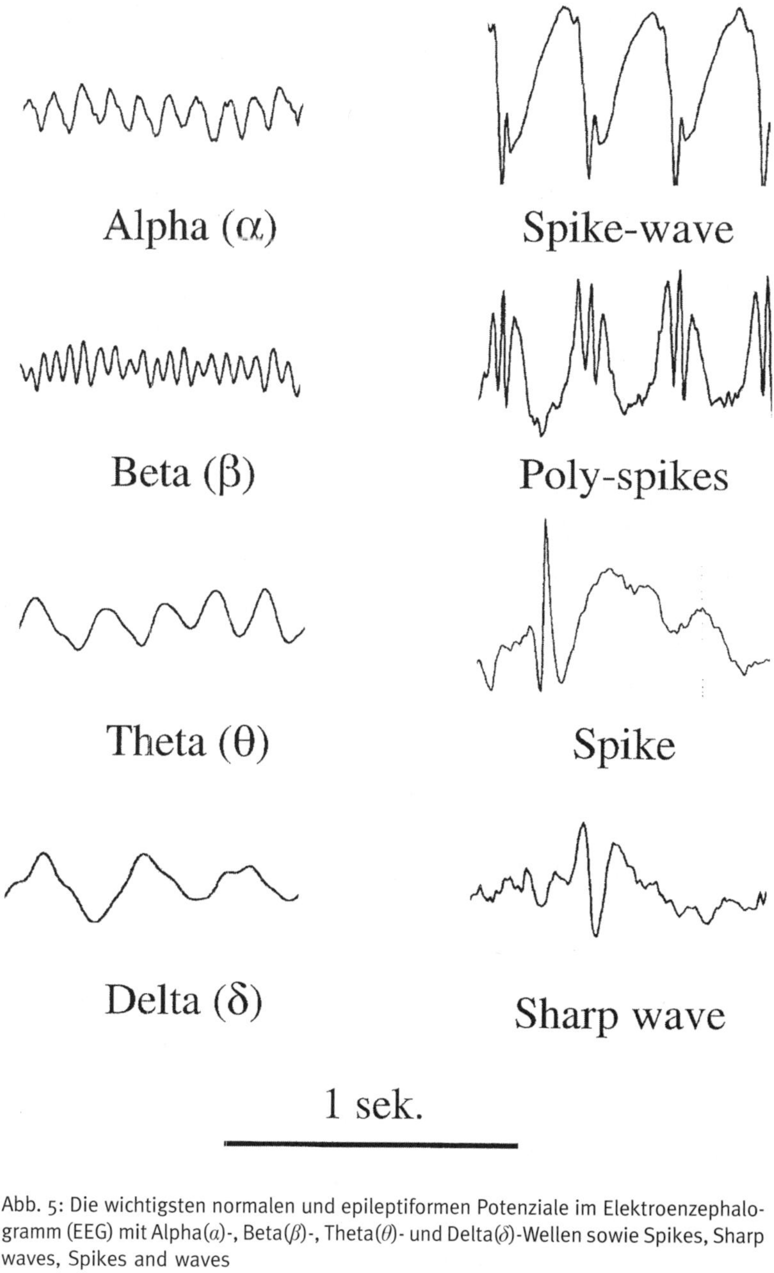

Abb. 5: Die wichtigsten normalen und epileptiformen Potenziale im Elektroenzephalogramm (EEG) mit Alpha(α)-, Beta(β)-, Theta(θ)- und Delta(δ)-Wellen sowie Spikes, Sharp waves, Spikes and waves

EEG-Video-Monitoring → Langzeitmonitoring

effektiv wirksam; Gegensatz: → ineffektiv

Effektivität Wirksamkeit; Gegensatz: → Ineffektivität

efferent wegführend, z.B. Nervenbahn vom Gehirn zum → Rückenmark; Gegensatz: → afferent

Efferenz wegführende Bahn; z.B. Nervenbahn vom Gehirn zum → Rückenmark; Gegensatz: → Afferenz

effizient nützlich, wirksam

Effizienz Nützlichkeit, bei Medikamenten in erster Linie aufgrund von Wirksamkeit und Verträglichkeit

Eigenanamnese Schilderung der Krankheitsvorgeschichte mit Entwicklung der jetzigen und früheren Beschwerden sowie der erfolgten Untersuchungen und Behandlungen durch die Betroffenen selbst; → Anamnese; → Gegensatz: → Fremdanamnese

Eigenreflex → Reflex, bei dem Reiz- und Reflexorgan unmittelbar zusammen liegen; → Muskeleigenreflex (MER)

Eindosieren / Eindosierung Behandlungsbeginn z.B. mit einem → Antiepileptikum oder anderen Medikament mit Erreichen einer ersten → Zieldosis oder eines → therapeutischen Bereichs, von denen üblicherweise eine Wirkung bekannt ist; andere Bezeichnungen: → Aufdosieren / Aufdosierung, → Einstellen / Einstellung

Eindosierungsphase → Phase der → Eindosierung mit einem Medikament

eineiig aus einer einzigen befruchteten Eizelle entstanden; andere Bezeichnung: → homozygot

eineiige Zwillinge Zwillinge mit vollständig übereinstimmender (→ identischer) Erbanlage, die sich aus einer einzigen befruchteten Eizelle entwickeln

einfache Absence / einfache Absenz harmlos, schwach ausgeprägte → Absence, bei der es nur zu einer → Bewusstseinsstörung ohne sonstige Zeichen kommt; einfache Absencen machen nur etwa 10% aller → typische Absencen aus; andere Bezeichnung: → blande Absence

einfacher Fieberkrampf (EFK) in der Regel weitgehend harmloser → Fieberkrampf; andere Bezeichnung: → unkomplizierter Fieberkrampf; Gegensatz: → komplizierter Fieberkrampf

einfacher fokaler (einfach-fokaler) Anfall (EFA) nur einen Teil des Gehirns und Körpers betreffender Anfall ohne Störung des → Bewusstseins; z.B. Muskelzuckungen im Bereich einer Hand oder eines Armes: andere Bezeichnung: → elementar-fokaler Anfall; → Tab. 2, S. 11

Einschlafmyoklonien nur beim Einschlafen oder im leichten Schlaf auftretende → nichtepileptische → Muskelzuckungen in Armen und Beinen ohne begleitende Veränderungen im → Elektroenzephalogramm (EEG); diese → Myoklonien sind ebenso wie → nächtliche Myoklonien keine epileptischen Anfälle und kommen auch bei Gesunden häufig vor, z.B. bei mehr als der Hälfte aller Kinder

einschleichen langsames → Eindosieren eines Medikaments zur Verringerung der Gefahr von → Nebenwirkungen; Gegensatz: → ausschleichen

einschließen berücksichtigen; z.B. in eine Untersuchung oder → Studie aufnehmen; andere Bezeichnung: inkludieren; Gegensatz: → ausschließen

Einschlusskriterien vorgegebene Merkmale bzw. → .Kriterien zur Auswahl, z.B. von Menschen mit einer Epilepsie für eine → Studie mit einem neuen → Antiepileptikum; andere Bezeichnung: Inklusionskriterien; Gegensatz: → Ausschlusskriterien

Einstellen / Einstellung bei einer Behandlung mit Medikamenten: Behandlungsbeginn z.B. mit einem → Antiepileptikum mit Erreichen einer ersten → Zieldosis oder eines → therapeutischen Bereichs, von denen üblicherweise eine Wirkung bekannt ist; andere Bezeichnung: → Eindosieren / Eindosierung

Einverständniserklärung in der Regel schriftliche Erklärung eines Patienten oder – bei Kindern bzw. geistig Behinderten – ihrer Angehörigen bzw. Betreuer, dass er nach ausführlicher Information über die möglichen Vor- und Nachteile zur Teilnahme an einer wissenschaftlichen → Studie bereit ist (z.B. über die Wirksamkeit und Verträglichkeit eines neuen → Antiepileptikums)

Einzelphotonen-Emissions-Computertomographie sowohl der → Computertomographie (CT) als auch der → Positronen-Emissions-Tomographie (PET) ähnelndes Untersuchungsverfahren, bei dem die Verteilung und Anreicherung einer schwach → radioaktiv markierten Substanz in Körpergeweben gemessen wird (z.B. im Gehirn); englische Bezeichnung: → single photon emission computerized tomography (SPECT); → iktales SPECT, → interiktales SPECT; → Tab. 11, S. 98

Eisenmangelanämie häufigste Form einer → Anämie aufgrund eines Eisenmangels im Blut; wegen des Blut- und damit auch Eisenverlustes durch die → Periodenblutung besonders bei Frauen vorkommend

Eiweiß aus 20 verschiedenen → Aminosäuren aufgebauter Bestandteil der Körperzellen; Eiweiße spielen die wichtigste Rolle im Stoffwechsel des Körpers; sie zerlegen z.B. als → Enzyme Nahrung in ihre Einzelteile, helfen beim Aufbau von Knochen und Fett und bilden den Hauptteil der Muskelmasse; andere Bezeichnung: → Protein

Eiweißbindung Ausmaß der Bindung oder Ankopplung eines Stoffes (z.B. eines Medikaments) an Eiweiße im Blut; wirksam ist nur der → freie (nicht eiweißgebundene) Anteil; andere Bezeichnungen: → Proteinbindung, → Serumproteinbindung

Ekchymose / Ekchymosis flächenhafte Hautblutung, Blutsack, blutunterlaufene Stelle; andere Schreibweise: → Ecchymosis

Eklampsie Schwangerschaftsvergiftung; mit epileptischen Anfällen (und einer krankhaften Blutdruckerhöhung sowie Eiweißausscheidung im Urin) einhergehende Störung, meist in der Spätschwangerschaft; im Gegensatz zu sonstigen epileptischen Anfällen ist → Magnesium in der Behandlung besonders wirksam

eklamptische Anfälle epileptische Anfälle im Rahmen einer → Eklampsie

ektopisch nicht am normalen Ort

Ekzem nicht ansteckende, vielgestaltige und oft juckende Hautveränderung; auch als → Nebenwirkung von Medikamenten möglich

elektiv wahlweise, gewünscht, ausgewählt

elektive Operation / elektiver Eingriff wahlweise zu einem gewünschten, auch späteren Zeitpunkt durchführbare, nicht dringliche Operation oder Eingriff; → epilepsiechirurgische Operationen sind elektiv; Gegensatz: → Notfalleingriff / Notfalloperation

Elektrischer Status epilepticus im Schlaf (ESES) ausführlich: elektrischer Status epilepticus im Schlaf mit langsamen Wellen; Krankheitsbild des Kindesalters mit Beginn zwischen dem 2. und 10. Lebensjahr und lang dauernden → epileptiformen Veränderungen im → Elektroenzephalogramm (EEG) im Schlaf sowie epileptischen Anfällen (→ Absencen, → generalisierten tonisch-klonischen Anfällen oder → komplexen fokalen Anfällen) bei etwa 2 von 3 Kindern; kann unbehandelt zu → kognitiven Störungen bis zu einer → demenziellen Entwicklung führen; andere Bezeichnungen: → bioelektrischer Status epilepticus im Schlaf, Epilepsie mit anhaltenden Spike-wave-Entladungen im Schlaf, Epilepsie mit kontinuierlicher Spike-wave-Aktivität im Schlaf (mit langsamen Wellen) (englische Bezeichnung: continuous spikes and slow waves during [slow wave] sleep, CSW[S]S); englische Bezeichnung: electrical status epilepticus during (slow wave) sleep

Elektrizität elektrische Energie

Elektrode elektrisch leitendes Teil zur Aufzeichnung von Spannungen, z.B. vom → Elektroenzephalogramm (EEG) an der Kopfhaut oder vom → Elektrokardiogramm (EKG) am Brustkorb

Elektrodenhaube der Kopfform angepasste Haube zur Sicherstellung der normalen → Position von Elektroden beim → Elektroenzephalogramm (EEG)

Elektrodenpaste Paste zur Verbesserung des elektrischen Kontaktes zwischen Haut und → Elektroden, z.B. beim → Elektroenzephalogramm (EEG)

Elektroenzephalographie / Elektroenzephalogramm (EEG) (Tab. 15) Aufzeichnung der elektrischen Spannungsschwankungen der Zellen des Gehirns von der Kopfoberfläche im Zeitverlauf in Form von → epileptiformen → Potenzialen und → Wellen; genau genommen handelt es sich um aufsummierte Schwankungen von Potenzialen der → Dendriten in oberflächlichen Schichten der → Hirnrinde; wichtigste Untersuchungsmethode bei Epilepsie

Elektrokardiographie / Elektrokardiogramm (EKG) Aufzeichnung der elektrischen Spannungsschwankungen der Herzmuskulatur von der Oberfläche des Brustkorbs

Elektrokortikographie / Elektrokortikogramm → invasive Ableitung des → Elektroenzephalogramms (EEGs) im Rahmen eines → epilepsiechirurgischen Eingriffs bzw. einer → neurochirurgischen Operation am offenen Gehirn bzw. bei offener Schädeldecke; die Methode erfasst nur → interiktale Veränderungen, wird meist als begleitende oder ergänzende Methode nach einer → prächirurgischen Abklärung angewendet und ihr Stellenwert ist umstritten; nach operativer Anbringung von → subduralen Elektroden ist auch eine Anfallsregistrierung möglich; andere Bezeichnungen: Kortikographie / Kortikogramm; englische

Tab. 15: Zur Bedeutung des EEGs bei Epilepsie (→ auch jeweils dort)

- Bestätigen des Verdachtes auf eine Epilepsie
- Erkennen der Anfallsform
- Erkennen der Anfallsaktivität (Art, Zahl, Dauer epileptiformer Potenziale)
- Erkennen des Anfallsursprungs, besonders im Hinblick auf
- Einordnen der Epilepsieform (z. B. Temporallappenepilepsie)
- Epilepsiechirurgie
- Mithilfe bei der Beurteilung von Fragen wie
- Fahrtauglichkeit
- Absetzen/Beenden einer medikamentösen Behandlung
- **Wichtig:** Zur Beurteilung der Wirksamkeit einer medikamentösen Behandlung trägt das EEG nur ausnahmsweise bei (z. B. bei einer Absencenepilepsie mit generalisierten Spike-wave-Potenzialen)

Bezeichnung: electrocorticography (EcoG)

Elektrolyte Stoffe, die elektrischen Strom leiten können; im Blut z.B. → Natrium, → Kalium, → Kalzium und → Chlorid; → Ion

Elektromyographie / Elektromyogramm (EMG) Aufzeichnung der elektrischen Spannungsschwankungen der Zellen der Muskulatur von deren Oberfläche oder (meist) nach Einstechen von Nadeln

Elektroneurographie / Elektroneurogramm (ENG) Aufzeichnung der elektrischen Spannungsschwankungen von Nervenzellen bzw. → Aktionspotenzialen von → peripheren Nerven

Elektronystagmographie / Elektronystagmogramm (ENG / ENyG) Aufzeichnung der elektrischen Spannungsschwankungen, die durch einen → Nystagmus hervorgerufen werden

Elektrookulographie / Elektrookulogramm (EOG)
1. Aufzeichnung der elektrischen Spannungsschwankungen, die durch Augenbewegungen hervorgerufen werden
2. Aufzeichnung der elektrischen Spannungsschwankungen, die durch Hell- bzw. Dunkelanpassung der Sinneszellen in der → Retina hervorgerufen werden; Maß: → Arden-Index

Elektrophysiologie Lehre von der elektrischen Erregbarkeit von Körperzellen (u.a. der Nervenzellen) und → Organen

Elektroretinographie / Elektroretinogramm (ERG) Aufzeichnung der elektrischen Spannungsschwankungen aufgrund der Tätigkeit von → Rezeptoren und → Nervenzellen der → Retina bei einfallenden Lichtblitzen

Element in der Chemie: Urstoff, Grundstoff; z.B. Kohlenstoff (C), Sauerstoff (O) oder Wasserstoff (H)

elementar einfach

elementar-fokaler Anfall → einfacher fokaler Anfall

Elimination Entfernung, Ausscheidung von gelösten Stoffen oder Medikamenten aus dem Körper über die

Leber (→ hepatische Clearance) oder Niere (→ renale Clearance); → Pharmakokinetik

Eliminationshalbwertszeit Zeit, in der die → Serumkonzentration eines Medikaments ohne weitere Einnahme auf die Hälfte abfällt; andere Bezeichnung: → Halbwertszeit (HWZ)

eloquent beredsam, beredt, redegewandt

eloquente Kortexareale Abschnitte der → Hirnrinde mit → funktionell wichtigen Aufgaben; müssen bei epilepsiechirurgischen Eingriffen möglichst geschont werden; z.B. → motorischer Kortex, → Sprachzentrum oder → visueller Kortex

Embryo ungeborenes Kind in der frühen Entwicklung, etwa bis zum 4. Schwangerschaftsmonat (anschließend: → Fötus)

embryonale Entwicklung Entwicklung des Körpers und seiner → Organe in der Zeit als → Embryo

Embryopathie Schädigung eines → Embryos, z.B. durch Alkohol oder Medikamente

Emotion Gefühlserregung

emotional/emotionell gefühlsmäßig, gefühlsbetont; Gefühle und Stimmung betreffend

empirisch erfahrungsbedingt, aufgrund der Beobachtung in gleichartigen Situationen

Emprosthotonus extremes Zusammenkrümmen des Körpers mit nach vorne gebeugtem Kopf und schüsselförmiger Rumpfhaltung; Gegensatz: → Opisthotonus

Enantiomer Paar von spiegelbildlich aufgebauten → Molekülen, von denen bei Medikamenten oft nur eine Form wirksam ist

en bloc in einem Stück

En-bloc-Resektion operative Entfernung in einem größeren Stück, z.B. der vorderen Zweidrittel eines → Temporal- oder → Schläfenlappens

Encephalitis Entzündung des Gehirns; andere Schreibweise: → Enzephalitis

Encephalon Gehirn; andere Schreibweise: → Enzephalon

Encopresis Einkoten, → unwillkürlicher Stuhlabgang; kommt sehr selten bei epileptischen Anfällen vor; andere Bezeichnung: → Stuhlinkontinenz; andere Schreibweise: Enkopresis

endogen innerhalb des Körpers entstehend; Gegensatz: → exogen

endokrin mit einer Abgabe von Stoffen aus Körperorganen in das Blut einhergehend; z.B. Absonderung von → Hormonen durch → Drüsen

endokrines System im Körper verteiltes → System von → Drüsen, das → Hormone in das Blut ausschüttet

Endokrinologie Lehre von den → Drüsen mit Abgabe von → Hormonen in das Blut

Endokrinopathie krankhafte Störung des → endokrinen Systems

Endpunkt Ereignis oder Veränderung, z.B. als Maß für das Ergebnis einer Untersuchung, z.B. in einer → Studie mit einem neuen → Antiepileptikum bei → fokalen Anfällen das Erreichen einer Anfallsfreiheit oder das im Vergleich zu → Plazebo seltenere Auftreten von → generalisierten tonisch-klonischen Anfällen oder einem → Status epilepticus; häufiger wird zwischen → primären und → sekundären Endpunkten unterschieden; andere Bezeichnungen: Zielgröße, Zielkriterium, Zielparameter, → Zielvariable

Endstellnystagmus ruckartige Augenbewegungen, → Nystagmus beim extremen Blick in eine Richtung oder zu einer Seite mit langsamer Bewegung des Auges in die Blickrichtung und rasche Rückstellbewegung; normale, nicht krankhafte Form des → Blickrichtungsnystagmus

enechetisch schwerfällig, haftend, umständlich, „klebrig“

Engwinkelglaukom „grüner Star“, Augenkrankheit mit erhöhtem Augeninnendruck; bei bestehendem Engwinkelglaukom dürfen manche Medikamente nicht eingenommen werden; andere Bezeichnung: → Glaukom

Enhancement englisch: Anreicherung; z.B. von → Kontrastmittel bei der → Computertomographie (CT) oder → Magnetresonanztomographie (MRT)

Enkodierung Einprägen, z.B. von Gedächtnisinhalten; kann bei Epilepsie gestört sein

Enkopresis → Encopresis

Enolase → Enzym im → Serum oder → Liquor als unspezifischer → Marker einer Schädigung von → Neuronen oder Nervenzellen, z.B. bei einem → Status epilepticus; genaue Bezeichnung: → neuronenspezifische Enolase (NSE)

Enophthalmus Verlagerung des Auges nach innen (in die Augenhöhle); kommt z.B. beim → Horner-Syndrom vor; Gegensatz: → Exophthalmus

Entblinden / Entblindung Feststellen am Ende einer → Doppelblindstudie, wer z.B. ein neues Medikament und wer → Plazebo (ein Scheinmedikament) erhalten hat

entdifferenziert ungeformt, mit einem Verlust von Unterscheidungsmerkmalen einhergehend; Gegensatz: → differenziert

entdifferenzierte Epilepsie schwer behandelbare, langjährig bestehende und meist → therapierefraktäre Epilepsie mit unterschiedlichen, keinem einheitlichen → Syndrom mehr zuzuordnenden Anfällen, was bei den Betroffenen früher einmal möglich war

enteral auf den Darm bezogen

enteric coated englisch: „darm-ummantelt“; → Filmtablette von → Valproat bzw. → Valproinsäure mit einem Überzug, der zur Verhinderung von → Nebenwirkungen eine Freisetzung des → Wirkstoffs schon im Magen verhindert

Enteritis (Dünn-) Darmentzündung

Entität Einheit

Entladung Tätigkeit („Feuern“) von Nervenzellen; → Aktionspotenzial

entorhinale Rinde / entorhinaler Kortex neben → Amygdala und → Hippokampus liegende Teile des → Parahippokampus im Verbindungsbereich von → Frontal- und → Temporallappen bzw. → Stirn- und → Schläfenlappen; spielt bei → komplexen fokalen Anfällen eine Rolle

Entwicklungsalter Alter, das dem Stand der → intellektuellen und → psychomotorischen Entwicklung enstpricht; stimmt nicht unbedingt mit dem Lebensalter überein

Entzugsanfall epileptischer Anfall aufgrund beabsichtigtem oder unbeabsichtigtem Weglassen eines anfallshemmenden → Wirkstoffs (z.B. Alkohol oder → Antiepileptika); → Gelegenheitsanfall (→ Tab. 20, S. 158)

Entzugssymptom Krankheitszeichen aufgrund beabsichtigtem oder unbeabsichtigtem Weglassen eines diese

Zeichen hemmenden → Wirkstoffs; bei Epilepsien z.B. vermehrte Unruhe und Schlafstörungen nach Abbau von → Barbituraten oder → Benzodiazepinen; auch bei Menschen ohne Epilepsie und → chronischem Missbrauch von Medikamenten, Alkohol oder anderen → Drogen vorkommend

Enurese / Enuresis Einnässen oder Bettnässen, → unwillkürlicher Urinabgang; kann u.a. bei manchen epileptischen Anfällen auftreten; Bettnässen kommt meist bei Klein- und Schulkindern (5 Jahre: 15% der Jungen und 10% der Mädchen, 12 Jahre: 1%) vor; Form einer → Parasomnie (→ Tab. 43, S. 260); andere Bezeichnungen: Harninkontinenz, Urininkontinenz

Enzephalitis Entzündung des Gehirns; andere Schreibweise: Encephalitis

Enzephalon Gehirn; andere Schreibweise: Encephalon

Enzephalopathie allgemeine, unspezifische Bezeichnung für eine Störung der → Funktion oder Krankheit des Gehirns mit z.B. Kopfschmerzen, Verlangsamung oder Störungen von Aufmerksamkeit, → Konzentration, Gedächtnis oder Denken oder auch epileptischen Anfällen; u.a. durch Störungen der → Funktion der Leber (→ hepatische Enzephalopathie) oder als → Nebenwirkung von Medikamenten; Enzephalopathien werden sehr selten auch unter → Antiepileptika beobachtet und bilden sich nach deren → Absetzen zurück; → epileptische Enzephalopathie

Enzym Ferment, Eiweißstoff zur Beschleunigung von → chemischen Reaktionen und → Stoffwechselvorgängen im Körper

Enzyminduktion Anregung eines → Enzyms zu verstärkter → Aktivität; Gegensatz: → Enzyminhibition

Enzyminhibition Hemmung eines → Enzyms mit verminderter → Aktivität; Gegensatz: → Enzyminduktion

Enzymtherapie Behandlung mit Enzymen; sichere Wirksamkeitsnachweise bei Epilepsien liegen bis auf seltene Ausnahmen (z.B. → Gaucher-Krankheit) nicht vor

Eosinophile Untergruppe der mit dem Farbstoff Eosin rot färbbaren (= eosinophilen) → Granulozyten; Untergruppe der → Leukozyten; → Blutbild (→ Tab. 12, S. 102)

Eosinophilie Vermehrung der mit dem Farbstoff Eosin rot färbbaren (= eosinophilen) → Granulozyten (weißen Blutkörperchen) im → Differenzialblutbild, z.B. bei → allergischen Reaktionen

Ephapse direkte Verbindung von → marklosen Nervenfasern mit der Möglichkeit eines Überspringens der Erregung ohne → Synapse und → Transmitter

ephaptisch über eine → Ephapse laufend

epi- / Epi- Vorsilbe: über, darüber, übergeordnet; Gegensatz: → sub- / Sub-

Epidemiologie Ursache, Häufigkeit, → Verlauf sowie → Sterblichkeit von Störungen oder Krankheiten einschließlich der damit zusammenhängenden → Faktoren wie Alter, Geschlecht oder → psychosoziale Situation; z.B. von epileptischen Anfällen und Epilepsien

epidural über der harten Hirnhaut

epidurale Blutung (Epiduralhämatom) Blutung im Kopf zwischen harter Hirnhaut (→ Dura mater) und Schädelknochen

epigastrisch im Oberbauch, zur Magengegend in Beziehung stehend

epigastrische Aura von der Magengegend ausgehende, meist unangenehme Empfindung; kann auf die Magengegend beschränkt bleiben, häufiger aber zum Hals aufsteigend (→ aufsteigende Aura), typische → Aura bei → komplexen fokalen Anfällen; entspricht einem → einfachen fokalen Anfall

Epikanthus sichelförmige Hautfalte im inneren Augenwinkel; kommt u.a. beim → Down-Syndrom vor; andere Bezeichnung: → Mongolenfalte

epikutan auf der Haut; Gegensatz: → subkutan

epikutaner Test / Epikutantest Überprüfen einer möglichen → Allergie auf ein → Antiepileptikum oder anderes Medikament durch Aufbringen in pulverisierter Form auf die Haut für eine gewisse Zeit (meist 2 Tage) unter einem Pflaster und Überprüfung, ob es zu einer Rötung und anderen Veränderungen kommt; → Patch-Test, → Scratch-Test

Epilepsia cursiva seltene Epilepsieform mit Umherlaufen im Kreis als Anfallszeichen

Epilepsia partialis continua (EPC) wörtlich: umschriebene, auf Dauer bestehende Epilepsie; seltene Epilepsieform mit lang dauernden einfachen fokal-motorischen Anfällen; → Kojewnikoff-Epilepsie

Epilepsie Oberbegriff für Störungen oder Krankheiten, die mit chronischen, wiederholt auftretenden epileptischen Anfällen ohne jeweils erkennbaren Grund einhergehen; der Name geht auf das griechische Wort „epilambanein" zurück, was „packen", „jemanden heftig ergreifen" bedeutet; andere ärztliche Bezeichnungen: → Anfallsleiden, → zerebrales Anfallsleiden, umgangssprachliche Bezeichnungen: → Fallsucht, → Krampfleiden

Epilepsie mit anhaltenden Spike-wave-Entladungen im Schlaf → Elektrischer Status epilepticus im Schlaf (ESES)

Epilepsie mit BNS-Anfällen → West-Syndrom

Epilepsie mit kontinuierlichen Spike-wave-Aktivität im Schlaf mit langsamen Wellen → Elektrischer Status epilepticus im Schlaf (ESES); englische Bezeichnung: epilepsy with continous spikes and waves during (slow wave) sleep (CSW[S]S)

Epilepsie mit myoklonisch-astatischen Anfällen → frühkindliche myoklonisch-astatische Epilepsie (FMAE)

Epilepsie mit myoklonisch-impulsiven Anfällen → juvenile myoklonische Epilepsie (JME)

Epilepsie mit myoklonischen Absencen (EMA) überwiegend im frühen Schulalter, insgesamt aber vom 2. bis 12. Lebensjahr beginnende → und bevorzugt Jungen betreffende → idiopathische generalisierte Epilepsie mit → Absencen in Verbindung mit ausgeprägten → bilateralen → rhythmischen → klonischen Zuckungen der Muskulatur; andere Bezeichnung: → Tassinari-Syndrom

Epilepsie mit okzipitalen Verkalkungen kindliches Epilepsiesyndrom mit meist schwer behandelbaren Anfällen und meist beidseitigen → okzipitalen → Verkalkungen; oft im Zusammenhang mit einer → Zöliakie

Epilepsie mit pyknoleptischen Absencen → kindliche Absencen-Epilepsie oder → Pyknolepsie

Epilepsieambulanz spezielle Sprechstunde für Menschen mit einer Epilepsie, meist an Kinderkliniken oder Neurologischen Kliniken; aktuelle Adressen sind u.a. bei der Stiftung Michael (Adresse → S. 19) erhältlich; andere Bezeichnungen: → Anfallsambulanz, → Anfallssprechstunde

epilepsiebeweisendes Potenzial → Potenzial im → Elektroenzephalogramm (EEG), das – vermeintlich – eine Epilepsie beweist; so genannte epilepsiebeweisende Potenziale werden gelegentlich aber auch bei Menschen ohne Epilepsie beobachtet; andere Bezeichnungen: → epilepsiespezifisches Potenzial, → epilepsietypisches Potenzial, bessere Bezeichnung: → epileptiformes Potenzial

Epilepsiechirurgie (Abb. 6) Oberbegriff für → operative Behandlungen einer Epilepsie; → funktionelle Hemisphärektomie, → Kallosotomie, → Lobektomie, → Multilobektomie, → multiple subpiale Transsektion (MST), → selektive Amygdalahippokampektomie (AHE), → subpiale Transsektion, → Temporallappenresektion, → Topektomie, → Vagusnervstimulation (VNS), → Zweidrittelresektion

Epilepsiechirurgie im engeren Sinn / Epilepsiechirurgie sensu strictu → operative Behandlung einer Epilepsie mit Entfernung einer → epileptogenen Zone ohne Nachweis einer → Läsion oder sonstigen → pathologischen Veränderung; Gegensatz: → Läsionschirurgie

epilepsiechirurgisch mit einem Eingriff der → Epilepsiechirurgie einhergehend

Epilepsieklassifikation Einteilung der Epilepsieformen, → Tab. 3, S. 13

Epilepsieklinik / Epilepsie-Klinik spezialisierte Klinik / Krankenhaus zur Behandlung von Epilepsien

Epilepsie-Krankheit Krankheitsbild mit epileptischen Anfällen und anderen charakteristischen Merkmalen, z.B. hinsichtlich des Alters beim Auftreten, der Anfallsformen oder des Verlaufs; eine Epilepsie-Krankheit hat im Gegensatz zu einem → Epilepsie-Syndrom nur eine, gleichbleibende Ursache

epilepsiespezifisch (weitgehend) nur bei Epilepsien vorkommend, für eine Epilepsie beweisend

epilepsiespezifisches Potenzial → Potenzial im → Elektroenzephalogramm (EEG), das – vermeintlich – für eine Epilepsie spezifisch ist; so genannte epilepsiebeweisende Potenziale werden gelegentlich aber auch bei Menschen ohne Epilepsie beobachtet; andere Bezeichnungen: → epilepsiebeweisendes Potenzial, → epilepsietypisches Potenzial, bessere Bezeichnung: → epileptiformes Potenzial

Epilepsie-Syndrom Krankheitsbild mit epileptischen Anfällen und anderen charakteristischen Merkmalen, z.B. hinsichtlich des Alters beim Auftreten, der Anfallsformen oder des Verlaufs; ein Epilepsie-Syndrom kann im Gegensatz zu einer → Epilepsie-Krankheit mehrere, verschiedenartige Ursachen haben

epilepsietypisch charakteristischerweise bei Epilepsien vorkommend

epilepsietypisches Potenzial (etP / ETP) → Potenzial im → Elektroenzephalogramm (EEG), das – vermeintlich – für eine Epilepsie typisch

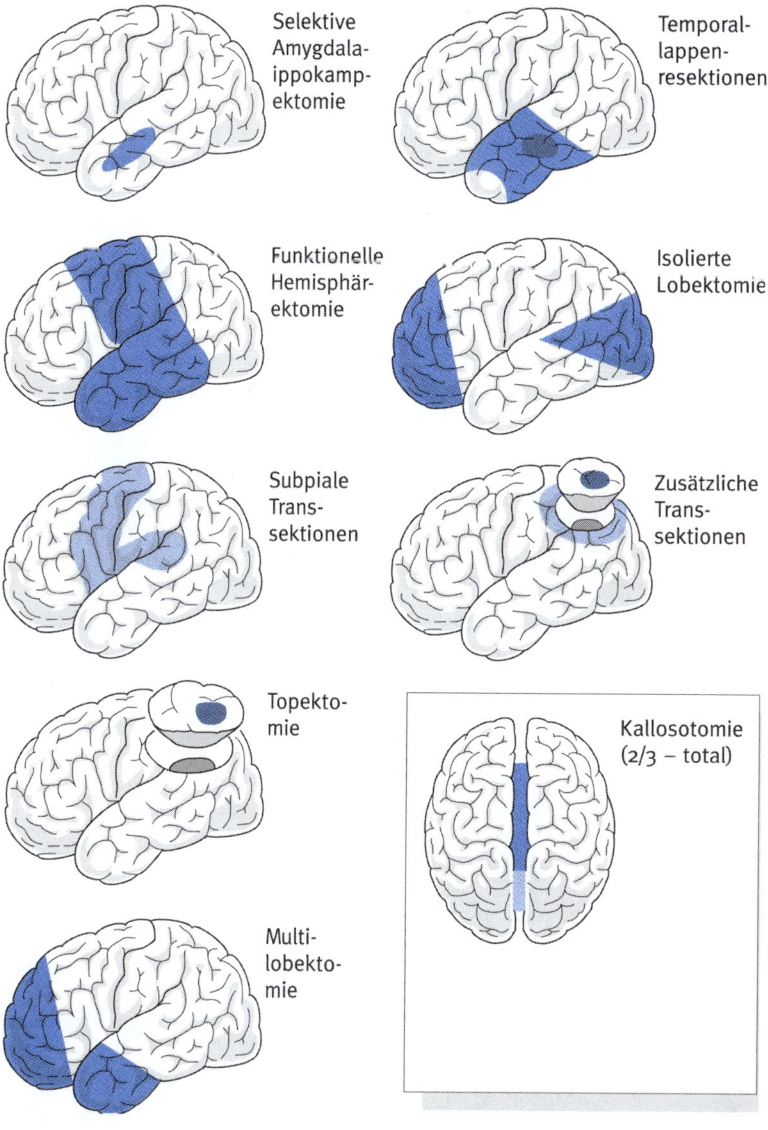

Abb. 6: Die wichtigsten operativen Behandlungsverfahren bei Epilepsie (nach Elger)

ist; so genannte epilepsiebeweisende Potenziale werden gelegentlich aber auch bei Menschen ohne Epilepsie beobachtet; andere Bezeichnungen: → epilepsiebeweisendes Potenzial, → epilepsiespezifisches Potenzial; bessere Bezeichnung: → epileptiformes Potenzial

Epilepsiezentrum (Tab. 16) spezialisierte Klinik (Krankenhaus), Abteilung oder Verknüpfung mehrerer Kliniken bzw. Abteilungen zur umfassenden Behandlung und Betreuung von Menschen mit Epilepsie; Epielpsiezentren haben neben medizinischen auch psychologische und soziale Angebote; je nach vorhandenen Möglichkeiten wird zwischen Grad-1- bis Grad-4-Zentren unterschieden

Epilepsiezertifikat in Deutschland von der Deutschen Sektion der Internationalen Liga gegen Epilepsie (Adresse: → S. 18) ausgestellte Bescheinigung über eine besondere Erfahrung und Befähigung zur Betreuung von Menschen mit Epilepsie (→ Epileptologe); eine entsprechende Liste der niedergelassenen Ärzte mit diesem → Zertifikat ist bei der Deutschen Epilepsievereinigung (Adresse → S. 19) erhältlich; andere Bezeichnung: → Zertifikat Epilepsie plus

epileptiform epilepsieähnlich, epilepsieartig, jedoch nicht für eine Epilepsie beweisend

epileptiformes Potenzial → Potenzial im → Elektroenzephalogramm (EEG), das gehäuft bei Menschen mit Epilepsie vorkommt und auf eine erhöhte Anfallsbereitschaft schließen lässt, für sich alleine aber nicht beweisend für eine Epilepsie ist und auch ohne Epilepsie auftreten kann; z.B. → Spike, → Spike wave, → Sharp wave (→ Abb. 5, S. 123); andere, teilweise missverständliche Bezeichnungen: → epilepsiebeweisendes Potenzial, → epilepsiespezifisches Potenzial, → epilepsietypisches Potenzial, → hypersynchrones Potenzial, → Krampfaktivität, → Krampfpotenzial, → Krampfspitze

Epileptiker ungenaue, verallgemeinernde Bezeichnung für Mensch(en) mit einer Epilepsie; es gibt ebensowenig „den" Epileptiker wie „den" Leber- oder Herzkranken

Tab. 16: Einteilung der Betreuungsmöglichkkeiten für Menschen mit Epilepsie in die Grade 1 bis 4 bzw. I–IV

Grad	Merkmal/Beschreibung
1/I	Neurologe, Nervenarzt oder Kinderarzt in der Praxis
2/II	Klinik für Neurologie oder Neuropädiatrie
3/III	Klinik mit Schwerpunkt für Epilepsie und Möglichkeiten der nicht-invasiven prächirurgischen Standarddiagnostik (incl. Bildgebung und Neuropsychologie) sowie Standard-Epilepsiechirurgie
4/IV	Klinik mit Schwerpunkt für Epilepsie mit allen Möglichkeiten der prächirurgischen Diagnostik und Epilepsiechirurgie

epileptisch mit epileptischen Anfällen einhergehend, zu epileptischen Anfällen gehörend

epileptische Apnoe epileptisch bedingte → Apnoe (Atemstillstand) als einziges oder vorwiegendes Zeichen; seltene Anfallsform bei Neugeborenen

epileptische Äquivalente Störungen, als deren Ursache epileptische Anfälle vermutet werden; andere Bezeichnungen: → larvierte Anfälle, → maskierte Anfälle

epileptische Arousalreaktion (EA) epileptische Aufwachreaktion (→ Arousal)

epileptische Enzephalopathie → Enzephalopathie mit resultierender Epilepsie; z.B. → frühkindliche myoklonische epileptische Enzephalopathie, → Lennox-Gastaut-Syndrom, → progrediente Myoklonus-Epilepsien, → West-Syndrom

epileptische Psychose → Psychose im Rahmen einer Epilepsie; kann vor, bei oder nach Anfällen auftreten (→ Tab. 51, S. 284)

epileptischer Nystagmus → Nystagmus aufgrund eines epileptischen Anfalles

epileptischer Spasmus (Mehrzahl: epileptische Spasmen) überwiegend bei Kleinkindern vorkommende Form epileptischer Anfälle; → infantiler Spasmus

epileptogen zu epileptischen Anfällen bzw. einer Epilepsie führend

epileptogene Läsion krankhafte Veränderung im Gehirn als Ursache epileptischer Anfälle, die in der bildgebenden Diagnostik erkennbar ist; Gegensatz: → epileptogene Zone

epileptogene Zone Gehirnabschnitt(e) mit krankhaften Veränderungen als Ursache epileptischer Anfälle, ohne dass diese in der → bildgebenden Diagnostik erkennbar sind; Gegensatz: → epileptogene Läsion

epileptogene Schrittmacherzone Gehirnabschnitt(e), die für eine Anfallsentstehung erforderlich sind und bei einem → epilepsiechirurgischen Eingriff entfernt werden müssen

Epileptogenese Gesamtheit der bislang überwiegend unbekannten Vorgänge, die zum Entstehen einer Epilepsie führen

Epileptologe / Epileptologin Arzt / Ärztin mit spezieller Erfahrung in der Betreuung von Menschen mit Epilepsie; eine einheitliche Ausbildung und gesonderte Facharztanerkennung gibt es allerdings nicht; → Zertifikat Epilepsie plus

Epileptologie Lehre von den Epilepsien

Epiphänomen übergeordnetes → Phänomen ohne ursächliche Beziehung

Epiphyse Zirbeldrüse, an der Unterseite des Gehirns gelegen, stellt u.a. das → Hormon → Melatonin her

Episode
1. Zeitabschnitt, z.B. mit Auftreten einer Störung oder Krankheit
2. Begebenheit, Ereignis von kurzer Dauer

episodisch vorübergehend, (nur) zeitweise auftretend

episodische Ataxie erbliche, familiär gehäuft auftretende Krankheit mit zeitweise auftretender → Ataxie; es handelt sich nicht um eine Epilepsie; andere Bezeichnung: → paroxysmale Ataxie

episodisches Gedächtnis Bezeichnung für Gedächtnisinhalte, die in einer zeitlichen Zuordnung gespeichert wurden; andere Bezeichnung: → periodisches Gedächtnis; Gegensatz: → semantisches Gedächtnis

Epistaxis Nasenbluten

Erbanlage → Gen; von den Eltern auf den → Chromosomen weitergegebene Informationen zu Bau und → Funktion des Körpers

Erbkrankheit Krankheit, die von Eltern oder Großeltern nach bestimmten Gesetzmäßigkeiten an ihre Nachkommen weitergegeben wird; Epilepsien sind bis auf wenige Ausnahmen keine Erbkrankheiten, weil auch bei einer familiären Häufung bis auf wenige Ausnahmen nicht die Krankheit selbst, sondern nur eine → Disposition (Bereitschaft) zu Anfällen weitergegeben wird; → Tab. 14, S. 109

erblich vererbbar, vererbt; andere Bezeichnung: → genetisch

Erdelektrode / Erdung mit der Erde verbundene → Elektrode, Schutzelektrode zur Spannungsableitung

Erektion Versteifung des → Penis (männlichen Glieds)

erethisch mit einer krankhaft gesteigerten Erregbar- und Reizbarkeit einhergehend

Ergotherapie Beschäftigungs- und → Aktivierungstherapie; Erfassen und Behandeln von Störungen und Behinderungen durch Einsetzen und Üben ausgewählter → Aktivitäten

Erhaltungsdosis auf Dauer eingenommene → Dosis eines Medikaments zur Aufrechterhaltung einer gewünschten Wirkung

Erhaltungstherapie nach erfolgreicher Einstellung über längere Zeit unveränderte Behandlung

Erkrankungsalter Alter beim Beginn einer Krankheit

erratisch zufällig, stark schwankend, unregelmäßig verteilt, herumirrend

erratische Myoklonien / erratischer Myoklonus unregelmäßige, an wechselnden Orten auftretende → Myoklonien; kommen z.B. bei der → frühkindlichen epileptischen Enzephalopathie oder der → frühen myoklonischen Enzephalopathie vor

Erstmanifestation erstmaliges Auftreten von Krankheitszeichen, bei Epilepsien des 1. epileptischen Anfalls

erweiterte EEG-Diagnostik zusätzliche Diagnostik mit der → Elektroenzephalographie (EEG), wenn die → konvenzionellen Methoden (→ Standard-EEG, → Schlafentzugs-EEG und → Schlaf-EEG) nicht zum Erfolg geführt haben; dazu gehören das → ambulante Langzeit-EEG, → Kassetten-EEG oder → mobile Langzeit-EEG, die → Telemetrie und die → Simultandoppelbildaufzeichnung, gegebenenfalls in Kombination mit → semiinvasiven oder → invasiven Elektroden

Erythem entzündliche Hautrötung, z.B. als → Nebenwirkung von → Antiepileptika oder anderen Medikamenten

Erythema exsudativum multiforme majus (EEMM) schwere Form einer meist auch mit hohem Fieber einhergehenden → Nebenwirkung von → Antiepileptika oder anderen Medikamenten an der Haut und Schleimhaut mit schmerzhafter Blasenbildung und Blutungen; Formen u.a.: → Lyell-Syndrom oder → toxische epidermale Nekrolyse (TEN), → Stevens-Johnson-Syndrom (SJS)

Erythema exsudativum multiforme minus → Nebenwirkung von → Antiepileptika oder anderen Medikamenten nur an der Haut mit Auftreten zielscheibenartiger Veränderungen

Erythropsie Rotsehen

Erythrozyten im → Mikroskop aufgrund des roten Blutfarbstoffs (→ Hämoglobin) rot aussehende Blutkörperchen, die in erster Linie für den Sauerstofftransport im Körper verantwortlich sind und zusammen mit den → weißen Blutkörperchen die festen Blutbestandteile bilden; andere Bezeichnung: → rote Blutkörperchen

Escape-Phänomen to escape = englisch: flüchten, entweichen, verloren gehen; Wirkungsverlust; andere Bezeichnung: → Toleranzentwicklung

ESES-Syndrom → elektrischer Status epilepticus im Schlaf

Eskalation Ausweitung, Erhöhung; z.B. der Dosis eines Medikaments

Esophorie latentes, meist nur bei Ermüdung oder stärkerer → Konvergenz auftretendes Einwärtsschielen; Form einer → Heterophorie; Gegensatz: → Exophorie

Ess-Epilepsie → Reflexepilepsie mit durch Essen ausgelösten Anfällen

Etappe Stufe, Schritt

Ethikkommission von Krankenhäusern oder anderen Einrichtungen gebildete Kommission, die z.B. die → ethischen Voraussetzungen zur Anwendung neuer, noch nicht im Handel befindlicher Medikamente oder sonstiger Behandlungs- und Untersuchungsverfahren überprüft und entsprechende → Studien genehmigen muss

ethisch sittlich, moralisch

Ethosuximid (ESM) → Antiepileptikum zur Behandlung von → Absencen; Handelsnamen: z.B. Suxinutin oder Petinimid; → Zubereitungsformen: → Kapseln, Lösung, Saft; andere Schreibweise: Ethosuccimid; → Tab. 4, S. 15

Eumenorrhö / Eumenorrhöe normale → Menstruation (Monats- oder Regelblutung) bei Frauen

Euphorie übertriebene, nicht angemessene Zuversicht und ausgelassene Stimmung

euphorisch mit einer → Euphorie einhergehend

Eupraxie normales Handeln, keine Störung des Gebrauchs der → Gliedmaßen; Gegensatz: → Apraxie oder → Dyspraxie

Eu-Stress positiver → Stress; „normaler" Stress, der in der Regel nicht zu epileptischen Anfällen führt; Gegensatz: → Dis-Stress

Evaluation / Evaluierung Bewertung, Beurteilung

Evaluationsperiode / Evaluationszeit Zeitraum, für den eine Bewertung / Beurteilung erfolgt, z.B. hinsichtlich der Wirksamkeit und Verträglichkeit eines neuen Medikaments in einer → Studie

evaluieren bewerten, beurteilen

Evidence based medicine (EBM) englisch: Medizin auf der Grundlage von → Evidenz (gesichertem Wissen) in Form aussagekräftiger → Studien

evident offensichtlich, unmittelbar einsichtig, gewiss; Gegensatz: → larviert, → subtil

Evidenz

1. in der Medizin: Beweis, Nachweis, Gewissheit
2. in der Umgangssprache: das Offensichtliche, unmittelbar Einsichtige

evozieren hervorrufen

evoziertes Potenzial (EP) nach wiederholter Reizung abgrenzbares und von der Körperoberfläche ableitbares → Potenzial; → akustisch evozierte Potenziale (AEP), → motorisch evozierte Potenzialen (MEP), → somatosensibel evozierte Potenziale ([S]SEP), → visuell evozierte Potenziale (VEP)

Exanthem Hautausschlag, z.B. aufgrund einer → Allergie als → Nebenwirkung eines Medikaments; viele → Antiepileptika können zu einem Exanthem führen

Exazerbation plötzliche, deutliche Verschlechterung oder Zunahme, z.B. von Krankheitszeichen

Excision → Exzision

exfoliative Dermatitis Hautentzündung mit Abblättern / Abschälen einzelner Schichten; kann u.a. als → Nebenwirkung von → Antiepileptika und anderen Medikamenten vorkommen

existent bestehend

existenziell unbedingt erforderlich, unverzichtbar, für die Existenz wichtig

Exitus (letalis) Tod, tödlicher Ausgang

ex juvantibus → Diagnose durch die Anwendung wirksamer Mittel; z.B. Rückschluss auf eine Epilepsie, wenn → Antiepileptika ursächlich bisher unklare Störungen zum Verschwinden bringen

Exklusion Ausschluss; z.B. aus einer → Studie; Gegensatz: → Inklusion

Exklusionskriterien → Ausschlusskriterien; Gegensatz: → Einschlusskriterien

exklusiv(e) ohne, unter Ausschluss von; Gegensatz: → inklusiv(e)

Exkremente Körperausscheidungen wie Kot und Urin

Exkret Ausscheidung einer Drüse nach außen, z.B. Schweiß

Exkretion Ausscheidung

exogen von außerhalb (des Körpers) kommend, außerhalb (des Körpers) entstanden; Gegensatz: → endogen

Exophorie latentes, meist nur bei Ermüdung oder stärkerer → Konvergenz auftretendes Auswärtsschielen; Form einer → Heterophorie; Gegensatz: → Esophorie

Exophthalmus „Glotzauge“, Verlagerung des Auges nach außen; kommt z.B. bei vermehrter → Funktion der → Schilddrüse vor; Gegensatz: → Enophthalmus

Exorzismus Teufelsaustreibung; nicht nur von primitiven Völkern, sonder auch heute noch von der katholischen Kirche mit bischöflicher Genehmigung durchgeführte, unwirksame und gefährliche vermeintliche Behandlungsmethode bei Epilepsie

expandieren (sich) ausdehnen, vergrößern

expansiver Prozess Krankheitsprozess mit Verdrängung gesunden Gewebes, z.B. bei Hirntumoren oder Blutungen im Kopf; andere Bezeichnung: → raumfordernder Prozess

Expektorans (Mehrzahl: Expektorantien) schleimlösendes, Auswurf förderndes Medikament

Experte / Expertin Fachmann / Fachfrau

Expertise Fachwissen, nachgewiesene Erfahrung

explizit ausführlich, deutlich, gesondert dargestellt oder erwähnt; Gegensatz: → implizit

Tab. 17: Richtlinien zur Fahrtauglichkeit von Menschen mit Epilepsie in Deutschland (Stand 2000; siehe auch jeweils dort)

Gruppe 1 (früher Klasse I, III, IV und V):

- Keine Fahrtauglichkeit bei weiterhin auftretenden Anfällen.
- Mögliche Ausnahmen sind u. a.:
  - einfache fokale Anfälle ohne Bewusstseinsstörung und ohne motorische, sensorische oder kognitive Behinderung für das Führen eines Fahrzeugs sowie ohne Übergang zu komplex-fokalen oder generalisierten Anfällen nach mindestens einjähriger Verlaufsbeobachtung
  - ausschließlich an den Schlaf gebundene Anfälle nach mindestens dreijähriger Beobachtung.
- Ein wesentliches Risiko von Anfallsrezidiven ist nicht anzunehmen
  - nach einem einmaligen Anfall (nach einer Beobachtungszeit von 3 bis 6 Monaten)
  - wenn der Anfall an bestimmte Bedingungen geknüpft war und der Nachweis erbracht wurde, dass jene Bedingungen nicht mehr gegeben sind
  - wenn die neurologische Abklärung weder Hinweise auf eine ursächliche Läsion noch auf eine beginnende idiopathische Epilepsie ergeben hat
  - wenn der Betroffene ein Jahr anfallsfrei geblieben ist und kein wesentliches Risiko weiterer Anfälle besteht. Bei langjährig bestehenden, bislang therapieresistenten Epilepsien beträgt die erforderliche anfallsfreie Zeit 2 Jahre. Das EEG muss dabei nicht von den für Epilepsie typischen Wellenformen frei sein
  - nach Anfällen, die nur kurze Zeit (etwa 2 Wochen) nach Hirnoperationen oder Hirnverletzungen aufgetreten sind, nach einem anfallsfreien Intervall von einem halben Jahr.
- Bei Beendigung einer antiepileptischen Therapie (Ausschleichen) mit Absetzen der Antiepileptika ist den Betroffenen für die Dauer der Reduzierung und des Absetzens des letzten Medikamentes sowie die ersten 3 Monate danach zu raten, wegen des erhöhten Risikos eines Anfallsrezidivs kein Kraftfahrzeug zu führen. Ausnahmen sind in gut begründeten Fällen möglich (lange Anfallsfreiheit, insgesamt wenige Anfälle, Epilepsie-Syndrom mit niedrigem Rezidivrisiko, erfolgreiche epilepsiechirurgische Behandlung).
- Im Falle eines Anfallsrezidivs genügt in der Regel eine Fahrunterbrechung von 6 Monaten, wenn vorher die vorgeschriebene anfallsfreie Frist eingehalten wurde.
- Bei einer Behandlung mit Antiepileptika dürfen keine Intoxikationen oder andere unerwünschte zentralnervöse Nebenwirkungen erkennbar sein.
- Es dürfen keine die erforderliche Leistungsfähigkeit ausschließenden hirnorganischen Veränderungen vorliegen.

Tab. 17: (Fortsetzung)

Gruppe 2 (früher Klasse II):

- Die Voraussetzung zum Führen von Kraftfahrzeugen der Gruppe 2 bleibt nach mehr als 2 epileptischen Anfällen in der Regel ausgeschlossen. Als Ausnahme gilt eine durch ärztliche Kontrolle nachgewiesene 5-jährige Anfallsfreiheit ohne antiepileptische Behandlung. Nach einem einmaligen Anfall im Erwachsenenalter ohne Anhalt für eine beginnende Epilepsie oder eine andere hirnorganische Erkrankung ist eine anfallsfreie Zeit von 2 Jahren abzuwarten. Nach einem Gelegenheitsanfall ist bei Vermeiden der provozierenden Faktoren nach 6 Monaten keine wesentliche Risikoerhöhung mehr anzunehmen.

Gruppe 1 und 2

- Bei Fahrerlaubnisinhabern beider Gruppen sind Kontrolluntersuchungen in Abständen von 1, 2 und 4 Jahren erforderlich. Mit zunehmender Dauer der Anfallsfreiheit verlieren EEG-Befunde an Bedeutung.

familiäre (benigne) adulte myoklonische Epilepsie (FAME) bei Erwachsenen auftretende familiäre Epilepsie mit im Vordergrund stehenden → myoklonischen Anfällen, seltenen → generalisierten tonisch-klonischen Anfällen und Vererbung auf dem → Chromosom 8 mit meist gutartigem Verlauf; andere Bezeichnung: familiäre myoklonische Epilepsie bei Erwachsenen

familiäre (Epilepsie-) Belastung andere, ungeschickte Bezeichnung für → positive Familienanamnese

familiäre myoklonische Epilepsie bei Erwachsenen → familiäre adulte myoklonische Epilepsie (FAME)

familiäre nächtliche Frontallappenepilepsie (FNFLE) → autosomal-dominante nächtliche → Frontallappenepilepsie mit familiärer Häufung und Vererbung auf den → Chromosomen 1, 15 und 20 sowie möglicherweise noch anderen Chromosomen (→ Heterogenität); → Tab. 14, S. 109; andere Bezeichnung: → autosomal-dominante nächtliche Frontallappenepilepsie (ADNFLE)

familiäre Neugeborenenkrämpfe (FNK) → benigne familiäre Neugeborenenkrämpfe (BFNK)

familiäre paroxysmale Choreoathetose → autosomal-dominant erbliche → Choreoathetose; die → Hyperkinesen dauern Minuten bis Stunden, werden nicht von einer Störung des → Bewusstseins begleitet und sprechen – mit Ausnahme von → Benzodiazepinen – nicht auf → Antiepileptika an; andere Bezeichnung: Mount-Reback-Syndrom

Familienanamnese Krankheitsvorgeschichte in der Familie; bei einer Epilepsie u.a. wegen der Frage einer → genetischen Disposition bzw. → Vererbung von Bedeutung; → Anamnese

Faszikulation / Faszikulieren leichte, umschriebene Muskelzuckung ohne Bewegungseffekt

Fatique Antriebslosigkeit, Lustlosigkeit, Müdigkeit

favorisieren bevorzugen

Fäzes Kot, Stuhl; andere Schreibweise: Fäces

fazial im Gesicht, das Gesicht betreffend

febril mit Fieber, durch Fieber bedingt; Gegensatz: → afebril

febriler Anfall mit Fieber auftretender, durch Fieber ausgelöster epileptischer Anfall (besonders von Kleinkindern); Gegensatz: → afebriler Anfall

Fechterstellung typische Körperhaltung bei → Adversivanfällen mit Anheben eines ausgestreckten Armes und Drehung des Kopfes und Körpers zu dieser Seite wie beim Fechten

Feedback englisch: Rückkopplung, Rückmeldung; → Biofeedback, → exzitatorisches Feedback, → inhibitorisches Feedback; Gegensatz: → Feedforward

Feedforward englisch: Vorwärtsmeldung; kann z.B. die Aktivität von Nervenzellen in einem Zellverband vermehren oder vermindern; Gegensatz: → Feedback

Fehlbildung → Missbildung

Feierabendepilepsie besonders bei Jugendlichen und Erwachsenen vorkommende, → idiopathische → primär generalisierte Epilepsie mit Auftreten → generalisierter tonisch-klonischer Anfälle am späten Nachmittag und frühen Abend in einer Ermüdungssituation; Form der → Aufwach-Grand-Mal-Epilepsie

Feinmotorik feinere Bewegungen, z.B. der Finger

Felbamat (FBM) → Antiepileptikum zur → Zusatzbehandlung beim → Lennox-Gastaut-Syndrom; → Zubereitungsform: → Tablette; Handelsname: Taloxa; → Tab. 4, S. 15

Fernsehepilepsie besonders bei Kindern und Jugendlichen vorkommende seltene Form einer → fotogenen → Reflexepilepsie mit aufgrund einer → Fotosensibilität ausgelösten Anfällen; bei modernen Fernsehgeräten (100 Hz-Bildfrequenz) deutlich weniger zu befürchten

Fertilität Fruchtbarkeit; Frauen mit Epilepsie haben insgesamt aus verschiedenen Gründen eine leicht verminderte Fertilität; Gegensatz: → Infertilität

Fertilitätsrate Häufigkeit der Geburt von gesunden Kindern; z.B. von Frauen mit einer Epilepsie im Vergleich zu Frauen ohne Epilepsie

fetal den ungeborenen Fetus betreffend; andere Schreibweise: → fötal

Fetopathie Schädigung des → Fetus, z.B. durch Alkohol, → Antiepileptika oder andere Medikamente

Fettsäuren in Fetten vorkommende Säuren; → chemisch werden u.a. kurzkettige und langkettige sowie so genannte → ungesättigte, einfach ungesättigte und mehrfach ungesättigte Fettsäuren unterschieden

Fetus ungeborenes Kind ab dem 5. Schwangerschaftsmonat; andere Schreibweise: → Fötus

Fibrin aus Eiweiß bestehender Faserstoff im Blut, der bei der → Blutgerinnung entsteht

Fibrinogen im Blut enthaltener Eiweißstoff, Vorstufe von → Fibrin; → Gerinnungsparameter

Fibrom gutartige Geschwulst des Bindegewebes

Fibrose gutartige Vermehrung des Bindegewebes, z.B. als medikamentöse → Nebenwirkung; → Ledderhose-Syndrom

Fieberkrampf (FK) (Tab. 18) häufigste Form eines → Gelegenheitsanfalls im Kindesalter (3 Monate bis 5 Jahre), Auftreten bei rasch ansteigendem Fieber; Fieberkrämpfe sind meist → generalisierte tonisch-klonische (oder → Grand-Mal-) Anfälle bei rasch ansteigendem Fieber über 38,5 ° Celsius; das Risiko weiterer Anfälle beträgt nach einem ersten Fieberkrampf 30 bis 35% und nach einem zweiten ca. 50%; → einfacher Fieberkrampf, → komplizierter Fieberkrampf Risiko weiterer Anfälle beträgt nach einem ersten Fieberkrampf 30 bis 35% und nach einem zweiten ca. 50%; → einfacher Fieberkrampf, → komplizierter Fieberkrampf

Fieberkrampfbelastung familiäre Häufung von → Fieberkrämpfen

Fieberkrämpfe „plus“ (FK+) schon vor dem 3. Lebensmonat oder nach dem 5. Lebensjahr auftretende → Fieberkrämpfe und zusätzlich verschiedene andere Anfallsformen (→ Absencen, → atonische Anfälle, → generalisierte tonisch-klonische Anfälle, → myoklonische Anfälle, → myoklonisch-astatische Anfälle, → tonische Anfälle) auf (→ Fieberkrämpfe „plus“); diese Anfälle treten im Rahmen einer erblichen → generalisierten Epilepsie mit Fieberkrämpfen „plus“ ($GEFS^{+}$) auf

fiktiv künstlich, nur in gedanklicher Vorstellung, nicht wirklich vorhanden

Filmtablette → Zubereitungsform eines Medikaments, bei der eine → Tablette mit einem dünnen Film überzogen ist

Finger-Finger-Versuch (FFV) Zeigeversuch, bei dem mit geschlossenen Augen und ausgestreckten Armen die Spitzen beider Zeigefinger aufeinander geführt werden sollen; Unsicherheiten weisen auf eine gestörte → Funktion des → Kleinhirns mit → Dysmetrie oder → Intentionstremor hin; bei Epilepsien z.B. als → Nebenwirkung von Medikamenten vorkommend

Finger-Nase-Versuch (FNV) Zeigeversuch, bei dem mit geschlossenen Augen und ausgestreckten Armen die Spitze eines Zeigefingers auf die Nasenspitze geführt werden sollen; Unsicherheiten weisen auf eine gestörte → Funktion des Kleinhirns mit → Dysmetrie oder → Intentionstremor hin; bei einer Epilepsie z.B. als → Nebenwirkung von Medikamenten vorkommend

First-pass-Effekt first pass = englisch: erste Passage; Effekt der ersten → Passage eines Medikaments durch die Leber mit teilweisem Abbau

Fissur(a) Furche

Fissura Sylvii seitlicher → Sulcus zwischen → Frontal- und → Temporallappen (→ Abb. 8, S. 157); andere Bezeichnungen: → seitliche Hirnfurche, → Sulcus Sylvii, → Sylvische Furche

Tab. 18: Definition von Fieberkrämpfen

- epileptische Anfälle ab dem 3. Lebensmonat
- in Verbindung mit Fieber
- ohne Hinweise auf eine Entzündung des Gehirns (Enzephalitis, Meningitis) oder eine andere Ursache

Fixation / Fixierung beim Sehen: Anschauen eines bestimmten Punktes

Fixation-off-sensitivity englisch: Empfindlichkeit gegenüber Beenden einer → Fixierung beim Sehen; Auftreten → epileptiformer Potenziale bzw. von Anfällen bei Augenschluss oder im Dunkeln

Fixationsverlust Verlust der → Fixation, z.B. bei einer → Gesichtsfelduntersuchung

Fläche unter der Kurve Maß für die → Bioverfügbarkeit eines Medikaments; → Pharmakokinetik; englische Bezeichnung: → area under the curve (AUC)

Flackerlicht flackerndes, stärker und schwächer werdendes Licht; andere Bezeichnung: → Flickerlicht

Flattertremor grobes Zittern von Gliedmaßen, meist Hände oder Arme

Flapping-Tremor englisch: to flap = flattern; Flattertremor; andere Bezeichnungen: → Asterixis, → negativer Myoklonus

flexibel anpassungsfähig, umstellungsfähig

Flexibilität Anpassungsfähigkeit, Umstellungsfähigkeit

Flexion Beugung

Flexionsspasmus (Mehrzahl: Flexionsspasmen) Beugekrampf; z.B. bei → infantilen Spasmen oder → Blitz-Nick-Salaam(BNS)-Anfällen; andere Bezeichnung: → Flexorspasmus

Flexor Beugemuskel

Flexorspasmus (Mehrzahl: Flexorspasmen) Beugekrampf; z.B. bei → infantilen Spasmen oder → Blitz-Nick-Salaam(BNS)-Anfällen; andere Bezeichnung: → Flexionsspasmus

Flickerfusionsschwelle Schwelle der Sehwahrnehmung, bei der getrennte Lichtreize nicht mehr einzeln, sondern als Dauerlicht wahrgenommen werden

Flickerlicht rasch in seiner Stärke wechselndes Licht (→ Fotostimulation); andere Bezeichnung: → Flackerlicht

Flickerlichtstimulation Reizung mit → Flickerlicht

Fließgleichgewicht Zustand unter Einnahme eines Medikaments, wo Einnahme und Ausscheidung gleich groß und die → Serumkonzentration bzw. der → Blutspiegel daher weitgehend stabil ist; andere, englische Bezeichnung: → Steady state

Floppy-infant-Syndrom englisch: floppy = schlaff, infant = kleines Kind; Störung bei Neugeborenen und Kindern mit erniedrigter Muskelspannung und anderen Krankheitszeichen; kann Ausdruck von → Nebenwirkungen der Mutter verabreichter Medikamente sein

Fluktuation Schwankung, Abweichung von einem Mittelwert; z.B. der Anfallshäufigkeit oder der → Serumkonzentration von Medikamenten

fluktuieren schwanken, von einem Mittelwert abweichen

Flumazenil (FMZ) → Antagonist für die meisten Untereinheiten des → Rezeptors für → Benzodiazepine, kann zur → Aktivierung von → epileptogenen Herden benutzt werden; → Zubereitungsformen: → Injektionslösung; Handelsname: Anexate

Flush englisch: Erröten; Hitzewallung mit Hautrötung

Focus (Mehrzahl: Foci) lateinisch: Herd; umschriebene Veränderung, z.B. im → Elektroenzephalogramm (EEG); andere Schreibweise: → Fokus

fokal herdförmig, nur einen Teil betreffend; andere Bezeichnungen: → lokal, → lokalisationsbezogen, → partiell

fokal-motorischer Anfall → einfacher → fokaler Anfall mit → motorischen Störungen; → Tab. 2, S. 11

fokal-sensibler Anfall → einfacher → fokaler Anfall mit → sensiblen Störungen; → Tab. 2, S. 11

fokal-sensorischer Anfall → einfacher → fokaler Anfall mit → sensorischen Störungen; → Tab. 2, S. 11

fokale Dysplasie (FD) Sammelbezeichnung für eine nicht beide Hirnhälften betreffende (= diffuse) Untergruppe der → kortikale Dysplasien (KD) bzw. → neuronalen Migrationsstörungen (NMD) mit Missbildungen (→ Dysplasie) des → Kortex (→ der Hirnrinde); zunehmend als Ursache von schwer behandelbaren Epilepsien erkannt; → Tab. 31, S. 213

fokale Epilepsie von einem bestimmten Teil des Gehirns ausgehende Epilepsie; andere Bezeichnungen: → Herdepilepsie, → lokalisationsbezogene Epilepsie, → Partialepilepsie, → partielle Epilepsie

fokale kortikale Dysplasie (FKD) → fokale Dysplasie, → kortikale Dysplasie (Tab. 31, S. 213)

fokaler Anfall von einem bestimmten Teil des Gehirns ausgehender Anfall; → einfacher und → komplexer fokaler Anfall; andere Bezeichnungen: → Herdanfall, → lokaler Anfall, → lokalisationsbezogener Anfall, → partieller Anfall

fokaler Anfall mit einfacher Symptomatik → einfacher fokaler Anfall

fokaler Anfall mit elementarer Symptomatik → einfacher fokaler Anfall

fokaler Anfall mit komplexer Symptomatik epileptischer Anfall mit → komplexer Symptomatik und → Bewusstseinsstörung; geht vorwiegend von den → Temporal- oder → Schläfenlappen aus, kann seinen Ursprung aber auch in anderen Abschnitten des Gehirns haben; andere Bezeichnungen: → automotorischer Anfall, → Dämmerattacke, → komplexer fokaler Anfall, komplex-fokaler Anfall, komplexer Partialanfall, komplexer partieller Anfall, komplex-partieller Anfall, → limbischer Anfall, partieller Anfall mit komplexer Symptomatik, → psychomotorischer Anfall; ähnlich: → Temporallappenanfall

fokaler Grand-Mal-Anfall (FGMA) sich aus einem → fokalen Anfall entwickelnder → Grand-Mal-Anfall; andere Bezeichnungen: → sekundär generalisierter tonisch-klonischer Anfall (SGTKA), → sekundärer Grand-Mal-Anfall

Fokus Herd, umschriebener Ausgangspunkt epileptischer Anfälle im Gehirn; andere Schreibweise: → Focus

Follow-up englisch: Nachbeobachtung; Verlaufskontrolle; z.B. in einer → Studie

Folsäure zur → Vitamin-B-Gruppe gehörende Substanz, z.B. in der Leber und in Hefe vorkommend; ein Mangel an Folsäure wirkt sich unter anderem auf das → Blutbild aus und erhöht bei Schwangeren das Risiko kindlicher → Missbildungen; ein behandlungsbedürftiger Mangel kann besonders bei langjähriger Behandlung mit → enzyminduzierenden →

Antiepileptika oder anderen Medikamenten gelegentlich vorliegen

Folsäureprophylaxe / Folsäuresubstitution zusätzliche oder ergänzende Einnahme von → Folsäure (auch ohne nachgewiesenen Mangel), z.B. in der oder bei geplanter Schwangerschaft zur Verminderung des Risikos von → Neuralrohrdefekten bzw. → Spina bifida; Frauen im gebärfähigen Alter mit einer Epilepsie wird auch unabhängig von einem bestehenden Schwangerschaftswunsch zur Folsäureprophylaxe geraten, meist in einer Dosis von 1-5 mg täglich

Fontanellen bei Neugeborenen vorhandene angeborene natürliche Lücken im Schädelknochen, die sich bis zum 2. Lebensjahr schließen; → große Fontanelle, → kleine Fontanelle

Foramen Loch, z.B. im Schädelknochen

Foramen magnum „großes Loch"; Öffnung an der Unterseite des Schädelknochens für die Verbindung zwischen → Hirnstamm und → Rückenmark

Foramen ovale (FO) ovales Loch, z.B. im Schädelknochen für einen Ast des → Nervus trigeminus

Foramen-ovale-Ableitung Ableitung des → Elektroenzephalogramms (EEGs) mit → Foramen-ovale-Elektroden

Foramen-ovale-Elektroden (FOE) → Elektroden, die bei einer → semiinvasiven EEG-Diagnostik im Rahmen einer → prächirurgischen Epilepsiediagnostik von der Wange her durch das → Foramen ovale an der Unterseite des Schädelknochens bis in den → Subarachnoidalraum an der Unterseite des → Temporal- oder → Schläfenlappens des Gehirns bis unter die → Hirnhäute vorgeschoben werden

Forellenphänomen manchmal nach → generalisierten tonisch-klonischen Anfällen auftretende kleine → petechiale Blutungen um die Augen herum, am Hals sowie Oberkörper, die an die Haut einer Forelle erinnern

forensisch gerichtlich; in der Medizin: gerichtsmedizinisch

Forceps lateinisch: Zange; → Zangengeburt

forcierte Normalisierung (FN) von dem Zürcher → Epileptologen Heinrich Landolt erstmals beschriebene plötzlich auftretende und vorübergehende Normalisierung des → Elektroenzephalogramms (EEGs) bei Menschen mit Epilepsie bei gleichzeitiger Verschlechterung der Stimmungslage bis hin zum Auftreten von → Psychosen; andere, aber nicht immer deckungsgleiche Bezeichnungen: → alternative Psychose, → paradoxe Normalisierung

Fosphenytoin (FOS) Verbindung von → Phenytoin mit → Phosphor; Vorstufe (→ Prodrug) von Phenytoin mit verbesserter Verträglichkeit bei → intravenöser Gabe; besonders geeignet zur Behandlung eines → Status epilepticus; bislang noch nicht zugelassen, vorgesehener Handelsname: Cerebyx; → Tab. 4, S. 15

Foto-Epilepsie / fotogene Epilepsie → Reflexepilepsie mit ausschließlich oder überwiegend durch → optische bzw. → visuelle Reize ausgelösten Anfällen (→ fotogener Reflexanfall); andere Schreibweise: Photo-Epilepsie/ photogene Epilepsie

fotogener Anfall bei → Fotosensibilität durch Lichtreize ausgelöster → Reflexanfall; → fotoparoxysmale Reaktion; andere Schreibweise: → photogener Anfall

fotokonvulsive Reaktion frühere Bezeichnung für → fotoparoxysmale Reaktion

fotomyogene Reaktion / fotomyoklonische Reaktion / Fotomyoklonus Lidflattern, Augenbewegungen oder leichte → Myoklonien bzw. Zuckungen, besonders um die Augen herum und im Gesicht ohne Beziehung zu epileptischen Anfällen als Ausdruck einer → Fotosensibilität bei → Fotostimulation im Rahmen der Ableitung eines → Elektroenzephalogramms (EEGs); Auftreten entweder im → Rhythmus der Lichtreizung und überwiegend bei älteren Erwachsenen (→ orbito-frontaler Myoklonus) oder unabhängig davon (→ Lidmyoklonien); EEG-Veränderungen treten vorwiegend → frontal mit einer Abschwächung durch Augenöffnen und nicht → okzipital wie bei → fotoparoxysmaler Reaktion auf; andere Schreibweisen: → photomyogene Reaktion / photomyoklonische Reaktion / Photomyoklonus

fotoparoxysmale Reaktion (FPR) bei → Fotosensibilität durch Lichtreize ausgelöste paroxysmale Veränderungen im → Elektroenzephalogramm (EEG) bis hin zum Auslösen eines epileptischen Anfalls (→ fotogener Reflexanfall); das Auftreten ist abhängig vom Alter (besonders zwischen dem 5. und 18. Lebensjahr), Geschlecht (Mädchen bzw. Frauen deutlich häufiger als Jungen bzw. Männer), der Epilepsie (besonders idiopathische generalisierte Epilepsien) und einer eventuellen medikamentösen Behandlung; Vorkommen auch bei Gesunden und anderen Krankheiten wie z.B. einer → Migräne; frühere Bezeichnung: → fotokonvulsive Reaktion; andere Schreibweise: → photoparoxysmale Reaktion (→ Tab. 45, S. 269)

Fotorezeptor lichtempfindlicher → Rezeptor; andere Schreibweise: → Photorezeptor

Fotosensibilität / Fotosensitivität (FS)
1. Überempfindlichkeit des Gehirns gegenüber Lichtreizen oder Mustern (→ Mustersensibilität) mit Auftreten von → epileptiformen Veränderungen im → Elektroenzephalogramm (EEG; → fotoparoxysmale Reaktion), von epileptischen Anfällen (→ fotogener Reflexanfall) oder von → Myoklonien ohne EEG-Veränderungen (→ fotomyogene Reaktion)
2. Überempfindlichkeit der Haut gegenüber Licht mit Auftreten eines Ausschlags (→ Exanthem)

andere Schreibweise: → Photosensibilität / Photosensitivität

Fotostimulation (FS) (Abb. 7) Blitzreizung, Ableitung eines → Elektroenzephalogramms (EEGs) unter → Flickerlicht; dient der Erhöhung der Aussagekraft; andere Schreibweise: → Photostimulation

fötal den ungeborenen → Fötus betreffend; andere Schreibweise: → fetal

Fötus ungeborenes Kind ab dem 5. Schwangerschaftsmonat; andere Schreibweise: → Fetus

Fourieranalyse / Fouriertransformation Auswertemethode des → Elektroenzephalogramms (EEGs) mit Zerlegung der verschiedenen Wellen in eine Summe von → sinusförmigen → Komponenten

Fragiles-X-Syndrom lateinisch: fragil = zerbrechlich; erbliche geistige Behinderung mit Störung auf dem → X-

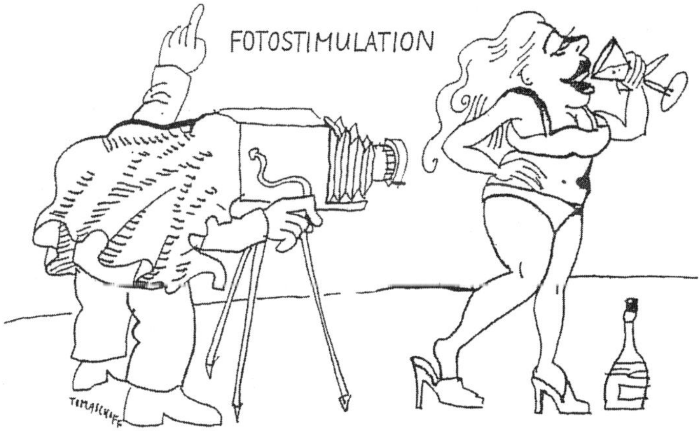

Abb. 7: Fotostimulation

Chromosom; geht häufiger mit einer Epilepsie einher

Fragment Teil, (Bruch-)Stück

fragmentiert unterteilt

Fraisen umgangssprachliche Bezeichnung für → Fieberkrämpfe

Fraktion Anteil

Fraktur Bruch, z.B. eines Knochens

freier Anteil (fA) Anteil an der → Konzentration eines Stoffs (z.B. eines Medikaments) im Blut, der nicht eiweißgebunden und für die Wirksamkeit verantwortlich ist; → Serumkonzentration

freie Spiegel → Konzentration des nicht eiweißgebundenen Anteils eines Stoffs (z.B. eines Medikaments) im Blut; → Serumkonzentration

Freiname international übliche und nicht durch Firmenrechte geschützte (→ Handelsname) Bezeichnung für ein Medikament; → Generikum; → Tab. 4, S. 15

Fremdanamnese (FA) Schilderung der Krankheitsvorgeschichte mit Entwicklung der jetzigen und früheren Beschwerden sowie der erfolgten Untersuchungen und Behandlungen durch Angehörige bzw. Dritte; → Anamnese; → Gegensatz: → Eigenanamnese

Fremdinduktion → Induktion des → Stoffwechsels eines Medikaments durch ein anderes Medikament; andere Bezeichnung: → Heteroinduktion

Fremdreflex → Reflex, bei dem Reiz- und Erfolgsorgan verschieden sind; z.B. Hautreiz, der zu einer Muskelanspannung führt, → Bauchhautreflex, → Kornealreflex

frequent häufig

Frequenz Häufigkeit, z.B. von epileptischen Anfällen (→ Anfallsfrequenz) oder von Wellen im → Elektroenzephalogramm (EEG)

Frequenzband / Frequenzbereich Bereich einer bestimmten → Frequenz, z.B. von Wellen im → Elektroenzephalogramm (EEG); → Alpha(α)-Band,

→ Beta(β)-Band, → Theta(θ)-Band, → Delta(δ)-Band

Friedmann-Syndrom andere Bezeichnung für → Absencen-Epilepsie des Kindesalters, → kindliche Absencen-Epilepsie, → Pyknolepsie, → pyknoleptisches Petit Mal

Frischgedächtnis → Kurzzeitgedächtnis

frontal vorn; am Kopf: im Stirnbereich

frontale Absence → symptomatische Absence oder → Pseudoabsence mit Ausgang vom → Frontallappen

frontale Epilepsie der motorischen Rinde Form der → Frontallappenepilepsie; im Vordergrund stehen → einfache fokale Anfälle mit → motorischer Symptomatik, gegebenenfalls auch → Aphasie, → Sprechhemmung oder → Vokalisationen; häufig → sekundäre Generalisierung

Frontallappen in der Stirn- oder Frontalregion liegender Teil des Großhirns; → Abb. 8, S. 157

Frontallappenanfall (FLA) vom → Frontal- oder Stirnlappen ausgehender epileptischer Anfall; kann mit heftigen Bewegungen sowie → bizarren Automatismen einhergehen (andere Bezeichnung dafür): → hypermotorischer Anfall; andere mögliche Anfallsformen sind z.B. → frontale Absencen sowie → einfache oder → komplexe fokale Anfälle

Frontallappenepilepsie (FLE) Epilepsie mit vom Frontal- oder Stirnlappen ausgehenden Anfällen; → frontale Epilepsie der motorischen Rinde, → frontoorbitale Epilepsie, → frontopolare Epilepsie, → dorsolaterale Frontallappenepilepsie, → operkuläre Epilepsie, → präfrontale Epilepsie, → zinguläre Epilepsie; andere Bezeichnung: Stirnlappenepilepsie

frontoorbital an der Stirn zum Auge hin gelegen

frontoorbitaler Anfall Form eines → Frontallappenanfalls

frontoorbitale Epilepsie Form der → Frontallappenepilepsie; im Vordergrund stehen meist → gestische → Automatismen, → vegetative Störungen und → olfaktorische → Halluzinationen

frontopolar an der Stirn zum → Pol des → Frontalhirns hin gelegen

frontopolarer Anfall Form eines → Frontallappenanfalls

frontopolare Epilepsie Form der → Frontallappenepilepsie; im Vordergrund steht meist eine → initiale → Bewusstlosigkeit (frontale → Pseudoabsence), daneben kommen → vegetative Störungen, → Zwangsdenken sowie Wendebewegungen von Augen und Kopf vor, die rasch → generalisieren können

fronto-präzentral an der Stirn und → Präzentralregion gelegen

Frozen shoulder englisch: (ein)gefrorene Schulter; mögliche → Nebenwirkung von → Barbituraten wie → Phenobarbital und → Primidon; deutsche Bezeichnung: → Schultersteife

Fruchtwasserpunktion Durchstechen der Fruchtblase des → Embryos zur Untersuchung des → Fruchtwassers während der Schwangerschaft; kann bei schwangeren Frauen mit Epilepsien zur Früherkennung möglicher kindlicher → Missbildungen sinnvoll sein; andere Bezeichnung: → Amniozentese; → Tab. 56, S. 312

Frühanfall mit einem Abstand von einer Woche (bis höchstens 2 Wochen) nach einer → akuten Hirnschädigung (z.B. durch Unfall oder →

Schlaganfall) auftretender epileptischer Anfall; Gegensatz: → Spätanfall

frühe myoklonische Enzephalopathie in den ersten Lebenstagen auftretende → Enzephalopathie mit massiven, → erratischen Myoklonien sowie → tonischen, → fokalen und → generalisierten tonisch-klonischen Anfällen mit → Burst-suppression-Muster im → Elektroenzephalogramm (EEG) und schlechter → Prognose

Frühepilepsie

1. wenig gebräuchliche Bezeichnung für eine beginnende Epilepsie
2. missvertändliche Bezeichnung für innerhalb der 1. Woche (bis höchstens 2 Wochen) nach einer → akuten Hirnschädigung (z.B. durch Unfall oder → Schlaganfall) auftretende Anfälle; besser: → Frühanfälle, da von einer Epilepsie erst beim Hinzutreten von → Spätanfällen gesprochen werden kann

Gegensatz: → Spätepilepsie

Frühestanfall sofort, unmittelbar (innerhalb weniger Minuten) nach einer → akuten Hirnschädigung (z.B. durch Unfall oder → Schlaganfall) auftretender Anfall; andere Bezeichnungen: → Immediatanfall, → Sofortanfall

frühkindliche Absencen-Epilepsie / frühkindliche Absencenepilepsie (FKAE) bevorzugt zwischen dem 2. und 4. Lebensjahr und bei Jungen auftretende → idiopathische → generalisierte Epilepsie mit meist vereinzelten (→ spanioleptischen) → Absencen

frühkindliche Epilepsie mit alternierenden Hemi-Grand-Mal-Anfällen meist zwischen dem späten Säuglingsalter und 4. Lebensjahr beginnende Epilepsie mit → Hemi-Grand-Mal-Anfällen (= halbseitigen Grand-Mal-Anfällen; = Halbseitenanfällen), die anfangs meist an Fieber gebunden sind und im Verlauf immer wieder die Seite wechseln, dazwischen können → irreguläre → Myoklonien auftreten; kann sich auch aus einer → frühkindlichen Epilepsie mit → primär generalisierten → tonisch-klonischen Anfällen entwickeln; häufiger werden die Halbseitenanfälle von → postiktalen → Hemiparesen gefolgt (→ Hemikonvulsion-Hemiplegie-Epilepsie-Syndrom oder kurz HHE); englische Bezeichnung: severe idiopathic generalized epilepsy of infancy with generalized tonic-clonic seizures

frühkindliche Epilepsie mit primär generalisierten tonisch-klonischen Anfällen meist zwischen dem späten Säuglingsalter und 4. Lebensjahr beginnende Epilepsie mit → primär → generalisierten → tonisch-klonischen Anfällen, häufig zunächst als → Fieberkrämpfe, im Verlauf auch seitenwechselnde → Hemi-Grand-Mal-Anfälle oder → fokale Anfälle möglich; später oft auch → myoklonische Anfällen, dann Übergang in → schwere frühkindliche myoklonische Epilepsie möglich; andere Bezeichnung: → frühkindliche Grand-Mal-Epilepsie

frühkindliche epileptische Enzephalopathie mit Burst-suppression-EEG seltene Epilepsie bei Neugeborenen und im frühen Säuglingsalter als Ausdruck einer schweren Hirnschädigung mit → erratischen Myoklonien, → tonischen, → fokalen, → Hemi-Grand-Mal- und → generalisierten tonisch-klonischen Anfällen sowie → Burst-suppression-Muster im → Elektroenzephalogramm (EEG) und schlechter → Prognose; andere Bezeichnung: → Ohtahara-Syndrom; englische Bezeichnung: early infantile epileptic encephalopathy (EIEE) with suppression burst

frühkindliche Grand-Mal-Epilepsie meist zwischen dem späten Säuglingsalter und 4. Lebensjahr beginnende Epilepsie mit → primär → generalisierten → tonisch-klonischen Anfällen, häufig zunächst als → Fieberkrämpfe, im Verlauf auch seitenwechselnde → Hemi-Grand-Mal-Anfälle oder → fokale Anfälle möglich; später oft auch → myoklonische Anfällen, dann Übergang in → schwere frühkindliche myoklonische Epilepsie möglich; andere Bezeichnung: → frühkindliche Epilepsie mit primär generalisierten tonisch-klonischen Anfällen

frühkindliche Hirnschädigung (FKH) (Tab. 19) ungenaue Bezeichnung für eine in der frühen Kindheit erworbene Hirnschädigung, z.B. als vermutliche Ursache einer Epilepsie; sinnvoll ist eine Unterteilung in vor der Geburt aufgetretene (→ pränatale/präpartale), um die Geburt herum aufgetretene (→ perinatale/peripartale) und nach der Geburt aufgetretene (→ postnatale/postpartale) Schädigungen

frühkindliche myoklonisch-astatische Epilepsie (FMAE) meist im Kleinkindesalter nach dem 1. Lebensjahr und bevorzugt bei Jungen auftretende Epilepsie mit seltenen großen, → generalisierten tonisch-klonischen Anfällen sowie unterschiedlichen kleinen Anfällen (neben → myoklonischen, → myoklonisch-astatischen und → atonischen Anfällen auch → Absencen), selten auch Hinzutreten von → tonischen Anfällen mit dann fließendem Übergang in ein → Lennox-Gastaut-Syndrom; andere Bezeichnungen: → Doose-Syndrom, Epilepsie mit myoklonisch-astati-

Tab. 19: Die wichtigsten Formen einer frühkindlichen Hirnschädigung (→ auch jeweils dort)

pränatal (vor der Geburt)	Entzündung im Mutterleib (z.B. Röteln) Erbkrankheit erbliche Fehlbildung schwere Blutung der Mutter in der Schwangerschaft
perinatal (während der Geburt und bis 3. Woche)	Enzephalitis (Gehirnentzündung) Gehirnblutung Gehirnquetschung Kernikterus Meningitis (Gehirnhautentzündung) Sauerstoffmangel Schädel-Hirn-Trauma schwere Neugeborenengelbsucht
postnatal (ab 4. Woche)	Enzephalopathie Enzephalitis (Gehirnentzündung) Meningitis (Gehirnhautentzündung) Schädel-Hirn-Trauma

schen Anfällen, myoklonisch-astatische Epilepsie (MAE), myoklonisch-astatisches Petit-Mal

frühkindliche myoklonische Epilepsie / frühkindliche myoklonische epileptische Enzephalopathie (FMEE) in der frühen Kindheit auftretende → Enzephalopathie mit → myoklonischen Anfällen; englische Bezeichnung: early infantile myoclonic epileptic encephalopathy (EMEE)

Frühschwangerschaft die ersten 4 Monate einer Schwangerschaft

Frühsymptome erste Krankheitszeichen oder Zeichen einer → Nebenwirkung; erste → Symptome; Gegensatz: → Spätsymptome

Frustration Enttäuschung

Frustrationstoleranz Fähigkeit, mit Enttäuschungen angemessen und ohne überschießende Reaktionen umzugehen

Fugue / Fugue-Zustand französisch: fugue, fugue épileptique; sinn- und zielloses Herumwandern und Herumfahren im Rahmen von → paroxysmalen oder → postparoxysmalen epileptischen → Dämmerzuständen mit → unbewusstem Handeln, im Wachzustand auftretend und unter Umständen mehrere Tage anhaltend; ursächlich unklar, teilweise wird eine epileptische Störung angenommen

fundamental grundlegend

Fundus Kurzbezeichnung für Augenhintergrund

Fundoskopie Augenspiegelung, Betrachten des → Augenhintergrunds mit der → Netzhaut und → Sehnervenpapille; andere Bezeichnung: → Ophthalmoskopie

Fünftageanfälle (5-Tage-Anfälle) gutartige, überwiegend → klonische, selten → apnoische Anfälle von Neugeborenen ohne familiäre Häufung und → Vererbung, meist um den 5. Lebenstag mit mehreren → fokalen oder → multifokalen Anfällen pro Tag auftretend; andere Bezeichnung: → benigne nichtfamiliäre Neugeborenenkrämpfe (BNFNK); englische Bezeichnung: fifth day fits

Funktelemetrie drahtlose Übermittlung von → Biosignalen, z.B. → Elektroenzephalogramm (EEG) oder → Elektrokardiogramm (EKG); andere Bezeichnung: → Radiotelemetrie

Funktion Tätigkeit, Arbeitsweise, Leistung

funktionell
1. die → Funktion, Tätigkeit oder Leistung betreffend
2. nicht körperlich, → psychisch bedingt

funktionelle Ausfallszone Abschnitte des Gehirns, die bei epileptischen Anfällen zu zusätzlichen Störungen wie Lähmungen oder Sprachstörungen führen

funktionelle Bildgebung Verknüpfung einer Bildgebung; z.B. mittels → Computertomographie (CT), → Magnetresonanztomographie (MRT) mit funktionellen Untersuchungsverfahren; z.B. → Elektroenzephalographie (EEG), → Positronen-Emissions-Tomographie (PET) oder → Single photon emission computerized tomography (SPECT)

funktionelle Epilepsiechirurgie → Epilepsiechirurgie zur gezielten Entfernung von für die Anfallsentstehung verantwortlichem Gehirngewebe

funktionelle Ergotherapie → Ergotherapie mit gezieltem Behandeln von im Alltag beeinträchtigenden Störungen und Behinderungen durch Einsetzen und Üben ausgewählter → Aktivitäten

funktionelle Hemisphärektomie operative Ausschaltung der → Funktion einer Großhirnhälfte mittels Durchtrennen von Nervenbahnen unter weitgehendem Belassen des Gewebes; kann bei einer → Rasmussen-Enzephalitis erforderlich sein; andere Bezeichnung: → Hemisphärotomie; → Epilepsiechirurgie (→ Abb. 6, S. 137)

funktionelle Magnetresonanztomographie (fMRT) → Magnetresonanztomographie mit Messung bei der Durchführung bestimmter Aufgaben (z.B. Bewegen einer Hand oder Sprechen) oder bei bestimmten Reizen (z.B. elektrische Reizung an einem Finger)

funktionelle Störung Störung ohne körperliche Ursache; z.B. → nicht-epileptischer Anfall

funktionelle transkranielle Dopplersonographie (fTKD) → transkranielle Dopplersonographie mit Messung der Durchblutung in das Gehirn versorgenden → Arterien bei der Durchführung bestimmter Aufgaben (z.B. Lesen oder Sprechen)

Funktionsstörung Störung der normalen Tätigkeit oder Leistung, z.B. des Gedächtnisses im → Temporal- oder → Schläfenlappen oder des → Elektroenzephalogramms (EEGs)

G

GABAerg / GABAmimetisch die Wirkung von GABA (→ Gamma-Aminobuttersäure) verstärkend

Gabapentin (GBP) → Antiepileptikum zur → Monotherapie und → Zusatzbehandlung → fokaler und → sekundär generalisierter Anfälle; → Zubereitungsform: → Kapseln; Handelsname: Neurontin; → Tab. 4, S. 15

GABA-Transporter (GAT) Eiweißstoffe in der Zellwand, die → Gamma-Aminobuttersäure (GABA) in Zellen hinein oder aus Zellen heraus transportieren; es gibt 4 verschiedene GAT-Typen, von denen beim Menschen die ersten 3 als GAT-1 bis GAT-3 (oder GAT-I bis GAT-III) bezeichnet werden; das → Antiepileptikum → Tiagabin ist ein Hemmer von GAT-1 und verhindert damit die Wiederaufnahme von GABA aus dem → synaptischen Spalt in → Gliazellen und → Nervenzellen

Gadolinium (Gd) Mittel zur → intravenösen Gabe bei der → Magnetresonanztomographie (MRT), kann die Aussagekraft der Untersuchung verbessern

Galaktorrhö / Galaktorrhöe Milchfluss aus der Brustdrüse

Galaktose Zuckerform, wichtige Energiequelle für Säuglinge

Galaktosämie erhöhte Konzentration von → Galaktose im Blut, eine mögliche Ursache von → Neugeborenenkrämpfen

Galanin → Neuropeptid, das die Freisetzung erregender → Neurotransmitter verhindert

Gamma(γ)-Aminobuttersäure (GABA) wichtigster hemmender → Transmitter (Überträgerstoff, → Tab. 62, S. 335) im Gehirn, manche → Antiepileptika wie → Tiagabin, → Vigabatrin und teilweise → Gabapentin sowie → Topiramat wirken über eine Beeinflussung von GABA

Gamma-Glutamyl-Transpeptidase (Gamma-GT, γ-GT) → Leberenzym, das unter Einnahme von → enzyminduzierenden → Antiepileptika (→ Barbexaclon, → Carbamazepin,

→ Phenobarbital, → Phenytoin, → Primidon) durch deren Abbau in der Leber häufig erhöht ist, ohne dass dies Zeichen einer krankhaften Leberschädigung ist, solange die anderen → Leberwerte normal sind (→ Tab. 34, S. 221); Normalwerte für Erwachsene: bis 18 Einheiten pro Liter (U/l) für Frauen, bis 28 Einheiten pro Liter (U/l) für Männer

Gamma-knife (γ-knife) Strahlenmesser; mit → Gammastrahlen arbeitendes „Messer", mit dem durch gezielte Strahlen operiert wird

Gamma-knife(γ-knife)-surgery (GKS) Operation mit dem → Gamma-knife; wird bei der → Epilepsiechirurgie bislang nur vereinzelt eingesetzt

Gamma(γ)-Wellen manchmal von den mehr als 13-mal pro Sekunde auftretenden → Beta(β)-Wellen im → Elektroenzephalogramm (EEG) abgegrenzte → Wellen, die mit einer Häufigkeit zwischen 30- und 150-mal pro Sekunde auftreten

Gangataxie Gangunsicherheit durch gestörtes Zusammenspiel der Muskulatur; kann u.a. als → Nebenwirkung von → Antiepileptika vorkommen

Ganglienzelle Nervenzelle in einem → Ganglion; Nervenzellknoten

Gangliogliom gutartiger → Hirntumor aus → Ganglienzellen, im Vergleich zum → Gangliozytom höherer Anteil an → Gliazellen

Ganglion Nervenzellknoten

Gangliozytom gutartiger Hirntumor aus → Ganglienzellen, im Vergleich zum → Gangliogliom höherer Anteil an Nervenzellen

ganzheitlicher (Behandlungs-) Ansatz Betrachtungsweise der → anthroposophischen Medizin mit Berücksichtigung aller möglichen Ursachen einer Krankheit und Ansatzpunkte zu deren Behandlung

Ganzheitsmedizin Medizin mit einem → ganzheitlichen Ansatz

Gastaut, Henri französischer → Epileptologe (1915-1995), der sich u.a. mit den fotosensiblen Epilepsien beschäftigte; außerdem ist das → Lennox-Gastaut-Syndrom neben William Gordon → Lennox nach ihm benannt

gastrisch den Magen betreffend

Gastritis Magenschleimhautentzündung, Magenverstimmung

Gastroenteritis Magen-Darm-Entzündung

gastrointestinal Magen und Darm betreffend

Gastrointestinaltrakt Magen-Darmtrakt, Magen-Darmkanal

gastroösophagealer Reflux Rückfluss von Mageninhalt und Magensäure in die Speiseröhre; kann vor allem bei Säuglingen auch mit Versteifungen der Muskulatur oder Atemstörungen einhergehen und zu Verwechslungen mit epileptischen Anfällen führen; → Sandifer-Syndrom

Gaucher-Krankheit nach einem gleichnamigen französichen Arzt benannte, → autosomal-rezessiv erbliche → Sphingolipidose mit Beginn in der → Präadoleszenz; mögliche Ursache einer → progressiven Myoklonusepilepsie mit → Demenz, → Hepatosplenomegalie, → Myoklonien und → Spastik; Ursache = Fehlen des → Enzyms → Beta(β)-Glukozerebrosidase aufgrund einer Störung am → Chromosom 1; inzwischen steht das → gentechnisch hergestellte Enzym zur medikamentösen Behandlung zur Verfügung; andere Bezeichnung: Morbus Gaucher

Gedächtnis Fähigkeit Informationen aufzunehmen, zu speichern und bei Bedarf wieder abzugeben; das Gedächtnis kann in mehrere verschiedene Bereiche unterteilt werden (→ Kurzzeitgedächtnis, → Langzeitgedächtnis, → nonverbales Gedächtnis, → verbales Gedächtnis) und bei einer Epilepsie sowohl durch manche mögliche Ursachen als auch durch Anfälle oder → Nebenwirkungen von Medikamenten beeinträchtigt werden

Gedächtnisstörung Störung des → Gedächtnisses

gedecktes (Schädel-Hirn-) Trauma Verletzung (des Kopfes) ohne Eröffnung der knöchernen Schädeldecke und der → Hirnhäute: Gegensatz: → offenes (Schädel-Hirn-) Trauma

Gefäßmissbildung Missbildung von Blutgefäßen, z.B. mit Kurzschlüssen zwischen → Arterien und → Venen (→ arteriovenöses oder AV-Angiom) oder tumorartigen Gefäßknäueln (→ Kavernom)

Gegenanzeige Krankheit oder Umstand, bei dem eine Maßnahme oder Medikamenteneinnahme nicht (= absolute Gegenanzeige) oder nur unter besonderen Voraussetzungen (= relative Gegenanzeige) erfolgen darf; andere Bezeichnung: → Kontraindikation

Gegenmaßnahme Verhaltensänderung zur Unterbrechung eines beginnenden epileptischen Anfalles oder zur → Neutralisierung → provozierender Faktoren im Rahmen einer → Selbstkontrolle; englische Bezeichnung: counter measure

Gehirnlappen (Abb. 8) relativ gut abgrenzbarer Teil des Gehirns, das aus → Frontal- (Stirn-), → Temporal- (Schläfen-), → Parietal- (Scheitel-), → Okzipital- (Hinterkopf-) und → Zentrallappen (oder Inselregion) besteht

geistige Behinderung angeborene oder in der Entwicklungsperiode (Kindheit oder Jugend) erworbene Beeinträchtigung der geistigen Leistungsfähigkeit, die mit einem → Intelligenzquotienten (IQ) unter 70 sowie Lern- und Verhaltensstörungen einhergeht; → Intelligenzminderung

gelastisch lachend, mit Lachen einhergehend

gelastische Epilepsie Bezeichnung für Epilepsie mit im Vordergrund stehenden gelastischen Anfällen; ursächlich finden sich häufig → Hamartome oder andere Tumoren im → Hypothalamus; bessere Bezeichnung: → symptomatische Epilepsie mit gelastischen Anfällen

gelastischer Anfall → Lachanfall; Form epileptischer Anfälle, bei der es regelmäßig zum Lachen kommt

Gelegenheitsanfall (Tab. 20) aufgrund außergewöhnlicher Umstände oder Bedingungen, die erfahrungsgemäß die Wahrscheinlichkeit eines Anfalles nicht nur bei Epilepsiekranken oder → genetischer → Disposition zu einer Epilepsie erhöhen, auftretender epileptischer Anfall; z.B. → Schlafentzug, → Alkoholentzug nach vermehrtem Trinken von Alkohol oder – besonders bei Kindern – fieberhafte Infekte; → Anfallsauslöser; andere Bezeichnungen: akute epileptische Reaktion, ausgelöster Anfall, → Gelegenheitsanfall, Okkasionsanfall, → provozierter Anfall, → symptomatischer Anfall; Gegensatz: → unprovozierter Anfall

gemischte Anfälle ungenaue Bezeichnung für das Auftreten von mehr als einer Anfallsform bei einem Menschen

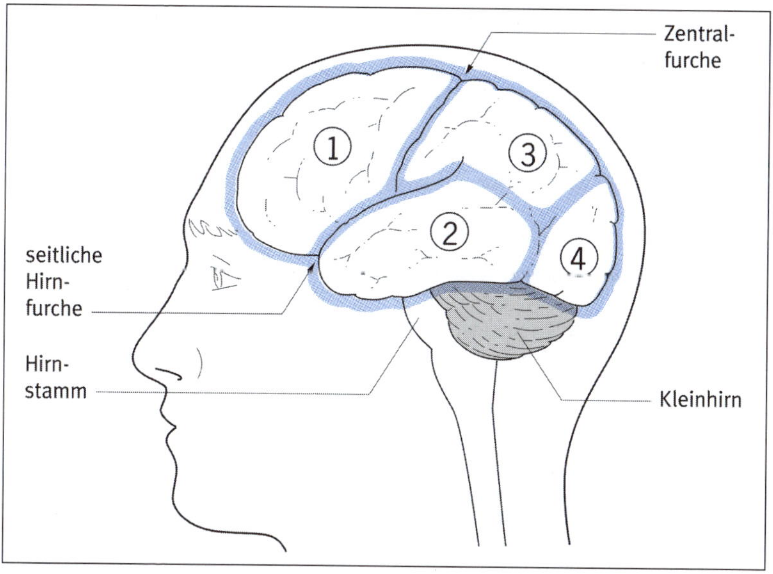

Abb. 8: Blick auf die Oberfläche des Gehirns mit Frontal- oder Stirnlappen (1), Temporal- oder Schläfenlappen (2), Parietal- oder Scheitellappen (3) und Okzipital- oder Hinterkopflappen (4). Der Zentrallappen oder die Inselregion werden verdeckt. Frontal- und Parietallappen werden durch den Sulcus centralis oder die Zentralfurche getrennt, Stirn- und Schläfenlappen durch den Sulcus Sylvii oder die seitliche Hirnfurche

Gen Erbanlage, Erbfaktor; → mikroskopisch kleine → Struktur in Form einer bestimmten Abfolge von → Aminosäuren auf den → Chromosomen; jedes Gen ist für die Herstellung von einem → Protein (Eiweiß) zuständig; die Gesamtheit aller Gene nennt man → Genom

generalisiert allgemein, das Ganze betreffend; bei epileptischen Anfällen: beide Hälften des Gehirns beteiligend

generalisierte Epilepsie Epilepsie mit generalisierten Anfällen; → idiopathische generalisierte Epilepsie, → symptomatische generalisierte Epilepsie; → Tab. 3, S. 13

generalisierte Epilepsie mit Fieberkrämpfen „plus" (GEFS$^+$) → autosomal-dominant erbliche Epilepsie mit Übergängen zwischen → idiopathischen und → symptomatischen Formen; es treten auch schon vor dem 6. Lebensmonat oder nach dem 5. Lebensjahr → Fieberkrämpfe und zusätzlich verschiedene andere Anfallsformen (→ Absencen, → atonische Anfälle, → generalisierte tonisch-klonische Anfälle, → myoklonische Anfälle, → myoklonisch-astatische Anfälle, → tonische Anfälle) auf (→ Fieberkrämpfe „plus"); bislang wurde eine Beteiligung der → Chromosomen 2 und 19 mit einer Störung des → Natriumkanals nachgewiesen (→ Tab. 14, S. 109)

Tab. 20: Die wichtigsten Ursachen von Gelegenheitsanfällen (→ auch jeweils dort)

Kinder	Fieber (Fieberkrämpfe) Schlafentzug Fotosensibilität (Fernsehen, Sonnenlicht etc.) Entzündungen der Hirnhäute (Meningitis) Entzündungen des Gehirns (Enzephalitis) Stoffwechselstörungen
Jugendliche und Erwachsene	gleichzeitiger Schlafentzug und Alkoholentzug Schlafentzug Alkoholentzug akute Krankheiten mit direkter Beteiligung des Gehirns: – Gefäßerkrankungen mit Durchblutungsstörungen des Gehirns (Schlaganfälle) – Entzündungen des Gehirns – Hirntumoren – Stoffwechselstörungen (z. B. Blutzucker, Leber) akute Krankheiten mit indirekter Beteiligung des Gehirns: – schwere (fieberhafte) Entzündungen – schwere Leber- oder Nierenkrankheiten – Intoxikationen Fotosensibilität (Fernsehen, Videospiele, Diskotheken, Sonnenlicht etc.) Medikamente (z. B. Aminophyllin, Chlorpromazin, Clozapin, Cortison, Disulfiram, Fentanyl, Gyrasehemmer, Insulin, Isoniazid, Mefloquin, Neuroleptika, Penicillin, Perchlorperazin, trizyklische Antidepressiva) Drogen inklusive Entzug allergisch-hyperergische und anaphylaktische Reaktionen Hydratation Elektrolytstörungen Stoffwechselstörungen (incl. Porphyrie) Insolation, Hitzestauungen Eklampsie

generalisierter Anfall (Abb. 9) epileptischer Anfall, der beide Hälften des Gehirns und nicht nur einzelne Abschnitte beteiligt

generalisierter nichtkonvulsiver Status (GNKS) Aneinanderreihung, Häufung von → Absencen oder anderer → nichtkonvulsiver Anfälle mit Auftreten eines „lang dauernden epileptischen Zustands", manchmal mit zwischenzeitlichen kurzen Erholungsphasen; kann außer bei Betroffenen mit einer → Absencen-Epilepsie bis ins hohe Lebensalter auch bei Menschen ohne bekannte

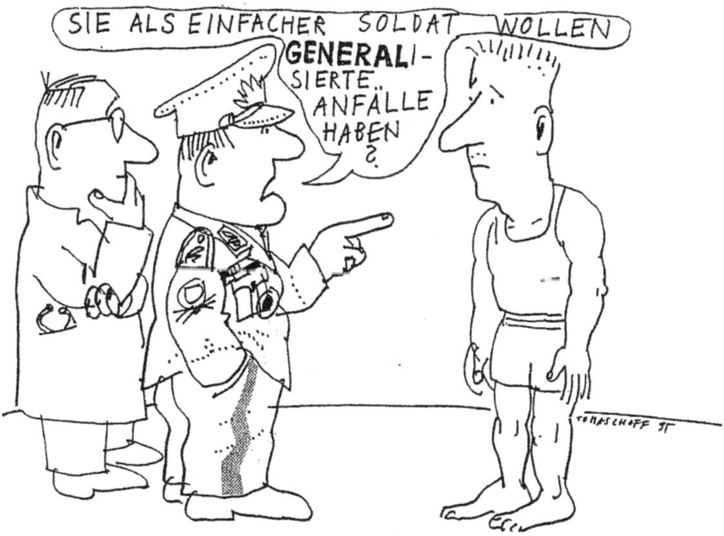

Abb. 9: „Generalisierte“ Anfälle

Epilepsie auftreten; eine sichere Erkennung ist nur mit Ableitung eines → Elektroenzephalogramms (EEGs) möglich und → intravenöse → Benzodiazepine unterbrechen den Status meist rasch; andere Bezeichnungen: → Absence-Status, → Petit-Mal-Status, → Spike-wave-Status, → Spike-wave-Stupor

generalisierter tonisch-klonischer Anfall (GTKA) epileptischer Anfall mit Verlust des → Bewusstseins, Versteifung (→ tonisch) und Krampfen (→ klonisch) an beiden Armen und Beinen; andere Bezeichnung: → Grand-Mal-Anfall

Generalisierung

1. bei epileptischen Anfällen: Ausweitung eines → fokalen Anfalls zu einem → (sekundär) generalisierten Anfall
2. Verallgemeinerung

Generator in der Medizin

1. Zellverbände bzw. Gewebestrukturen, die zur Entstehung von normaler oder krankhafter → Aktivität führen
2. Batterie oder Gerät, das → Impulse zur Anregung der → Funktion von Organen des Körpers aussendet, z.B. bei einem Herzschrittmacher oder bei der → Vagusnervstimulation

generieren hervorbringen, hervorrufen

Generikum (Mehrzahl: Generika) nach Ablauf der gesetzlichen Schutzfrist auf den Markt gebrachtes Medikament mit dem gleichen → Wirkstoff und oft auch der gleichen → Dosierung wie das → Originalpräparat, aber einem meist günstigeren Preis; eine Umstellung von einem Originalpräparat auf ein Generikum kann zu Problemen führen und sollte z.B. bei Anfallsfreiheit in der Regel unterbleiben; andere Bezeichnung: Nachahmermedikament; → Tab. 4, S. 15; Gegensatz: → Originalpräparat

generische Bezeichnung → pharmakologische Kurzbezeichnung für den → Wirkstoff eines Medikaments, → Freiname (nach Ablauf der gesetzlichen Schutzfrist) von Medikamenten

Genese Entstehung, Entwicklung

Genetik Vererbungslehre, z.B. von Krankheiten, Weitergabe von Erbanlagen von Eltern an ihre Kinder; zur Genetik von Epilepsien → Tab. 14, S. 109; andere Bezeichnung: → Vererbung

genetisch erblich

genetisch determiniert erblich bedingt

genetische Beratung Beratung zur Vererbung von Krankheiten

Genetische Beratungsstelle von Universitätskliniken oder sonstigen Trägern angebotene Beratungsstellen zur Erblichkeit von Krankheiten

genetische Disposition erbliche Veranlagung

Genlocus / Genlokus (Mehrzahl: Genloci) Ort bzw. Platz auf einem → Chromosom, an dem ein bestimmtes → Gen bzw. eine bestimmte → Erbinformation immer vorhanden ist; z.B. auf Chromosom 4 am Ende des kurzen Armes

Genmutation umschriebene, im → Mikroskop nicht erkennbare Veränderung eines → Gens; ein durch → Mutation aus einem anderen hervorgegangenes Gen bezeichnet man auch als sein → Allel; → Mutagenität

Genom Erbgut; Gesamtheit der in einer Zelle des Körpers bzw. in deren → Zellkern auf den insgesamt 46 → Chromosomen vorhandenen → Gene (Erbanlagen)

Genotoxizität Erbgutschädigung; Veränderung der → Gene bzw. Erbsubstanz; andere Bezeichnung: → Mutagenität

Genotyp(us) Gesamtheit der durch die → Gene bzw. → Erbanlagen vorhandenen Information für Bau und → Funktion eines Lebewesens; demgegenüber → Phänotyp als individuelle Ausprägung

gentechnisch unter Verwendung → genetischer Methoden; z.B. können künstlich veränderte Bakterien durch Veränderungen ihrer → Gene dazu benutzt werden, um ein → Enzym oder Medikament herzustellen

Gentherapie genetische Behandlung, Behandlung durch Veränderung der → Gene; steckt bei den Epilepsien noch in den Anfängen

Genträger Mensch mit einem bestimmten → Gen bzw. → genetischen Merkmal

genuin nach lateinisch: genus = Geburt; von Geburt an vorhanden, ohne Anhalt für eine → symptomatische, erworbene Ursache, vermutlich erblich bedingt; andere Bezeichnung: → idiopathisch

Geriatrie Altersmedizin

Gerinnungsfaktoren über 30 verschiedene → Proteine (Eiweiße) des Körpers, die an der → Blutgerinnung beteiligt sind

Gerinnungsparameter (Tab. 21) Laborwerte zur Überprüfung der → Blutgerinnung

Gerinnungssystem → System des Körpers zur Steuerung der → Blutgerinnung

Tab. 21: Die wichtigsten Gerinnungsparameter (→ auch jeweils dort)

Name	Beschreibung
Blutungszeit/ Gerinnungszeit	Zeit, in der es außerhalb von Blutgefäßen zur Blutgerinnung kommt
Fibrinogen	für die Gerinnung wichtiges Protein
INR-Wert	standardisierte Angabe des Quick-Wertes
Partielle Thromboplastinzeit (PTT)	Zeit bis zur Gerinnung von mit Zitrat versetztem Blutplasma
Prothrobinzeit/ Quick-Wert	Grinnungszeit im Vergleich zu Gesunden
Thromboplastinzeit	Quick-Zeit

Geruchshalluzination → Halluzination (Trugwahrnehmung) tatsächlich nicht vorhandener Geruchsreize (angenehm oder unangenehm); kann z.B. bei → komplexen fokalen Anfällen im Rahmen einer → Temporallappenepilepsie vorkommen; andere Bezeichnung: → olfaktorische Halluzination

Gesamtpopulation Gesamtbevölkerung

gesättigt in der → Pharmakokinetik und → Pharmakologie: vollständige Auslastung, z.B. von → Enzymen oder → Transporteiweißen bzw. der Bindungsmöglichkeiten zwischen → Atomen; Gegensatz: → ungesättigt

Geschlechtschromosom → Chromosomen X und Y, die als 23. Chromosomenpaar das Geschlecht bestimmen

Geschlechtshormon (Tab. 22) → Hormon mit vorwiegender Wirkung auf die Geschlechtsorgane; andere Bezeichnung: Sexualhormon

Geschlechtshormone-bindendes Globulin → Transporteiweiß für → Geschlechtshormone im Blut; englische Bezeichnung: sex hormones binding globulin (SHBG)

Geschlechtswendigkeit Geschlechtsbevorzugung

Gesichtsfeld (GF) Sehbereich; Ausschnitt der Umwelt, der bei gleichbleibender Kopfhaltung gesehen werden kann; → Perimetrie

Gesichtsfeldausfall (GFA) / Gesichtsfelddefekt (GFD) / Gesichtsfeldeinschränkung teilweiser Ausfall des Sehbereichs von einem oder beiden Augen, z.B. nach einer Seite oder in eine Ecke; kann z.B. nach einer Operation oder einem → Schlaganfall, aber auch als → Nebenwirkung von → Antiepileptika oder anderen Medikamenten vorkommen; → heteronyme Hemianopsie, → homonyme Hemianopsie, → konzentrischer Gesichtsfeldausfall, → Quadrantenanopsie, → Tunnelsehen

Gesprächstherapie → psychotherapeutisches Behandlungsverfahren, das sich in erster Linie auf Gespräche stützt

Tab. 22: Geschlechtshormone (→ auch jeweils dort)

Frauen	Männer
aus der Hypophyse: – Follitropin (FSH) – Gonadoliberin (GnRH) – Lutropin (LH) – Prolactin (PRL)	aus der Hypophyse: – Gonadoliberin (GnRH) – Lutotropin (LH)

aus Ovar und Nebennierenrinde:
– Inhibin
– Östrogene (bes. Östradiol)
– Progesteron
– Testosteron
	aus Hoden und Nebennierenrinde:
	– Testosteron, speziell
	  – 5α-Dihydrotestosteron (DHT)
	  – Dehydroepiandrosteron (DHEA)
	– Östradiol

Gestagen künstlich hergestelltes → Geschlechtshormon mit ähnlichen Eigenschaften wie → Progesteron

Gestation Oberbegriff für Schwangerschaft, Geburt und → Wochenbett

getriggert gesteuert, ausgelöst

Gichter umgangssprachliche Bezeichnung für → Fieberkrampf

Gilles-de-la-Tourette-Krankheit / Gilles-de-la-Tourelle-Syndrom von einem gleichnamigen französischen Arzt 1885 erstmals beschriebene, vorwiegend bei Jungen in der → Pubertät beginnende Krankheit ohne Beziehung zu einer Epilepsie mit → unwillkürlichen → Bewegungsstörungen bzw. → Tics und oft auch „Grunzen", unflätigen sprachlichen Äußerungen oder sonstigen → Vokalisationen; kann zu Verwechslung mit einer Epilepsie Anlass geben

Gingiva Zahnfleisch

Gingivahyperplasie / Gingivahypertrophie Zahnfleischwucherung, z.B. unter Einnahme von → Phenytoin

Gingivitis Zahnfleischentzündung

Gitterelektroden auf einem Trägermaterial gitter- oder netzförmig aufgebrachte → subdurale Elektroden (bis zu 50) zur Ableitung eines → Elektroenzephalogramms (EEGs) im Rahmen einer → invasiven prächirurgischen Abklärung; andere Bezeichnungen: → Gridelektroden, → Plattenelektroden

Glaukom „grüner Star", Augenkrankheit mit erhöhtem Augeninnendruck; bei bestehendem Glaukom dürfen manche Medikamente nicht eingenommen werden; genaue Bezeichnung: → Engwinkelglaukom

Gliazelle (glia = griechisch: Klebstoff) Zelle des Nervensystems, die neben Stütz- und Ernährungsaufgaben auch selbst an der → Signalübertragung beteiligt ist; Gliazellen haben entsprechende → Rezeptoren an ihrer Oberfläche und können → Transmitter freisetzen

Glioblastom häufigster bösartiger → Hirntumor im Erwachsenenalter (→ Astrozytom Grad III und IV); → Tab. 26, S. 176

Gliom aus Gliazellen zusammengesetzter Hirntumor; es gibt gutartige, wenig bösartige (niedrig-maligne) Gliome (→ Astrozytom I und II) und stark bösartige (maligne) Gliome (→ Astrozytom III und IV oder → Glioblastom); → Tab. 26, S. 176

glioneur(on)al sowohl → Glia als auch → Neurone betreffend

Gliose vermehrte Faserbildung, im Gehirn meist Narbengewebe nach verschiedenartigsten Schädigungen

global umfassend; in der Medizin: den ganzen Körper oder ein ganzes → Organ betreffend

globaler tonischer Anfall den ganzen Körper betreffender → tonischer Anfall; ein globaler tonischer Anfall betrifft neben dem Rumpf und der rumpfnahen Muskulatur auch die Hand- und Fußmuskulatur; die Arme werden angehoben, im Ellbogengelenk gebeugt und die zusammengeballten Fäuste so vor das Gesicht gehalten, als ob sie dieses beschützen sollen; eine Beteiligung der Bein- und Fußmuskulatur führt meist zu einem → Sturzanfall

Globulin(e) → Proteine (Eiweißkörper) in den Zellen und Körperflüssigkeiten

Globusgefühl „Kloß"-Gefühl im Hals, Fremdkörper- und Engegefühl; kommt sowohl bei → organischen als auch → psychogenen Krankheiten bzw. Störungen vor

Glottis Stimmritze

Glukokortikoid(e) → Wirkstoff(e) der → Nebennierenrinde; werden auch → synthetisch hergestellt und als Medikamente angewandt

Glukose Blutzucker; → chemisch = Traubenzucker, wichtigster Energielieferant des Körpers

Glukosurie Ausscheidung von Zucker im Urin

Glukuronid Verbindung von der aus Blutzucker entstehenden Glukuronsäure mit körperfremden Stoffen, z.B. Medikamenten

Glukuronidierung Bildung einer → Glukuronid-Verbindung; häufig bei der → Metabolisierung von Medikamenten in der Leber als Teil einer → Phase-II-Reaktion

Glutamat / Glutaminsäure wichtigster erregender → Transmitter); → Tab. 62, S. 335

Glutamat-Oxalazetat-Transaminase (GOT) hauptsächlich in der Leber vorkommendes → Enzym; Normalwert für Erwachsene = bis 15 Einheiten pro Liter (U/l) für Frauen, bis 19 Einheiten pro Liter (U/l) für Männer; bei Leberentzündungen und -schädigungen erhöht; z.B. als → Nebenwirkung von Medikamenten; andere Bezeichnungen: → Aspartat-Aminotransferase (AS[A]T), → Serum-Glutamat-Oxalazetat-Transaminase (SGOT); → Tab. 34, S. 221

Glutamat-Pyruvat-Transaminase (GPT) hauptsächlich in der Leber vorkommendes → Enzym; Normalwert für Erwachsene = bis 18 Einheiten pro Liter (U/l) für Frauen, bis 23 Einheiten pro Liter (U/l) für Männer; bei Leberentzündungen und -schädigungen erhöht; z.B. als → Nebenwirkung von Medikamenten, andere Bezeichnungen: → Alanin-Aminotransferase (AL[A]T), → Serum-Glutamat-Pyruvat-Transaminase (SGPT); → Tab. 34, S. 221

Glycin / Glyzin hemmender → Transmitter; → Tab. 62, S. 335; → Hyperglyzinämie

Goldman-Offner-Bezugselektrode → Mittelwert-Bezugselektrode

Goldmann-Perimetrie nach einem gleichnamigen Augenarzt benannte Untersuchungsmethode des → Gesichtsfelds mittels → kinetischer Perimetrie; andere Bezeichnung: → kinetische Perimetrie

Gowers, Sir William Richard englischer → Neurologe (1845 – 1915); neben John Hughlings → Jackson einer der Begründer der modernen → Epileptologie

Grad der Behinderung (GdB) (Tab. 23) in Deutschland: Einstufung von Epilepsien nach dem → Schwerbehindertengesetz; ab einem GdB von 50% gibt es Vergünstigungen unter anderem im öffentlichen Nahverkehr oder bei der Steuer

Gradient Maß für die Veränderung einer Größe in Abhängigkeit von einer anderen, z.B. Steigung bzw. Gefälle einer Wegstrecke oder der Zeit; in der Medizin auch für Veränderungen von → Konzentrationen benutzt

Grafik Abbildung, Zeichnung, Bild; andere Schreibweise: → Graphik

grafisch zeichnerisch, bildlich; andere Schreibweise: → graphisch

Grand Mal / Grand-Mal-Anfall (GM / GMA) (Mehrzahl: Grands Maux / Grands-Maux-Anfälle) französisch: „großes Übel"; epileptischer Anfall mit Verlust des → Bewusstseins, Versteifung (→ tonisch) und Krampfen (→ klonisch) an beiden Armen und Beinen; andere Bezeichnung: → generalisierter tonisch-klonischer Anfall (GTKA)

Grand-Mal-Varianten Verlaufsformen von → Grand-Mal-Anfällen mit unterschiedlicher Ausgestaltung; z.B. vorwiegend → tonischem Ablauf oder sogar völligem Fehlen von → klonischen Phänomenen

Granulat grobkörniges Pulvergemisch; z.B. → Zubereitungsform eines Medikaments

granulomatös mit der Bildung von krankhaften Gewebsveränderungen und Geschwulstbildungen verbunden

Granulozyten Unterform der → Leukozyten oder → weißen Blutkörperchen, unter anderem für die Abwehr von Entzündungen zuständig

Graphik Abbildung, Zeichnung, Bild; andere Schreibweise: → Grafik

graphisch zeichnerisch, bildlich; andere Schreibweise: → grafisch

Graphoelement „Kurventeil", z.B. charakteristisches Merkmal der Ableitung eines → Elektroenzephalogramms (EEGs) wie z.B. → Spike-wave-Aktivität; → Abb. 5, S. 123

grauer Star umgangssprachliche Bezeichnung für Trübung der Augenlinse; andere Bezeichnung: → Katarakt

Tab. 23: Grad der Behinderung (GdB) bei Epilepsie

Häufigkeit großer Anfälle	Häufigkeit kleiner Anfälle	GdB
anfallsfrei unter Medikamenten	anfallsfrei unter Medikamenten	30 %
weniger als 1 / Jahr	weniger als 1 / Monat	40 %
weniger als 1 / Monat	weniger als 1 / Woche	50–60 %
weniger als 1 / Woche	weniger als 1 / Tag	60–80 %
mehr als 1 / Woche	täglich	90–100 %

graue Substanz (GS) grau aussehende Teile des → Zentralnervensystems, Sitz der Nervenzellen im Gehirn und → Rückenmark; Gegensatz: → weiße Substanz

gravid(e) schwanger

Gravidität Schwangerschaft

gravierend schwer, schwer wiegend

Greifreflex → reflektorisches, → unbewusstes Zugreifen, z.B. bei → komplexen fokalen Anfällen vorkommend

Grid-Elektroden grid = englisch: Gitter; auf einer meist gitter- oder netzförmigen Platte angeordnete → subdurale Elektroden (bis zu 50) zur Ableitung eines → Elektroenzephalogramms (EEGs) im Rahmen einer → invasiven prächirurgischen Abklärung; andere Bezeichnungen: → Gitterelektroden, → Plattenelektroden

Grimasse verzerrte Gesichtsmuskulatur, „Fratze"

grimassieren die Gesichtsmuskulatur verzerren, „Fratzen schneiden"

Grobmotorik grobe Bewegungsabläufe, z.B. Stehen oder Gehen

große Fontanelle bei Neugeborenen vorhandene angeborene natürliche Lücke im vorderen Schädelknochen, die sich spätestens bis zum Ende des 2. Lebensjahrs schließt; → kleine Fontanelle

großer Anfall epileptischer Anfall mit Verlust des → Bewusstseins und Krampfen an Armen und Beinen; andere Bezeichnung: → Grand-Mal / Grand-Mal-Anfall; Gegensatz: → kleiner Anfall, → Petit Mal / Petit-Mal-Anfall

großes Blutbild Bestimmung des gesamten → Blutbildes mit Zahl und Zusammensetzung der → roten und → weißen Blutkörperchen einschließlich der Menge an rotem Blutfarbstoff (→ Hämoglobin) und des Anteils der Blutzellen am Gesamtblut (→ Hämatokrit) sowie der verschiedenen Arten weißer Blutkörperchen wie → Granulozyten, → Lymphozyten, → Monozyten und → Thrombozyten; andere Bezeichnung: → Differenzialblutbild

Großhirn (Abb. 10) Hauptbestandteil des Gehirns mit → Frontallappen (Stirnlappen), → Parietallappen (Scheitellappen), → Temporallappen (Schläfenlappen), → Okzipitallappen (Hinterkopflappen) und → Inselregion oder → Zentrallappen (→ auch Abb. 8, S. 157)

Großhirnhälfte von der Form her einer der beiden weitgehend gleichen Hälften einer Walnuss ähnelnde Hälfte des Großhirns, die in der Mitte durch die Falx cerebri weitgehend voneinander getrennt werden, aber über das → Corpus callosum (den Balken) miteinander in Verbindung stehen (→ Abb. 10); andere Bezeichnung: Hemisphäre des Großhirns

Grundaktivität im → Elektroenzephalogramm (EEG): Bezeichnung für die normalerweise vorhandene oder „Grund"-Tätigkeit im entspannten Zustand und mit geschlossenen Augen; besteht üblicherweise besonders über dem Hinterkopf in einem mehr oder weniger regelmäßigen, → sinusförmigen → Alpha(α)-Rhythmus und wird bei Öffnen der Augen durch eine gemischte → Aktivität (vorwiegend → Beta[β]-Wellen) ersetzt; andere Bezeichnungen: Grundrhythmus, Grundtätigkeit, → Hintergrundaktivität, Hintergrundtätigkeit

Grunderkrankung / Grundkrankheit ursprüngliche Krankheit; eine Epilepsie kann z.B. auf eine geburts- oder

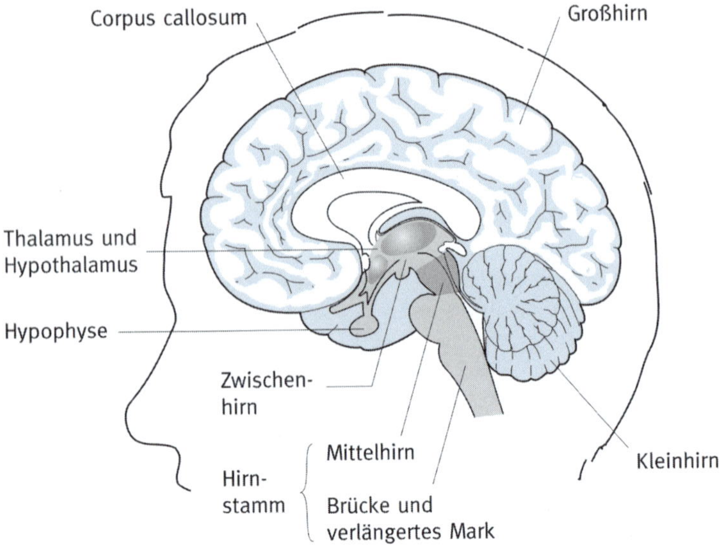

Abb. 10: Blick auf das Gehirn von der Mittellinie mit Großhirn (Cerebrum), Kleinhirn (Cerebellum), Zwischenhirn (Diencephalon) sowie Hirnstamm mit Mittelhirn (Mesencephalon), Brücke (Pons) und verlängertem Mark (Medulla oblongata)

unfallbedingte Hirnschädigung als Grunderkrankung zurückgehen; andere Bezeichnung: → Primärerkrankung

Grundlinie Ausgangslinie; z.B. im → Elektroenzephalogramm (EEG): gedachte Linie, die den Mittelwerten der → EEG-Aktivität in einem bestimmten Zeitabschnitt entspricht; englische Bezeichnung: → Baseline

Grundrhythmus → Grundaktivität

Grundrhythmusvariante im → Elektroenzephalogramm (EEG): Abweichungen der am deutlichsten über dem Hinterkopf zu erkennenden → Grundaktivität, die sich jedoch z.B. beim Öffnen und Schließen der Augen wie der übliche → Alpha(α)-Rhythmus verhalten; entweder mit langsamen Wellen (→ Theta[θ]-Normvariante) oder raschen Wellen (→ rasche Grundrhythmusvariante)

Grundtätigkeit → Grundaktivität

grüner Star umgangssprachliche Bezeichnung für erhöhten Augeninnendruck; andere Bezeichnungen: → Enwinkelglaukom, → Glaukom

Grußanfall andere Bezeichnung für → Salaam-Anfall

Gummikeil Keil (in der Regel aus Hartgummi), der früher bei → generalisierten tonisch-klonischen (→ Grand-Mal-) Anfällen zur Verhinderung eines → Zungenbisses empfohlen wurde; da es in der Regel nicht gelingt, den Keil früh genug zwischen die Zähne zu bringen und bei späteren Versuchen die Verletzungsgefahr größer als ein möglicher Nutzen ist, wird heute von einer Verwendung abgeraten; andere Bezeichnungen: → Bisskeil, → Mundkeil, → Zungenkeil

gustatorisch Geschmacksempfindungen betreffend

gustatorische Halluzinationen Trugwahrnehmungen von Geschmacksempfindungen

gustatorischer Anfall mit einer abnormen Geschmacksempfindung einhergehender epileptischer Anfall, z.B. eigenartig bitter, salzig, sauer, süß oder auch „metallisch"

gutartige fokale Adoleszenten-Epilepsie zwischen dem 10. und 20. Lebensjahr, meist in → Clustern auftretende → fokale Anfälle ohne Anhalt einer → symptomatischen Genese mit sehr guter → Prognose; andere Bezeichnung: → benigne fokale Anfälle in der Adoleszenz (BFAA) / benigne fokale Adoleszenten-Epilepsie / benigne fokale Epilepsie in der Jugend; englische Bezeichnung: benign focal seizures in adolescence (BFSA)

gutartige familiäre Neugeborenenkrämpfe (GFNK) gutartige, überwiegend → klonische, selten → apnoische, → autosomal-dominant vererbte Anfälle von Neugeborenen mit Beteiligung der → Chromosomen 8 (→ Gen = EBN2) und Chromosom 20 (Gen = EBN1), meist am 2. oder 3. Lebenstag auftretend; andere Bezeichnungen: → benigne familiäre Neugeborenenkrämpfe (BFNK), benigne familiäre neonatale Anfälle, → Dreitageanfälle

gutartige (frühkindliche) myoklonische Epilepsie → benigne myoklonische Epilepsie des Kleinkindesalters

gutartige kindliche Epilepsie mit okzipitalen Paroxysmen / Spike-waves gutartige kindliche → Epilepsie mit → visuellen → fokalen Anfällen, oft auch → Migräne-Kopfschmerzen und Veränderungen im → Elektroenzephalogramm (EEG) mit → Spike-wave- oder → Sharp-slow-wave-Aktivität → okzipital mit Verschwinden beim Augenöffnen; andere Bezeichnungen: → benigne Epilepsie des Kindesalters mit okzipitalen Paroxysmen / Spike-waves, (gutartige) okzipitale Epilepsie des Kindesalters; englische Bezeichnung: benign childhood epilepsy with occipital paroxysms (BCEOP)

gutartige myoklonische Epilepsie des Kleinkindesalters → gutartige (frühkindliche) myoklonische Epilepsie

gutartige nichtfamiliäre Neugeborenenkrämpfe (GNFNK) gutartige, überwiegend → klonische, selten → apnoische Anfälle von Neugeborenen ohne familiäre Häufung und → Vererbung, meist mit einer Häufung um den 5. Lebenstag auftretend; andere Bezeichnungen: → benigne nichtfamiliäre Neugeborenenkrämpfe, → benigne nichtfamiliäre neonatale Anfälle, → Fünftageanfälle

gutartige okzipitale Epilepsie des Kindesalters → benigne Epilepsie des Kindesalters mit okzipitalen Paroxysmen / Spike-waves, → gutartige kindliche Epilepsie mit okzipitalen Paroxysmen / Spike-waves

gutartiger Lagerungsschwindel in Abhängigkeit von der Lagerung des Kopfes auftretender plötzlicher Drehschwindel ohne Beziehung zu einer Epilepsie; andere Bezeichnung: → benigner paroxysmaler Lagerungsschwindel (BPL)

Gynäkologe / Gynäkologin Arzt / Ärztin für Frauenkrankheiten

gynäkologisch die weiblichen Geschlechtsorgane betreffend

Gynäkomastie Anschwellen der Brustdrüsen beim Mann

gyratorische Anfälle Drehanfälle; epileptische Anfälle, bei denen sich die Betroffenen um ihre Körperachse drehen; englische Bezeichnungen: gyratory seizures, circling seizures, rotatory seizures; andere Bezeichnung: → rotatorische Anfälle

Gyrierungsstörung gestörte Ausbildung der Hirnwindungen, z.B. → Makrogyrie, → Mikrogyrie, → Pachygyrie oder → Polymikrogyrie; andere Bezeichnung → Dysgyrie

Gyrus (Mehrzahl: Gyri) Hirnwindung; an der Hirnoberfläche sichtbare Windung, die von Hirnfurchen (→ Sulci) abgetrennt wird

Gyrus cinguli vom → Stirnlappen des Gehirns ausgehender und bogenförmig bis zum → Schläfenlappen verlaufender Nervenfaserverband; andere Bezeichnung: → Cingulum

Gyrus parahippocampalis neben → Amygdala und → Hippokampus sowie → entorhinaler Rinde und perirhinaler Rinde liegende Teile des → Parahippokampus im Verbindungsbereich von → Frontal- und → Temporallappen bzw. → Stirn- und → Schläfenlappen; kann bei → komplexen fokalen Anfällen eine Rolle spielen

Gyrus postcentralis hinter der → Zentralfurche liegende → Hirnwindung; für Gefühlswahrnehmungen zuständig

Gyrus präcentralis vor der → Zentralfurche liegende → Hirnwindung; für Bewegungen zuständig

H

Haarzupftest Haaruntersuchung zur Unterscheidung eines → allergisch bedingten oder erblich bzw. → hormonell bedingten Haarausfalls; dazu werden Haare am Hinterkopf und weiter vorne (Stirn- oder Scheitelregion) ausgezupft und überprüft, ob Unterschiede bestehen: bei allergischem Haarausfall ist dies nicht der Fall, während sich die Haare bei erblich oder hormonell bedingtem Haarausfall in der Stirn- und Scheitelregion leichter auszupfen lassen

Habitualzustand üblicher Zustand, Dauerzustand

Habituation Gewöhnung; Abnahme einer Reaktion bei gleich bleibendem „Reiz", z.B. Abnahme von → Nebenwirkungen bei unveränderter Einnahme eines Medikaments; andere Bezeichnung: → Habituierung; Gegensatz: → Potenzierung, → Sensibilisierung, → Sensitivierung

habituell gewohnheitsmäßig, üblich

habituieren (sich) an etwas gewöhnen; Gegensatz: → potenzieren, → sensibilisieren, → sensitivieren

Habituierung Gewöhnung; Abnahme einer Reaktion bei gleich bleibendem „Reiz", z.B. Abnahme von → Nebenwirkungen bei unveränderter Einnahme eines Medikaments; andere Bezeichnung: → Habituation; Gegensatz: → Potenzierung, → Sensibilisierung, → Sensitivierung

Halbseitenanfall epileptischer Anfall, der nur eine Körperhälfte betrifft; andere Bezeichnung: → Hemi-Grand-Mal-Anfall

Halbwert(s)zeit (HWZ) (Abb. 11) bei Medikamenten: Zeit, in der die → Serumkonzentration eines Medikaments ohne weitere Einnahme auf

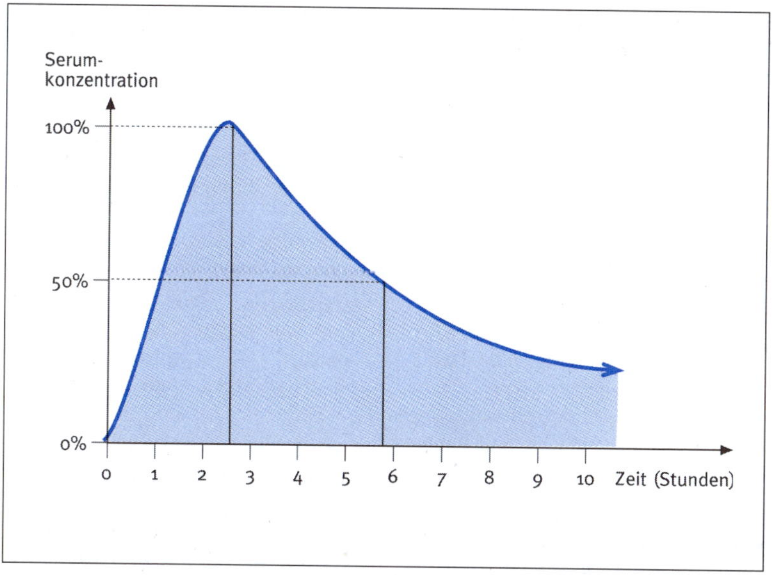

Abb. 11: Die Halbwertszeit als Ausdruck der Geschwindigkeit, mit der z.B. ein Medikament im Körper nach einmaliger Einnahme wieder abgebaut und entfernt wird (im Beispiel gut 3 Stunden)

die Hälfte absinkt; die Halbwertszeit ist wichtig für die Festlegung des günstigsten Zeitabstands zwischen der Einnahme verschiedener Dosen eines Medikaments (1-, 2-, 3- oder 4-mal pro Tag); für die verschiedenen → Antiepileptika schwankt die Halbwertszeit zwischen unter 5 und über 100 Stunden; andere Bezeichnung: → Eliminationshalbwertszeit

Halluzination Trugwahrnehmung, Sinnestäuschung, krankhafte Wahrnehmung tatsächlich nicht vorhandener Sinneseindrücke; z.B. Sehen, Riechen oder Hören nicht vorhandener Dinge, Düfte oder Geräusche; kann unter anderem bei → komplexen fokalen Anfällen auftreten, daneben auch bei → Psychosen

halluzinatorisch mit → Halluzinationen einhergehend

Haltetremor → Tremor beim Einhalten einer bestimmten Position von Armen oder Beinen, z.B. dem Hochhalten der ausgestreckten Arme

Haltungsschablone sich wiederholendes Muster der Körperhaltung, z.B. bei → komplexem fokalen Anfall

Hamartom tumorartige Fehlbildung aufgrund einer gestörten → embryonalen Entwicklung; im → Temporallappen → häufiger Ursache von → komplexen fokalen Anfällen; bei der → tuberösen Sklerose häufig → periventrikulär

häm- / Häm- Vorsilbe: Blut-, Blut betreffend

Hämatokrit (Hk / Hkt) Anteil der festen Blutbestandteile (→ Erythrozyten, → Leukozyten und → Thrombozyten) am Gesamtblut

Hämatologie Lehre vom Blut und den Blutkrankheiten

Hämatom Blutung, Bluterguss

hämatopoetisch die Blutbildung betreffend

hämatopoetisches System an der Entstehung von → Erythrozyten, → Leukozyten und → Thrombozyten beteiligte Organe des Körpers; in erster Linie das → Knochenmark; andere Bezeichnung: → Blut bildendes System

Hämaturie Blut im Urin

Hämodialyse „Blutwäsche"mit Entfernung giftiger Stoffe; → Hämoperfusion

Hämoglobin (Hb) Menge an Farbstoff der → Erythrozyten (roten Blutkörperchen)

Hämolyse Auflösung der → Erythrozyten (roten Blutkörperchen); kann als sehr seltene → Nebenwirkung von Medikamenten vorkommen

hämolytische Anämie Blutarmut aufgrund einer → Hämolyse

Hämoperfusion „Blutwäsche"mit Entferung giftiger Stoffe; Abänderung der → Hämodialyse, bei der das Blut durch eine Filtereinheit gepumpt wird

Hämorrhagie Blutung, Einblutung

hämorrhagisch mit einer Einblutung einhergehend

Hämosiderin Abbauprodukt von → Hämoglobin als Speicherform von Eisen im Körper; Hämosiderin im Rand von → Kavernomen oder nach sonstigen Blutungen in das Gehirn wird für die Entstehung epileptischer Anfälle verantwortlich gemacht

Handauflegen Methode der → alternativen Medizin mit angeblich vom Körper des Behandlers ausströmender, ihrem Wesen nach ungeklärter Kraft, die durch streichende Berührung mit der Hand wirksam werden soll; Wirksamkeitsnachweise bei Epilepsie liegen nicht vor

Handelsname willkürliche Bezeichnung von Medikamenten („Phantasiename"), für → Antiepileptika sind die zugehörigen → generischen oder → Freinamen für die → Wirkstoffe in Tab. 4 auf Seite 15 aufgeführt

Handlungsintelligenz nicht mit der Sprache verknüpfte → Intelligenz; andere Bezeichnung: → nonverbale Intelligenz; Gegensatz → verbale Intelligenz

Hans-guck-in-die-Luft-Anfall tonische, mit einer vermehrten und anhaltenden Muskelanspannung einhergehende → Absence; Unterform einer Absence mit Überstrecken des Kopfes nach hinten

Happy-puppet-Syndrom englisch: Syndrom der glücklichen Puppe; → Angelman-Syndrom

Haplotyp von Vater und Mutter ererbter → Komplex zusammen gehörender → Allele

haptogene Epilepsie Epilepsie mit Anfallsauslösung durch Berührungsreize; andere Bezeichnung: taktile Epilepsie; → Reflexepilepsie

Harninkontinenz → unwillkürlicher Harnabgang

Harnstoff in der Leber aus durch Abbau von → Aminosäuren frei werdendem giftigen → Ammoniak gebildeter ungiftiger Stoff, der über die Nieren ausgeschieden wird

harte Hirnhaut äußere → Hirnhaut zwischen der Innenseite des Schädelknochens und der Oberfläche des Gehirns; andere Bezeichnung: → Dura mater

„harte“ Drogen Sammelbezeichnung für gefährliche und oft stark gesundheitsschädliche → Drogen wie Crack, Kokain oder Morphium; Gegensatz: → „weiche“ Drogen

Haschisch → weiche Droge; enthält als → Wirkstoff → Tetrahydrocannabinol (THC); ein alleiniger Gebrauch von Haschisch ohne zusätzliche → harte Drogen ist für Menschen mit einer Epilepsie in aller Regel ungefährlich und kann sogar nützlich sein; verwandter Stoff: → Marihuana

Hasenscharte → Lippen-Kiefer-Gaumenspalte

Heilige Krankheit im Altertum übliche Bezeichnung für Epilepsie, als ihre körperlichen Ursachen mit Ursprung im Gehirn noch nicht bekannt waren

Heilpädagogik Sonderpädagogik für Behinderte

hemi- / Hemi- Vorsilbe: halbseitig

hemianopisch mit einer → Hemianopsie einhergehend

Hemianopsie halbseitiger → Gesichtsfeldausfall; → Perimetrie

Hemi-Grand-Mal-Anfall nur eine Körperhälfte betreffender → Grand-Mal-Anfall; andere Bezeichnung: → Halbseitenanfall

hemifazial in einer Gesichtshälfte, das halbe Gesicht betreffend

Hemikonvulsion → Halbseitenanfall, Krampfen einer Körperhälfte

Hemikonvulsion-Hemiplegie-Epilepsie-Syndrom (HHE-Syndrom) vorwiegend im Kindesalter vorkommende Epilepsieform mit Auftreten von → Halbseitenanfällen oder → Hemi-Grand-Mal-Anfällen mit jeweils nachfolgender vorübergehender Halbseitenlähmung; auf der entsprechenden Körperseite treten in den folgenden 1 bis 2 Jahren → einfache fokale Anfälle mit → motorischen Symptomen auf, die → sekundär generalisieren können; die meisten Kinder entwickeln später eine Epilepsie mit → komplexen fokalen Anfällen; ursächlich kommen in erster Linie → Gefäßprozesse vor, seltener → Hirntumoren

Hemimegalenzephalie (HM) halbseitige Vergrößerung des Gehirns (→ Megalenzephalie), geht häufig mit einer Epilepsie einher; kommt unter anderem vor bei → Hypomelanosis Ito, → linearem Naevus sebaceus, → Neurofibromatose oder → tuberöser Sklerose

Hemiparese „Halblähmung“, teilweise Lähmung einer Körperhälfte

Hemiplegie vollständige Lähmung einer Körperhälfte

Hemisphäre Hälfte, z.B. des → Großhirns

Hemisphärektomie operative Entfernung einer Großhirnhälfte; wurde früher z.B. bei einer → Rasmussen-Enzephalitis durchgeführt; inzwischen durch → Hemisphärotomie ersetzt

Hemisphärotomie → funktionelle Abtrennung einer Großhirnhälfte; kann z.B. bei einer → Rasmussen-Enzephalitis erforderlich sein

Hemisphärendominanztest → Wada-Test

Hemmung Verhinderung oder Abschwächung, fehlendes oder vermindertes Auftreten einer neuen oder Abnahme einer bestehenden Tätigkeit; z.B. im → Elektroenzephalogramm (EEG) oder von epileptischen Anfällen; Gegensatz: → Aktivierung; andere Bezeichnung: → Inaktivierung

Heparin Stoff, der die → Blutgerinnung verzögert

hepatisch die Leber betreffend

hepatische Clearance Blutmenge, aus der ein Medikament in einer bestimmten Zeiteinheit durch die Leber entfernt wird; → Pharmakokinetik

hepatische Enzephalopathie Störung des Gehirns als Folge einer gestörten → Funktion der Leber; → Enzephalopathie

hepatische Porphyrie unvermittelt auftretende zeitweilige Störung des Leberstoffwechsels mit Rot- oder Dunkelblauverfärbung des Urins, die u.a. durch → Antiepileptika ausgelöst oder verstärkt werden und außer mit Bauchschmerzen auch mit Störungen des Nervensystems einschließlich epileptischen Anfällen einhergehen kann; andere Bezeichnung: → Porphyrie

hepatischer Metabolismus / hepatischer Stoffwechsel → Leberstoffwechsel

Hepatitis Gelbsucht, Leberentzündung; kann sehr selten als → Nebenwirkung von Medikamenten vorkommen

hepatogen in der Leber gebildet, von der Leber ausgehend

Hepatopathie „Leberstörung“, krankhafte Veränderung der Leber; z.B. durch Medikamente

Hepatosplenomegalie krankhafte Vergrößerung von Leber und Milz

hepatotoxisch leberschädlich; andere Bezeichnung: → lebertoxisch

Hepatotoxizität Leberschädlichkeit, z.B. eines Medikaments; andere Bezeichnung: Lebertoxizität

hepatozellulär die Leberzellen betreffend

Herd umschriebener Bezirk, z.B. einer krankhaften Störung; bei epileptischen Anfällen: Ort der Anfallsentstehung im Gehirn

Herdanfall von einem bestimmten Teil des Gehirns ausgehender epileptischer Anfall; andere Bezeichnungen: → fokaler Anfall, → lokaler Anfall, → lokalisationsbezogener Anfall, → partieller Anfall

Herdbefund (HB) umschriebene Auffälligkeit oder krankhafte Veränderung; z.B. → epileptiforme Potenziale oder → Verlangsamung im → Elektroenzephalogramm (EEG) oder andere Befunde im → Magnetresonanztomogramm (MRT)

Herdepilepsie von einem bestimmten Teil des Gehirns ausgehende Epilepsie; andere Bezeichnungen: → fokale Epilepsie, → lokalisationsbezogene Epilepsie, → Partialepilepsie, → partielle Epilepsie

hereditär erblich, vererbt

Herpin-Janz-Syndrom → Janz-Syndrom; → juvenile myoklonische Epilepsie (JME)

Hertz (Hz) nach einem gleichnamigen deutschen Physiker benannte Einheit für: Häufigkeit pro Sekunde; z.B. Maßeinheit für die → Frequenz von Wellen im → Elektroenzephalogramm (EEG)

Herzinfarkt Durchblutungsstörung des Herzmuskels mit Absterben von Zellen und Narbenbildung; andere Bezeichnung: Myokardinfarkt (MI)

Herzinsuffizienz Herz(muskel)-schwäche, unzureichende Belastbarkeit des Herzens; Begleit- oder Folgeerscheinung zahlreicher Herz-Kreislauf-Erkrankungen

hetero- / Hetero- Vorsilbe: verschieden, andersartig; Gegensatz: → homo- / Homo-, iso- / Iso-

heterogen ungleichmäßig, verschiedenartig, aus verschiedenen Teilen zusammengesetzt; bezogen auf → Vererbung: unter Beteiligung mehrerer → Gene; Gegensatz: → homogen

Heterogenität Verschiedenartigkeit; bezogen auf → Vererbung: unter Beteiligung mehrerer → Gene; Gegensatz: → Homogenität

Heteroinduktion → Induktion des → Stoffwechsels eines Medikaments durch ein anderes Medikament; andere Bezeichnung: → Fremdinduktion; → Autoinduktion

heterolog unterschiedlich liegend, nicht übereinstimmend, nicht einander entsprechend; Gegensatz: → homolog

heteronym gegensätzlich gerichtet, nach unterschiedlichen Seiten; Gegensatz: → homonym

heteronyme Hemianopsie nach unterschiedlichen Seiten gerichteter Gesichtsfeldausfall der beiden Augen; z.B. am rechten Auge nach rechts und am linken Auge nach links

Heterophorie „verborgenes", normalerweise nicht, aber z.B. bei Ermüdung auftretendes Schielen; Formen: z.B. → Esophorie, → Exophorie; andere Bezeichnung: → latentes Schielen

Heterotopie Vorkommen von Gewebe am falschen Ort; bei Epilepsien z.B. von normalerweise nur in der → Hirnrinde vorkommenden Zellen in der Tiefe des Gehirns; → Bandheterotopie (BH), → Doppelkortex-Syndrom, → kortikale Dysplasie (KD), → periventrikuläre noduläre Heterotopie (PVNH), → subkortikale laminäre Heterotopie (SKLH), → subkortikale noduläre Heterotopie (SKNH)

heterozygot „mischerbig", zwei- oder mehreiig, auf die Teilung und Entwicklung von zwei oder mehr Zellen zurückgehend; die beiden → Genloci eines Paars von → Chromosomen sind durch verschiedene → Allele besetzt; Gegensatz: → homozygot

heterozygote Zwillinge → zweieiige Zwillinge mit verschiedenen Erbanlagen

Hilus Abschnitt des → Hippokampus, der bei → mesialer Temporallappenepilepsie einen Zellenuntergang und andere Veränderungen zeigt

Hintergrundaktivität / Hintergrundtätigkeit im → Elektroenzephalogramm (EEG): Bezeichnung für die normalerweise vorhandene, im „Hintergrund" ablaufende → Aktivität im entspannten Zustand und mit geschlossenen Augen; besteht üblicherweise besonders über dem Hinterkopf in einem mehr oder weniger regelmäßigen, → sinusförmigen → Alpha(α)-Rhythmus und wird beim Öffnen der Augen durch eine gemischte Aktivität (vorwiegend → Beta[β]-Wellen) ersetzt; andere Bezeichnungen: → Grundaktivität, Grundrhythmus, Grundtätigkeit

Hinterkopflappen → Okzipitallappen; → Abb. 8, S. 157

Hinterkopflappenepilepsie Epilepsie mit Ausgang der Anfälle vom Hinterkopf- oder → Okzipitallappen; andere Bezeichnung: → Okzipitallappenepilepsie (OLE)

Hippocampus → Hippokampus

hippokampal den → Hippokampus betreffend

hippokampale Sklerose / Hippokampussklerose (HKS / HS) (Tab. 24) → Sklerose (Gewebsverhärtung), → Atrophie (Zellverlust) und → Gliose des → Hippokampus; andere Bezeichnungen: → Ammonshornsklerose (AHS), → mesiale temporale Sklerose (MTS)

Hippokampus griechisch = Seepferdchen; in der Form einem Seepferdchen gleichender Abschnitt des → Temporallappens; von besonderer Bedeutung sowohl für die Entstehung vieler → komplexer fokaler Anfälle als auch für das → Gedächtnis

Hippokrates griechischer Arzt der Antike (460 bis 370 vor Christus), der als erster erkannte, dass Epilepsie eine „normale" Krankheit des Gehirns und nicht etwa eine göttliche oder → heilige Krankheit ist

Hirnabszess → Abszess (Eitergeschwulst) im Gehirn; geht sehr häufig mit epileptischen Anfällen einher

Hirnbasis Unterseite des Gehirns

Hirnbiopsie Gewebeprobe am lebenden → Menschen aus dem Gehirn; ist allein wegen einer Epilepsie praktisch nie sinnvoll bzw. erforderlich

Hirnblutung Durchblutungsstörung des Gehirns mit Einblutung, Absterben von Zellen und Narbenbildung; andere Bezeichnungen: → Apoplex, → Hirnschlag

Hirndruck Druck im Innern des knöchernen Schädels

Hirndruckzeichen Anzeichen eines krankhaft erhöhten Hirndrucks bei der Befragung und Untersuchung wie Kopfschmerz, Erbrechen oder → Stauungspapillen und Nackensteifigkeit (→ Meningismus) oder bei → Zusatzuntersuchungen wie der → Bildgebung oder dem → Elektroenzephalogramm (EEG)

Hirninfarkt Durchblutungsstörung des Gehirns mit Absterben von Zellen und Narbenbildung; andere Bezeichnungen: → Apoplex, → ischämischer Schlaganfall, → zerebrale Ischämie

Hirnlappen → Lappen des Gehirns; → Abb. 8, S. 157

Hirnleistungsstörung Minderung der geistigen Leistungsfähigkeit; diese muss sich nicht in einer Intelligenzminderung bzw. in einem erniedrigten → Intelligenzquotienten (IQ) zeigen, sondern kann umschriebene → Funktionen wie das Zahlengedächtnis oder das Nachzeichnen komplizierter Figuren betreffen

Hirnnerv (HN) Nerv, der direkt aus dem Gehirn (und nicht aus dem → Rückenmark) austritt

Hirnnerven (Tab. 25) 12 Nervenpaare, die aus jeder Hirnhälfte durch verschiedene Öffnungen im knöchernen

Tab. 24: Merkmale der hippokampalen Sklerose bei der Magnetresonanztomographie (MRT; → auch jeweils dort)

- einseitige Atrophie (einschließlich Erweiterung des Temporalhorns)
- verstärktes Signal (Hyperintensität) in T_2-Bildern
- abgeschwächtes Signal (Hypointensität) in T_1-Bildern
- Verlust der internen Architektur auf Inversion-Recovery-Bildern

Tab. 25: Die 12 Hirnnerven

Nummer	Bezeichnung
I (1)	Nervus olfactorius, Riechnerv
II (2)	Nervus opticus, Sehnerv
III (3)	Nervus oculomotorius, Augenmuskelnerv
IV (4)	Nervus trochlearis, Augenmuskelnerv
V (5)	Nervus trigeminus, Gefühls- und Kaunerv
VI (6)	Nervus abducens, Augenmuskelnerv
VII (7)	Nervus facialis, Gesichtsmuskelnerv
VIII (8)	Nervus stato-acusticus, Hör- und Gleichgewichtsnerv
IX (9)	Nervus glossopharyngeus, Zungen- und Rachennerv
X (10)	Nervus vagus, Kehlkopf- und Herznerv
XI (11)	Nervus accessorius, Schulter- und Nackenmuskelnerv
XII (12)	Nervus hypoglossus, Zungennerv

Schädel austreten und vorwiegend Kopf und Hals versorgen

Hirnödem Schwellung von Gewebe des Gehirns durch Wassereinlagerung; kommt bei epileptischen Anfällen nur sehr selten vor

hirnorganisch durch eine Störung des Gehirns bedingt

hirnorganischer Anfall anderes Wort für epileptischen Anfall

hirnorganisches Psychosyndrom (HOPS) → psychische Veränderungen wie Verlangsamung mit Verminderung von Aufmerksamkeit oder Denkvermögen durch Störungen im Gehirn; nach schweren oder länger dauernden epileptischen Anfällen kann es zu einem vorübergehenden hirnorganischen Psychosyndrom kommen; andere Bezeichnung: → organisches Psychosyndrom (OPS), → psychoorganisches Syndrom (POS)

Hirnreifungsgrad Ausmaß der Hirnreifung, z.B. bei Kindern oder Behinderten

Hirnrhythmusstörung manchmal auch von Ärzten benutzte Ersatzbezeichnung für epileptische Anfälle unter der Vorstellung, dass Betroffene dies leichter akzeptieren können

Hirnrinde Teil der → grauen Substanz des Gehirns, an der Oberfläche des Gehirns liegend; beim Menschen am weitesten entwickelt und im → Großhirn Sitz „höherer" geistiger → Funktionen; ein Teil der epileptischen Anfälle geht von der Hirnrinde aus; lateinische Bezeichnung: Cortex cerebri; andere Bezeichnung: → Kortex

Hirnschädigung ungenaue Bezeichnung für unterschiedliche Krankheiten und Störungen des Gehirns, z.B. als vermutliche Ursache einer Epilepsie

Hirnschlag Durchblutungsstörung des Gehirns mit Absterben von Zellen und Narbenbildung; andere Bezeichnungen: → Apoplex, → Schlaganfall

Hirnstamm Verbindungsabschnitt zwischen → Großhirn und → Rückenmark, durch den alle Informationen - sowohl vom Gehirn zum Körper als auch umgekehrt – laufen; → Abb. 10, S. 166

Hirnstammanfall epileptischer Anfall aufgrund einer krankhaften → Aktivität von Nervenzellen im → Hirnstamm oder in den → Stammganglien

Hirnstromkurve andere, allerdings sachlich nicht zutreffende Bezeichnung für → Elektroenzephalogramm (EEG); bei der EEG-Ableitung werden Zeitabläufe von → Potenzialen (Spannungen) und nicht von Strömen gemessen und dargestellt

Hirntumor (Tab. 26) Geschwulst des Gehirns; es gibt gutartige (→ benigne) und bösartige (→ maligne) Hirntumoren wie → Glioblastome; zu epileptischen Anfällen führen eher die gutartigen Tumoren wie → Astrozytome, → Meningeome, → Oligodendrogliome

Hirnvenen- und Sinusthrombose (HST) → Thrombose der → Hirnsinus (große → venöse Blutleiter an der Oberfläche des Gehirns, die von harter Hirnhaut umgeben sind) und tiefer gelegener → Venen im Gehirn; geht sehr häufig mit epileptischen Anfällen einher; andere Bezeichnung: → Sinusthrombose

Hirnwindung an der Hirnoberfläche sichtbare Windung, die von Hirnfurchen (→ Sulci) abgetrennt wird; andere Bezeichnung: → Gyrus

Hirsutismus vermehrte Körperbehaarung z.B. im Gesicht und an den Armen bzw. Beinen; als → Nebenwirkung von → Antiepileptika z.B. im Rahmen eines → polyzystischen Ovariensyndroms (PCOS) vorkommend

histologische Untersuchung feingewebliche, mikroskopische Untersuchung, z.B. von Gehirngewebe nach erfolgten Operationen

Hjorth-Ableitung → Quellenableitung, → toposelektive Ableitung

hochamplitudig mit einer hohen → Amplitude (Ausschlägen), z.B. von → Potenzialen im → Elektroenzephalogramm (EEG) einhergehend; andere Bezeichnung: → hochgespannt; Gegensatz: → niedrigamplitudig

Hochdruckflüssigkeitschromatographie (HPLC) Bestimmungsmethode für Medikamente oder andere Stoffe, bei der ihre → Konzentration unter hohem Druck in speziellen Mess-Säulen bestimmt wird: englische Bezeichnung: high pressure liquid chromatography

hocheffizient hochwirksam

Tab. 26: Die wichtigsten Hirntumoren (→ auch jeweils dort)

Bezeichnung	mittlere Häufigkeit von epileptischen Anfällen
Astrozytom (I + II)	50–70
Glioblastom (III + IV)	30–60
Hirnmetastasen	15–25
Meningeom	20–70
Oligodendrogliom	60–90
primäres ZNS-Lymphom	10–15

hochgespannt mit einer hohen → Amplitude (Ausschlägen), z.B. von → Potenzialen im → Elektroenzephalogramm (EEG) einhergehend; andere Bezeichnungen: → hochamplitudig, → höhergespannt; Gegensatz: → niedriggespannt

Hochpass bei der → Elektroenzephalographie (EEG): Filter, das nur Wellen mit einer → Frequenz darüber durchlässt (passieren lässt) und langsamere blockiert; Gegensatz: → Tiefpass

Höchstdosis üblicherweise wegen zu erwartender → Nebenwirkungen nicht zu überschreitende → Dosis, z.B. eines Medikaments; bei → Antiepileptika sind die Grenzen allerdings sehr unterschiedlich und letztlich muss die Höchstdosis für jeden einzelnen Menschen ausprobiert werden; andere Bezeichnung: → Maximaldosis; Gegensatz: → Minimaldosis, → Tiefstdosis

höheramplitudig / höhergespannt mit einer höheren → Amplitude (Ausschlägen), z.B. von → Potenzialen im → Elektroenzephalogramm (EEG) einhergehend; Gegensatz: → tieferamplitudig / tiefergespannt

Home page „Heimatseite", erste Seite im → Internet, auf der sich eine Einrichtung, Firma oder ein sonstiger Anbieter (einschließlich Privatpersonen) vorstellt

homo- / Homo- Vorsilbe: gleich, gleichartig; Gegensatz: → hetero- / Hetero-

homogen gleichmäßig, aus gleichen Teilen zusammengesetzt; Gegensatz: → heterogen

Homogenität Gleichartigkeit, Einheitlichkeit; Gegensatz: → Heterogenität

homolateral gleichseitig, auf derselben Seite; bei einem epileptischen Anfall z.B. Wendung des Kopfes nach rechts und Anheben des rechten Arms; andere Bezeichnung: → ipsilateral; Gegensatz: → kontralateral

homolog gleich liegend, übereinstimmend, einander entsprechend; Gegensatz: → heterolog

homologe Chromosomenabschnitte einander entsprechende Abschnitte von → Chromosomen mit → Allelen

homonym gleich gerichtet, nach derselben Seite; Gegensatz: → heteronym

homonyme Hemianopsie nach derselben Seite gerichteter → Gesichtsfeldausfall beider Augen entweder nach rechts oder nach links

homöo- / Homöö- Vorsilbe: ähnlich, gleichartig

Homöopathie nach griechisch: homoios = gleichartig und pathein = krank; 1776 von dem deutschen Arzt Samuel Hahnemann begründete Behandlungsmethode mit Arzneimitteln, die beim Gesunden in höherer → Dosierung ähnliche Krankheitszeichen hervorrufen wie bei dem zu behandelnden Kranken („Gleiches wird durch Gleiches geheilt"), aber nur in sehr starker Verdünnung gegeben werden (= so genannte Potenzen); bei Epilepsien ist ein Nutzen der Homöopathie bisher nicht nachgewiesen worden; Gegensatz: → Allopathie

Homöostase Konstanz, Aufrechterhalten des so genannten inneren Milieus durch Regelsysteme

homozygot „reinerbig", eineiig, auf die Teilung und Entwicklung von einer Zelle zurückgehend; die beiden → Genloci eines Paars von → Chromosomen sind durch gleiche → Allele besetzt; Gegensatz: → heterozygot

homozygote Zwillinge → eineiige Zwillinge mit gleichen → Erbanlagen

Homunculus / Homunkulus (Abb. 12) Menschlein; künstlich erzeugter kleiner Mensch; auch benutzt für die → Repräsentationsfelder von Kraft und Gefühl der → Hirnrinde

horizontal waagrecht, quer, von einer Seite zur anderen verlaufend; Gegensatz: → vertikal

Horizontale waagrecht verlaufende Linie; Gegensatz: → Vertikale

Hormon in einer → Drüse oder einem anderen → Organ gebildeter Stoff, der in das Blut ausgeschüttet wird und in anderen Organen oder Körperteilen wirkt; epileptische Anfälle sowie → Antiepileptika können unter anderem auch Auswirkungen auf Hormone haben

hormonell → Hormone betreffend

hormonelles Kontrazeptivum (Mehrzahl: hormonelle Kontrazeptiva) weibliche → Geschlechtshormone enthaltende Medikamente zur Verhinderung einer Schwangerschaft; → Antibabypille

Horner-Syndrom gemeinsames Auftreten von → Ptosis (Herabhängen des Oberlides), → Miosis (Pupillenverengung), und → Enophthalmus

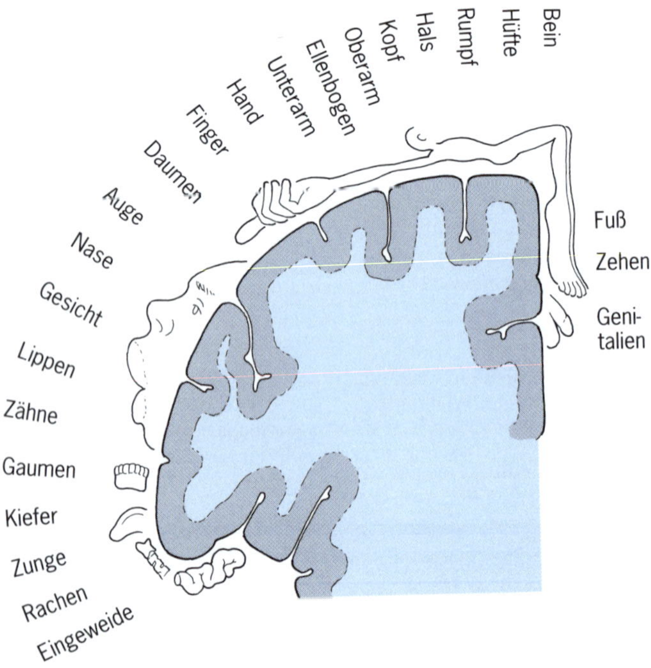

Abb. 12: „Homunkulus" der Verteilung der motorischen Nervenzellen für die Kraftentwicklung (vor der Zentralfurche)

(Verlagerung des Auges nach innen) sowie auch verminderter Schweißsekretion an der gleichseitigen Stirn

Hospital Krankenhaus

Hospitalisierung Aufnahme in ein Krankenhaus, stationäre Aufnahme

Hospitalisierungsrate Häufigkeit einer Krankenhausaufnahme; z.B. für Menschen mit Epilepsie im Vergleich zu Menschen ohne Epilepsie

Hospitalismus Krankheitserscheinungen durch zu langen Aufenthalt in Krankenhäusern oder Heimen

Hot spot englisch: heißer Fleck; Kennzeichnung von umschriebenen Auffälligkeiten, z.B. bei der → Magnet(o)enzephalographie (MEG) oder → Positronenemissionstomographie (PET)

human menschlich; Gegensatz: → inhuman

humoral die Körpersäfte, speziell das Blut, betreffend, durch die Körpersäfte bewirkt

Humphrey-Perimetrie → statische Perimetrie; weitgehend gleiche Methode: → Octopus-Perimetrie

Hybridisierung Kreuzung

Hydrocephalus → Hydrozephalus

Hydrolyse Spaltung einer → chemischen Verbindung durch Aufnahme von Wasser (H_2O), z.B. bei der → Verstoffwechslung von Medikamenten als Teil einer → Phase-I-Reaktion

hydrophil gut wasserlöslich; Gegensatz: → hydrophob

Hydrophilie (gute) Wasserlöslichkeit

hydrophob schlecht wasserlöslich; Gegensatz: → hydrophil

Hydroxylase → Enzym, das eine Hydroxylgruppe (OH-Gruppe) einbaut

Hydroxylierung Einbau einer Hydroxylgruppe (OH-Gruppe) in ein → Molekül

Hydrozephalus „Wasserkopf"; Störung der Verteilung des → Liquors (Nervenwassers) im Gehirn bzw. Kopf mit Aufweitung der Hirnkammern; → Ventrikel

Hygiene Lehre von der Gesundheit, Körperpflege, Sauberkeit

hygienisch gepflegt, sauber, auf → Hygiene beruhend

Hypalgesie verminderte Schmerzempfindung

Hypästhesie vermindertes Schmerz- und sonstiges Empfinden; Gegensatz: → Hyperästhesie

hyper- / Hyper- Vorsilbe: über-, erhöht, vermehrt; Gegensatz: → hypo- / Hypo-

hyperaktiv vermehrt → aktiv, unruhig

1. beim Verhalten: aggressiv, umtriebig
2. bei technischen Untersuchungen: vermehrt aktiv, nachweisbar, tätig, vorhanden

Gegensatz: → hypoaktiv

Hyperaktivität vermehrte → Aktivität, Unruhe

1. beim Verhalten: Aggressivität, Umtriebigkeit
2. bei technischen Untersuchungen: vermehrte Aktivität, Nachweisbarkeit, Tätigkeit, vermehrtes Vorhandensein

Gegensatz: → Hypoaktivität

Hyperaktivitätssyndrom → Aufmerksamkeitsdefizit- und Hyperaktivitätssyndrom (ADHS)

Hyperammonämie erhöhte → Konzentration von → Ammoniak im Blut; kann z.B. unter einer Behandlung mit → Valproat / Valproinsäure oder bei → Rett-Syndrom vorkommen

Hyperandrogenämie / Hyperandrogenismus vermehrte Bildung von → Androgenen; kann u.a. als → Nebenwirkung von → Valproat / Valproinsäure bei Frauen im Rahmen eines → polyzystischen Ovariensyndroms (PCOS) vorkommen

Hyperästhesie vermehrte Schmerz- und sonstige Empfindung; Gegensatz: → Hypästhesie

Hyperbilirubinämie erhöhte → Konzentration von → Bilirubin im Blut; → Kernikterus

Hypercholesterinämie erhöhte → Konzentration von → Cholesterin im Blut

hyperdens vermehrt dicht; z.B. ein Abschnitt des Gehirns im → Computertomogramm (CT); Gegensatz: → hypodens

Hyperdensität Bereich vermehrter Dichte, z.B. im → Computertomogramm (CT); Gegensatz: → Hypodensität

Hyperekplexie abnorm starke, krankhafte Schreck- oder → Startle-Reaktion bis hin zu plötzlichem Hinstürzen z.B. auf Geräusche; eine Hyperekplexie ist keine Epilepsie, kann aber gemeinsam mit einer Epilepsie auftreten; → Startle-Epilepsie

Hyperexzitabilität Übererregbarkeit, z.B. von Nervenzellen; Gegensatz: → Hypoexzitabilität

Hyperfrontalität vermehrte → Aktivität → frontal, z.B. bei der → Einzelphotonen-Emissions-Computertomographie (SPECT) oder → Positronen-Emmissions-Tomographie (PET); Gegensatz: → Hypofrontalität

Hyperglykämie „Überzuckerung", erhöhte Blutzuckerwerte; Gegensatz: → Hypoglykämie

Hyperglyzinämie angeborene Stoffwechselstörung mit Zunahme der → Aminosäure → Glyzin; geht besonders bei Neugeborenen mit epileptischen Anfällen einher

Hyperhydratation / Hyperhydrierung Überwässerung, z.B. durch zu viel Trinken; Gegensatz: → Dehydratation / Dehydrierung

Hyperinsulinämie / Hyperinsulinismus vermehrte Bildung von → Insulin; kann u.a. als → Nebenwirkung von → Valproat / Valproinsäure und offenbar besonders bei Frauen vorkommen

hyperintens vermehrt intensiv, z.B. ein Abschnitt des Gehirns im → Magnetresonanztomogramm (MRT); Gegensatz: → hypointens

Hyperintensität Bereich vermehrter Intensität, z.B. im → Magnetresonanztomogramm (MRT); Gegensatz: → Hypointensität

Hyperkaliämie erhöhte → Konzentration von → Kalium im Blut; Gegensatz: → Hypokaliämie

Hyperkalziämie erhöhte → Konzentration von → Kalzium im Blut; Gegensatz: → Hypokalziämie

Hyperkines(i)e übermäßig starke Bewegung, z.B. → Choreoathetose oder → Ruhetremor; Gegensatz: → Hypokines(i)e

hyperkinetisches Syndrom Unruhe, Zappeligkeit und Unkonzentriertheit

Hyperlipidämie erhöhte → Konzentration von → Blutfetten im Blut

Hypermenorrhö / Hypermenorrhöe zu starke → Menstruation (Monats- oder Regelblutung) bei Frauen

Hypermetabolismus vermehrter → Stoffwechsel; im Gehirn sichtbar z.B. bei der → Positronen-Emissions-Tomographie (PET) oder → Einzelphotonen-Emissions-Computertomographie (SPECT) bei einer Untersuchung im Anfall (→ iktal) in einem für das Entstehen der Anfälle verantwortlichen Abschnitt; Gegensatz: → Hypometabolismus

Hypermotorik plötzlich auftretende vermehrte und unkontrollierte Bewegungen, z.B. in Form von Schlagen, Wälzen, Treten oder „Radfahrbewegungen" in der Luft, meist Ausdruck eines → Frontallappenanfalls; andere Bezeichnung: → Bewegungssturm

hypermotorischer Anfall mit vermehrten Bewegungen einhergehender Anfall; trifft zwar für viele epileptische Anfälle zu, wurde aber als andere Bezeichnung speziell für → Frontallappenanfälle vorgeschlagen; Gegensatz: → hypomotorischer Anfall

Hypernatriämie erhöhte → Konzentration an → Natrium im Blut; Gegensatz: → Hyponatriämie

Hyperpathie schmerzhafte Empfindung mit verspäteter, gesteigerter und verlängerter Antwort auf einen sonst nicht schmerzhaften Reiz

Hyperperfusion Mehrdurchblutung; Gegensatz: → Hypoperfusion

Hyperplasie vermehrtes Wachstum; andere Bezeichnung: → Hypertrophie; Gegensatz: → Hypoplasie

Hyperpnoe → Hyperventilation; Gegensatz: → Hypopnoe

Hyperpolarisation übermäßige Aufladung, anormal starker Aufbau der elektrischen Spannung an Nervenzellen; eine Hyperpolarisation führt zur Unerregbarkeit von Nervenzellen und Hemmung; Gegensatz: → Depolarisation

Hyperpyrexie Fieber, erhöhte Körpertemperatur

Hyperreflexie → Reflexsteigerung, abnorm lebhaft bzw. gesteigert auslösbare → Muskeleigenreflexe; Gegensatz: → Hyporeflexie

Hypersalivation vermehrte Speichelbildung, vermehrter Speichelfluss, kann bei Epilepsien z.B. aufgrund einer ursächlichen Hirnschädigung oder als → Nebenwirkung von Medikamenten vorkommen; Gegensatz: → Hyposalivation

Hypersensitivität Überempfindlichkeit

Hypersensitivitätssyndrom (Tab. 27) Überempfindlichkeitssyndrom; sehr seltene (bei jedem Tausendsten bis jedem Zehntausendsten), meist innerhalb von einer Woche bis höchstens 3 Monate nach Behandlungsbeginn auftretende schwere → Nebenwirkung von → Antiepileptika und anderen Medikamenten; unter anderem mit Fieber, Hautausschlag und Veränderungen des → Blutbilds (meist → Leukozytose und → Eosinophilie) einhergehend; die Behandlung besteht im sofortigen Absetzen verdächtiger Medikamente und zusätzlich meist der Gabe von → Kortison

Hypersexualität vermehrter Sexualtrieb; Gegensatz: → Hyposexualität

Hypersomnie vermehrtes Schlafbedürfnis, abnorm langer und zur falschen Zeit stattfindender Schlaf, z.B. als → Nebenwirkung von Medikamenten; Gegensatz: → Hyposomnie

hypersynchron vermehrt / verstärkt gleichzeitig auftretend; Gegensatz: → asynchron

Tab. 27: Hypersensitivitätssyndrom auf Medikamente (→ auch jeweils dort)

Symptom	Häufigkeit
Fieber (38°–40° Celsius)	90–100 %
Exanthem (Hautausschlag) mit zunächst allgemeiner Rötung, dann juckenden roten, teilweise erhabenen Flecken, die eitrig einschmelzen können	90 %
Lymphknotenschwellung	70 %
Schädigung mehrerer Organe (Multiorgantoxizität)	60 %
Leberschädigung (Lebertoxizität)	50 %
Blutbildveränderungen (Hämatotoxizität)	50 %
Gesichtsschwellung	25 %
Muskel- und Gliederschmerzen	20 %
Nierenschädigung (Nephrotoxizität)	15 %
Schilddrüsenentzündung	10 %

hypersynchrones Potenzial (HSP) im → Elektroenzephalogramm (EEG): meist gleichzeitig über mehreren oder allen Abschnitten des Gehirns auftretendes → epileptiformes Potenzial

Hypertelorismus überweiter Abstand zwischen 2 Organen, z.B. vergrößerter Abstand der inneren Augenwinkel; als Teil so genannter kleiner kindlicher → Missbildungen bei mütterlicher Einnahme von → Antiepileptika in der → Frühschwangerschaft vorkommend

Hyperthermie Überwärmung, zu hohe (Körper-)Temperatur; Gegensatz: → Hypothermie

Hyperthyreose vermehrte → Funktion der → Schilddrüsen, Schilddrüsenüberfunktion; Gegensatz: → Hypothyreose

Hypertonie / Hypertonus
1. erhöhter Blutdruck
2. erhöhte Muskelanspannung

beides tritt bei → generalisierten tonisch-klonischen epileptischen (→ Grand-Mal-) Anfällen auf; Gegensatz: → Hypotonie / Hypotonus

Hypertrichose vermehrte Körperbehaarung

Hypertrophie vermehrtes Wachstum; andere Bezeichnung: → Hyperplasie; Gegensatz: → Hypotrophie

Hyperventilation (HV) rasche und tiefe, übermäßige Atmung; führt zu einer Abnahme von → Kohlendioxid im Blut und kann sowohl die Aussagekraft eines → Elektroenzephalogramms (EEGs) erhöhen als auch epileptische Anfälle auslösen (besonders → Absencen), wird unter Kontrolle und über wenige Minuten regelmäßig bei EEG-Ableitungen eingesetzt; andere Bezeichnungen: Hyperpnoe, Mehratmung, Überatmung; Gegensatz: → Hypoventilation

Hyperventilationstetanie (HVT) durch rasche, vertiefte Atmung ausgelöste Muskelzuckungen, die nichts mit epileptischen Anfällen zu tun haben und sich bei normaler Atmung rasch zurückbilden

hypnogene paroxysmale Dystonie → nächtliche paroxysmale Dystonie (NPD)

Hypnogramm → Schlafpolygraphie

Hypnose → psychotherapeutisches Behandlungsverfahren, bei dem der zu Behandelnde in einen schlafähnlichen Zustand versetzt wird; sichere Wirksamkeitsnachweise für eine Hypnosebehandlung bei Epilepsien liegen nicht vor

Hypnotikum (Mehrzahl: Hypnotika) müde machendes, den Schlaf förderndes Medikament; u.a. → Barbiturate und manche → Benzodiazepine

hypo- / Hypo- Vorsilbe: unter-, erniedrigt, vermindert; Gegensatz: → hyper- / Hyper-

hypoaktiv vermindert → aktiv

1. beim Verhalten: still, zurückgezogen
2. bei technischen Untersuchungen: vermindert aktiv, nachweisbar, tätig, vorhanden

Gegensatz: → hyperaktiv

Hypoaktivität verminderte → Aktivität

1. beim Verhalten: Stille, Zurückgezogenheit
2. bei technischen Untersuchungen: verminderte Aktivität, Nachweisbarkeit, Tätigkeit, vermindertes Vorhandensein

Gegensatz: → Hyperaktivität

Hypoalbuminämie Mangel an → Albumin im Blut

Hypochondrie Krankheitseinbildung

hypodens vermindert dicht, z.B. ein Abschnitt des Gehirns im → Computertomogramm (CT); Gegensatz: → hyperdens

Hypodensität Bereich verminderter Dichte, z.B. ein Abschnitt des Gehirns im → Computertomogramm (CT); Gegensatz: → Hyperdensität

Hypoexzitabilität Untererregbarkeit, z.B. von Nervenzellen; Gegensatz: → Hyperexzitabilität

Hypofrontalität verminderte → Aktivität → frontal, z.B. bei der → Einzelphotonen-Emissions-Computertomographie (SPECT) oder → Positronen-Emmissions-Tomographie (PET) bei Menschen mit einer linksseitigen → Temporallappenepilepsie und → Depression; Gegensatz: → Hyperfrontalität

Hypoglykämie „Unterzuckerung", starker Abfall des Blutzuckers; hauptsächlich bei der Zuckerkrankheit (→ Diabetes mellitus) auftretend; Gegensatz: → Hyperglykämie

hypogonadotropher Hypogonadismus (HH) verminderte → Funktion der → Gonaden aufgrund einer verminderten Ausschüttung entsprechender → Hormone, kommt bei rechtsseitiger → Temporallappenepilepsie (TLE) gehäuft vor

hypointens vermindert intensiv, z.B. ein Abschnitt des Gehirns im → Magnetresonanztomogramm (MRT); Gegensatz: → hyperintens

Hypointensität Bereich verminderter Intensität, z.B. im → Magnetresonanztomogramm (MRT); Gegensatz: → Hyperintensität

Hypokaliämie verminderte → Konzentration an → Kalium im Blut; Gegensatz: → Hyperkaliämie

Hypokalziämie verminderte → Konzentration an → Kalzium im Blut; Gegensatz: → Hyperkalziämie

hypokinetisch bewegungsarm; Gegensatz: → hyperkinetisch

Hypomelanosis Ito Krankheit mit streifenförmigen hellen Hautbezirken und meist auch Störungen des Nervensystems einschließlich → psychomotorischer → Retardierung und epileptischen Anfällen; kann mit → neuronalen → Migrationsstörungen einhergehen

Hypomenorrhö / Hypomenorrhöe zu schwache → Menstruation (Monats- oder Regelblutung) bei Frauen

Hypometabolismus verminderter → Stoffwechsel; im Gehirn sichtbar z.B. bei der → Positronen-Emissions-Tomographie (PET) oder → Einzelphotonen-Emissions-Computertomographie (SPECT) bei einer Untersuchung zwischen Anfällen (→ interiktal) in einem für das Entstehen der Anfälle verantwortlichen Abschnitt; Gegensatz: → Hypermetabolismus

hypomotorischer Anfall mit verminderten Bewegungen einhergehender Anfall; kommt zwar bei vielen Anfallsformen vor, wurde aber speziell zur Bezeichnung von entsprechenden Anfällen bei Kleinkindern vorgeschlagen, bei denen keine Überprüfung von → Bewusstsein und Gedächtnis während des Anfalls möglich ist; Gegensatz: → hypermotorischer Anfall

Hypomyelinisation / Hypomyelinisierung verminderte → Markscheidenbildung

Hyponatriämie verminderte → Konzentration an → Natrium im Blut, z.B. unter Einnahme von → Carbamazepin oder → Oxcarbazepin; Gegensatz: → Hypernatriämie

Hypoperfusion Minderdurchblutung; Gegensatz: → Hyperperfusion

Hypophyse Hirnanhangsdrüse; produziert verschiedene → Hormone und wird überwiegend vom → Hypothalamus gesteuert; → Abb. 10, S. 166

Hypophysentumor → Tumor der → Hypophyse; Hypophysentumoren gehen nur ausnahmsweise mit einer Epilepsie einher

Hypoplasie vermindertes Wachstum; Gegensatz: → Hyperplasie

Hypopnoe verminderte Atmung; andere Bezeichnung: → Hypoventilation; Gegensatz: → Hyperpnoe

Hyposalivation verminderte Speichelbildung, verminderter Speichelfluss, kann z.B. als → Nebenwirkung von → Antidepressiva oder anderen Medikamenten vorkommen; Gegensatz: → Hypersalivation

Hyposexualität verminderter Sexualtrieb; Gegensatz: → Hypersexualität

Hyposomnie vermindertes Schlafbedürfnis, z.B. als → Nebenwirkung von Medikamenten; Extremform: → Insomnie, Gegensatz: → Hypersomnie

Hyposmie verminderte Geruchsempfindung

Hypospadie angeborene → Spaltbildung der unteren → Harnröhre; kann als → Majoranomalie unter Einnahme von → Antiepileptika auftreten

Hypothalamus unter dem → Thalamus liegendes Hirngebiet; Sitz vieler Nervenzellverbände für die Steuerung von → Funktionen des Körpers, z.B. für Durst und Hunger, überwiegend über die → Hypophyse; → Abb. 10, S. 166

Hypothermie Unterkühlung, zu niedrige (Körper-)Temperatur; Gegensatz: → Hyperthermie

Hypothese Annahme, Voraussetzung

hypothetisch angenommenerweise, als Annahme vorausgesetzt

Hypotonie / Hypotonus
1. verminderter Blutdruck
2. verminderte Muskelanspannung nach → generalisierten tonisch-klonischen epileptischen (→ Grand-Mal-) Anfällen kommt es zu einer Hypotonie

Gegensatz: → Hypertonie / Hypertonus

Hypothyreose verminderte → Funktion der → Schilddrüsen, Schilddrüsenunterfunktion; Gegensatz: → Hyperthyreose

Hypotrophie vermindertes Wachstum; Gegensatz: → Hypertrophie

Hypoventilation verminderte Atmung; andere Bezeichnung: → Hypopnoe; Gegensatz: → Hyperventilation

Hypoxämie Sauerstoffmangel im Blut; kann z.B. bei einer schweren, lang dauernden Geburt oder durch Nabelschnurumschlingung auftreten und zu einer vorübergehenden oder dauerhaften Schädigung des Gehirns führen, deren Folge wiederum das Auftreten epileptischer Anfälle oder einer Epilepsie sein kann

Hypoxie Sauerstoffmangel, → Hypoxämie

hypoxisch durch eine → Hypoxie bzw. → Hypoxämie bedingt

hypoxisch-ischämische Enzephalopathie → Enzephalopathie aufgrund einer → Hypoxie bzw. → Ischämie mit Sauerstoffmangel des Gehirns; Ursache von etwa der Hälfte → neonataler Anfälle (Anfälle von Neugeborenen) mit Auftreten innerhalb 12 Stunden nach der Geburt bei etwa 60% der Kinder und am Gehirn zu Schäden sowohl der → grauen als auch → weißen Substanz führend, u.a. mit Absterben von Nervenzellen, → Gliose und Bildung von → Zysten; neben epileptischen Anfällen kommt es häufig zu einer → geistigen Behinderung und → Zerebralparese

Hypsarrhythmie bei Kleinkindern mit → BNS-Anfällen oder → infantilen Spasmen beim so genannten → West-Syndrom vorkommende Veränderung des → Elektroenzephalogramms (EEGs) mit hochgespannten, unregelmäßigen langsamen Wellen über allen Abschnitten des Gehirns und dazwischen liegenden → Spitzenpotenzialen oder unregelmäßigen → Komplexen ohne gleichbleibende → Synchronie / Synchronisation zwischen beiden Seiten des Gehirns oder auch den verschiedenen Abschnitten einer Seite; kommt bei etwa 10% der Kinder nur im Schlaf vor

Hysterie körperliche Ausdrucksform → psychischer Störungen

hysterisch mit körperlichen Ausdrucksformen → psychischer Störungen einhergehend

hysterischer Anfall frühere, nicht mehr übliche Bezeichnung für einen durch → psychische Störungen ausgelösten → nichtepileptischen Anfall; überholt, weil mit dieser Bezeichnung häufig eine in der Regel nicht zutreffende → bewusste → „Simulation“ oder Vortäuschung der Anfälle unterstellt wird

Hysteroepilepsie frühere, nicht mehr übliche Bezeichnung für Krankheit mit → nichtepileptischen Anfällen

I

iatrogen vom Arzt oder durch Medikamente verursacht

ICD-Nummer (ICD = englisch: international classification of diseases = Internationale Klassifikation von Krankheiten) die ICD-Nummern werden in ärztlichen Berichten oft zusammen mit den Diagnosen genannt; die Epilepsien haben in der derzeitigen Version (ICD-10) die Nummern G 40.0 bis G 41.9 (→ Tab. 28)

Ictus lateinisch: Stoß, Schlag, Hieb; für epileptischen Anfall benutzte andere Bezeichnung; andere Schreibweise: → Iktus

Ictus emeticus Erbrechen als Anfallszeichen; epileptischer Anfall mit Erbrechen als führendem → Symptom

Identifikation / Identifizierung Erkennung, Zuordnung

identisch gleich, gleich bleibend

idiopathisch von griechisch „idios“ = eigen, für sich allein, aus sich heraus und „pathein“ = leiden

1. üblicherweise in der Medizin: ohne erkennbare Ursache
2. bei Epilepsien: vermutlich erblich

Tab. 28: ICD-Nummern der verschiedenen Epilepsieformen (→ auch jeweils dort)

Nummer	Beschreibung
G 40	Epilepsie
G 40.0	Lokalisationsbezogene (fokale, partielle) idiopathische Epilepsie und epileptische Syndrome mit fokale beginnenden Anfällen
G 40.1	Lokalisationsbezogene (fokale, partielle) symptomatische Epilepsie und epileptische Syndrome mit einfachen fokalen Anfällen
G 40.2	Lokalisationsbezogene (fokale, partielle) symptomatische Epilepsie und epileptische Syndrome mit komplexen fokalen Anfällen
G 40.3	Generalisierte idiopathische Epilepsie und epileptische Syndrome
G 40.4	Sonstige generalisierte Epilepsie und epileptische Syndrome
G 40.5	Spezielle epileptische Syndrome
G 40.6	Grand-Mal-Anfälle, nicht näher bezeichnet (mit oder ohne Petit Mal)
G 40.7	Petit-Mal-Anfälle, nicht näher bezeichnet, ohne Grand-Mal-Anfälle
G 40.8	Sonstige Epilepsien
G 40.9	Epilepsie, nicht näher bezeichnet
G 41	Status epilepticus
G 41.0	Grand-Mal-Status
G 41.1	Petit-Mal-Status
G 41.2	Status epilepticus mit komplexen fokalen Anfällen
G 41.8	Sonstiger Status epilepticus
G 41.9	Status epilepticus, nicht näher bezeichnet

bedingt; → genuin→ kryptogen, → symptomatisch

idiopathische Epilepsie vermutlich erblich bedingte Epilepsie

idiopathische fokale Epilepsie (IFE) vermutlich erblich bedingte → fokale Epilepsie; z.B. → gutartige fokale Adoleszenten-Epilepsie, → primäre Leseepilepsie, → Rolando-Epilepsie; → benigne Partialepilepsien

idiopathische fotosensible Okzipitallappenepilepsie (IFSOLE) vermutlich erblich bedingte Epilepsie mit → Fotosensibilität; kann u.a. nach einer → Rolando-Epilepsie auftreten; andere Schreibweise: idiopathische photosensible Okzipitallappenepilepsie

idiopathische generalisierte Epilepsie (IGE) vermutlich erblich bedingte → generalisierte Epilepsie, bei der die Anfälle auf eine gleichzeitige Beteiligung beider Großhirnhälften hinweisen; z.B. → Absence-Epilepsien, → Aufwach-Grand-Mal-Epilepsie, → juvenile myoklonische Epilepsie

idiopathische photosensible Okzipitallappenepilepsie (IPSOLE) → idiopathische fotosensible Okzipitallappenepilepsie (IFSOLE)

Idiosynkrasie

1. plötzlich auftretende, heftige Überempfindlichkeit
2. Abneigung, Widerwille; z.B. gegen bestimmte Nahrungsmittel

idiosynkratische Nebenwirkung mit einer plötzlich auftretenden, unvorhersehbaren und heftigen, unter Umständen lebensbedrohlichen Überempfindlichkeit einhergehende → Nebenwirkung; bei → Antiepileptika meist innerhalb der ersten 3-6 Monate; z.B. schwere Veränderungen am → Blutbild, an der Leber oder anderen inneren → Organen oder an der Haut; idiosynkratische Nebenwirkungen können auch → dosisabhängig sein und bei einer langsamen → Aufdosierung seltener auftreten

Idiotie → schwerste Intelligenzminderung

iktal während eines Anfalls (ictus = lateinisch: Schlag, Fall); andere Bezeichnung: iktual

iktale Psychose → Psychose beim Auftreten epileptischer Anfälle; → Tab. 51, S. 284

iktale Serumkonzentration → Serumkonzentration zum Zeitpunkt des Auftretens epileptischer Anfälle; → Tab. 60, S. 328

iktale Sprache Sprache im epileptischen Anfall; englische Bezeichnung: ictal speech

iktales EEG während eines epileptischen Anfalls abgeleitetes → Elektroenzephalogramm (EEG); Gegensatz: → interiktales EEG

iktales PET während eines epileptischen Anfalls durchgeführte → Positronen-Emmissions-Tomographie (PET); Gegensatz: → interiktales PET

iktales SPECT während eines epileptischen Anfalls durchgeführte → Einzelphotonen-Emmissions-Computer-Tomographie (englisch: single photon emission computerized tomography); Gegensatz: → interiktales SPECT

ikterisch mit einer Gelbsucht einhergehend

Ikterus Gelbsucht

iktogen anfallsbedingt, durch einen epileptischen Anfall hervorgerufen

Iktogenese Anfallsentstehung; Vorgänge, die zu epileptischen Anfällen führen

iktophil „anfallsfreundlich“, Anfälle fördernd; Gegensatz: → iktophob

iktophob „anfallsfeindlich“, Anfälle verhindernd; Gegensatz: → iktophil

iktual → iktal

Iktus andere Bezeichnung für epileptischen Anfall (ictus = lateinisch: Schlag, Fall); andere Schreibweise: → Ictus

Illusion / illusionäre Verkennung Fehlwahrnehmung, Wahrnehmungstäuschung mit Um- und Fehldeutung von Sinneseindrücken bzw. realen Begebenheiten

Imaging englisch: Bildgebung; Untersuchung mit Abbildungen von Struktur und Zusammensetzung eines → Organs; z.B. → Computertomographie (CT) und → Magnetresonanztomographie (MRT) des Gehirns; → Neuroimaging; andere Bezeichnung: → bildgebende Diagnostik

Imbalance / Imbalanz fehlendes Gleichgewicht, Ungleichgewicht

imbezil mittelschwer bis stark geistig behindert

Imbezillität → mittelgradige Intelligenzminderung

Imitation Nachahmung

Immediatanfall lateinisch: immediatus = unvermittelt, unmittelbar; sofort (innerhalb weniger Minuten) nach einer Schädigung des Gehirns auftretender Anfall; andere Bezeichnungen: → Frühestanfall, → Sofortanfall

immens unermesslich

immobil unbeweglich; Gegensatz: → mobil

Immobilität Unbeweglichkeit; Gegensatz: → Mobilität

immun für Krankheiten unempfindlich

Immunglobuline (Ig) → Antikörper, die aus → Plasmazellen speziell gegen → Antigene hergestellt werden; es werden 5 Klassen unterschieden (Ig A, IgG, IgM, IgD, IgE)

Immunität Unempfindlichkeit, Unempfänglichkeit gegenüber Krankheitserregern

Immunoassay Labormethode unter Verwendung einer → Immunreaktion; z.B. mit entsprechenden → Antikörpern zur Bestimmung der → Konzentration von Medikamenten im Blut, → Plasma oder → Serum bzw. anderen Körperflüssigkeiten wie Speichel oder → Liquor; → Radioimmunoassay (RIA)

immunologisch mit → Immunreaktionen einhergehend

Immunreaktion Reaktion zwischen → Antigen und → Antikörper

Immunsuppressivum (Mehrzahl: Immunsuppressiva) Medikamente zur Abschwächung der Aktivität des → Immunsystems

Immunsystem Abwehrsystem; zusammenfassende Bezeichnung für die Körperorgane, die für eine erworbene Unempfänglichkeit (→ Immunität) gegenüber Krankheitserregern und deren Giften zuständig sind

imperativ übermächtig, unwiderstehlich, nicht zu unterbinden

Impfenzephalopathie durch Impfung hervorgerufene → Enzephalopathie (Hirnschädigung); u.a. kann es dadurch zu einer Epilepsie kommen

Implantation (operatives) Einpflanzen, z.B. von → Elektroden zur → invasiven Diagnostik im Rahmen einer → prächirurgischen Abklärung oder eines → Vagusnervstimulators

implantieren (operativ) einpflanzen

implementieren einführen, einsetzen, einbauen

Implikation Verflechtung, Einbeziehung

implizieren einbeziehen, einschließen, enthalten; zur Folge haben, mit sich bringen

implizit nicht ausdrücklich, nicht deutlich, nur mit enthalten; in der Medizin auch: als Anlage vorhanden; Gegensatz: → explizit

Impotenz Unvermögen eines Mannes, den Geschlechtsverkehr zu vollziehen, in der Regel aufgrund einer gestörten → Erektion; Gegensatz: → Potenz

Impressionsfraktur Knochenbruch mit nach innen eingedrückten Teilen, die am Kopf z.B. auf die Oberfläche des Gehirns drücken; → Schädel-Hirn-Trauma

Imprinting englisch: Eindrücken; unterschiedliche → Expression einer → Erbanlage in Abhängigkeit davon, ob diese von der Mutter oder dem Vater stammt

Impuls Antrieb, Anregung, Anreiz

Impulsionen stoßartige, → impulsive Bewegungen

impulsiv

1. durch einen → Impuls bewirkt
2. rasch, lebhaft, aus einer plötzlichen Eingebung heraus handelnd

Impulsivanfall / Impulsiv-Petit-Mal-Anfall „kleiner", → primär generalisierter epileptischer Anfall mit plötzlich einschießenden, stoßartigen Muskelzuckungen (→ Myoklonien), besonders morgens in den ersten Stunden nach dem Aufstehen; wird oft als Schreckhaftigkeit fehlgedeutet; gehört – als namengebende Anfallsform – zur → Impulsiv-Petit-Mal-Epilepsie

Impulsiv-Petit-Mal(-Epilepsie) (IPM[E]) meistens zwischen dem 12. und 18. Lebensjahr beginnende → idiopathische, auf den → Chromosomen 6 oder 15 vererbte → primär generalisierte Epilepsie ohne Geschlechtsbevorzugung mit Anfällen vorwiegend nach dem Aufwachen; neben → bilateralen → Myoklonien besonders in den Armen können → Absencen sowie → generalisierte tonisch-klonische (→ Aufwach-Grand-Mal-) Anfälle auftreten; andere Bezeichnungen: → Janz-Syndrom, → juvenile myoklonische Epilepsie (JME)

inadäquat nicht angemessen, nicht entsprechend; z.B. die Auswahl und → Dosierung einer medikamentösen Behandlung; Gegensatz: → adäquat

inaktiv nicht direkt beteiligt, untätig; Gegensatz: aktiv

inaktive Elektrode → Referenzelektrode; Gegensatz: → aktive Elektrode

Inaktivierung Verhinderung oder Abschwächung, fehlendes oder vermindertes Auftreten einer neuen oder Abnahme einer bestehenden Tätigkeit; z.B. im → Elektroenzephalogramm (EEG) oder von epileptischen Anfällen; Gegensatz: → Aktivierung; andere Bezeichnung → Hemmung

Inaktivität fehlende Aktivität, z.B. im → Elektroenzephalogramm (EEG); Gegensatz: → Aktivität

inakzeptabel nicht vertretbar; z.B. → Nebenwirkung eines Medikaments; Gegensatz: → akzeptabel; andere Bezeichnung: → intolerabel

Inappetenz Appetitlosigkeit

Index (Mehrzahl: Indizes) Verzeichnis, Kennziffer

indifferent bei Medikamenten: schwach wirkend, gleichgültig

Indikation Begründung, Anwendungsgebiet; Grund, Notwendigkeit für eine Untersuchung oder Maßnahme wie z.B. eine Behandlung mit Medikamenten oder Operation; Gegensatz: → Kontraindikation

Indikator Anzeiger; Gerät, → chemischer Stoff oder sonstige Methode, um eine Leistung oder einen abgelaufenen Vorgang erkennbar werden zu lassen

indirektes Bilirubin fettlöslicher, freier Anteil des rötlich braunen Gallenfarbstoffs (→ Bilirubin), dessen Bestimmung im Vergleich zum → direkten Bilirubin erst nach Zusatz weiterer Stoffe möglich ist; erhöhte → Konzentrationen finden sich u.a. bei Neugeborenen oder Krankheiten mit einem vermehrten Abbau von → Erythrozyten (roten Blutkörperchen)

individuell den einzelnen Menschen (oder Patienten) betreffend (z.B. die → Dosierung eines Medikaments), eigentümlich, persönlich

Individuum (Mehrzahl: Individuen) Einzelwesen, einzelner Mensch, Person

indiziert angezeigt; Gegensatz: → kontraindiziert

indolent nicht schmerzempfindlich, nicht schmerzhaft; Gegensatz: → dolent

Induktion Anregung; Gegensatz: → Deinduktion, → Inhibition

Induktor → induzierender Stoff; Gegensatz: → Inhibitor

induzieren

1. bei epileptischen Anfällen: anregen, stimulieren, hervorrufen, bewirken; Anfälle können z.B. durch Schlafmangel, außergewöhnlichen → Stress, Veränderungen von → Hormonen oder – besonders bei Kleinkindern – Fieber induziert werden, → nichtepileptische Anfälle können z.B. durch Aufregung oder die Anwesenheit von Beobachtern induziert werden; Gegensatz: → spontan auftreten
2. beim → Stoffwechsel von Medikamenten: durch andere Medikamente oder körperliche Vorgänge anregen und zu einer verstärkten → Metabolisierung führen;

Gegensatz: → inhibieren

induzierter Abort z.B. durch die Gabe von Medikamenten herbeigeführter → Abort (Fehlgeburt); Gegensatz: → Spontanabort

ineffektiv unwirksam; Gegensatz: → effektiv

Ineffektivität Unwirksamkeit; Gegensatz: → Effektivität

infantil kindlich, auf das (Klein-)Kindesalter bezogen

infantile Cerebralparese (ICP) / infantile Zerebralparese → Cerebralparese oder → Zerebralparese

infantile Hemiplegie vollständige Halbseitenlähmung von Säuglingen und Kleinkindern

infantiler Spasmus (Mehrzahl: infantile Spasmen) (IS) international übliche Bezeichnung für → Blitz-Nick-Salaam-Anfall (BNS-Anfall) von Säuglingen und Kleinkindern mit einer raschen, blitzartigen Beugebewegung von Kopf und Rumpf, bei der die Arme gleichzeitig nach oben und innen geworfen werden können; oft Auftreten in Serien von 5 bis 20 Einzelanfällen, nach und zwischen denen die Kinder häufig weinen, meist im Rahmen eines → West-Syndroms;

andere Bezeichnung: → epileptischer Spasmus

Infarkt Absterben von Gewebe z.B. im Gehirn oder Herz wegen einer Mangeldurchblutung (→ Ischämie); → Herzinfarkt, → Hirninfarkt

Infektanfall → Fieberkrampf

Infektion Entzündung

infektiös ansteckend

Infektkrampf → Fieberkrampf

Infertilität Unfruchtbarkeit; Gegensatz: → Fertilität

Infiltrat Einlagerung von Flüssigkeit oder sonstigen Fremdstoffen in Gewebe; z.B. in die Lunge bei einer Lungenentzündung

infra- / Infra- Vorsilbe: unterhalb von, weniger als; Gegensatz: supra- / Supra-

infraadditiv weniger als → additive Wirkung; bei der gleichzeitigen Gabe mehrerer → Antiepileptika ist manchmal eine infraadditive Wirkung zu beobachten; Gegensatz: → supraadditiv

infratentoriell unter dem → Tentorium gelegen, insbesondere → Hirnstamm und → Kleinhirn betreffend; Gegensatz: → supratentoriell

Influenza Grippe

Infusion „Tropf", Einleitung einer flüssigen Lösung z.B. eines Medikaments, in der Regel in eine → Vene

Infusionsflasche → Zubereitungsform eines Medikaments in gelöster Form zur → Infusion

Infusionskonzentrat → Zubereitungsform eines Medikaments, bei der der gelöste → Wirkstoff in einer konzentrierten Form vorliegt, die vor der Anwendung verdünnt werden muss; z.B. von → Phenytoin zur raschen → Aufdosierung bei der Behandlung eines → Status epilepticus

Inhalation / Inhalieren Einatmen

Inhalationsnarkotikum Narkosegas; Medikament zur → Narkose, das eingeatmet wird

inhärent innewohnend

inhibieren

1. bei epileptischen Anfällen: hemmen, verhindern, blockieren; Anfälle können z.B. durch regelmäßige Einnahme von → Antiepileptika oder ausreichend Schlaf gehemmt werden
2. beim → Stoffwechsel von Medikamenten: durch andere Medikamente oder körperliche Vorgänge hemmen und zu einer verminderten → Metabolisierung führen

Gegensatz: → induzieren

Inhibition Hemmung; Gegensatz: → Exzitation, → Induktion

Inhibitor Hemmstoff, Stoff mit → inhibitorischer Wirkung; Gegensatz: → Induktor

inhibitorisch hemmend; Gegensatz: → exzitatorisch

inhibitorische Anfälle mit einer Hemmung einhergehende Anfälle, z.B. einer → Aphasie oder → Parese

inhibitorisches Feedback hemmendes → Feedback; führt meist zu einer Abnahme der Aktivität, z.B. von Nervenzellen; Gegensatz: → exzitatorisches Feedback

inhuman unmenschlich; Gegensatz: → human

Inion Knochenhöcker am Hinterkopf mit Ansatz der Nackenmuskulatur; wichtig für das → Zehn-Zwanzig-System; → Nasion; → Abb. 16, S. 349

initial anfänglich, zu Beginn

Initialdosis Anfangsdosis, Startdosis

Initialschrei Schrei zu Beginn mancher → generalisierter tonisch-klonischer (→ Grand-Mal-) Anfälle

Initiative
1. Anstoß zu einer Handlung
2. Entschlusskraft, Fähigkeit, etwas zu beginnen
3. Gruppe von Personen, die sich mit einem bestimmten Ziel zusammenschließt

Initiativlosigkeit Antriebslosigkeit, Ideenlosigkeit, Lustlosigkeit

initiieren beginnen, einleiten; z.B. eine Behandlung

Initiierung Beginn, Einleitung; z.B. einer Behandlung

Injektion Einspritzung

Injektionsflasche flüssige → Zubereitungsform eines Medikaments in einer Flasche zur → Injektion

inkludieren → einschließen; Gegensatz: → exkludieren

Inklusion Einschluss; z.B. in eine → Studie; Gegensatz: → Exklusion

Inklusionskriterien → Einschlusskriterien; Gegensatz: → Ausschlusskriterien

inklusiv(e) mit, unter Einschluss von; Gegensatz: → exklusiv(e)

inkompatibel unvereinbar, unverträglich; Gegensatz: → kompatibel

Imkompatibilität Unverträglichkeit; Gegensatz: → Kompatibilität

inkompetent unfähig; Gegensatz: → kompetent

Inkompetenz Unfähigkeit; Gegensatz: → Kompetenz

inkonsequent unentschlossen, unbeständig, wankelmütig, nicht folgerichtig; Gegensatz: → konsequent

inkonsistent uneinheitlich, teilweise widersprüchlich; Gegensatz: → konsistent

inkontinent mit gestörter Kontrolle von Urin- oder Stuhlabgang; Gegensatz: → kontinent

Inkontinenz nicht kontrollierbare → Funktion, z.B. → unwillkürlicher Urin- oder Stuhlabgang; → Harninkontinenz, → Stuhlinkontinenz, aber auch fehlende Kontrolle von Gefühlen als → Affektinkontinenz

Inkrement Zunahme, z.B. der → Amplitude von → Potenzialen im → Elektroenzephalogramm (EEG); Gegensatz: → Dekrement

Inkubationszeit Zeit zwischen Ansteckung mit einem Erreger und Auftreten von Krankheitszeichen

Innehalten Unterbrechen einer Tätigkeit, z.B. bei einer Bewegung oder beim Sprechen (→ Spracharrest); kann Ausdruck eines epileptischen Anfalls sein, besonders häufig zu Beginn von → komplexen fokalen Anfällen; andere Bezeichnung: → Arrest

Inositol der → Glukose verwandter Stoff, u.a. wichtig für den → Stoffwechsel von Fetten; eine Messung des Inositols im Gehirn kann mittels → Magnetresonanzspektroskopie (MRS) erfolgen

Input englisch: Eingang; z.B. auf eine Zelle oder ein → Organ einwirkende Einflüsse; Gegensatz: → Output

Inselregion am Gehirn: Bezeichnung für von den anderen Hirnlappen bedeckten, im Inneren liegenden Lappen; andere Bezeichnung: → Zentrallappen

insistieren bestehen auf, pochen auf

Insolation Sonnenstich; kann Auslöser eines epileptischen → Gelegenheitsanfalls sein; → Tab. 20, S. 158

Insomnie Schlaflosigkeit; Extremform der → Hyposomnie mit fehlendem oder zu kurzem und nicht erholsamen Schlaf; Gegensatz: → Hypersomnie

Inspiration Einatmung

instabil schwankend, wechselhaft; andere Bezeichnung: → labil; Gegensatz: → stabil

Instabilität Unbeständigkeit, Unsicherheit, wechselhafter Zustand; andere Bezeichnung: → Labilität; Gegensatz: → Stabilität

instruieren anweisen, informieren

Instruktion Anweisung, Information

insuffizient nicht ausreichend, ungenügend, unzulänglich, schwach; Gegensatz: → suffizient

Insuffizienz Unzulänglichkeit, Schwäche, unzureichende → Funktion

Insula Insel, → Inselregion, Teil des → Zentrallappens

insulär die → Inselregion des Gehirns betreffend

insuläre Epilepsie Epilepsie mit von der → Inselregion des Gehirns ausgehenden Anfällen

Insulin → Hormon der Bauchspeicheldrüse (→ Pankreas) zur Steuerung des Blutzuckers, Insulinmangel führt zur Zuckerkrankheit (→ Diabetes mellitus)

Insult
1. in der Medizin: ungenaue Bezeichnung für eine Schädigung z.B. des Gehirns durch einen → Schlaganfall oder eine Hirnverletzung
2. allgemein: Beleidigung, Beschimpfung

intakt unverletzt, unversehrt

Integration Eingliederung, z.B. kranker Menschen in die Gesellschaft; Gegensatz: → Isolation

integrieren eingliedern

Intelligenz geistige Begabung und Beweglichkeit

Intelligenzminderung geistiger Abbau, Abnahme der geistigen Leistungsfähigkeit mit einem Intelligenzquotienten (IQ) unter 70; je nach Ausprägung wird von einer → leichten, → mittelgradigen, → schweren oder → schwersten Intelligenzminderung gesprochen; die weitaus meisten Menschen mit Epilepsie haben keine Intelligenzminderung; verwandte Begriffe: Debilität, Idiotie, Imbezillität, Oligophrenie

Intelligenzquotient (IQ) Maß für das Ergebnis einer Messung der → Intelligenz in Beziehung zum Lebensalter; Mittel- oder Normalbereich = 91 bis 109; ein IQ unter 70 entspricht einer → geistigen Behinderung bzw. → Intelligenzminderung; je nach Ausprägung wird manchmal auch von Debilität oder Imbezillität gesprochen; die weitaus meisten Menschen mit Epilepsie haben einen normalen IQ

Intelligenztest Fragebogen und sonstige Verfahren zur Messung der Intelligenz

Intensität Stärke

intensiv stark, besonders fest oder genau

intensives Epilepsie-Monitoring meist einige Tage dauernde → Langzeitüberwachung sowohl des Verhaltens als auch des → Elektroenzephalogramms (EEGs; gleichzeitig = EEG-Video-Monitoring oder Video-EEG) von Menschen mit Epilepsie mit dem Ziel einer → Anfallsregistrierung; wird vorwiegend in der →

prächirurgischen Epilepsiediagnostik mit dem Ziel der Erfassung der → epileptogenen Zone durchgeführt, wobei das EEG sowohl mit → Oberflächenelektroden als auch → semiinvasiv oder → invasiv und sowohl mit einer → Kabel- oder → Radiotelemetrie als auch → Kassetten-EEGs abgeleitet werden kann; andere Bezeichnungen: → Langzeitmonitoring, → Long-term-Monitoring (LTM)

Intention Absicht

Intent(ion)-to-treat (ITT) englisch: Behandlungsabsicht; wichtige Methode bei der Auswertung von klinischen → Studien

interagieren sich (gegenseitig, wechselseitig) beeinflussen; z.B. 2 Medikamente

Interaktion Wechselwirkung, z.B. zwischen 2 oder mehr verschiedenen Medikamenten mit gegenseitiger Abschwächung oder Verstärkung der Wirkungen und → Nebenwirkungen

interdisziplinär zwischen verschiedenen Fachgebieten

interhemisphärisch am Gehirn: zwischen den beiden Großhirnhälften im (Inter-)Hemisphärenspalt gelegen

interiktal zwischen Anfällen, in einer Zeit ohne Anfälle; andere Bezeichnung: interiktual

interiktale epileptiforme Aktivität → epileptiforme Veränderungen im → Elektroenzephalogramm (EEG) ohne erkennbare Anfälle

interiktale Psychose → Psychose in der Zeit zwischen epileptischen Anfällen; → Tab. 51, S. 284

interiktales EEG in der beschwerdefreien Zeit zwischen epileptischen Anfällen abgeleitetes → Elektroenzephalogramm (EEG); Gegensatz: → iktales EEG

interiktales PET in der beschwerdefreien Zeit zwischen epileptischen Anfällen durchgeführte → Positronen-Emmissions-Tomographie (PET); Gegensatz: → iktales PET

interiktales SPECT in der beschwerdefreien Zeit zwischen epileptischen Anfällen durchgeführte → Einzelphotonen-Emmissions-Computer-Tomographie (englisch: single photon emission computerized tomography); Gegensatz: → iktales SPECT

interiktual → interiktal

interindividuell auf einen Vergleich zwischen verschiedenen → Individuen (Menschen) bezogen

interkurrent zwischenzeitlich auftretend, z.B. andere Krankheiten bei einer Epilepsie

intermediär dazwischenliegend, zwischenzeitlich

intermittierend zeitweilig, aussetzend, mit Unterbrechungen; Gegensatz: → persistierend

intern innerlich; Gegensatz: → extern

Internet weltweites Netz zwischen → Computern mit zahlreichen Informationsangeboten, u.a. auch zu Epilepsien; Adressen → S. 359

Interpretation Deutung, Erklärung, in der Medizin z.B. von Veränderungen im → Elektroenzephalogramm (EEG)

interpretieren deuten, erklären: in der Medizin z.B. von Veränderungen im → Elektroenzephalogramm (EEG)

Interruptio Abbruch, Unterbrechung; z.B. Schwangerschaftsabbruch

Interstimulusintervall (ISI) → Intervall zwischen 2 aufeinander folgenden Reizen

Intervall Abstand, Zeitraum, Zwischenzeit, z.B. zwischen der Einnahme von Medikamenten oder zwischen epileptischen Anfällen

intervenieren Einfluss nehmen; in der Medizin: behandeln

Intervention Einflussnahme, Einmischung, Behandlung mit Medikamenten, einer Operation oder anderen Maßnahmen mit der Absicht, den weiteren Verlauf zu verändern

Interventionsstudie in der Medizin: → Studie mit einer Einflussnahme auf den weiteren Verlauf von Merkmalen oder Beschwerden einer Krankheit; englische Bezeichnung: interventional study; Gegensatz: → Beobachtungsstudie

intestinal den Darm betreffend

Intestinaltrakt / Intestinum Darmtrakt

intolerabel nicht auszuhalten, nicht hinnehmbar, nicht hinzunehmen; z.B. → Nebenwirkung eines Medikaments; Gegensatz: → tolerabel; andere Bezeichnung: → inakzeptabel

Intoleranz im Alltag: Engstirnigkeit, fehlende Großzügigkeit; in der Medizin: Verträglichkeit bzw. Gewöhnung an → Nebenwirkungen; Gegensatz: → Toleranz

Intoxikation Vergiftung, z.B. durch Überdosierung eines Medikaments

intra- / Intra- Vorsilbe: in, innerhalb; Gegensatz: → extra- / Extra-

intraarteriell (i.a.) in eine → Arterie

intrabukkal (i.b.) in die Mundschleimhaut; z.B. notfallmäßiges Einträufeln von Medikamenten; andere Schreibweise: intrabuccal

intraindividuell auf einen Vergleich im Verlauf bei einem → Individuum (Menschen) bezogen

intrakortikal innerhalb der → Hirnrinde (→ Kortex); Gegensatz: → extrakortikal

intrakraniell innerhalb des Schädels; Gegensatz: → extrakraniell

intramuskulär (i.m.) in einen Muskel, z.B. notfallmäßige Einspritzung von Medikamenten

intranasal (i.n.) in die Nase, auf die Nasenschleimhaut; z.B. notfallmäßiges Einträufeln von Medikamenten

intraktabel nicht (erfolgreich) behandelbar; Gegensatz: → traktabel

intraoperativ im Rahmen einer Operation, während einer Operation

intrathorakal im Brustkorb (→ Thorax)

intrauterin (i.u.) im → Uterus (der Gebärmutter)

Intrauterinpessar (IUP) in den → Uterus eingelegte Fremdkörper (z.B. kupferhaltige Spirale) zur Empfängnisverhütung (→ Kontrazeption)

intravenös (i.v.) in eine → Vene hinein, z.B. notfallmäßige Einspritzung von Medikamenten

intraventrikulär in die → Ventrikel des Gehirns

intrazellulär innerhalb einer Zelle; Gegensatz: → extrazellulär

intrazerebral innerhalb des Gehirns; Gegensatz: → extrazerebral

intrinsisch innewohnend, dazu gehörend; z.B. Merkmale einer Krankheit

Intubation Einführen eines → Tubus; in aller Regel eines Schlauches zur künstlichen Beatmung; Gegensatz: → Extubation

Intubationsnarkose (ITN) → Narkose mit vorheriger → Intubation

intubieren eine → Intubation durchführen; Gegensatz: → extubieren

Invalidität dauerhafte körperliche Behinderung

invasiv eindringend, die Körperhülle (z.B. Haut oder Knochen) verletzend

invasive Diagnostik eingreifende Untersuchungen; eigentlich auch schon eine Blutentnahme, meist sind damit aber Untersuchungen wie etwa das Einbringen von → Elektroden in das Schädelinnere im Rahmen einer → prächirurgischen Diagnostik durch eine → neurochirurgische Operation gemeint

invasive EEG-Diagnostik / invasives EEG Ableitung des → Elektroenzephalogramms (EEGs), bei der → Elektroden für ein → intensives Epilepsie-Monitoring nicht auf der unversehrten Haut angebracht werden, sondern im Rahmen einer → neurochirurgischen Operation möglichst nahe an der Oberfläche oder auch in der Tiefe der zu untersuchenden Abschnitte des Gehirns angebracht werden; → semiinvasive EEG-Diagnostik / semiinvasives EEG; Gegensatz: → Oberflächen-EEG

in vitro im → Reagenzglas, im → Labor

in vivo im lebenden Organismus

Inzidenz Zahl der neu aufgetretenen Fälle einer bestimmten Krankheit in einem bestimmten Zeitraum; meist für 1 Jahr, → Inzidenzrate, → Jahresinzidenz

Inzidenzrate Zahl der neu aufgetretenen Fälle einer bestimmten Krankheit in einem bestimmten Zeitraum und für einen bestimmten Teil der Bevölkerung (z.B. in einem Land oder in einer Altersgruppe), meist für 1 Jahr und 100 000 Menschen; die Inzidenzrate für eine Epilepsie wird in Europa auf 30-50 pro 100 000 Menschen und Jahr geschätzt

Ion elektrisch geladenes → Atom oder → Molekül; → Anion, → Kation

Ionenkanal Durchtrittsstelle von → Ionen durch die Wand von elektrisch erregbaren Körperzellen (Nerven und Muskelzellen); bei einem epileptischen Anfall kommt es im Gehirn an den Nervenzellen zu einer starken Störung mit erheblich vermehrtem Durchtritt von Ionen

ipsilateral gleichseitig, auf derselben Seite; bei einem epileptischen Anfall z.B. Wendung des Kopfes nach rechts und Anheben des rechten Arms; andere Bezeichnung: → homolateral; Gegensatz: → kontralateral

ipsiversiv zur gleichen Seite gerichtet; Gegensatz: → adversiv

Ipsiversivanfall / ipsiversiver Anfall „Wende"- oder „Dreh"-Anfall mit Wende- oder Drehbewegung von Augen, Kopf oder Körper zur Seite der bei einem → fokalen Anfall beteiligten Hirnhälfte; Gegensatz: → Adversivanfall / adversiver Anfall

irrational / rationell unvernünftig, nicht auf Vernunft gegründet; Gegensatz: → rational

irregulär unregelmäßig, sich verändernd; Gegensatz: → regulär

irrelevant unbedeutend, unwichtig; Gegensatz: → relevant

irreparabel unheilbar, nicht wiederherstellbar; Gegensatz: → reparabel

irreversibel nicht rückbildungsfähig, nicht rückgängig zu machen; Gegensatz: → reversibel

irritabel reizbar, störbar, verwirrbar

Irritabilität Reizbarkeit, Störbarkeit, Verwirrbarkeit

Irritation Reizung, Störung, Verwirrung

irritativ reizend, störend, verwirrend

irritative Zone die Umgebung reizender bzw. störender Hirnabschnitt, der in der Zeit zwischen dem Auftreten epileptischer Anfälle Veränderungen im → Elektroenzephalogramm (EEG) hervorruft

irritieren reizen, stören, verwirren

Ischämie Blutleere, Mangel- oder Minderdurchblutung; z.B. des Gehirns (→ Hirninfarkt) oder des Herzens (→ Herzinfarkt)

ischämisch mit einer → Ischämie einhergehend

ischämischer Insult / ischämischer Schlaganfall Durchblutungsstörung des Gehirns mit Absterben von Zellen und Narbenbildung; andere Bezeichnungen: → Hirninfarkt, → zerebrale Ischämie

iso- / Iso- Vorsilbe: gleich, gleichartig, entsprechend; Gegensatz: → hetero- / Hetero-

isodens gleich dicht (wie die Umgebung) dargestellt

Isodensität Bereich gleicher Dichte, z.B. im → Computertomogramm (CT)

Isoenzym Untereinheit eines → Enzyms mit gleicher Wirkung, aber Unterschieden bei den → Proteinen; z.B. → Zytochrom-P-Oxidase

Isofluran → Inhalationsnarkotikum, das manchmal zur Behandlung eines → Status epilepticus eingesetzt wird

isointens gleich intensiv (wie die Umgebung) dargestellt; z.B. im → Magnetresonanztomogramm (MRT)

Isointensität Bereich gleicher Intensität, z.B. im → Magnetresonanztomogramm (MRT)

isokor gleich weit; Gegensatz: → anisokor

Isokorie gleiche Weite der → Pupillen beider Augen; Gegensatz: → Isokorie

Isolation Abgrenzung, z.B. kranker Menschen in der Gesellschaft; Gegensatz: → Integration

isoliert einzeln auftretend, vereinzelt; z.B. Veränderungen im → Elektroenzephalogramm (EEG)

isomorph gleich aussehend, gleichartig

isomorphes Anfallsmuster gleich anfangendes und endendes → Anfallsmuster im → Elektroenzephalogramm (EEG): ohne zeitliche und räumliche Entwicklung und ohne Ähnlichkeit zu → interiktalen EEG-Veränderungen; z.B. regelmäßiges → Spike-wave-Muster; Gegensatz: → metamorphes Anfallsmuster

Isotope → chemisch gleiche Grundstoffe, deren → Atome aber unterschiedliche → Atomgewichte haben; in der Medizin werden Isotope nach einer Anreicherung mit schwach strahlenden Stoffen zur Abbildung von → Organen (z.B. der Schilddrüse oder des Gehirns) benutzt

J

Jackson, John Hughlings englischer → Neurologe (4.4.1835 – 7.10.1911); einer der Begründer der modernen → Epileptologie

Jackson-Anfall nach dem gleichnamigen englischen Arzt benannte Form von → einfachen → fokal-motorischen epileptischen Anfällen ohne → Bewusstseinsverlust, die z.B. mit Muskelzuckungen an einer Hand beginnen und sich auf den Arm ausbreiten; diese Ausbreitung wird im Englischen als → „march" (Marsch) bezeichnet

Jackson-Marsch Anfallsausbreitung bei einem → Jackson-Anfall

Jactatio capitis „Kopfwackeln" mit → unwillkürlichem Vor- und Rückwärtsschaukeln des Kopfes unmittelbar vor dem Einschlafen oder im Schlaf, meist bei Kleinkindern vorkommend (12 Monate: 30%) und mit zunehmendem Alter abnehmend, Dauer meist unter 15 Minuten; Form einer → Parasomnie (→ Tab. 43, S. 260)

Jactatio corporis „Körperwackeln" mit → unwillkürlichem Vor- und Rückwärtsschaukeln des Körpers unmittelbar vor dem Einschlafen oder im Schlaf, meist bei Kleinkindern und gemeinsam mit einer → Jactatio capitis vorkommend; Form einer → Parasomnie (→ Tab. 43, S. 260)

Jahresinzidenz Zahl der neu aufgetretenen Fälle einer bestimmten Krankheit in einem Jahr; → Inzidenz, → Inzidenzrate

jamais-vu französisch: „nie gesehen"; Entfremdungserlebnis einer tatsächlich vertrauten Umgebung; häufigeres Zeichen zu Beginn → komplexer fokaler Anfälle, aber auch ohne Epilepsie vorkommend

Janz, Dieter deutscher → Epileptologe (*20.4.1920), der sich u.a. mit der → tageszeitlichen Bindung des Auftretens epileptischer Anfälle und der → Vererbung beschäftigt hat, daneben auch systematisch mit der häufig auch nach ihm benannten → juvenilen myoklonischen Epilepsie

Janz-Syndrom nach dem gleichnamigen deutschen → Epileptologen benannte, meistens zwischen dem 12. und 18. Lebensjahr beginnende → idiopathische, auf den → Chromosomen 6 oder 15 vererbte → primär generalisierte Epilepsie ohne Geschlechtsbevorzugung mit Anfällen vorwiegend nach dem Aufwachen; neben → bilateralen → Myoklonien besonders in den Armen können → Absencen sowie → generalisierte tonisch-klonische (→ Aufwach-Grand-Mal-) Anfälle auftreten; andere Bezeichnungen: → Impulsiv-Petit-Mal (-Epilepsie), → juvenile myoklonische Epilepsie (JME)

Jeavons-Syndrom nach einem gleichnamigen englischen Arzt benanntes, in der Kindheit beginnendes → Epilepsiesyndrom mit → Absencen in Verbindung mit → Myoklonien der Augenlider; andere Bezeichnungen: → Lidmyoklonien mit Absencen, → lidschlussinduzierte Epilepsie; englische Bezeichnung: eyelid myoclonia with absences (EMA)

juvenil jugendlich, in der Jugend auftretend; Gegensatz: → senil

juvenile Absencen-Epilepsie / juvenile Absencenepilepsie (JAE) → idiopathische, auf dem → Chromosom 21 vererbte, → primär generalisierte Epilepsie ohne Geschlechtsbevorzugung bei Jugendlichen nach dem 12. Lebensjahr mit → Absencen; daneben können → juvenile myoklonische Anfälle und bevorzugt in den Morgenstunden → generalisierte tonisch-klonische (→ Aufwach-Grand-Mal-) Anfälle auftreten

juvenile myoklonische Epilepsie / juvenile Myoklonus-Epilepsie (JME) meistens zwischen dem 12. und 18. Lebensjahr beginnende → idiopathische, auf den → Chromosomen 6 oder 15 vererbte → primär generalisierte Epilepsie ohne Geschlechtsbevorzugung mit Anfällen vorwiegend nach dem Aufwachen; neben → bilateralen → Myoklonien besonders in den Armen können → Absencen sowie → generalisierte tonisch-klonische (→ Aufwach-Grand-Mal-) Anfälle auftreten; andere Bezeichnungen: → Impulsiv-Petit-Mal (-Epilepsie), → Janz-Syndrom

K

Kabeltelemetrie Übertragung von → Biosignalen über Kabel oder Drähte; beim → Elektroenzephalogramm (EEG): Übertragung der Signale auf die Aufzeichnungsgeräte über lange dünne Kabel; → Telemetrie

Kakosmie Riechen unangenehmer, stinkender Grüche

Kalium / Kaliumion (K^+) → Ion, das innerhalb von Nervenzellen in einer deutlich höheren → Konzentration vorhanden ist als außerhalb; dieser Unterschied ist sowohl für das → Ruhemembranpotenzial als auch für → Aktionspotenziale erforderlich

Kaliumbromid (KBR) → Antiepileptikum zur → Zusatzbehandlung von → primär und → sekundär generalisierten tonisch-klonischen Anfällen bei → frühkindlicher Grand-Mal-Epilepsie und schweren → myoklonischen Syndromen im Kindesalter (Deutschland); → Zubereitungsform: → Tabletten; Handelsname: Dibro-Be mono; → Tab. 4, S. 15

Kaliumkanal Durchtrittsstelle von → Kaliumionen durch die Nervenzellwand, die normalerweise verschlossen ist und bei Bedarf kurzzeitig geöffnet werden kann

Kallosotomie Balkendurchtrennung; → epilepsiechirurgischer Eingriff, bei dem der so genannte → Balken (→ Corpus callosum, → Abb. 6, S. 133) zwischen den beiden → Hemisphären des → Großhirns ganz oder teilweise durchtrennt wird; in der Regel wird dieser Eingriff nur bei sehr schweren Epilepsieformen mit häufigen → Sturzanfällen durchgeführt; andere Schreibweise: → Callosotomie; → Epilepsiechirugie (→ Abb. 6, S. 133)

Kalorie (cal) Wärmeeinheit, wird auch als Maß für den Nähr- bzw. Energiewert von Nahrung benutzt; 1 Kalorie ist nötig, um 1 Grammr Wasser von 14,5 auf 15 Grad Celsius zu erwärmen; → Kilokalorie

Kalotte Schädelknochen

Kalottenfraktur Schädelbruch

Kalzium / Kalziumion (Ca^{++}) → Ion bzw. → Kation, das außerhalb von Nervenzellen in einer deutlich höheren → Konzentration vorhanden ist als innerhalb; dieser Unterschied ist sowohl für das → Ruhemembranpotenzial als auch für → Aktionspotenziale erforderlich; andere Schreibweise: → Calcium

Kalziumantagonist Medikament, das der Wirkung von → Kalzium entgegengesetzt wirkt (→ Antagonist)

Kalziumkanal Durchtrittsstelle von → Kalziumionen durch die Nervenzellwand, die normalerweise verschlossen ist und bei Bedarf kurzzeitig geöffnet werden kann

Kalziumvalproat → Kalziumsalz der → Valproinsäure; Handelsname: Convulsofin (Deutschland)

Kanal

1. untereinander auf Papier ausgedruckte oder auf einem Bildschirm dargestellte Kurven des → Elektroenzephalogramms (EEGs) als Maß für den Spannungsunterschied zwischen 2 → Elektroden; EEG-Geräte haben meist 8 bis 21 Kanäle

2. Durchtrittsstelle von → Ionen durch die → Membran von → Neuronen oder Nervenzellen; → Chloridkanal, → Kaliumkanal, → Kalziumkanal, → Natriumkanal; diese Kanäle können → aktiviert bzw. geöffnet oder → inaktiviert bzw. geschlossen werden

Kanalkrankheit / Kanalopathie Krankheit mit Veränderung der Durchtrittsstellen von → Ionen durch die → Membran von → Neuronen oder Nervenzellen; neben manchen → idiopathischen Epilepsien gehören auch andere Krankheiten dazu; englische Bezeichnung: → channelopathy

Kandidatengen bei der Erforschung einer möglichen → Vererbung: → Gen, das als Träger einer Erbinformation aufgrund des bisherigen Wissens infrage kommt, ohne dass dies schon sicher nachgewiesen wurde

Kanüle Hohlnadel, z.B. zur Blutentnahme oder → Lumbalpunktion

Kapazität

1. Fassungskraft, Aufnahmevermögen, Produktionsvermögen
2. in der Medizin: in Spezialfragen besonders erfahrene(r) Arzt/Ärztin

Kapillarblut aus einer → Kapillare (z.B. an der Fingerkuppe oder am Ohrläppchen) entnommenes Blut

Kapillare kleinstes, haarfeines Blutgefäß

Kaplan-Meier-Kurve grafische Darstellung von Behandlungserfolgen im Verlauf einer → Studie; bei → Antiepileptika z.B. der Anfallsfreiheit unter einem Medikament und → Plazebo; andere, missverständliche Bezeichnung: → Überlebenskurve

Kapsel runder oder ovaler Behälter; → Zubereitungsform eines Medikaments zur Aufnahme eines → Wirkstoffs

kardial auf das Herz bezogen

kardiovaskulär auf Herz und Blutgefäße bezogen

Karenz Enthaltsamkeit, Verzicht

Karenzfrist Zeit eines Verzichtes, z.B. auf das Autofahren nach einem epileptischen Anfall

Karotis Halsschlagader; andere Bezeichnung: → Arteria carotis

Karotisstenose Einengung der das Gehirn mit Blut versorgenden → Arteria carotis interna (inneren Halsschlagader)

Karotisverschluss Verschluss der das Gehirn mit Blut versorgenden → Arteria carotis interna (inneren Halsschlagader)

Kartierung örtliche Zuordnung; in der Medizin z.B. Lokalisation von Aufgaben bzw. Zuständigkeiten von Abschnitten des Gehirns vor einer Operation

karzinogen krebserregend, krebserzeugend

Karzinom Krebs

Kaskade in der Medizin: stufenförmig aufeinander folgende Abläufe, z.B. bei der → Blutgerinnung

Kassettenableitung / Kassetten-EEG / Kassetten-Monitoring Aufzeichnung des → Elektroenzephalogramms (EEGs) über einen längeren Zeitraum (meist 18 bis 24 Stunden, aber auch darüber hinaus möglich), während dessen die Betroffenen nicht im Krankenhaus bleiben müssen, sondern zu Hause sind und mehr oder weniger ihren üblichen Tätigkeiten nachgehen können; die Aufzeichnung des EEGs erfolgt auf das Band eines Kassettenrekorders, das später ausgewertet wird; andere Bezeichnungen: → ambulantes Langzeit-EEG, → mobiles Langzeit-EEG

Kasuistik Fallbeschreibung, Falldarstellung; Krankheitsverlauf bei einem Menschen

Katabolismus Abbau von Stoffen im Körper durch Stoffwechsel; → Metabolismus

Katalepsie „Starrsucht“, krankhafte Störung mit anhaltendem Verharren in einer vorgegebenen Körperhaltung, z.B. mit ausgestreckten Armen; hat keine Beziehung zu Epilepsien

katamenial nach griechisch: katamenios = monatlich; an die → Periodenblutung bzw. → Menstruation der Frau gebunden

katameniale Anfälle epileptische Anfälle bei Frauen mit einer Epilepsie und enger zeitlicher Bindung der Anfälle an den Beginn oder die Zeit der → Periodenblutung bzw. → Menstruation

katameniale Epilepsie Verlaufsform bei Frauen mit Epilepsie und enger zeitlicher Bindung der Anfälle an den Beginn oder die Zeit der → Periodenblutung bzw. → Menstruation

Katamnese Nachuntersuchung mit Erhebung des zwischenzeitlichen Krankheitsverlaufs nach gestellter → Diagnose; Gegensatz: → Anamnese

kataplektischer Anfall / Kataplexie → affektiver → Tonusverlust; plötzlicher, kurzer (Dauer meist Sekunden bis eine Minute, stets unter 10 Minuten) und beidseitiger vorübergehender Verlust der Muskelspannung mit Hinstürzen ohne Störung des → Bewusstseins im Rahmen einer → Narkolepsie; → nichtepileptische Anfallsform, meist nach heftiger Erregung (z.B. Lachen [→ Lachschlag], Ärger oder Erschrecken) auftretend

Katarakt „grauer Star“, Trübung der Augenlinse

Katarrh Schleimhaut-, Halsentzündung

katastrophale Epilepsien des Kindesalters trotz Behandlung mit oft mehreren Medikamenten sehr schwer verlaufende Epilepsien, z.B. bei → Epilepsie mit myoklonisch-astatischen Anfällen, → frühkindlicher myoklonischer epileptischer Enzephalopathie, → Lennox-Gastaut-Syndrom, → Rasmussen-Enzephalitis, → West-Syndrom oder → schwerer frühkindlicher myoklonischer Epilepsie; einem Teil der Kinder kann durch eine → Epilepsiechirurgie geholfen werden

Katheter Schlauch zum Transport von Flüssigkeit in den oder aus dem Körper

Kation positiv geladenes → Ion, z.B. → Kalium, → Kalzium, → Natrium; Gegensatz: → Anion

kaudal nach unten, zu den Füßen gerichtet; Gegensatz: → rostral

Kausa lateinisch: Ursache; andere Schreibweise: → Causa

kausal ursächlich

kausale Behandlung auf die Ursache ausgerichtete Behandlung; bei Epilepsie wegen fehlender Kenntnis der Ursache bislang meist nicht möglich; Gegensatz: → palliative Behandlung, → symptomatische Behandlung

Kautelen Vorsichtsmaßregeln

Kavernom Blutschwamm; geschwulstartige, abgekapselte (caverna = lateinisch: Höhle) Gefäßmissbildung mit (vergleichsweise geringer) Blutungsgefahr, kann zu epileptischen Anfällen führen; andere Schreibweise: → Cavernom

Kearns-Sayre-Syndrom (KSS) → mitochondriale Zytopathie u.a. mit Augenveränderungen und Schwerhörigkeit; geht nur relativ selten mit einer Epilepsie einher

Kernikterus → Enzephalopathie bei Neugeborenen mit Schädigung von Nervenzellen bes. im → Hirnstamm infolge einer → Hyperbilirubinämie

Kernspin Drehimpuls des Kerns eines → Atoms

Kernspintomographie (KST) → Magnetresonanztomographie (MRT)

Ketoazidose Zunahme von sauren → Ketonkörpern im Blut

ketoazidotisch mit einer → Ketoazidose einhergehend

ketogene Diät (KD) auf einer Erhöhung von → Ketonkörpern im Blut beruhende → Diät, die besonders bei manchen Kindern mit ansonsten nicht beeinflussbarer Epilepsie (z.B. mit → Lennox-Gastaut-Syndrom) zu einer verminderten Anfallshäufigkeit führen kann; die ketogene Diät hat einen sehr hohen Fettanteil, und bei lang dauernder Anwendungen sind beträchtliche → Nebenwirkungen möglich; neben der „klassischen" ketogenen Diät mit langkettigen → Triglyzeriden wurde eine abgeänderte Form mit mittelkettigen Triglyzeriden (MKT) vorgeschlagen

Ketonkörper saure Abbauprodukte von Fetten, z.B. → Aceton

Kilokalorien (kcal) tausend → Kalorien; 1 Kilokalorie ist nötig, um 1 Liter Wasser von 14,5 auf 15 Grad Celsius zu erwärmen

kindliche Absencen-Epilepsie / kindliche Absencenepilepilepsie (KAE) → idiopathische, auf dem → Chromosom 8 vererbte, → primär → generalisierte Epilepsie mit (unbehandelt) regelmäßig mehreren, vorwiegend vormittags und bei Müdigkeit auftretenden → Absencen bei Schulkindern, beginnt meist zwischen dem 5. und 10. Lebensjahr und betrifft bevorzugt Mädchen; bei bis zur Hälfte der Betroffenen treten später auch → generalisierte tonisch-klonische Anfälle auf, meist als → Aufwach-Grand-Mal-Anfälle; andere Bezeichnungen: → Absencen-Epilepsie des Kindesalters, → Friedmann-Syndrom, → Pyknolepsie, → pyknoleptisches Petit Mal

kindliche Epilepsie mit okzipitalen Paroxysmen → benigne Epilepsie des Kindesalters mit okzipitalen Paroxysmen, → gutartige kindliche Epilepsie mit okzipitalen Paroxysmen

Kindling nach englisch: to kindle = entfachen, anzünden; Bezeichnung für das „Trainieren" von nach länger dauernder Anwendung unterschwelliger Reize später auch von alleine auftretenden Anfällen bei Tieren

kinesiogene paroxysmale Choreoathetose (KPC) durch Bewegungen ausgelöste, plötzliche auftretende → Choreoathetose; die → Hyperkinesen werden nicht von einer Störung des → Bewusstseins begleitet und sprechen in der Regel gut auf → Antiepileptika an; ursächlich liegen wahrscheinlich epileptische Entladungen in den → Stammganglien zugrunde

Kinesiologie Methode der → alternativen Medizin, bei der Störungen und → Stressfaktoren durch Muskeltests unter anderem dem Bewegungsapparat, → Energiehaushalt oder der → Psyche zugeordnet und behandelt werden; sichere Wirksamkeitsnachweise bei Epilepsie liegen nicht vor

Kinetik zeitlicher Verlauf; bei Medikamenten: zeitlicher Verlauf der → Konzentration im Blut oder Gewebe

Kinetik erster (1.) Ordnung von der → Dosis eines Medikaments abhängige Kinetik mit gleichbleibender Beziehung zwischen Dosis und → Serumkonzentration; andere Bezeichnung: → lineare Kinetik

Kinetik nullter (0.) Ordnung von der → Dosis eines Medikaments teilweise unabhängige Kinetik mit stark ansteigender → Serumkonzentration trotz nur geringer Dosissteigerung (z.B. bei → Phenytoin aufgrund einer Erschöpfung der abbauenden → Enzyme in der Leber); andere Bezeichnungen: → nichtlineare Kinetik, → sättigbare Kinetik

kinetisch mit einer Bewegung einhergehend

kinetische Perimetrie Gesichtsfelduntersuchung (→ Perimetrie), bei der sich die Lichtreize bewegen; andere Bezeichnung: → Goldmann-Perimetrie; Gegensatz: → statische Perimetrie

Kipptisch / Kipptisch-Untersuchung Untersuchungsmethode bei Verdacht auf eine → Synkope, bei der man auf einer Liege festgeschnallt und für 20-30 Minuten senkrecht aufgestellt wird

K-Komplex im Schlaf auftretendes, normales (→ physiologisches) → Potenzial im → Elektroenzephalogramm (EEG); → epileptischer K-Komplex

Klassifikation Einteilung, Einordnung, z.B. von Krankheiten in verschiedene Formen oder Gruppen; zur Klassifikation der epileptischen Anfälle → Tab. 2, S. 88 und zur Klassifikation der Epilepsien → Tab. 3, S. 103

klassifizieren einteilen, einordnen

Klaustrophobie Angst, sich in geschlossenen Räumen aufzuhalten; relativ häufig vorkommende Störung, die z.B. die Durchführung einer → Magnetresonanztomographie (MRT) erschweren kann

kleine Fontanelle bei Neugeborenen vorhandene angeborene natürliche Lücke im hinteren Schädelknochen, die sich wenige Wochen nach der Geburt schließt; → große Fontanelle

kleiner Anfall epileptischer Anfall ohne Hinstürzen und Krampfen an Armen und Beinen, z.T. aber mit Verlust des → Bewusstseins (→ komplexer fokaler Anfall); andere Bezeichnung: → Petit Mal / Petit-Mal-Anfall; Gegensatz: → großer Anfall, → Grand Mal / Grand-Mal-Anfall

kleines Blutbild Bestimmung des wichtigsten Werte des gesamten → Blutbildes mit Zahl der → roten und → weißen Blutkörperchen einschließlich → Thrombozyten, der Menge an rotem Blutfarbstoff (→ Hämoglobin) und des Anteils der Blutzellen am Gesamtblut (→ Hämatokrit)

Kleinhirn (KH) im Hinterkopf, neben dem → Hirnstamm und zwischen → Rückenmark sowie → Großhirn liegender Hirnteil; im Wesentlichen für die Abstimmung von Bewegungen zuständig; → Abb. 8, S. 157 und Abb. 10, S. 166

Klimakterium Wechseljahre; Zeit nach Eintritt der → Menopause bei der Frau

Klinik
1. Krankenhaus
2. Merkmale einer Krankheit, Krankheitszeichen

klinisch die Krankheitsvorgeschichte (→ Anamnese), die Beschwerden, den

Verlauf und die körperliche Untersuchung betreffend

klinisch-neurologischer Befund / klinisch-neurologischer Status Ergebnis der körperlichen Untersuchung der → Funktion des Nervensystems, u.a. mit Überprüfung der → Hirnnerven, der → Muskel-Eigen-Reflexe (MER), → Pyramidenbahnzeichen oder → Sensibilität; bei vielen Epilepsien ist der klinisch-neurologische Befund unauffällig; andere Bezeichnungen: → neurologischer Befund / neurologischer Status, Neurostatus

klinische Praxis (übliche) Vorgehensweise bei der Beratung und Behandlung von Patienten

klinische Prüfung Testung einer Behandlungsmethode oder eines neuen Medikaments am gesunden und kranken Menschen in → Studien vor einer möglichen → Zulassung; zu den verschiedenen Phasen (II-IV; I = Tierversuche) → Tab. 58, S. 317

Klischee

1. im übertragenen Sinn: Abklatsch, Kopie, zu oft gebrauchtes, abgegriffenes Wort
2. ursprünglich: Druckstock, Druckplatte

Klistier Einlauf; andere Bezeichnung: → Klysma

klonisch mit rasch aufeinanderfolgenden Muskelzuckungen und entsprechenden Bewegungen des Körpers bzw. von Armen und Beinen einhergehend

klonische Absence / klonische Absenz mit rasch aufeinanderfolgenden Muskelzuckungen (→ Klonus) im Gesicht sowie manchmal auch an den Armen einhergehende → Absence

klonischer Anfall mit rasch aufeinanderfolgenden Muskelzuckungen einhergehender Anfall

Klonus (Mehrzahl: Kloni) → unwillkürliche, ruckartige Muskelzuckung mit rasch wechselnder An- und Entspannung; → Myoklonus

Klysma Einlauf; andere Bezeichnung: → Klistier

Knie-Hacken-Versuch (KHV) Zeigeversuch mit den Beinen, bei dem mit geschlossenen Augen mit der Ferse eines Fußes auf die Kniescheibe des anderen Beines aufgesetzt und die Schienbeinvorderkante heruntergefahren werden soll; kann bei Epilepsie u.a. durch → Nebenwirkungen von Medikamenten gestört sein; → Finger-Nase-Versuch (FNV)

Knochenlückenaktivität Bezeichnung für Veränderungen im → Elektroenzephalogramm (EEG) als Folge einer Lücke im Schädelknochen zwischen Oberfläche des Gehirns und Ableitelektroden, z.B. nach Kopfverletzungen oder Operationen

Knochenmark (KM) Sitz der → Stammzellen für die Blutbildung, aus denen rote und weiße Blutkörperchen (→ Erythrozyten, → Leukozyten) sowie Blutplättchen (→ Thrombozyten) entstehen

kodieren verschlüsseln; andere Schreibweise: codieren; Gegensatz: → dekodieren

Kodierung Verschlüsselung; Gegensatz: → Dekodierung

Koexistenz gleichzeitiges Bestehen, gleichzeitiges Vorhandensein

Kognition Gesamtheit der geistigen Fähigkeiten; Wahrnehmen, Erkennen, Denken, Erinnern, Beurteilen, Bewerten, Vorstellen, Planen etc.

kognitiv die geistigen Fähigkeiten (→ Kognition) wie Wahrnehmen, Denken und Erinnern betreffend

kognitive Nebenwirkung → Nebenwirkung mit Einschränkung der geistigen Fähigkeiten, z.B. der Aufmerksamkeit, Wahrnehmungs-, → Konzentrations- und Lernfähigkeit, des Sprechens oder des Gedächtnisses; kann bei fast allen → Antiepileptika vorkommen, besonders bei → Barbituraten, → Benzodiazepinen und → Topiramat

Kohärenz Zusammenhang

Kohärenzanalyse Untersuchung eines möglichen Zusammenhangs, z.B. zwischen Veränderungen im → Elektroenzephalogramm (EEG) und Verhalten

Kohlendioxid Verbindung von Kohlenstoff und Sauerstoff (→ chemische Formel: CO_2); Endprodukt vieler → Stoffwechselvorgänge, das vorwiegend über die Lungen abgeatmet wird

Koinzidenz zufälliges gleichzeitiges Auftreten ohne ursächliche Beziehung; z.B. einer → idiopathischen Epilepsie und eines → Hirntumors

koinzidenziell zufällig gleichzeitig auftretend

Kojevnikoff-Epilepsie / Kojevnikov-Epilepsie → Kojewnikoff-Epilepsie

Kojewnikoff, Aleksej Jakovlevič russischer → Neurologe (1836-1902)

Kojewnikoff-Epilepsie nach dem gleichnamigen russischen Arzt benannte seltene Epilepsieform:

1. bei Kindern und Erwachsenen vorkommende → Epilepsia partialis continua (EPC) mit umschriebenen, aber über lange Zeit anhaltenden und gleichbleibenden → einfachen fokalen → motorischen Anfällen, z.B. im Zeigefinger einer Hand; ursächlich können verschiedenartige → Läsionen der → motorischen → Hirnrinde vorliegen
2. auf das Kindesalter (Beginn im 2.–10. Lebensjahr) beschränkte, zunächst → chronisch-progrediente → Epilepsia partialis continua (EPC) mit umschriebenen → einfachen fokalen → motorischen Anfällen, zu denen jedoch bald andere Anfallsformen und insbesondere → Myoklonien hinzutreten; im Verlauf entwickeln sich zunehmende neurologische und → neuropsychologische Ausfälle, häufig eine → progrediente → Hemiparese und → Demenz; ursächlich liegt am ehesten ein entzündlicher Prozess zugrunde; andere Bezeichnung: → Rasmussen-Enzephalitis / Rasmussen-Enzephalopathie / Rasmussen-Syndrom; andere Schreibweisen: Kojevnikoff-Epilepsie, Kojevnikov-Epilepsie, Koževnikov-Epilepsie

Kollaps plötzliches Zusammensinken, Zusammenbruch

Kollodium Klebemittel zum Befestigen der → Elektroden für ein → ambulantes Kassetten-EEG oder andere → Langzeitableitungen

Koma tiefe → Bewusstlosigkeit ohne Erweckbarkeit

Komastadium Schweregrad, „Tiefe" eines → Komas

komatös tief → bewusstlos, im → Koma

Kombination Verknüpfung, Verbindung oder gleichzeitiges Auftreten mehrerer Dinge

Kombinationstherapie (Tab. 29) gleichzeitige Behandlung einer Krankheit mit mehr als einem Medikament; andere Bezeichnungen: → Anderthalbtherapie, → Bitherapie, → Dreiertherapie, → Polytherapie, → Tritherapie, → Zweiertherapie; Gegensatz: → Monotherapie

Tab. 29: Formen einer Kombinationstherapie

Anderthalbtherapie	gleichzeitige Behandlung mit einem Medikament in voller Dosis und einem weiteren Medikament in niedriger Dosis
Bitherapie/ Zweiertherapie	gleichzeitige Behandlung mit 2 Medikamenten (in voller Dosis)
Tritherapie/Dreiertherapie	gleichzeitige Behandlung mit 3 Medikamenten
Polytherapie	gleichzeitige Behandlung mit 3 oder mehr Medikamenten (manchmal auch schon für 2 Medikamente verwandt)

kombinierter Anfall epileptischer Anfall mit mehr als nur einem Erscheinungsbild, z.B. → motorischen und → sensiblen oder → psychischen und → sensorischen → Symptomen

Komedikation gleichzeitige Einnahme mehrerer Medikamente; andere Schreibweise: → Co-Morbidität

Kommission in der Medizin: Ausschuss von Beauftragten, z.B. einer Fachgesellschaft; → Therapiekommission

Kommunikation zwischenmenschliche Verständigung

kommunikativ mitteilsam, unterhaltsam

Komorbidität gleichzeitiges Bestehen mehrerer Krankheiten; andere Schreibweise: → Co-Morbidität

Kompartiment Bezeichnung für verschiedene Räume im Körper, in die sich z.B. ein Medikament verteilen kann

kompatibel vereinbar, verträglich; Gegensatz: → inkompatibel

Kompatibilität Verträglichkeit; Gegensatz: → Inkompatibilität

Kompensation Ausgleich, Aufwiegung; Gegensatz: → Dekompensation

kompensieren ausgleichen, kontrollieren

kompensierte Epilepsie Epilepsie mit seit längerer Zeit bestehender Anfallsfreiheit; Gegensatz: → aktive Epilepsie

kompetent fähig; Gegensatz: → inkompetent

Kompetenz Fähigkeit; Gegensatz: → Inkompetenz

Komplement komplexe → Funktion des → Blutserums, die bei der → Komplementbindungsreaktion eine Rolle spielt

komplementär begleitend, ergänzend

komplementäre Medizin / Komplementärmedizin Zusammenfassung verschiedenartiger ergänzender Entwicklungen oder auch Gegenentwicklungen zur so genannten → Schulmedizin; u.a. Methoden wie → Akupressur, → Akupunktur, → Aromatherapie, → Biomagnetismus, → Bioresonanz, → Enzymtherapie, → Handauflegen, → Homöopathie, → Kinesiologie, → Magnetismus, → Neuraltherapie, → Osteopathie, → Phytotherapie, → Yoga; eine begleitende Behandlung mit Methoden der komplementären Medizin kann manchen Menschen mit Epilepsie helfen, obwohl ein Wirksamkeitsnachweis aussteht; andere Bezeichnungen: → alternative Medizin, → Außenseitermethoden

Komplementbindungsreaktion (KBR) → Reaktion von → Antigen und → Antikörper unter Beteiligung und Verbrauch von → Komplement

komplex kompliziert, zusammengesetzt

Komplex etwas Zusammengesetztes, Festgesetztes
1. im → Elektroenzephalogramm (EEG): z.B. feste Folge von 2 oder mehr Wellen, z.B. → Spike-wave-Komplex
2. psychisch: gefühlsbetonte Vorstellungen und Zwangsvorstellungen, z.B. Minderwertigkeitskomplex

komplex-fokaler Anfall → komplexer fokaler Anfall

komplex-fokaler Status → Status epilepticus mit → komplexen fokalen Anfällen

komplex-partieller Anfall → komplexer fokaler Anfall

komplex-partieller Status → Status epilepticus mit → komplexen fokalen Anfällen

komplexe Absence / komplexe Absenz → Absence mit über eine → isolierte kurze → Bewusstseinsstörung hinausgehenden Symptomen (z.B. → Bewegungsautomatismen); komplexe Absencen machen etwa 90% aller → typischen Absencen aus, → blande Absencen etwa 10%

komplexe Vererbung „komplizierte" Vererbung mit Beteiligung von mehr als einem → Gen und Häufung einer Krankheit in Familien, ohne dass eine klare Beziehung zwischen → Genotyp und → Phänotyp erkennbar ist

komplexer fokaler Anfall (KFA) epileptischer Anfall mit „komplexer" Symptomatik und → Bewusstseinsstörung; geht vorwiegend von den → Temporal- oder → Schläfenlappen aus, kann seinen Ursprung aber auch in anderen Abschnitten des Gehirns haben; mit → Automatismen einhergehender Anfall; andere Bezeichnungen: → automotorischer Anfall, Dämmerattacke, → fokaler Anfall mit komplexer Symptomatik, komplex-fokaler Anfall, komplexer Partialanfall, komplexer partieller Anfall, komplex-partieller Anfall, → limbischer Anfall, → psychomotorischer Anfall; ähnlich: → Temporallappenanfall

komplexer fokaler Status → Status epilepticus mit → komplexen fokalen Anfällen

komplexer Partialanfall → komplexer fokaler Anfall

komplexer partieller Anfall → komplexer fokaler Anfall

Komplikation Erschwerung, Folgeerkrankung

komplizierter Fieberkrampf (KFK) (Tab. 30) → Fieberkrampf, der sich von einem → einfachen Fieberkrampf durch die in der Tabelle genannten Merkmale unterscheidet; andere Bezeichnungen: → atypischer Fieberkrampf, → prolongierter Fieberkrampf; Gegensatz: → unkomplizierter Fieberkrampf

Komponente Teil, Anteil, Baustein

Kondensator Gerät zum Speichern kleiner Mengen an → Elektrizität

Konditionieren / Konditionierung Modelle für einfaches Lernen durch Belohnen oder Bestrafen; Gegensatz: → Dekonditionieren / Dekonditionierung

Tab. 30: Merkmale komplizierter Fieberkrämpfe

- Dauer über 15 Minuten
- mehrmaliges Auftreten an einem Tag (zählt auch dann nur als 1 Fieberkrampf) oder in einem Fieberschub
- fokale Zeichen wie z. B. Lähmungen
- epileptiforme Veränderungen im EEG nach oder zwischen Anfällen

Kondom Gummiüberzug für den → Penis; → Schrankenmethode zur Verhütung von Schwangerschaften (→ Kontrazeption) und Entzündungen

Konfabulieren bereitwilliges Erzählen von Geschichten und Beantworten von Fragen ohne Bezug zur Wirklichkeit oder gestellten Frage

Konfidenzintervall (KI) Vertrauensbereich, Streuungsbereich; → statistisches Merkmal zur Beschreibung der Verlässlichkeit eines berechneten Wertes; englische Bezeichnung: confidence interval (CI)

Konflikt Streit, Auseinandersetzung, Zwiespalt

konform übereinstimmend, gleichlautend, einig, Gegensatz: → nonkonform

Konfrontation Gegenüberstellung, z.B. mit einer Krankheit und deren Beschwerden, einer anders lautenden Meinung oder einem anderen Menschen

Konfrontationsperimetrie Überprüfung des → Gesichtsfeldes, wobei Untersucher und Untersuchter sich gegenüberstehen oder -sitzen, in die Augen sehen und damit normalerweise in etwa übereinstimmende Gesichtsfelder haben; der Untersucher bewegt nun seine Finger oder andere Objekte in verschiedenen Bereichen des Patienten-Gesichtsfeldes und überprüft dessen Wahrnehmung

konfrontieren gegenüberstellen

konfus durcheinander, verwirrt

Konfusion Verwirrtheit

kongenital von der Zeugung an vorhanden, in den → Chromosomen vorgegeben, angeboren

kongruent übereinstimmend, passend, bestätigend

Kongruenz Übereinstimmung, Bestätigung

Konjunktivitis Entzündung der Bindehaut des Auges

konkordant übereinstimmend, zusammen passend, Gegensatz: → diskonkordant, → diskrepant

Konkordanz Übereinstimmung; bei Epilepsien z.B. von Befunden im → Elektroenzephalogramm (EEG) und Anfallsbeschreibungen hinsichtlich der Einordnung eines Anfalls oder zwischen der Einnahme von → Antiepileptika und deren → Serumkonzentration; Gegensatz: → Diskonkordanz, → Diskrepanz

Konkrement festes, steinartiges Gebilde in einem Körperhohlraum; z.B. → Nierenstein

konnatal von der Geburt an vorhanden, angeboren

Konsanguinität Blutsverwandtschaft

konsekutiv aufeinanderfolgend, nachfolgend

Konsens Zustimmung, Einwilligung; Gegensatz: Dissens

konsequent
1. beständig, beharrlich, entschlossen
2. folgerichtig, grundsatztreu
Gegensatz: → inkonsequent

Konsequenz Folgerung, Auswirkung

konservativ in der Medizin: nicht → chirurgisch, nicht → operativ; Gegensatz: operativ

konservative Behandlung „erhaltende", nichtoperative Behandlung; meist mit Medikamenten, bei Epilepsien mit → Antiepileptika

konsistent einheitlich, übereinstimmend; Gegensatz: → inkonsistent

Konsolidierung Verfestigung, Stabilisierung; z.B. von Gedächtnisinhalten, kann bei Epilepsien durch häufige Anfälle oder auch dauerhafte → epileptiforme Potenziale gestört sein

Konstante auch unter verschiedenen Bedingungen unverändert bleibende Größe; Gegensatz: → Variable

Konstanz Unveränderlichkeit; Gegensatz: → Variabilität

Konstitution in der Medizin: Körperbau, körperliche Verfassung, körperlicher Zustand

Konsultation Vorstellung, Besuch zu einer Beratung, z.B. bei einem Arzt

konsultieren sich bei Jemandem vorstellen, z.B. einem Arzt

konstitutionell anlagebedingt

Kontamination Verunreinigung, Verschmutzung, schädliche Beimischung

kontaminieren verunreinigen, verschmutzen

Kontext Zusammenhang

kontinent mit erhaltener Kontrolle von Urin- oder Stuhlabgang; Gegensatz: → inkontinent

kontinuierlich dauerhaft, beständig, unaufhörlich, ohne Unterbrechung; Gegensatz: → diskontinuierlich, → intermittierend, → passager, → transient

kontinuierliche Spike-wave-Aktivität im Schlaf mit langsamen Wellen Krankheitsbild des Kindesalters mit Beginn zwischen dem 2. und 10. Lebensjahr und lang dauernden → epileptiformen Veränderungen im → Elektroenzephalogramm (EEG) im Schlaf sowie epileptischen Anfällen (→ Absencen, → generalisierte tonisch-klonische Anfälle oder → komplexe fokale Anfälle) bei etwa 2 von 3 Kindern; kann unbehandelt zu → kognitiven Störungen bis zu einer → demenziellen Entwicklung führen; andere Bezeichnungen: → bioelektrischer Status epilepticus im Schlaf, → elektrischer Status epilepticus im Schlaf (ESES), Epilepsie mit anhaltenden Spike-wave-Entladungen im Schlaf, Epilepsie mit kontinuierlicher Spike-wave-Aktivität im Schlaf mit langsamen Wellen; englische Bezeichnung: continuous spikes and slow waves during slow sleep (CSWS oder CSWSS)

Kontinuität Dauerhaftigkeit, Beständigkeit

kontra- / Kontra- Vorsilbe: gegen, hemmend, schwächend; ähnlich: → anti- / Anti-; Gegensatz: → pro- / Pro-

Kontraindikation (KI) Gegenanzeige; Krankheit oder Umstand, bei dem eine Maßnahme oder Medikamenteneinnahme nicht (→ absolute Kontraindikation) oder nur unter besonderen Voraussetzungen (→ relative Kontraindikation) erfolgen darf; Gegensatz: → Indikation

kontraindiziert auf keinen Fall angezeigt; nicht anzuwenden; Gegensatz: → indiziert

Kontraktion → willkürliche oder → unwillkürliche Verkürzung oder Anspannung, z.B. eines Muskels

Kontraktur krankhafte, unter Umständen dauerhafte Versteifung eines Gelenks in Beugestellung bei unbehandelter oder unzureichend behandelter → Spastik

kontralateral gegenseitig, auf der gegenüberliegenden Seite gleichseitig; bei einem epileptischen Anfall z.B. Wendung des Kopfes nach rechts und Zuckungen im linken Bein; Gegensatz: → ipsilateral, → homolateral

konträr entgegengesetzt, gegenteilig

Kontrastmittel (KM) Mittel zur besseren Auflösung oder Darstellung, z.B. bei der → Computertomographie (CT) oder → Magnetresonanztomographie (MRT)

Kontrastmittelaufnahme Anreicherung von → Kontrastmittel im Gewebe z.B. eines Hirntumors, die im → Computertomogramm (CT) oder → Magnetresonanztomogramm (MRT) dargestellt werden kann

Kontrazeption Methode zur Empfängnis- bzw. Schwangerschaftsverhütung, z.B. → Kondom oder → Antibabypille

Kontrazeptivum (Mehrzahl: Kontrazeptiva) Mittel zur Empfängnisbzw. Schwangerschaftsverhütung, z.B. → Kondom oder → Antibabypille

Kontrollgruppe bei einer wissenschaftlichen → Studie: Personen bzw. Teilnehmer, die ohne Anwendung des zu untersuchenden Verfahrens oder Medikaments zu Vergleichszwecken mit untersucht werden

Kontrollperson bei einer wissenschaftlichen → Studie: Person bzw. Teilnehmer der → Kontrollgruppe

Kontrollverlust für epileptische Anfälle typisch, kann fast alle → Funktionen des Körpers betreffen

kontrovers gegensätzlich, unterschiedlich, verschieden

Kontroverse strittige Diskussion, Auseinandersetzung bei Meinungsverschiedenheit

Kontusio / Kontusion Quetschung, stumpfe Verletzung; z.B. → Contusio cerebri, Gehirnkontusion

Konvaleszenz Genesung; andere Bezeichnung: → Rekonvaleszenz

Konvention allgemeine Übereinkunft, Tradition, übliche Regel

konventionell herkömmlich, traditionell; Gegensatz: → unkonventionell

konventionelles EEG herkömmliches, traditionelles → Elektroenzephalogramm; dazu gehört ein → Standard-EEG, → Routine-EEG oder → Ruhewach-EEG einschließlich → Hyperventilation und → Fotostimulation sowie bei Bedarf auch → Schlafentzugs-EEG und → Schlaf-EEG

Konvergenz
1. Zusammenführen, aufeinander zu bewegen
2. bei den Augen: Einwärtsstellung mit Überkreuzen der Blicklinien

Gegensatz: → Divergenz

Konvergenzreaktion bei den Augen: Verengung der Pupille (→ Miosis) durch eine Konvergenzbewegung, z.B. Schauen auf einen 10 cm vor die Nasenspitze gehaltenen Finger oder Gegenstand

Konversion Umkehrung, Umwandlung
1. in der → Psychoanalyse: Um-

wandlung → psychischer Vorgänge in körperliche → Symptome
2. bei einer Behandlung mit Medikamenten: z.B. Umwandlung einer → Polytherapie in eine → Monotherapie oder einer Monotherapie in eine → alternative Monotherapie

Konversionssymptom körperliche Störung, die auf einem → psychischen → Konflikt beruht; z.B. bei → nichtepileptischen Anfällen

Konvexität Wölbung nach außen, z.B. der Schädelknochen oder der Oberfläche des Gehirns

Konvulsion → unwillkürliche Muskelzuckung, „Krampf"; meist als Ersatzbezeichnung für mit „Krämpfen" einhergehenden epileptischen Anfall benutzt

konvulsiv mit Muskelzuckungen („Krämpfen") einhergehend, krampfend

konvulsive Synkope meist mit → Myoklonien oder einer → tonischen Verkrampfung der Muskulatur einhergehende → Synkope, es handelt sich nicht um epileptische Anfälle aufgrund einer entsprechenden → Aktivität von Nervenzellen der → Hirnrinde, und epileptiforme Veränderungen im → Elektroenzephalogramm (EEG) fehlen; ursächlich werden die Myoklonien oder tonischen Symptome auf eine übermäßige Aktivität von Nervenzellen im → Hirnstamm zurückgeführt; andere Bezeichnung: → myoklonische Synkope

konvulsiver Anfall mit → unwillkürlichen Muskelzuckungen („Krämpfen") einhergehender epileptischer Anfall; z.B. → Jackson-Anfall, → myoklonischer oder → tonisch-klonischer Anfall

konvulsiver Status (epilepticus) mit konvulsiven Anfällen („Krämpfen") einhergehender → Status epilepticus

Konvulsivum (Mehrzahl: Konvulsiva) Stoff zur Auslösung epileptischer Anfälle bzw. Krämpfe (z.B. im Tierexperiment); Gegensatz: → Antikonvulsivum

Konzentration
1. gedankliche „Sammlung" mit gezieltem Nachdenken
2. Gehalt, Menge eines Stoffes in einer bestimmten Einheit, z.B. eines Medikaments in einem Liter oder einem tausendstel Liter (= ml) Blut

konzentrische Gesichtsfeldeinschränkung tunnelförmige Einschränkung des → Gesichtsfelds; andere Bezeichnungen: → periphere Gesichtsfeldeinschränkung, → Röhrensehen, → Tunnelsehen

Konzeption
1. Empfängnis, Befruchtung; Vereinigung von weiblicher Eizelle und männlicher Samenzelle
2. Planung, Strategie

Kooperation Zusammenarbeit

kooperativ zusammen arbeitend, zusammen wirkend; Gegensatz: → unkooperativ

Koordinate
1. (in der Mehrzahl) zusammenfassende Bezeichnung für → Abszisse und → Ordinate
2. die Lage eines Punktes auf einer Fläche oder in einem Raum bestimmende Zahl

Koordinatensystem System zur Bestimmung der Lage eines Punktes auf einer Fläche oder im Raum mit Hilfe von → Koordinaten

Koordination geordnetes Zusammenwirken, Abstimmen, z.B. der Körperhaltung oder von Bewegungsabläufen beim Gehen oder Greifen

Koordinationsstörung Störung der Abstimmung von Körperhaltung und Bewegungen; kann bei einer Epilepsie Ausdruck einer → Nebenwirkung von → Antiepileptika sein

koordiniert aufeinander abgestimmt

Koprolalie ungehemmtes Reden mit unanständigen Ausdrücken

Koregistrierung gleichzeitige Messung und Aufzeichnung, z.B. von → Elektroenzephalogramm (EEG) und Elektromyogramm (EMG) oder Videoaufzeichnung des Verhaltens; andere Schreibweise: → Co-Registrierung

Kornealreflex → Fremdreflex mit Zusammenziehen der Augenlider nach Berühren der Hornhaut des Auges z.B. mit einem Wattebausch; andere Schreibweise: Cornealreflex (CR)

koronar kranzförmig

1. Schnitt- und Bildebene bei der → Computertomographie (CT) oder → Magnetresonanztomographie (MRT), bei der das Gewebe von → Organen (z.B. das Gehirn) scheibenweise von vorn nach hinten dargestellt wird
2. die Herzkranzgefäße betreffend

korpulent dickleibig, übergewichtig

Korrelation Wechselbeziehung, Zusammenhang zwischen mehreren Merkmalen, z.B. zwischen → Dosis und → Serumkonzentration von Medikamenten; Maß: → Korrelationskoeffizient

Korrelationskoeffizient Maß für die Wechselbeziehung oder den Zusammenhang zwischen zwei Merkmalen in der → Statistik; ein Wert von 1 spricht für einen sehr engen Zusammenhang und ein Wert von 0 spricht für einen fehlenden Zusammenhang

korrelieren zusammenhängen

Kortex Teil der → grauen Substanz des Gehirns, an der Oberfläche des Gehirns liegend; beim Menschen am weitesten entwickelt und im → Großhirn Sitz „höherer" geistiger → Funktionen; ein Teil der epileptischen Anfälle geht von der Hirnrinde aus; lateinische Bezeichnung: Cortex cerebri; andere Bezeichnung: → Hirnrinde

kortikal die → Hirnrinde betreffend

kortikale Dysplasie (KD) (Tab. 31) → neuronale Migrationsstörung (NMD) mit Missbildung (→ Dysplasie) des → Kortex (der → Hirnrinde); zunehmend als Ursache von schwer behandelbaren Epilepsien erkannt; → Bandheterotopie (BH), → Hemimegalenzephalie, → Lissenzephalie, → Pachygyrie (PG), → Polymikrogyrie (PMG), → periventrikuläre noduläre Heterotopie (PVNH), → subkortikale noduläre Heterotopie (SKNH); andere Bezeichnung: → fokale Dysplasie (FD)

kortikale Exzitabilität Erregbarkeit von Nervenzellen der → Hirnrinde, z.B. mit der → transkraniellen Magnetstimulation

kortikale Stimulation Reizung von Nervenzellen der → Hirnrinde; eine kortikale Stimulation kann z.B. mit der → transkraniellen Magnetstimulation durch den Schädelknochen oder auch im Rahmen eines → epilepsiechirurgischen Eingriffs direkt an der Oberfläche des Gehirns erfolgen

kortikale Tuber im Bereich der → Hirnrinde gelegene Knoten bei der → tuberösen Sklerose

kortikaler Infarkt am Gehirn: Absterben von Gewebe der Hirnrinde; z.B.

Tab. 31: Formen kortikaler Dysplasien (→ auch jeweils dort)

diffus (beide Hirnhälften betroffen)	fokal / umschrieben
Lissenzephalie	fokale kortikale Dysplasie
Pachygyrie	fokale subkortikale Dysplasie
Polymikrogyrie	Tuber (bei tuberöser Sklerose)
Hemimegalenzephalie	Schizenzephalie
subkortikale Bandheterotopie	fokale Mikrodysplasie
periventrikuläre noduläre Heterotopie	fokale Heterotopie

durch eine → hypoxisch-ischämische Enzephalopathie oder eine andere Form eines → Schlaganfalls; geht häufiger mit epileptischen Anfällen bzw. einer Epilepsie einher; Gegensatz: → subkortikaler Infarkt

kortikaler Myoklonus → Myoklonus mit Ursprung in der → Hirnrinde

Kortikographie / Kortigramm → Elektrokortikographie / Elektrokortikogramm

Kortikoide Gruppe von Substanzen (→ Cortison und Cortisonabkömmlinge), die vom Körper in der → Nebennierenrinde gebildet werden und bei Kleinkindern u.a. zur Behandlung von manchen epileptischen Anfällen eingesetzt werden (→ infantile Spasmen, → West-Syndrom); andere Bezeichnungen: Kortikosteroide, Kortisonpräparate

kortikospinal → Hirnrinde und Rückenmark betreffend, z.B. verbindende Nervenbahnen

Kortikosteroide → Kortikoide

Kortikotropin → adrenokortikotropes Hormon (ACTH)

Kortisonpräparate → Kortikoide

Koževnikov-Epilepsie → Kojewnikoff-Epilepsie

Kraftfahrtauglichkeit → Fahrtauglichkeit

Krampf ungenaue Bezeichnung für epileptischen Anfall, weil viele Formen ohne Krampf einhergehen

Krampfaktivität Veränderung im → Elektroenzephalogramm (EEG), die auf eine erhöhte Anfallsbereitschaft schließen lässt; andere Bezeichnung: → epileptiformes Potenzial

Krampfanfall → konvulsiver epileptischer Anfall

krampfartiger Anfall in der Regel verharmlosende Bezeichnung für epileptischen Anfall

Krampfgift → chemischer Stoff, mit dem sich epileptische Anfälle auslösen lassen

Krampfherd Gehirnabschnitt, von dem ein epileptischer Anfall ausgeht

Krampfleiden ungenaue Bezeichnung für Epilepsie, weil viele Anfallsformen ohne Krampf einhergehen

Krampfpotenzial Veränderung im → Elektroenzephalogramm (EEG), die auf eine erhöhte Anfallsbereitschaft schließen lässt; andere Bezeichnung: → epileptiformes Potenzial

Krampfschwelle gedankliche Vorstellung einer Art Grenzlinie, bei deren Überschreiten epileptische Anfälle entstehen (z.B. durch → Schlafentzug oder → Alkoholentzug, aber auch durch Weglassen von → Antiepileptika oder Einnahme von Medikamenten, die Anfälle begünstigen); bei Menschen mit einer Epilepsie wird von einer im Vergleich zur Durchschnittsbevölkerung erniedrigten Krampfschwelle ausgegangen; andere Bezeichnung: → Anfallsschwelle

Krampfspitze Veränderung im → Elektroenzephalogramm (EEG), die auf eine erhöhte Anfallsbereitschaft schließen lässt; andere Bezeichnung: → epileptiformes Potenzial

kranial / kraniell nach oben, zum Kopf zu, den Schädel betreffend

Kraniotomie Operation mit Eröffnung des Gehirnschädels

Krankheitseinsicht Anerkennen einer Krankheit sowie der krankheitsbedingten Probleme und Veränderungen bei sich selbst

Krankheitsgewinn Vorteile aufgrund einer Krankheit; → primärer Krankheitsgewinn, → sekundärer Krankheitsgewinn

Kreatinin aus dem → Stoffwechsel der Muskeln entstehender Stoff, der über die Nieren ausgeschieden wird und dessen → Konzentration im Blut ein Maß für die → Funktion der Nieren ist

Kreatininclearance Ausscheidung von Kreatinin mit dem Urin; Maß für die Funktionsfähigkeit der Nieren; bei einer verminderten Kreatininclearance muss zur Vermeidung von → Intoxikationen die → Dosis mancher → Antiepileptika vermindert werden, die vorwiegend oder ausschließlich über die Nieren ausgeschieden werden (z.B. → Gabapentin oder → Vigabatrin)

Kreatin(phosphofrukto)kinase (CK/CPK) → Enzym in Muskelzellen, das nach starker Beanspruchung und Verletzungen (z.B. → generalisierten → tonisch-klonischen oder → Grand-Mal-Anfällen bzw. Stürzen) sowie nach Herzinfarkten ansteigen kann; Normalwert für Erwachsene = bis 170 Einheiten pro Liter (U/l) für Frauen, bis 190 Einheiten pro Liter (U/l) für Männer; andere Schreibweise: → Creatin(phosphofrukto)kinase

Krebs-Zyklus nach einem gleichnamigen englischen → Biochemiker benannter Kreislauf des → Energiestoffwechsels

Kreuzallergie bei nacheinander folgender Einnahme von 2 Medikamenten mit ähnlicher → Struktur auftretende → Allergie; z.B. tritt bei bis zur Hälfte der Patienten mit Allergie auf → Phenobarbital auch eine Allergie auf → Phenytoin und bei rund einem Viertel der Patienten mit Allergie auf → Carbamazepin auch eine Allergie auf → Oxcarbazepin auf

Kreuztoleranz
1. bei aufeinander folgender Gabe von 2 ähnlichen Medikamenten auftretender Wirkungsverlust
2. bei aufeinander folgender Gabe von 2 ähnlichen Medikamenten gegebene Verträglichkeit

Kriterium (Mehrzahl: Kriterien) Maßstab, Richtlinie zur Auswahl oder Bewertung, bei Epilepsien z.B. zur Stellung einer Diagnose oder Bewertung eines Behandlungsverlaufs; → Ausschlusskriterien, → Einschlusskriterien

kritisch in der Medizin: grenzwertig, bedenklich

kritische Flimmerverschmelzungsfrequenz Wiederholungshäufigkeit eines kurzzeitig dargebotenen Bildes, ab der eine dauerhafte Wahrnehmung (ohne Flimmern) erfolgt; englische Bezeichnung: critical flicker frequency (CFF)

kryptogen / kryptogenetisch nach griechisch: kryptos = geheim, verborgen, versteckt; durch mit den bisherigen Untersuchungsmethoden noch nicht fassbare Ursachen bedingt, vermutlich → symptomatisch; → idiopathisch, symptomatisch

kryptogene Epilepsie Epilepsie aufgrund einer zu vermutenden, aber (noch) nicht fassbaren Ursache

Krytokokkus Pilz; kann seltene Ursache einer → symptomatischen Epilepsie sein; andere Schreibweise: Cryptococcus

Kufs-Krankheit bei Erwachsenen vorkommende, → adulte Form der → neuronalen Zeroidlipofuszinose; andere Bezeichnung: Morbus Kufs

Kumulation Anhäufung, Verstärkung; z.B. die Wirkung eines Medikaments bei fortgesetzter Einnahme (auch kleiner → Dosen)

kumulativ sich addierend, sich anhäufend, zusammengenommen

kumulative Inzidenz zusammengenommene, z.B. für einen bestimmten Altersabschnitt, bis zu einem bestimmten Lebensalter oder den ganzen Lebensverlauf zusammengefasste → Inzidenz

kumulative Prävalenz zusammengenommene, z.B. für einen bestimmten Altersabschnitt, bis zu einem bestimmten Lebensalter oder den ganzen Lebensverlauf zusammengefasste → Prävalenz; die kumulative Prävalenz für eine Epilepsie beträgt bis zum 20. Lebensjahr ca. 1%, bis zum 50. Lebensjahr ca. 2% und bis zum 80. Lebensjahr ca. 4%

kumulieren sich anhäufen

kupieren abschneiden, verkürzen; bei einem epileptischen Anfall: abschwächen, die volle Ausprägung bzw. Schwere verhindern

kurativ heilend

kurieren heilen

kursive Anfälle Kreisdrehanfälle; epileptische Anfälle, bei denen die Betroffenen im Anfall im Kreis laufen; andere Bezeichnungen: → prokursive Anfälle, → volvuläre Anfälle, → zirkumversive Anfälle; englische Bezeichnung: cursive seizures

„Kurvenkosmetik“ Neigung mancher Ärzte, mehr die → EEG-Kurve bzw. das → Elektroenzephalogramm (EEG) von Menschen mit einer Epilepsie als deren Anfälle zu behandeln

Kurzinfusion innerhalb kurzer Zeit erfolgende → Infusion; Gegensatz: → Dauerinfusion

Kurzzeitgedächtnis (KZG) unmittelbares Gedächtnis; Fähigkeit, einen Sachverhalt für wenige Sekunden zu behalten, ohne das eigentliche Gedächtnis zu „belasten“; durch epileptische Anfälle oft gestört; andere Bezeichnungen: Frischgedächtnis, Neugedächtnis

Kurzzeitprophylaxe nur vorübergehend, über kurze Zeit erfolgende → Prophylaxe z.B. mit → Antiepileptika; kann bei Kleinkindern mit früheren Fieberkrämpfen für höchstens 2 Tage während erneuter Fieberschübe oder nach → Schädel-Hirn-Traumen bzw. Gehirnoperationen sinnvoll sein

kutan die Haut (lateinisch: cutis) betreffend

L

labil schwankend, wechselhaft, unbeständig; andere Bezeichnung: → instabil; Gegensatz: → stabil

Labilität Unbeständigkeit, Unsicherheit, schwankender, wechselhafter Zustand; andere Bezeichnung: → Instabilität; Gegensatz: → Stabilität

Labor
1. Kurzform für Laboratorium; Arbeits- oder Forschungsraum oder entsprechende Einrichtungen
2. Kurzform für → Laborkontrollen

laborieren sich mit etwas herumplagen und nicht unter Kontrolle bekommen, z.B. eine Krankheit

Laborkontrolle Kontrolluntersuchung von Laborwerten, z.B. → Blutbild, → Leberwerte, → Serumkonzentration

Laborstatus Laborwerte

Lachanfall Form epileptischer Anfälle, bei der es regelmäßig zum Lachen kommt; andere Bezeichnung: → gelastischer Anfall

Lachschlag bei der → Narkolepsie vorkommende Störung mit durch Lachen ausgelöstem plötzlichen Hinstürzen; Form der → Kataplexie

Lacktablette → Zubereitungsform eines Medikaments, bei der eine → Tablette mit einem dünnen Lack überzogen ist

Ladedosis relativ hohe → Dosis eines Medikaments zu Beginn einer Behandlung, um möglichst rasch eine wirksame → Serumkonzentration zu erreichen; bei → Antiepileptika ist aus Verträglichkeitsgründen nur bei wenigen Mitteln eine mit einer Ladedosis verbundene rasche → Aufdosierung möglich; englische Bezeichnung: loading dose

Lafora(körperchen)-Krankheit meist bei Schulkindern und Jugendlichen (10-18 Jahre) beginnende Krankheit mit → Ruhe- und → Aktionsmyoklonus, → generalisierten (→ klonischen, → myoklonischen und → tonisch-klonischen) Anfällen, zunehmender → Ataxie, → Dysarthrie und → Demenz; mögliche Ursache einer → progressiven Myoklonusepilepsie mit mikroskopisch nachweisbaren „Einschlusskörperchen" z.B. in Haut und Muskulatur; ursächlich liegt eine auf dem → Chromosom 6 vererbte Störung des → Enzyms → Laforin vor; andere Bezeichnungen: Epilepsie mit progredienten Myoklonien Typ 2 (EPM2), → progressive Myoklonusepilepsie Typ 2

Langzeitgedächtnis (LZG) Gedächtnis für lange Zeit zurückliegende Inhalte; andere Bezeichnung: Altgedächtnis

Laktat Milchsäure; die → Konzentration im Blut kann u.a. durch körperliche Belastung, aber auch bei manchen Muskelkrankheiten und → mitochondrialen Zytopathien erhöht sein

Laktatazidose saure Stoffwechsellage (→ Azidose) durch Anreicherung von → Laktat im Blut; verursacht z.B. Muskelkater

Laktation Stillen, Absonderung von Milch aus den Brustdrüsen

Lakune
1. Hohlraum, Spalte, Lücke
2. Veränderungen am Augenhintergrund bei → Aicardi-Syndrom

Lamda-Wellen bei manchen Menschen bei offenen Augen über dem Hinterkopf auftretende „scharfe" → Wellen im → Elektroenzephalogramm (EEG), die mit → epileptiformen Potenzialen verwechselt werden können

laminäre Heterotopie (LH) bandförmige → Heterotopie; andere Bezeichnungen: → Bandheterotopie, → Doppelkortex-Syndrom

Lamotrigin (LTG) → Antiepileptikum zur → Monotherapie und → Zusatzbehandlung und alleinigen Behandlung → fokaler und → generalisierter Epilepsien; → Zubereitungsform: → Tabletten; Handelsname: Lamictal; → Tab. 4, S. 15

Landau-Kleffner-Syndrom (LKS) nach zwei gleichnamigen Ärzten benannte epileptische → Aphasie; seltenes Epilepsie-Syndrom mit Beginn zwischen dem 3. und 7. Lebensjahr, bei dem es über Wochen bis Monate zu einem zunehmenden Verlust der Sprache mit Verhaltensstörungen bei ansonsten unauffälliger körperlicher Entwicklung kommt; Jungen erkranken doppelt so häufig wie Mädchen; die bei etwa 4 von 5 Kindern begleitenden → fokalen oder → generalisierten epileptischen Anfälle hören in der → Adoleszenz auf; andere Bezeichnung: Aphasie-Epilepsie-Syndrom

Langes QT-Syndrom (LQTS) erbliche Krankheit des Herzens mit einem abnorm langen Abstand zwischen der so genannten Q-Zacke und T-Welle im → Elektrokardiogramm (EKG) aufgrund einer Störung der Erregungsbildung und Reizleitung im Herzmuskel; dabei auftretende → Synkopen können zu Verwechslungen mit einer Epilepsie führen; andere Bezeichnungen: kongenitales langes QT-Syndrom, → Romano-Ward-Syndrom

langsame Wellen im → Elektroenzephalogramm (EEG): → Theta(θ)- und → Delta(δ)-Wellen; weniger als 8-mal pro Sekunde auftretend

Längsreihe im → Elektroenzephalogramm (EEG): → bipolare Verbindung der → Elektroden oder Ableitepunkte auf dem Kopf von vorne nach hinten oder umgekehrt (bei Betrachtung von vorn oder hinten); → Abb. 1a, S. 60

Längsschnittuntersuchung Untersuchung bei denselben Menschen über einen längeren Zeitraum; Gegensatz: → Querschnittuntersuchung

Langzeitableitung Ableitung über längere Zeit; z.B. → Langzeit-EEG oder Langzeit-EKG

Langzeitbereich Bereich einer Klinik wie z.B. eines Epilepsiezentrums, in denen schwer behandelbare und meist mehrfach behinderte Patienten Jahre oder sogar lebenslang bleiben und leben

Langzeit-EEG über längere Zeit (mindestens einige Stunden, aber auch bis zu mehrere Tage) abgeleitetes → Elektroenzephalogramm (EEG); → intensives Epilepsie-Monitoring, → Langzeitmonitoring, → Long-term-Monitoring

Langzeitgedächtnis (LZG) Fähigkeit zum Verschlüsseln, Abspeichern und bei Bedarf Abrufen von Informationen; dabei kann noch zwischen dem „Was"-Wissen oder → deklarativen Gedächtnis und dem „Wie"-Wissen oder → prozeduralen Gedächtnis unterschieden werden

Langzeitmonitoring meist einige Tage dauernde → Langzeitüberwachung sowohl des Verhaltens als auch des → Elektroenzephalogramms (EEGs; gleichzeitig = EEG-Video-Monitoring oder Video-EEG) von Menschen mit Epilepsie mit dem Ziel einer → Anfallsregistrierung; wird vorwiegend in der → prächirurgischen Epilepsiediagnostik mit dem Ziel der Erfassung der → epileptogenen Zone durchgeführt, wobei das EEG sowohl mit → Oberflächenelektroden als auch → semiinvasiv oder → invasiv und sowohl mit einer → Kabel- oder → Radiotelemetrie als auch → Kassetten-EEGs abgeleitet werden kann; andere Bezeichnungen: → intensives Epilepsie-Monitoring, → Long-term-Monitoring (LTM)

Langzeitprophylaxe über lange Zeit erfolgende → Prophylaxe; mit → Antiepileptika in der Regel weder nach → Schädel-Hirn-Traumen noch nach Gehirnoperationen sinnvoll

Lappen ein relativ gut abgrenzbarer Teil eines → Organs; das Gehirn besteht z.B. aus → Frontal- (Stirn-), → Temporal- (Schläfen-), → Parietal- (Scheitel-), → Okzipital- (Hinterkopf-) und → Zentrallappen (oder → Inselregion); → Abb. 8, S. 157

larviert „maskiert", versteckt, zugedeckt; Gegensatz: → evident

larvierte Anfälle Störungen, als deren Ursache epileptische Anfälle vermutet werden; andere Bezeichnungen: → epileptische Äquivalente, → maskierte Anfälle

larvierte Epilepsie Epilepsie mit typischen Veränderungen im → Elektroenzephalogramm (EEG), aber nicht oder nur andeutungsweise erkennbaren Anfällen; andere Bezeichnung: → maskierte Epilepsie

Läsion Schädigung, Verletzung; zunächst nicht näher einzuordnende umschriebene Veränderung oder Störung einer Gewebestruktur, die über eine → funktionelle Störung hinausgeht und am Gehirn z.B. im → Computertomogramm (CT) oder → Magnetresonanztomogramm (MRT) sichtbar ist; z.B. → Gefäßmissbildungen, → kortikale Dysplasien, → porenzephale Zysten oder → Tumoren

Läsionektomie operative Entfernung einer umschriebenen Veränderung (→ Läsion); bei Epilepsien des vermutlich → epileptogenen Gewebes, z.B. eines Tumors, einer Narbe oder sonstigen Veränderung im Gehirn

läsionelle Chirurgie / Läsionschirurgie chirurgisches Vorgehen, das auf die Entfernung umschriebener Gewebeveränderungen (→ Läsion) ausgerichtet ist

latent verborgen, versteckt, ohne → Symptome

latente Epilepsie „verborgene Epilepsie"; missverständliche Bezeichnung für Menschen mit epileptiformen Veränderungen im → Elektroenzephalogramm (EEG) ohne Anfälle; andere, ebenso missverständliche Bezeichnung: → bioelektrische Epilepsie

latentes Schielen „verborgenes", normalerweise nicht, aber z.B. bei Ermüdung auftretendes Schielen; andere Bezeichnung: → Heterophorie

Latenz Zeitraum zwischen zwei Ereignissen

lateral seitlich, seitwärts, eine Seite betreffend; → bilateral = beidseitig, → unilateral = einseitig

lateraler Zungenbiss seitliche Bissverletzung der Zunge, kann bei großen, → generalisierten → tonisch-klonischen Anfällen vorkommen und ist trotz unter Umständen starker Blutung meist nicht gefährlich

Lateralisation / Lateralisationszeichen / Lateralisierung (Tab. 32) Seitenbestimmung, z.B. Unterscheidung von rechter und linker bzw. → dominanter und → nichtdominanter Hirnhälfte oder Festlegung der Seite bzw. Hirnhälfte, von der ein → komplexer fokaler Anfall ausgeht

lateralisiert eine Seite betreffend, z.B. des Gehirns oder Körpers

Larynx Luftröhre

Laxans (Mehrzahl: Laxantien) Abführmittel

L-Carnitin → Carnitin

Lebensqualität (Tab. 33) neben der Anfallshäufigkeit zunehmend mehr berücksichtigtes Erfolgsmerkmal einer Epilepsiebehandlung, das mehr auf der Einschätzung der Betroffenen als auf derjenigen der behandelnden Ärzte beruht; englische Bezeichnung: quality of life (QOL)

Lebenszeitprävalenz Risiko, im Laufe des Lebens mindestens einmal eine bestimmte Störung oder Krankheit gehabt zu haben oder zu bekommen; die Lebenszeitprävalenz für epileptische Anfälle liegt bei etwa 4 Prozent; → Punktprävalenz, → Periodenprävalenz

Leberenzyme → Leberwerte

Leberfunktionsstörung Störung der normalen Tätigkeit der Leber; lässt sich an erhöhten Werten der → Leberenzyme bzw. → Leberfunktionstests erkennen; die Ursache kann u.a. in → Nebenwirkungen von → Anti-

Tab. 32: Einige Lateralisationszeichen bei komplexen fokalen Anfällen (→ auch jeweils dort)

Merkmal	spricht für Seite (nicht immer 100 %!)
dystone Verkrampfung einer Extremität oder Körperhälfte	Gegenseite
einseitige Automatismen – bei erhaltenem Bewusstsein – bei gestörtem Bewusstsein	 rechte Hirnhälfte gleiche Seite
einseitige Kloni	Gegenseite
einseitige Kopfschmerzen nach Anfall	gleiche Seite
Erbrechen im Anfall	rechte Hirnhälfte
Hemiparese	Gegenseite
Kopfschmerzen nach Anfall	gleiche Seite
Nasenreiben nach Anfall	gleiche Seite
Sprechen	dominante Hirnhälfte
Sprechhemmung	dominante Hirnhälfte
tonische Verkrampfung einer Körperhälfte	Gegenseite
Versivbewegung mit Drehung des Kopfes	Gegenseite

Tab. 33: Bereiche der Lebensqualität (→ auch jeweils dort)

Bereich	**Beschreibung**
körperlich	körperliche Gesundheit; Fehlen oder Vorhandensein von Beschwerden und Krankheitszeichen
funktionell	Auswirkungen auf Alltagstätigkeiten, Mobilität, allgemeines Aktivitätsniveau
psychisch	z. B. Gefühle, Wahrnehmen, Erkennen, Denken, Zufriedenheit, Wohlbefinden
sozial	z. B. zwischenmenschliche Kontakte, Wohn- und Arbeitssituation, Ausmaß der Unabhängigkeit, Fahrtauglichkeit bzw. Verfügbarkeit von öffentlichen Verkehrsmitteln

epileptika oder anderen Medikamenten bestehen

Leberfunktionstest(s) (LFT) → Leberwerte, Laborwert(e) zur Kontrolle der Leberfunktion; → Transaminasen, → Gamma-GT, → alkalische Phosphatase, → Bilirubin

Leberstatus Leberwerte, Werte der → Leberenzyme, → Leberfunktionstests

Leberstoffwechsel Verstoffwechslung in der Leber, z.B. von Nahrungsbestandteilen oder Medikamenten; andere Bezeichnungen: hepatischer Metabolismus, hepatischer Stoffwechsel

lebertoxisch die Leber schädigend; andere Bezeichnung: → hepatotoxisch

Lebertoxizität Schädigung der Leber, z.B. durch ein Medikament; andere Bezeichnung: → Hepatotoxizität

Leberwerte (Tab. 34) Laborwerte zur Kontrolle der → Funktion der Leber; diese können unter Einnahme mancher → Antiepileptika als Ausdruck einer Aktivierung der Leber erhöht sein, ohne dass dem eine krankhafte Bedeutung zukommt; andere Bezeichnung: → Leberfunktionstest, → Leberstatus

Ledderhose-Syndrom nach einem gleichnamigen Arzt benannte Bindegewebseinlagerung an der Fußsohle mit → Kontraktur der Zehenbeugemuskeln ähnlich wie beim → Dupuytren-Syndrom an der Hand; kann u.a. als → Nebenwirkung von → Barbituraten wie → Phenobarbital oder → Primidon vorkommen

Legasthenie Lese- und Rechtschreibeschwäche

leichte Intelligenzminderung leichte → Intelligenzminderung bzw. geistiger Abbau mit einem → Intelligenzquotienten (IQ) zwischen 50 und 69; verwandte Begriffe: leichte geistige Behinderung, Debilität

Leigh-Krankheit / Leigh-Syndrom meist in der Kindheit oder Jugend, gelegentlich auch erst bei Erwachsenen auftretende erbliche → mitochondriale Zytopathie mit u.a. → psychomotorischer Verlangsamung, Sehstörungen aufgrund einer → Optikusatrophie, muskulärer → Hypotonie oder auch → Spastik, Schluckstörungen, → Dystonie, → Myoklo-

Tab. 34: Die wichtigsten Leberwerte (→ auch jeweils dort)

Bezeichnung und Abkürzung	Normalwert (U/l)		
	Kinder	Frauen	Männer
Alanin-Aminotransferase (AL[A]T)		bis 18	bis 23
Alkalische Phosphatase (AP)	bis 400	bis 170	bis 170
Gamma-Glutamyl-Transpeptidase (γGT, GGT)		bis 18	bis 28
Serum-Glutamat-Oxalazetat-Transaminase (SGOT); identisch mit Aspartat-(Amino-)transferase (AS[A]T)		bis 15	bis 19
Serum-Glutamat-Pyruvat-Transaminase (SGPT); identisch mit Alanin-(Amino-)transferase (AL[A]T)		bis 18	bis 23

nien und epileptischen Anfällen; Übergang zur → Alpers-Krankheit; andere Bezeichnung: subakute nekrotisierende Enzephalopathie

Leitlinie systematisch entwickelte Entscheidungshilfe, z.B. zur Behandlung einer Krankheit

Lennox, William Gordon amerikanischer → Neurophysiologe und → Epileptologe (18.7.1884 – 21.7.1960); das → Lennox-Gastaut-Syndrom ist nach ihm sowie Henri → Gastaut benannt

Lennox-Gastaut-Syndrom (LGS) nach den gleichnamigen amerikanischen und französischen Ärzten benannte schwer behandelbare Epilepsieform, die meist auf einer Hirnschädigung beruht, im 2. bis 7. Lebensjahr beginnt und mit typischen Veränderungen im → Elektroenzephalogramm (EEG) sowie verschiedenen Anfallsformen einhergeht, insbesondere nächtlich betonten und tagsüber häufig zu Stürzen führenden → tonischen Anfällen, daneben auch → atypischen Absencen, → Grand-Mal-Anfällen, → myoklonisch-astatischen und → myoklonischen Anfällen; kann aus einem → West-Syndrom hervorgehen; Variante mit günstigerem Verlauf und ohne tonische Anfälle: → Pseudo-Lennox-Syndrom

Lennox-Syndrom → Lennox-Gastaut-Syndrom

Lernbehinderung Beeinträchtigung umschriebener geistiger → Funktionen bei normaler → Intelligenz mit Schwankungen bei Untertests um mehr als 10 Punkte (z.B. → Intelligenzquotient [IQ] der → verbalen Intelligenz = 80 und der → nonverbalen oder → Handlungs-Intelligenz = 95); eine Lernbehinderung ist keine geistige Behinderung und kommt bei Epilepsien häufiger vor

Leseepilepsie (LE) → fokale, → idiopathische → Reflexepilepsie mit durch Lesen oder Vorlesen ausgelösten Anfällen, häufiger im Verlauf einer → juvenilen myoklonischen Epilepsie vorkommend; es gibt 2 Formen: die → primäre Leseepilepsie oder → spezifische Leseepilepsie mit nur durch Lesen oder Vorlesen ausgelösten Anfällen und die → sekundäre Leseepilepsie oder → unspezifische Leseepilepsie mit auch → spontan auftretenden Anfällen

letal tödlich

Letalität Sterblichkeit

Lethargie Teilnahmslosigkeit, Antriebslosigkeit als Folge einer Schläfrigkeit bzw. → Sedierung

Leuk(o)enzephalopathie krankhafte Veränderung der → weißen Substanz bzw. des → Marklagers des Gehirns

Leukopenie krankhafte Verminderung der → weißen Blutkörperchen

Leukozyten im → Mikroskop weiß aussehende Blutkörperchen, die in erster Linie für die Infektabwehr und Blutgerinnung zuständig sind und zusammen mit den → roten Blutkörperchen die festen Blutbestandteile bilden; → Differenzialblutbild, → Granulozyten, → Lymphozyten, → Thrombozyten; andere Bezeichnung: → weiße Blutkörperchen

Leukozytose krankhafte Vermehrung der → weißen Blutkörperchen

Levetiracetam (LEV) neues → Antiepileptikum; → Zubereitungsform: → Tabletten; Handelsname: Keppra; → Tab. 4, S. 15

Libido Geschlechtstrieb, sexuelles Verlangen

Lidklonie → klonische Zuckung der Augenlider

Lidmyoklonie → myoklonische Zuckung der Augenlider

Lidmyoklonien mit Absencen (LMA) in der Kindheit beginnendes → Epilepsiesyndrom mit → Absencen in Verbindung mit → Myoklonien der Augenlider; andere Bezeichnungen: → Jeavons-Syndrom, → lidschlussinduzierte Epilepsie; englische Bezeichnung: eyelid myoclonia with absences (EMA)

Lidocain → Lokalanästhetikum

Lidschlussartefakt im → Elektroenzephalogramm (EEG): Störung mit Vortäuschen einer → Aktivität des Gehirns (→ Artefakt) mit Ausschlag in der Kurve durch Augenbewegungen; andere Bezeichnungen: → Augenartefakt, → Bulbusartefakt

lidschlussinduzierte Epilepsie Epilepsie mit durch Lidschluss ausgelösten Anfällen; andere Bezeichnung für → Lidmyoklonien mit Absencen

Liga Interessenverband; die Internationale Liga gegen Epilepsie (englisch: International League Against Epilepsy oder kurz ILAE) ist ein Zusammenschluss von Fachleuten und in einzelnen Ländern auch Epilepsie-Betroffenen mit Landesverbänden; z.B. Deutsche oder Österreichische Sektionen der Internationalen Liga gegen Epilepsie bzw. Schweizerische Liga gegen Epilepsie; Adressen → S. 18

Ligand in der Medizin: Stoff oder Medikament mit Anlagerung an einen → Rezeptor bzw. eine Bindungsstelle

limbische Epilepsie Epilepsie mit vom → limbischen System ausgehenden Anfällen; übliche Bezeichnung: → mesiale Temporallappenepilepsie (mTLE / MTLE)

limbischer Anfall epileptischer Anfall mit Ausgang vom → limbischen System im → Temporal- oder → Schläfenlappen; andere Bezeichnungen: → automotorischer Anfall, → Dämmerattacke, → fokaler Anfall mit komplexer Symptomatik, → komplexer fokaler Anfall, komplexfokaler Anfall, komplexer Partialanfall, komplexer partieller Anfall, komplex-partieller Anfall, partieller Anfall mit komplexer Symptomatik, → psychomotorischer Anfall; ähnlich: → Temporallappenanfall

limbisches System untereinander eng verbundenes System von Nervenzellen und -bahnen im Gehirn, das überwiegend im → Temporal- oder → Schläfenlappen gelegen und insbesondere für Gedächtnis und Gefühle wichtig ist; es bestehen ausgedehnte Verbindungen zu allen anderen → Hirnlappen

Limitatio (lat.) / Limitation Begrenzung, Einschränkung; z.B. der Anwendung eines Medikaments

Limit Grenze, Grenz-, Höchst- oder Tiefstwert

limitieren begrenzen

limitiert begrenzt

linear gerade, linienförmig, z.B. die Beziehung zwischen der → Dosis und Wirkung eines Medikaments (→ Dosis-Wirkungs-Beziehung) oder zwischen der Dosis und → Serumkonzentration; Gegensatz: → nichtlinear oder → nonlinear

lineare Kinetik von der → Dosis abhängige, gleichbleibende Beziehung zwischen Dosis und → Serumkonzentration eines Medikaments; andere Bezeichnung: → Kinetik erster Ordnung; Gegensatz: → nichtlineare Kinetik oder → Kinetik nullter Ordnung

Linearer Naevus sebaceus (LNS) Krankheit mit gleichzeitigem Auftreten von streifenförmigen und mittelliniennahen Hautveränderungen besonders im Gesicht, → psychomotorischer → Retardierung und häufig auch epileptischen Anfällen

Linkage-Analyse Kopplungsanalyse; wird bei der Erforschung der → Vererbung mancher Epilepsieformen und anderer Krankheiten eingesetzt

Lipase körpereigenes, vom der Bauchspeicheldrüse (→ Pankreas) abgegebenes → Enzym zur Aufspaltung von Fetten in der Nahrung; kann sehr selten als Ausdruck einer Unverträglichkeit von z.B. → Valproat / Valproinsäure ansteigen

Lipide Blutfette; → Cholesterin, → Triglyzeride

Lipidose Krankheit mit Störung des Fettstoffwechsels und Speicherung von verschiedenen Fettstoffwechselprodukten; → Cherry-red-spot-myoclonus-Syndrom, → Gangliosidose, → Gaucher-Krankheit, → Sandhoff-Krankheit, → Sialidose, → Tay-Sachs-Krankheit; andere Bezeichnung: → lysosomale Speicherkrankheit

Lipofuszin bräunliches, eiweiß- und fetthaltiges Gemisch von → Pigmenten, das sich in manchen Körperzellen anreichern kann; Abbau-, Abnutzungs- oder Alterspigment

Lipofuszinose Krankheit mit Anreicherung von → Lipofuszin in Körperzellen; spielt bei Epilepsien im Rahmen der → neuronalen Zeroidlipofuszinosen eine Rolle

lipophil gut in Fett löslich; Gegensatz: → lipophob

Lipophilie (gute) Fettlöslichkeit

lipophob schlecht in Fett löslich; Gegensatz: → lipophil

Lipopigment fetthaltiges → Pigment; Anreicherung in Körperzellen bei → neuronaler Zeroidlipofuszinose

Lippen-Kiefer-Gaumenspalte (LKGS) Form einer meistens bei ansonsten gesunden Menschen auftretenden, aber auch als → Nebenwirkung von → Antiepileptika möglichen → Missbildung mit unvollständigem Schluss von Lippen, Kiefer und Gaumen; eine isolierte Lippenspalte wird auch als → Hasenscharte und eine kombinierte Lippen- und Gaumenspalte als → Wolfsrachen bezeichnet

Lippenzyanose Blauverfärbung der Lippen als Folge einer zeitweise unterbrochenen Atmung, z.B. bei einem → generalisierten tonisch-klonischen (→ Grand-Mal-) Anfall

Liquor (cerebrospinalis) Nervenwasser; Flüssigkeit in den Hohlräumen des Gehirns sowie um Gehirn und → Rückenmark herum

Lissenzephalie (LIS) glattes, „ungefurchtes" Gehirn mit fehlenden → Gyri und → Sulci; anlagebedingtes, zu den diffusen → kortikalen Dysplasien gehörendes und auf den → Chromosomen 17 und X vererbtes Krankheitsbild mit einer unvollständigen Auswanderung der normalerweise → kortikalen → Neurone, das sehr oft mit epileptischen Anfällen einhergeht; Typ I = klassische → Lissenzephalie mit Vererbung auf Chromosom 17 und vorwiegender Ausprägung in den hinteren Abschnitten des Gehirns, andere Bezeichnung: → Miller-Dieker-Syndrom; Typ II = über Chromosom X vererbte Lissenzephalie mit vorwiegender Ausprägung in den vorderen Abschnitten des Gehirns, die nur bei Jungen / Männern auftritt (weibliche → Genträger entwickeln eine → subkortikale Bandheterotopie bzw. ein → Doppelkortex-Syndrom); → Tab. 31, S. 213

Lithotripsie Steinzertrümmerung, z.B. von Gallensteinen oder Nierensteinen

Lithotripter Gerät zur Steinzertrümmerung

lobär einen → Lappen (z.B. Gehirns) betreffend

Loading dose englisch: „Ladedosis", Aufsättigungsdosis; vergleichsweise hohe → Dosis zu Beginn einer medikamentösen Behandlung; bei einer Epilepsie nur im Notfall wie z.B. einem → Status epilepticus erforderlich

Lobektomie chirurgische Entfernung eines → Gehirnlappens, bei einer Epilepsie meist eines größeren Teils des → Temporallappens oder des → Frontallappens; → Zweidrittelresektion; → Epilepsiechirurgie (→ Abb. 6, S. 133)

Lobus lateinisch: → Lappen

Lod score → statistisches Maß für eine Verknüpfung, das häufig bei Untersuchungen zur → Genetik verwandt wird; ein Wert von 3 oder mehr gilt als starker Hinweis auf eine Verknüpfung von bestimmten → Chromosomen, Chromosomenabschnitten oder → Genen mit einer Krankheit; ein Lod score von 3 entspricht einer → Odds-Ratio von 1000 : 1

Logopädie Sprach- und Sprechheilkunde

lokal örtlich, umschrieben; bei Epilepsien: z.B. auf eine ursächliche Schädigung am Gehirn und den dort liegenden Anfallsursprung bezogen; bei Medikamenten: auf eine örtliche Verabreichung bezogen (andere Bezeichnung: → topisch; Gegensatz: → systemisch)

Lokalanästhesie (LA) umschriebene Betäubung; andere Bezeichnungen: → lokale Betäubung, → örtliche Betäubung, → Teilnarkose

Lokalanästhetikum (Mehrzahl: Lokalanästhetika) → Medikament zur → Lokalanästhesie

lokale Betäubung umschriebene Betäubung; andere Bezeichnungen: → Lokalanästhesie, → örtliche Betäubung, → Teilnarkose

lokaler Anfall von einem bestimmten Teil des Gehirns ausgehender Anfall; → einfacher und → komplexer fokaler Anfall; andere Bezeichnungen: → fokaler Anfall, → Herdanfall, → lokalisationsbezogener Anfall, → partieller Anfall

Lokalisation Ortsbestimmung, z.B. einer krankhaften Störung im Gehirn

lokalisationsbezogen / lokalisiert - herdförmig, nur einen Teil betreffend; andere Bezeichnungen: → fokal, → partiell

lokalisationsbezogene Epilepsie von einem bestimmten Teil des Gehirns ausgehende Epilepsie; andere Bezeichnungen: → fokale Epilepsie, → Herdepilepsie, → Partialepilepsie, → partielle Epilepsie

lokalisationsbezogener Anfall von einem bestimmten Teil des Gehirns ausgehender Anfall; andere Bezeichnungen: → fokaler Anfall, → Herdanfall, → lokaler Anfall, → partieller Anfall

Lokomotion Bewegung

lokomotorischer Anfall Laufanfall, Rennanfall; epileptischer Anfall, bei dem die Betroffenen ziellos umherlaufen; englische Bezeichnung: locomotory seizure

Long-term-Monitoring (LTM) meist einige Tage dauernde → Langzeitüberwachung sowohl des Verhaltens als auch des → Elektroenzephalogramms (EEGs; gleichzeitig = EEG-Video-Monitoring oder Video-EEG) von Menschen mit Epilepsie mit dem Ziel einer → Anfallsregistrierung; wird vorwiegend in der → prächirurgischen Epilepsiediagnostik mit dem Ziel der Erfassung der → epileptogenen Zone durchgeführt, wobei das EEG sowohl mit → Oberflächenelektroden als auch → semiinvasiv oder → invasiv und sowohl mit einer → Kabel- oder → Radiotelemetrie als auch → Kassetten-EEGs abgeleitet werden kann; andere Bezeichnungen: → intensives Epilepsie-Monitoring, → Langzeitmonitoring (LTM), Video-Monitoring

Lorazepam (LZP) → Benzodiazepin, das → intravenös zur → Akutbehandlung von Anfallshäufungen eingesetzt werden kann; das Hauptanwendungsgebiet ist der → Status epilepticus; → Zubereitungsformen: → Injektionslösung, → Tabletten, → Plättchen bzw. → Täfelchen; Handelsnamen: Tavor (Deutschland, Österreich) oder Temesta (Schweiz); → Tab. 4, S. 15

Lösung → Zubereitungsform eines Medikaments

Lumbalpunktion (LP) Entnahme von Nervenwasser (→ Liquor) mit einer längeren dünnen Hohlnadel aus dem knöchernen Rückenmarkkanal im Bereich der Lendenwirbelsäule; eine Bezeichnung als „Rückenmarkpunktion" ist schon deswegen falsch, weil die mittlere und untere Lendenwirbelsäule kein Rückenmark mehr enthält, sondern nur noch Nervenstränge; bei Epilepsie ist eine Lumbalpunktion nur gelegentlich erforderlich, in der Regel zum Ausschluss einer Entzündung der Hirnhäute (→ Meningitis) oder des Gehirns (→ Enzephalitis), z.B. bei Säuglingen und Kleinkindern mit einem → Fieberkrampf

Lumineszenz Helligkeit, Leuchten eines Stoffes; spielt z.B. bei der → Fotosensibilität eine Rolle

Lupus erythematodes (LE) u.a. mit bläulich roten Hautflecken und → Blutbildveränderungen einhergehende Krankheit; kann einerseits Ursache epileptischer Anfälle sein und andererseits auch durch → Antiepileptika ausgelöst werden

Lyell-Syndrom nach einem gleichnamigen englischen Hautarzt benannte, sehr seltene, schwere → Nebenwirkung von Arzneimitteln an der Haut mit starker Rötung und blasenförmiger Abhebung („Syndrom der verbrühten Haut"); im Gegensatz zum → Stevens-Johnson-Syndrom (SJS) sind mehr als 10% der Haut betroffen und oft auch innere Organe wie Lunge, Leber oder Nieren beteiligt; eine Form des → Erythema exsudativum multiforme majus (EEMM); andere Bezeichnung: → toxische epidermale Nekrolyse (TEN)

Lymphadenopathie Erkrankung der → Lymphknoten; unter → Antiepileptika kann es entweder im Rahmen eines → Hypersensitivitätssyndroms oder auch ohne weitere Beschwerden zu einer Anschwellung der Lymphknoten kommen

Lymphopenie krankhafte Verringerung der Zahl von → Lymphozyten

Lymphozyten Untergruppe der → Leukozyten oder → weißen Blutkörperchen, zuständig für Abwehrvorgänge; → Blutbild (→ Tab. 12, S. 102)

Lymphozytentransformationstest (LTT) Überprüfen einer möglichen → Allergie auf ein → Antiepileptikum oder anderes Medikament durch Mischen des verdächtigen Medikaments mit Blutzellen des Patienten in einem → Reagenzglas; bei einer Allergie reagieren die → Lymphozyten mit einer Vermehrung

Lymphozytose krankhafte Vermehrung der Zahl an → Lymphozyten

lysosomal → Lysosomen betreffend

lysosomale Speicherkrankheit die → Lysosomen betreffende → Stoffwechselkrankheit; → Cherry red spot-myoclonus Syndrom, → Gangliosidose, → Gaucher-Krankheit, → Sandhoff-Krankheit, → Sialidose, → Tay-Sachs-Krankheit; andere Bezeichnung: → Lipidose

Lysosomen von einer einfachen Membran umgebene Zellteile, u.a. verantwortlich für Freisetzung von → Enzymen und Verdauung innerhalb von Zellen

M

Magnesium / Magnesiumion (Mg^{++}) → Ion bzw. → Kation, das ebenso wie → Natrium, → Kalium und → Kalzium sowohl für das → Ruhemembranpotenzial als auch für → Aktionspotenziale von Bedeutung ist

Magnetismus Methode der → alternativen Medizin mit angeblich vom Körper des Behandlers ausströmender, „magnetischer" Kraft; Wirksamkeitsnachweise bei Epilepsie liegen nicht vor

Magnetenzephalographie (MEG) Untersuchungsmethode, die den Ursprung schwacher → biomagnetischer Felder z.B. im Gehirn feststellen kann

Magnetismus → Biomagnetismus

Magnetoenzephalographie → Magnetenzephalographie (MEG)

Magnetresonanzspektroskopie (MRS) Spezialuntersuchung mit der → Magnetresonanztomographie, bei der die → Konzentration von Stoffen (z.B. → Transmittern) in ausgewählten Abschnitten des Gehirns bestimmt werden kann

Magnetresonanztomographie (MRT) der → Computertomographie (CT)

ähnelnde Untersuchungsmethode, die aber zur Messung und → Bildgebung → Magnetfelder anstelle von → Röntgenstrahlen benutzt und noch genauere Bilder liefert; Tab. 11, S. 98

Magnetspule → Spule mit eingebauten → Magneten; Anwendung bei der Magnetresonanztomographie (MRT) und → transkraniellen → Magnetstimulation (MS / TMS)

Magnetstimulation (MS) Magnetreizung; dabei werden die Nervenzellen der → Hirnrinde mit sehr starken, an- und abgeschalteten Magneten einer auf den Kopf aufgelegten → Magnetspule gereizt; eine Anwendung über der für Bewegungen zuständigen → motorischen Hirnrinde führt zum Auftreten umschriebener Muskelzuckungen; → motorisch evozierte Potenziale; andere Bezeichnung: → transkranielle Magnetstimulation (TMS)

Majoranomalie größere Auffälligkeit oder → Missbildung, die operativ versorgt werden muss, z.B. bei Kindern von Eltern mit (meist medikamentös behandelter) Epilepsie; Gegensatz: → Minoranomalie

Majorität Mehrheit; Gegensatz: → Minorität

makro- / Makro- Vorsilbe: groß; Gegensatz: → mikro- / Mikro-

Makrogyrie → Gyrierungsstörung der → Hirnrinde mit abnorm breiten und plumpen Windungen (→ Gyrus); gehört zu den → kortikalen Dysplasien (KD) und ist oft mit → Heterotopien vergesellschaftet; andere Bezeichnung: → Pachygyrie; Gegensatz: → Polymikrogyrie; → Tab. 31, S. 213

Makropsie „Großsehen"; Form einer → Metamorphopsie; Sehstörung bzw. optische → Illusion (Fehlwahrnehmung), bei der das Gesehene abnorm groß wahrgenommen wird; kommt z.B. bei → komplexen fokalen Anfällen vor; Gegensatz: → Mikropsie

Makuladegeneration Schädigung der Sinneszellen für die Sehwahrnehmung an der → Netzhaut im Bereich des normalerweise schärfsten Sehens

makulopapulös mit Flecken und Knötchen einhergehend, z.B. manche → allergischen Exantheme (Hautausschläge) auf → Antiepileptika oder andere Medikamente

Malabsorption gestörte → Resorption (Aufnahme) aus dem Magen-Darm-Kanal in das Blut und in die Körperorgane, z.B. von Nahrung oder Medikamenten

Malaria Sumpffieber, Wechselfieber; gehört zu den → Parasitosen und kann – z.B. bei Touristen aus gefährdeten Ländern – seltene Ursache einer → symptomatischen Epilepsie sein

Malformation Fehl- oder Missbildung, z.B. eines Blutgefäßes oder eines → Organs

maligne bösartig; Gegensatz: → benigne

maligne Epilepsie schwer behandelbare, → therapierefraktäre Epilepsie

Mandelkernepilepsie Epilepsie mit Ausgang vom → Amygdalum; andere Bezeichnung: → Amygdalaepilepsie

Manie krankhafte und oft mit grundloser Fröhlichkeit einhergehende Antriebssteigerung; Gegensatz: → Depression

Manifestation Auftreten von Krankheitserscheinungen, bemerkbar machen und erkennbar werden von Symptomen (bei Epilepsien: von epileptischen Anfällen)

Manifestationsalter Lebensalter, in dem eine Störung oder eine Krankheit beginnt oder erkennbar wird (bei Epilepsien: des ersten Anfalls)

Manifestationsform Form des Auftretens, z.B. von Krankheitserscheinungen (bei Epilepsien der Anfallsform)

manifestieren beginnen, erkennbar werden

maniform in Art einer → Manie; z.B. epileptischen → Psychosen

manisch übermäßig → aktiv, umtriebig, lustig; Gegensatz: → depressiv

manuell manus = lateinisch: die Hand; mit der Hand

Mapping Kartierung; landkartenartige Darstellung von Merkmalen z.B. des → Elektroenzephalogramms (EEGs) oder → evozierter Potenziale auf einem Schema der Schädel- oder Oberfläche des Gehirns ; meistens zusätzlich farbig, z.B. zur besseren Darstellung von → Herdbefunden

March englisch: Marsch; Ausbreitung eines → fokal-motorischen Anfalls, → Jackson-Anfall

marginal unwesentlich, leicht, ohne nennenswerte Bedeutung, randständig

Marihuana → weiche Droge; enthält als → Wirkstoff → Tetrahydrocannabinol (THC); ein alleiniger Gebrauch von Marihuana ohne zusätzliche → harte Drogen ist für Menschen mit einer Epilepsie in aller Regel ungefährlich; verwandter Stoff: → Haschisch

Marker in der Medizin:

1. Kennstoff, dessen Nachweis oder Konzentration die Erkennung einer Krankheit oder das Ausmaß der → Aktivität einer Krankheit ermöglicht
2. kennzeichnende Merkmale an Zelloberflächen

markhaltige Nervenfaser mit einer → Markscheide bzw. → Myelin versehene Nervenfaser; bilden die → weiße Substanz

Markscheide die Ausläufer von Nervenzellen umgebende Schutzmembran; andere Bezeichnung: → Myelin

Marsch (englisch: march) Ausbreitung epileptischer → Aktivität; z.B. zunächst nur in einer Hand auftretende Zuckungen, die sich dann über den Unterarm auf den ganzen Arm und unter Umständen auf die ganze Körperseite oder auch den ganzen Körper ausbreiten; typisches Merkmal so genannter → Jackson-Anfälle

maskieren tarnen, verstecken; Gegensatz: → demaskieren

maskierte Anfälle Störungen, als deren Ursache epileptische Anfälle vermutet werden; andere Bezeichnungen: → epileptische Äquivalente, → larvierte Anfälle

maskierte Epilepsie Epilepsie mit typischen Veränderungen im → Elektroenzephalogramm (EEG), aber nicht oder nur andeutungsweise erkennbaren Anfällen; andere Bezeichnung: → larvierte Epilepsie

massiv stark, deutlich ausgeprägt; Gegensatz: → diskret

mastikatorisch das Kauen und sonstige → Aktivitäten im Mundbereich betreffend

mastikatorischer Anfall / Mastikatoriusanfall → einfacher fokal-motorischer epileptischer Anfall mit Bewegungen der Kiefer-, Zungen- und Schlundmuskulatur, geht mit Kauen, Mundöffnen und -schließen, Schlucken, sowie u.U. → Parästhesien im Mundbereich einher

Masturbation Selbstbefriedigung; andere Bezeichnung: → Onanie

masturbieren sich selbst befriedigen; andere Bezeichnung: → onanieren

maßgeschneiderte Resektion auf die Besonderheiten des Patienten zugeschnittene Operation mit Entfernung nur des für einen Behandlungserfolg unbedingt erforderlichen Hirngewebes

materiell
1. stofflich
2. finanziell

maternal lateinisch: mütterlich, von der Mutter kommend

Maturation Reifung

maximal am größten, höchsten, meisten; Gegensatz: → minimal

Maximaldosis üblicherweise wegen zu erwartender → Nebenwirkungen nicht zu überschreitende → Dosis, z.B. eines Medikaments; bei → Antiepileptika sind die Grenzen allerdings sehr unterschiedlich und letztlich muss die Maximaldosis für jeden einzelnen Menschen ausprobiert werden; andere Bezeichnung: → Höchstdosis; Gegensatz: → Minimaldosis, → Tiefstdosis

Maximum Höchstmenge, größter Wert

Medi-7 Handelsname für eine Medikamentenkassette zur übersichtlichen, für die einzelnen Tage getrennten Aufbewahrung des Wochenbedarfs; → Dispenser

medial zur Mitte hin, in der Mitte gelegen

Median
1. Mittellinie
2. in der → Statistik derjenige Wert, unter- und oberhalb dessen jeweils die Hälfte aller Messwerte liegen; kann bei „schiefen" Verteilungen deutlich vom rechnerischen → Mittelwert abweichen

Medikament dritter (3.) Wahl erst nach Versagen der Medikamente erster und zweiter Wahl eingesetztes Medikament

Medikament erster (1.) Wahl üblicherweise bevorzugtes Medikament

Medikament zweiter (2.) Wahl erst nach Versagen der Medikamente erster Wahl eingesetztes Medikament

Medikamentenabusus Medikamentenmissbrauch

Medikamentencompliance Befolgen ärztlicher Behandlungsempfehlungen mit regelmäßiger Einnahme der verordneten Medikamente; → Compliance, → Verhaltenscompliance

Medikamentenreduktion Verminderung der Zahl oder → Dosis eingenommener Medikamente; andere Bezeichnung: Medikamentenvereinfachung

Medikamentenschieber Behälter mit abgeteilten Fächern (Box, Schachtel) und einem verschiebbaren Deckel zur übersichtlichen Verteilung und gezielten Entnahme von Medikamenten; verbessert die → Compliance; andere Bezeichnung: → Dispenser

medikamentöse Interaktion Wechselwirkung zwischen Medikamenten mit Abschwächung oder Verstärkung der Wirkung

mediobasal in der Mitte unten liegend, z.B. die entsprechenden Abschnitte der → Temporallappen des Gehirns

Meditation Entspannung des Körpers und Geistes; bedient sich neben Techniken wie einer Beobachtung und Bewertung von Gedanken und

Gefühlen unter anderem auch einer → Konzentration auf die Atmung

mediterraner Myoklonus → progressive Myoklonus Epilepsie

meditieren sich körperlich und geistig entspannen, eine → Meditation durchführen

Medulla Mark, innen oder zentral liegender Teil eines → Organs

Medulla oblongata verlängertes → Rückenmark, unterster Teil des → Hirnstamms mit Übergang zum Rückenmark; → Abb. 10, S. 166

mega(l[o])- / Mega(l[o])- Vorsilbe: Vergrößerung

Megalenzephalie Hirnvergrößerung, geht häufig mit einer Epilepsie einher; → Hemimegalenzephalie

Megaloblast Vorläuferzelle von → Megalozyten

megaloblastär mit → Megaloblasten einhergehend

megaloblastäre Anämie / Megaloblastenanämie → Anämie (Blutarmut) mit Bildung von → Megaloblasten aufgrund eine Mangels an → Folsäure oder → Vitamin B_{12}; kann auch als → Nebenwirkung von manchen → Antiepileptika vorkommen

Megalozyzt fast nur bei → megaloblastischer Anämie vorkommender Zelltyp

Mehratmung → Hyperventilation

MELAS-Syndrom Abkürzung für englisch: mitochondrial encephalomyopathy with lactate acidosis and stroke like episodes; besondere Form einer → mitochondrialen Zytopathie mit Störung des → Stoffwechsels aller Körperzellen, die mit einer erhöhten Konzentration von → Laktat im Blut einhergeht und am Gehirn zu → schlaganfallähnlichen Störungen sowie oft auch epileptischen Anfällen führt; kann Ursache einer → progressiven Myoklonusepilepsie sein

Melatonin wahrscheinlich von der → Epiphyse ausgeschüttetes → Hormon, das u.a. für die Steuerung des Schlafes verantwortlich ist; bei manchen Epilepsien kann die Melatoninausschüttung gestört sein

Membran Scheidewand, Trennwand; z.B. an der Außenseite oder innerhalb von Zellen des Körpers

Membranpotenzial (MP) elektrische Spannung an der Scheidewand bzw. zwischen der Innen- und Außenseite elektrisch erregbarer Zellen (z.B. Nerven- und Muskelzellen); → Ruhemembranpotenzial (RMP)

Menarche erstmalige Regelblutung in der → Pubertät

Mendel, Gregor österreichischer Erbforscher (1822-1884)

Mendelscher Erbgang Bezeichnung für eine nach dem gleichnamigen österreichischen Forscher benannte → Vererbung nach relativ einfachen Regeln; → autosomal-dominant, → autosomal-rezessiv oder → X-chromosomal; es gibt bislang nur wenige Epilepsieformen, die zumindest teilweise nach einem Mendelschen Erbgang vererbt werden können, die → familiäre nächtliche Frontallappenepilepsie und die → benignen familiären Neugeborenenkrämpfe

Meningen Hirnhäute, als Membran das Gehirn und → Rückenmark umgebend; → Dura mater, → harte Hirnhaut, → Pia mater, → weiche Hirnhaut

Meningeom gutartiger, von den → Hirnhäuten ausgehender und häufig mit epileptischen Anfällen einhergehender → Hirntumor; → Tab. 26, S. 176

Meningismus Nackensteifigkeit durch Hirnhautreizung, z.B. als → Hirndruckzeichen, bei → Meningitis oder → Subarachnoidalblutung

Meningitis Hirnhautentzündung

Meningozele angeborene Missbildung mit Vorwölbung der Hirnhäute nach außen; bei Beteiligung des → Rückenmarks → Myelomeningozele; Form eines → Neuralrohrdefekts

Menopause Aufhören der monatlichen Regelblutung (→ Periode) der Frau; andere Bezeichnung: → Wechseljahre

Menorrhagie verlängerte und verstärkte Regelblutung (→ Periode) der Frau

Menorrhoe monatliche Regelblutung der Frau; andere Bezeichnungen: → Menses, → Menstruation, → Periode

Menses monatliche Regelblutung der Frau; andere Bezeichnungen: → Menorrhoe, → Menstruation, → Periode

Menstruation monatliche Regelblutung der Frau; andere Bezeichnungen: → Menorrhoe, → Menses, → Periode

mental psychisch, geistig, intellektuell

Mephenytoin (MHT) → Antiepileptikum; Handelsnamen: Epilanex (Deutschland), Epilan (Österreich)

MERRF-Syndrom Abkürzung für englisch: mitochondrial encephalomyopathy with ragged red fibres; besondere Form einer → mitochondrialen Zytopathie mit epileptischen Anfällen und charakteristischen („zerzausten") Veränderungen der Muskulatur im → Mikroskop; kann Ursache einer → progressiven Myoklonusepilepsie sein

mesial → medial (innen, zur Mitte hin) und → basal (unten) liegend

mesiale temporale Sklerose (MTS) Gewebsverhärtung, → Atrophie (Zelluntergang) und → Astrogliose (sternförmige Verhärtung) des innen und unten liegenden Teils des → Temporal- oder Schläfenlappens; andere Bezeichnung: → Ammonshornsklerose, → hippokampale Sklerose (HKS), → Hippokampussklerose (HS), → mesiotemporale Sklerose

mesiale Temporallappenepilepsie (MTLE) Epilepsie mit Ausgang der Anfälle von innen und unten liegenden Teilen des → Temporal- oder Schläfenlappens

mesiotemporal innen und unten, zur Mitte hin liegend; z.B. Teile des → Temporal- oder Schläfenlappens; im Einzelnen sind dies → Hippokampus, → Amygdala, → Parahippokampus und → entorhinaler Kortex

mesiotemporale Sklerose Gewebsverhärtung, → Atrophie (Zelluntergang) und → Astrogliose (sternförmige Verhärtung) innen und unten liegender Teils des → Temporal- oder Schläfenlappens; andere Bezeichnungen: → Ammonshornsklerose, → hippokampale Sklerose (HKS), → Hippokampussklerose (HS), → mesiale temporale Sklerose

Mesuximid (MSM) wenig gebräuchliches → Antiepileptikum; → Zubereitungsform: → Kapseln; Handelsname: Petinutin; andere Schreibweise: → Methsuximid; → Tab. 4, S. 15

Metaanalyse → statistische Methode zur zusammenfassenden Bewertung mehrerer → Studien zu einer gleichen Fragestellung, z.B. zur Wirkung eines Medikaments

metabolisch den → Stoffwechsel betreffend

Metabolisierung / Metabolismus Auf- und Abbau (→ Katabolismus) von körpereigenen oder zugeführten Stoffen (Nahrungsmittel oder Medikamente) im Körper, überwiegend in der Leber; andere Bezeichnungen: → Stoffwechsel, → Verstoffwechslung

Metabolit Ergebnis der → Metabolisierung oder Verstoffwechslung, z.B. eines Medikaments in der Leber; andere Bezeichnung: → Stoffwechselprodukt

metabotrop den → Metabolismus (Stoffwechsel) anregend

metamorph unterschiedlich aussehend oder verlaufend

metamorphes Anfallsmuster unterschiedlich anfangendes und endendes → Anfallsmuster im → Elektroenzephalogramm (EEG) ohne gleichbleibende zeitliche und räumliche Entwicklung und ohne Ähnlichkeit zu → interiktalen EEG-Veränderungen; Gegensatz: → isomorphes Anfallsmuster

Metamorphopsie Sehstörung, bei der das Gesehene in Form, Farbe oder Größe verändert oder verzerrt wahrgenommen wird; kommt z.B. bei → komplexen fokalen Anfällen oder → Okzipitallappenanfällen vor; → Makropsie, → Mikropsie, → Teleopsie

Metamorphose Umwandlung in eine andere Gestalt

Metastase Tochtergeschwulst meist bösartiger → Tumoren

Methsuximid → Mesuximid

Methylphenidat Medikament zur Behandlung bei Aufmerksamkeitsstörungen und → Hyperaktivität, die auch im Rahmen mancher Epilepsien vorkommen kann, besonders im Kindesalter; Handelsname: Ritalin

Metrorrhagie Blutung aus der Gebärmutter außerhalb der normalen → Menstruationsblutung; → Periode

Midazolam (MDZ) auch als → Antiepileptikum eingesetztes → Benzodiazepin zur Notfallbehandlung; → Zubereitungsformen: → Injektionslösung, → Lacktabletten; Handelsname: Dormicum; → Tab. 4, S. 15

Migräne häufig vorkommende, meist halbseitige Kopfschmerzform; kann in sehr seltenen Fällen in Verbindung mit epileptischen Anfällen auftreten

Migräne-Epilepsie-Syndrom gemeinsames Auftreten von → Migräne und Epilepsie

Migration Wanderung, z.B. von Nervenzellen im Gehirn während der Organentwicklung

Migrationsstörung Störung der normalen Wanderung von Zellen; bei Epilepsien z.B. von Nervenzellen im Rahmen der Entwicklung des Gehirns; → neuronale Migrationsstörung

mikro- / Mikro-
1. Vorsilbe: millionstel
2. klein; Gegensatz: → makro- / Makro-

Mikrodialyse umschriebene → Dialyse; kann bei Operationen am Gehirn an der Oberfläche zur Untersuchung eingesetzt werden

Mikrodysgenesie (MD) kleinste, umschriebene → Dysgenesie (Anlagestörung), z.B. des Gehirns, die sich bislang noch nicht durch → bildgebende Diagnostik, sondern nur durch eine → histologische Untersuchung erfassen lässt; kann Ursache epileptischer Anfälle sein

Mikrogramm (µg) millionstel Gramm; z.B. Maßeinheit für → Serumkonzentration von → Antiepileptika

Mikrogyrie → Gyrierungsstörung mit zu kleinen Hirnwindungen; tritt meist als → Polymikrogyrie als eine Form → kortikaler Dysplasien auf; → Tab. 31, S. 213

Mikroklistier Minieinlauf; → Zubereitungsform eines Medikaments als kleiner Darmeinlauf; manche → Antiepileptika (z.B. → Diazepam) können als Mikroklistier verabreicht werden; andere Bezeichung: → Miniaturklistier

Mikromol (µmol) millionstel → Mol; z.B. Maßeinheit für → Serumkonzentration von → Antiepileptika

Mikropsie „Kleinsehen"; Form einer → Metamorphopsie; Sehstörung bzw. optische → Illusion (Fehlwahrnehmung), bei der das Gesehene abnorm klein wahrgenommen wird; kommt z.B. bei → komplexen fokalen Anfällen vor; Gegensatz: → Makropsie

Mikroskop → optisches Vergrößerungsgerät; z.B. zur Untersuchung von Gewebe

Mikrovolt (µV) millionstel → Volt; z.B. Maßeinheit für die → Amplitude von Wellen im → Elektroenzephalogramm (EEG)

Mikrozephalie abnorm kleiner Kopf

Miktion Wasserlassen, Blasenentleerung

Miller-Dieker-Syndrom Typ I der → Lissenzephalie mit Vererbung auf → Chromosom 17 und vorwiegender Ausprägung in den hinteren Abschnitten des Gehirns; geht sehr oft mit epileptischen Anfällen einher

Milligramm (mg) tausendstel Gramm; z.B. Maßeinheit für → Serumkonzentration von → Antiepileptika

Milliliter (ml) tausendstel Liter; ein Teelöffel entspricht etwa 5 ml

mimetisch gleichsinnig, in dieselbe Richtung wirkend

Mimik Gesichtsausdruck, Mienenspiel

mimische Muskulatur für die → Mimik verantwortliche Muskulatur

Mineralstoffe Bestandteil des → Blutplasmas wie z.B. Eisen, Jod, → Kalium, → Kalzium, → Natrium

Miniaturklistier Minieinlauf; → Zubereitungsform eines Medikaments als kleiner Darmeinlauf; manche → Antiepileptika (z.B. → Diazepam) können als Miniaturklistier verabreicht werden; andere Bezeichung: → Mikroklistier

minim → minimal

minimal am kleinsten, tiefsten, wenigsten; Gegensatz: → maximal

Minimaldosis üblicherweise wegen eines zu erwartenden Wirkungsverlustes nicht zu unterschreitende → Dosis, z.B. eines Medikaments; bei → Antiepileptika sind die Grenzen allerdings sehr unterschiedlich und letztlich muss die Minimaldosis für jeden einzelnen Menschen ausprobiert werden; andere Bezeichnung: → Tiefstdosis; Gegensatz: → Höchstdosis, → Maximaldosis

minimale zerebrale Dysfunktion englisch: minimal cerebral dysfunction (MCD); Sammelbezeichnung für leichtere Schädigung des Gehirns; → frühkindliche Hirnschädigung

Minimum geringste Menge, kleinster Wert

Minipille → Antibabypille mit geringem Gehalt an → Östrogen (unter 50 µg); bei Einnahme einer Minipille kann es bei Frauen mit einer Epilepsie, die mit → enzyminduzierenden → Antiepileptika (→ Carbamazepin, → Oxcarbazepin, → Phenobarbital, → Phenytoin, → Primidon, → Topiramat) behandelt werden, zu ungewollten Schwangerschaften kommen

Minoranomalie kleinere Auffälligkeit oder → Missbildung, die nicht operativ versorgt werden muss, z.B. bei Kindern von Eltern mit (meist medikamentös behandelter) Epilepsie; Gegensatz: → Majoranomalie

Minorität Minderheit; Gegensatz: → Majorität

Miosis Pupillenverengung; Gegensatz: → Mydriasis

Miotikum (Mehrzahl: Miotika) Mittel bzw. Medikament zur Verengung der → Pupillen; Gegensatz: → Mydriatikum

Mischepilepsie ungenaue Bezeichnung für eine nicht → klassifizierbare Epilepsie mit mehr als einer Anfallsform

mitochondrial → Mitochondrien betreffend

mitochondriale Enzephalomyopathie / mitochondriale Zytopathie Gruppe von Krankheiten mit besonderer Beteiligung des Gehirns und der Muskulatur, oft auch mit epileptischen Anfällen einhergehend, denen als Gemeinsamkeit eine Störung des → Energiestoffwechsels mit der so genannten → Atmungskette in den → Mitochondrien zugrundeliegt

Mitochondrien für Atmung und Stoffwechsel verantwortliche Bestandteile aller Körperzellen

Mittel der Wahl Mittel oder Medikament, das üblicherweise eingesetzt wird; zunächst Mittel erster Wahl, dann Mittel zweiter Wahl etc.; andere Bezeichnungen: → Medikament erster (bzw. zweiter oder dritter) Wahl

mittelgradige Intelligenzminderung mäßige → Intelligenzminderung bzw. geistiger Abbau mit einem → Intelligenzquotienten (IQ) zwischen 35 und 49; verwandte Begriffe: mittelgradige geistige Behinderung, → Imbezillität

Mittelwert (MW) rechnerischer Durchschnitt mehrerer Werte

Mittelwert-Bezugselektrode beim → Elektroenzephalogramm (EEG): → Elektrode, die als „zusammengeschaltete", → neutrale Elektrode für die Erfassung der → Aktivität des Gehirns dient; andere Bezeichnungen: Goldman-Offner-Bezugselektrode, neutrale Erdelektrode, Nullpunktelektrode, Sammelelektrode; Gegensatz: → explorierende Elektrode

mnestisch das → Gedächtnis betreffend

mobil beweglich; Gegensatz: → immobil

mobiles Langzeit-EEG Aufzeichnung des → Elektroenzephalogramms (EEGs) über einen längeren Zeitraum (meist 18-24 Stunden, aber auch darüber hinaus möglich), während dessen die Betroffenen nicht im Krankenhaus bleiben müssen, sondern zu Hause sind und mehr oder weniger ihren üblichen Tätigkeiten nachgehen können; die Aufzeichnung des EEGs erfolgt auf das Band eines Kassettenrecorders, das später ausgewertet wird; andere Bezeichnungen: → ambulantes Langzeit-EEG, → Kassetten-EEG

Mobilität Beweglichkeit; Gegensatz: → Immobilität

moderat mäßig, mittelschwer ausgeprägt

Modifikation Abänderung, Veränderung

modifizieren abändern, verändern

Modul (austauschbare) Einheit, Baustein; z.B. von → elektronischen Geräten oder Schulungsprogrammen

modular aus → Modulen bestehend

Modulares Schulungsprogramm Epilepsie (MOSES) aus mehreren → Modulen bestehendes Schulungsprogramm für erwachsene Menschen mit Epilepsie

Modulation Abstufung, Veränderung; beim Sprechen: Änderung der Lautstärke und Stimmlage; andere Bezeichnung: → Modulierung

modulieren verändern

Modulierung Abstufung, Veränderung; beim Sprechen: Änderung der Lautstärke und Stimmlage; andere Bezeichnung: → Modulation

Molekül kleinstes Massenteilchen; ein Molekül Wasser (→ chemische Abkürzung: H_2O) besteht z.B. aus 2 → Atomen Wasser und einem Atom Sauerstoff

molekular → Moleküle betreffend

Molekulargenetik Genetik auf der Ebene von → Molekülen

Molekulargewicht Gewicht eines → Moleküls

Mongolenfalte sichelförmige Hautfalte im inneren Augenwinkel; andere Bezeichnung: → Epikanthus; kommt z.B. beim → Down-Syndrom vor

Mongolismus vererbte Krankheit mit 3 (statt normalerweise 2) → Chromosomen 21 in jeder Körperzelle, geht u.a. mit Missbildungen der Haut im Augenbereich (→ Mongolenfalte) und Knochen, einer unterschiedlich stark ausgeprägten geistigen Behinderung und bei etwa 5–10% auch mit epileptischen Anfällen einher; andere Bezeichnungen: → Down-Syndrom, → Trisomie 21

Monitor (Kontroll-) Bildschirm

Monitoring Überwachung, Kontrolle

1. im Rahmen einer → prächirurgischen Abklärung findet z.B. ein Monitoring mit dem Zweck einer Anfallsaufzeichnung statt, wobei zwischen einem → Stufe-I-Monitoring und → Stufe-II-Monitoring unterschieden wird; andere Bezeichnungen: → Langzeit-Monitoring, → Long-term-Monitoring (LTM)
2. von Laborwerten; → Blutbild, → Leberfunktionstests, → Serumkonzentration

Monitoring unit englisch: Überwachungs- oder Kontrollstation (meist 4 bis 8 Betten), z.B. für eine → prächirurgische Abklärung

mono- / Mono- Vorsilbe: ein, einzeln; Gegensatz: → poly- / Poly-, → multi- / Multi

monochrom(atisch) einfarbig

monogen auf ein → Gen zu beziehen

monogene Vererbung auf ein → Gen zu beziehende Vererbung

monokulär nur ein Auge betreffend; Gegensatz: → binokulär

monomorph regelmäßig, gleichförmig, gleich aussehend

monophasisch einphasig, mit nur einem Teil oder Abschnitt einhergehend; z.B. → Potenzial im → Elektroenzephalogramm (EEG); Gegensatz: → biphasisch, → polyphasisch

monopolar einpolig; beim → Elektroenzephalogramm (EEG): Ableitung des Spannungsunterschiedes zwischen einer → Elektrode und einer so genannten Nullpunkt- oder Sammelelektrode (= „neutrale“ Erdelektrode); Gegensatz: → bipolar

Monotherapie (Abb. 13; Tab. 35) Behandlung einer Krankheit mit nur einem Medikament; etwa 60-70% aller Epilepsien lassen sich mit einer Monotherapie erfolgreich behandeln; Gegensatz: → Anderthalbtherapie, → Bitherapie, → Dreiertherapie, → Kombinationstherapie, → Polytherapie, → Tritherapie, → Zweiertherapie

monozentrisch an einem Ort stattfindend, z.B. → Studie; Gegensatz: → multizentrisch

monozygot eineiig, auf die Teilung und Entwicklung einer einzigen Zelle zurückgehend

monozygote Zwillinge eineiige Zwillinge mit völlig übereinstimmenden → Erbanlagen

Monozyten Untergruppe der → Leukozyten oder → weißen Blutkörperchen; → Blutbild (Tab. 12, S. 102)

Montage Schaltung, Anordnung, → Ableiteschema; z.B. der verschiedenen Kanäle im → Elektroenzephalogramm (EEG); → Abb. 1, S. 60

morbid krank, krankhaft

Morbidität Erkrankungshäufigkeit; kann sich bei Menschen mit einer Epilepsie sowohl darauf als auch auf andere Krankheiten wie z.B. Herz-Kreislauferkrankungen oder Krebs beziehen

Morbiditätsrisiko Risiko, eine bestimmte Störung oder Krankheit zu bekommen

morbilliform masernartig, masernförmig; manche → allergischen Exantheme (Hautausschläge) z.B. auf → Antiepileptika an der Haut sehen masernförmig aus, wobei im Gegensatz zu Masern aber das Gesicht und

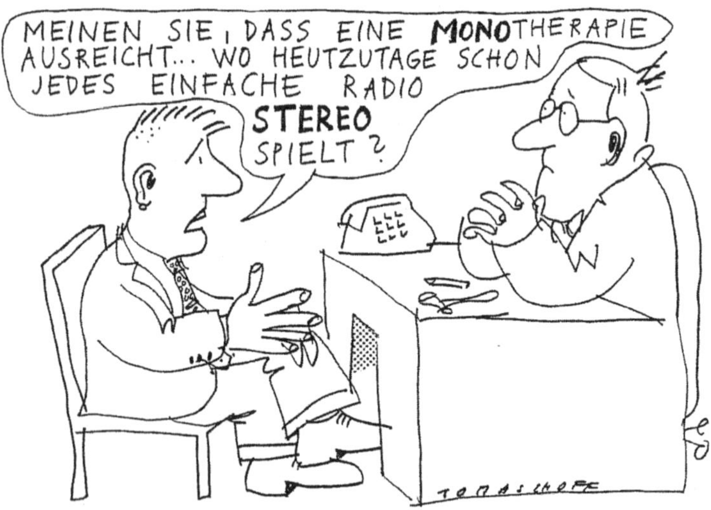
MEINEN SIE, DASS EINE MONOTHERAPIE AUSREICHT... WO HEUTZUTAGE SCHON JEDES EINFACHE RADIO STEREO SPIELT ?

Abb. 13: „Monotherapie“

Tab. 35: Vorteile einer Monotherapie (→ auch jeweils dort)

- Wirkungen und Nebenwirkungen klar zuzuordnen
- meist bessere Verträglichkeit als bei Kombinationstherapie
- niedrigeres Risiko von Interaktionen
- oft bessere Compliance
- oft geringere Behandlungskosten

insbesondere die Mundschleimhaut meist nicht betroffen ist

Morbus lateinisch: Krankheit

Morbus Gaucher → Gaucher-Krankheit

Morbus Kufs → Kufs-Krankheit

Morbus Parkinson → Parkinson-Krankheit

Morbus Recklinghausen → Neurofibromatose

Morbus sacer lateinisch: „heilige Krankheit“, völlig überholte Bezeichnung für Epilepsie

Morbus Spielmeyer-Vogt-Sjögren → Spielmeyer-Vogt-Sjögren-Syndrom

Morbus Sturge-Weber → Sturge-Weber-Syndrom

Morphologie Form, Gestalt und Struktur, z.B. von Körpergeweben

morphologisch die Form, Gestalt und Struktur betreffend

morphologische Läsion Veränderung von Form, Gestalt oder Struktur, z.B. von Körpergeweben

Mortalität Sterblichkeit, z.B. an einer Krankheit

Mortalitätsrate Sterblichkeitshäufigkeit; → standardisierte Mortalitätsrate (SMR)

Motiv Beweggrund

Motorik Bewegung

motorisch Bewegung betreffend

motorisch evozierte Potenziale (MEP) meist durch → Magnetstimulation hervorgerufene → Potenziale

motorische Hirnrinde → motorischer Kortex

motorische Symptome (Tab. 36) Zeichen einer Störung des → motorischen Nervensystems

motorischer Kortex / Motorkortex Abschnitte der → Hirnrinde mit den für Bewegung zuständigen Nervenzellen

Tab. 36: Mögliche motorische Symptome bei einem epileptischen Anfall

- abnorme Haltung von Körperteilen oder des ganzen Körpers
- automatische Handlungen
- Drehbewegungen (Kopf, Körper)
- Ton-, Silben-, Wort- oder Sprachbildung
- Umherlaufen, Weglaufen
- Zuckungen

Mount-Reback-Syndrom → familiäre paroxysmale Choreoathetose

Movement disorder englisch: movement = Bewegung, disorder = Störung; mit → Bewegungsstörungen einhergehende Krankheit wie z.B. → Dystonien, die → Parkinson-Krankheit oder das → Restless-Legs-Syndrom (Syndrom der unruhigen Beine)

Moya-Moya-Krankheit / Moya-Moya-Syndrom seltene, hauptsächlich in Japan vorkommende Krankheit mit zunehmenden Verschlüssen aller großen hirnzuführenden → Arterien und netzartigen Umgehungskreisläufen; kann Ursache → fokaler Anfälle sein, bei Kindern → alternierender fokaler Anfälle

multi- / Multi- Vorsilbe: viel, viel- oder mehrfach; Gegensatz: → mono- / Mono-, → uni- / Uni-

multidimensional mehr als eine → Dimension betreffend

multidisziplinär mehrere Fachgebiete betreffend

Multielektrode Mehrfach- → Elektrode; im Rahmen einer → prächirurgischen Diagnostik z.B. → Grid-Elektrode, → Plattenelektrode oder → Streifenelektrode

multifaktoriell auf viele Einflüsse und Ursachen zurückgehend, mit vielen Bedingungen zusammenhängend

multifaktorielle Erkrankung Krankheit, an deren Entstehung viele Einflüsse beteiligt sind, unter anderem z.B. erbliche oder → genetische Faktoren und Umwelteinflüsse

multifokal mit mehreren voneinander unabhängigen Herden (→ Foci) einhergehend; Gegensatz: → unifokal

multikausal auf viele Ursachen zurückgehend

multilobär mehrere → Lappen (z.B. Gehirns) betreffend

Multilobektomie chirurgische Entfernung mehrerer → Gehirnlappen oder Teile von mehreren Gehirnlappen; z.B. eines Teils des → Temporallappens und des → Frontallappens; → Epilepsiechirugie (→ Abb. 6, S. 133)

multimodal mehrere Verfahren oder Bereiche betreffend; bei Epilepsien kann z.B. eine multimodale Untersuchung durch eine Verknüpfung von → Elektroenzephalographie (EEG) und → Magnetresonanztomographie (MRT) erfolgen

multimorbid mehrfach krank, mit einer → Multimorbidität einhergehend

Multimorbidität gleichzeitiges Auftreten mehrerer Krankheiten bei einem Menschen

Multiorgantoxizität gleichzeitige → toxische Schädigung mehrere Körperorgane; z.B. von → blutbildendem System, Haut, Leber oder Niere

Multiorganversagen gleichzeitiges Versagen der → Funktion von mehreren Körperorganen; z.B. Leber und Niere

multipel mehrfach, vielfach vorhanden

multiple mehrfache, vielfach vorhandene

multiple subpiale Transsektion (MST) → epilepsiechirurgisches Behandlungsverfahren mit Durchtrennen von Nervenbahnen unterhalb der → Hirnrinde („Unterschneiden"); kommt zur operativen Behandlung von für die Anfallsentstehung verantwortlichen Abschnitten in Frage, die nicht entfernt werden können; → Epilepsiechirugie (→ Abb. 6, S. 133)

multizentrisch an mehreren Orten stattfindend, z.B. → Studie; Gegensatz: → monozentrisch

multizentrische Prüfung / Studie Prüfung oder → Studie mit einer neuen Behandlungsmethode (z.B. Medikament) in verschiedenen Kliniken bzw. an verschiedenen Orten nach einem einheitlichen → Protokoll (→ Tab. 58, S. 317)

Münchhausen-Syndrom an den „Lügenbaron Münchhausen" erinnernde Bezeichnung für vorgetäuschte Krankheiten, z.B. eine Epilepsie

Münchhausen-Syndrom „by proxy" durch Bezugspersonen (englisch: by proxy = in Vertretung), am häufigsten die Mutter, vorgetäuschte Krankheiten (z.B. eine Epilepsie) von Kindern

Mundkeil Keil (in der Regel aus Hartgummi), der früher bei → generalisierten tonisch-klonischen (→ Grand-Mal-) Anfällen zur Verhinderung eines → Zungenbisses empfohlen wurde; da es in der Regel nicht gelingt, den Keil früh genug zwischen die Zähne zu bringen und bei späteren Versuchen die Verletzungsgefahr größer als ein möglicher Nutzen ist, wird heute von einer Verwendung abgeraten; andere Bezeichnungen: → Bisskeil, → Gummikeil, → Zungenkeil

musikogen durch Musik hervorgerufen

musikogene Epilepsie seltene Form einer → Reflexepilepsie mit durch Hören von in der Regel ganz bestimmter Musik ausgelösten Anfällen

Muskelaktionspotenzial (MAP) kurz dauernde Spannungsänderung einer Muskelzelle, die z.B. im → Elektromyogramm (EMG) dargestellt werden kann

Muskelartefakt im → Elektroenzephalogramm (EEG): Störung mit Vortäuschung einer → Aktivität des Gehirns (→ Artefakt) mit Ausschlag in der Kurve durch Muskelbewegungen, z.B. der Kau- oder Stirnmuskeln

Muskelatrophie Muskelschwund

Muskelbiopsie Entnahme einer Muskelprobe; bei einer Epilepsie z.B. bei Verdacht auf → mitochondriale → Zytopathien sinnvoll

Muskeleigenreflex (MER) → Reflex, bei dem der untersuchte Muskel mit seiner → Sehne gleichzeitig Reiz- und Erfolgsorgan ist; der Reflex wird durch kurzen Schlag mit einem → Reflexhammer auf die Sehne ausgelöst

Muskeltonus Muskelspannung in Ruhe

muskulär zu Muskeln gehörend, Muskeln betreffend

Muskulatur die Gesamtheit der Muskeln

muskulös mit kräftigen Muskeln versehen

Muster-Epilepsie / musterempfindliche Epilepsie besonders bei Kindern und Jugendlichen vorkommende seltene Form einer → Reflexepilepsie mit aufgrund einer → Mustersensibilität gegenüber bestimmten kontrastreichen Mustern ausgelösten Anfällen

Mustersensibilität Form der → Fotosensibilität mit Empfindlichkeit gegenüber bestimmten kontrastreichen Mustern wie z.B. Streifen auf Tapeten, Teppichen oder Kleidungsstücken

mutagen erbgutschädigend; Veränderungen von → Genen bzw. Erbveränderungen verursachend

Mutagenität Erbgutschädigung; Fähigkeit zur Veränderung der → Gene bzw. Erbsubstanz

Mutation plötzlich, ohne Vererbung auftretende, bleibende Veränderung der → Gene bzw. Erbsubstanz; → Genmutation, → Chromosomenstrukturmutation, → Chromosomenzahlmutation

Mutismus Stummheit, beharrliches Schweigen, Unvermögen zu sprechen

Myalgie Muskelschmerz

Myasthenia gravis / Myasthenie lateinisch: (schwere) Muskelschwäche: → immunologisch bedingte Krankheit, die auch durch Medikamente einschließlich manche → Antiepileptika ausgelöst werden kann

Myatonie Erschlaffung, Spannungslosigkeit von Muskeln; z.B. bei oder nach einem epileptischen Anfall; andere Bezeichnung: → Atonie

Mydriasis Pupillenerweiterung; Gegensatz: → Miosis

Mydriatikum (Mehrzahl: Mydriatika) Mittel bzw. Medikament zur Erweiterung der → Pupillen; Gegensatz: → Miotikum

Myelin die Ausläufer von Nervenzellen umgebende Schutzmembran; andere Bezeichnung: → Markscheide

Myelinisation / Myelinisierung Myelinbildung; Bildung der die Nervenzellen umgebenden → Markscheide; kann z.B. durch Krankheiten gestört werden; andere Bezeichnung: → Markscheidenbildung

Myelodepression Schädigung des → Knochenmarks mit einer Hemmung der Blutbildung; kann u.a. als → Nebenwirkung von Medikamenten vorkommen

myelodepressives Syndrom Schädigung des → Knochenmarks mit einer Hemmung der Blutbildung; u.a. als → Nebenwirkung von Medikamenten möglich

Myelomeningocele / Myelomeningozele angeborene Missbildung mit Spaltbildung der Bögen der Wirbelkörper und Vorwölbung der Hirnhäute sowie des → Rückenmarks nach außen; Form eines → Neuralrohrdefekts

Myelopathie Markstörung, Markschädigung; z.B. Störung des → Knochenmarks und damit der Blutbildung

Myoatonie → Myatonie

Myogramm andere Bezeichnung für → Elektromyogramm (EMG)

Myoklonie Muskelzuckung, „Schüttelkrampf"; anfallsweise auftretende, kurze, blitzartige → unwillkürliche Zuckung von umschriebenen Muskeln (= fokale Myoklonie) oder der gesamten Körpermuskulatur (= generalisierte Myoklonie) aufgrund einer Störung des → Zentralnervensystems (ZNS, = Gehirn und → Rückenmark); → Einschlafmyoklonie, → myoklonischer Anfall, → spinale Myoklonie; andere Bezeichnung: → Myoklonus

myoklonisch mit → Myoklonien einhergehend

myoklonisch-astatische Epilepsie (MAE) → frühkindliche myoklonisch-astatische Epilepsie (FMAE)

myoklonisch-astatischer Anfall (Tab. 37) → astatischer oder → Sturzanfall, in dessen Verlauf es nach meist → bilateral-synchronen → Myoklonien zur → Myatonie kommt; myoklonisch-astatische Anfälle kommen insbesondere vor bei → benigner myoklonischer Epilepsie des Kindesalters, → Epilepsie mit myoklonisch-astatischen Anfällen →

Lennox-Gastaut-Syndrom, → myoklonisch-astatischer Epilepsie und → Pseudo-Lennox-Syndrom

myoklonisch-astatisches Petit Mal → frühkindliche myoklonisch-astatische Epilepsie (FMAE)

myoklonische Absence → Absence mit rasch aufeinanderfolgenden → Myoklonien im Gesicht sowie manchmal auch an den Armen

myoklonische Epilepsie Epilepsie mit Anfällen in Form von plötzlichen Zuckungen der Muskulatur; → Epilepsie mit → Myoklonien; → juvenile myoklonische Epilepsie, → progressive → Myoklonusepilepsie

myoklonische Synkope mit → Myoklonien einhergehende → Synkope, es handelt sich nicht um epileptische Anfälle aufgrund einer entsprechenden → Aktivität von Nervenzellen der → Hirnrinde, und → epileptiforme Veränderungen im → Elektroenzephalogramm (EEG) fehlen; ursächlich werden die Myoklonien auf eine übermäßige Aktivität von Nervenzellen im → Hirnstamm zurückgeführt; andere Bezeichnung: → konvulsive Synkope

myoklonischer Anfall Anfall mit plötzlichen Zuckungen der Muskulatur im Rahmen einer Epilepsie, oft bei erhaltenem → Bewusstsein

myoklonisch-impulsiver Anfall „ausfahrender" → myoklonischer Anfall, oft in Verbindung mit Willkürbewegungen, bei der → juvenilen myoklonischen Epilepsie

Myoklonus (Mehrzahl: Myoklonien) Muskelzuckung, „Schüttelkrampf"; anfallsweise auftretende, kurze, blitzartige → unwillkürliche Zuckung von umschriebenen Muskeln (= fokale Myoklonie) oder der gesamten Körpermuskulatur (= generalisierte Myoklonie) aufgrund einer Störung des → Zentralnervensystems (ZNS, = Gehirn und → Rückenmark); → Einschlafmyoklonie, → myoklonischer Anfall, → spinale Myoklonie; andere Bezeichnung: → Myoklonie

Myoklonusepilepsie mit → myoklonischen Anfällen einhergehende Epilepsie; → juvenile myoklonische Epilepsie, → myoklonisch-astatische

Tab. 37: Unterscheidungsmerkmale von Epilepsien mit myoklonisch-astatischen Anfällen (nach Rating; → auch jeweils dort)

	frühkindliche myoklonisch-astatische Epilepsie	Lennox-Gastaut-Syndrom	Pseudo-Lennox-Syndrom
Beginn	1.–5. Lebensjahr	2.–7. Lebensjahr	2.–8. Lebensjahr
Ursache	genetisch	Hirnschädigung	genetisch
Anfallsformen	myoklonisch-astatisch, häufig Absencen sowie Grand Mal, selten tonisch	tonische Sturzanfälle, myoklonisch, atypische Absencen, Grand Mal	myoklonisch-astatisch, atypische Absencen, Grand Mal
Entwicklung	meist normal	gestört	meist normal

Epilepsie, → progressive Myoklonus-epilepsie

My(μ)-Rhythmus / My(μ)-Wellen besonders über der → Zentrotemporalregion auftretende sägezahnartige Wellen im → Elektroenzephalogramm (EEG) mit einer → Frequenz von 6-8 → Hertz, die durch Ballen der gegenseitigen Faust unterdrückt werden; können mit → epileptiformen Potenzialen verwechselt werden; andere Bezeichnung: Arkadenrhythmus

Mythos (Mehrzahl: Mythen) Fehlannahme, nicht zutreffende Behauptung; zu einigen Mythen bezüglich Epilepsien → Tab. 1, S. 10

N

Nachahmermedikament → Generikum

Nachbeobachtungs(zeitraum) Zeitdauer der weiteren Beobachtung im Anschluss z.B. an eine Operation oder die Gabe eines neuen Medikaments; in einer → Studie meist mehrere Monate; englische Bezeichnung: → Follow-up

Nachschwankung länger dauerndes, langsames → Potenzial nach einem kurzen, raschen bzw. entsprechender Bestandteil eines Potenzials; z.B. Welle nach einer Spitze, → Spike-wave-Komplex, Abb. 5, S. 123

nächtliche paroxysmale Dystonie (NPD) in jedem Lebensalter ohne Geschlechtsbevorzugung vorkommende, aus dem → REM-Schlaf auftretende und wahrscheinlich → autosomal-dominant erbliche Krankheit mit plötzlichem Augenöffnen, ungeordneten oder → dystonen Bewegungen von Armen oder Beinen; Dauer meist unter 1 Minute, anschließend erneutes Einschlafen; es war lange umstritten, ob es sich um eine Form einer → Parasomnie (→ Tab. 43, S. 260) oder → einfache fokale → Frontallappenanfälle handelt, wovon inzwischen überwiegend ausgegangen wird; frühere Bezeichnung: hypnogene paroxysmale Dystonie

nächtlicher Myoklonus (NM) charakteristischerweise im oberflächlichen Schlaf alle 20-30 Sekunden auftretende, 0,5-4 Sekunden dauernde Zuckungen der Beugemuskulatur von Füßen und Beinen, seltener auch der Arme; diese → Myoklonien sind ebenso wie → Einschlafmyoklonien keine epileptischen Anfälle und treten auch bei Gesunden häufiger auf

Nävus / Naevus Mal, Muttermal

Naevus flammeus (feuer)roter (flammender) → Nävus, z.B. bei der → Sturge-Weber-Krankheit

Narbenepilepsie Epilepsie aufgrund einer Narbe, meist an der Oberfläche des Gehirns

Narkolepsie Krankheit mit tagsüber und ohne normale Müdigkeit anfallsweise auftretendem Schlafzwang; etwa Dreiviertel der Betroffenen leiden auch an einer → Kataplexie, eine Beziehung zu einer Epilepsie besteht nicht

Narkose Betäubung; ganz (→ Vollnarkose) oder teilweise (→ Teilnarkose), dann bei erhaltenem → Bewusstsein

Narkotikum (Mehrzahl: Narkotika) Betäubungsmittel, Medikament für eine → Narkose

nasal die Nase betreffend, zur Nase hin gelegen, durch die Nase, durch die Nasenschleimhaut

Nasion Nasenwurzel zwischen den Augen; wichtig für das → Zehn/Zwanzig-System; → Inion; → Abb. 16, S. 349

Nasopharyngealelektrode → Elektrode für ein → Elektroenzephalogramm (EEG), die u.U. nach örtlicher Betäubung in den Nasen-Rachen-Raum eingeführt wird, um eine bessere → Ableitung von an der mittleren → Hirnbasis vorhandener → Aktivität zu ermöglichen; andere Bezeichnung: → Pharyngealelektrode

Natrium / Natriumion (Na^+) → Ion bzw. → Kation, das außerhalb von Nervenzellen in einer deutlich höheren → Konzentration vorhanden ist als innerhalb; dieser Unterschied ist sowohl für das → Ruhemembranpotenzial als auch für → Aktionspotenziale erforderlich

Natriumkanal Durchtrittsstelle von → Natriumionen durch die Nervenzellwand, die normalerweise verschlossen ist und bei Bedarf kurzzeitig geöffnet werden kann

Natriumkanalblocker Bezeichnung für → Antiepileptika, deren wesentlicher → Wirkmechanismus in einer → Blockade des → Natriumkanals gesehen wird (z.B. → Carbamazepin, → Felbamat, → Lamotrigin, → Oxcarbazepin, → Phenytoin oder → Topiramat; → Tab. 63, S. 347)

Natriumstrom durch den Durchtritt von → Natriumionen durch Nervenzellwände bedingter elektrischer Strom, der mit sehr empfindlichen Messgeräten erfasst werden kann

Natriumvalproat → Natriumsalz der → Valproinsäure; → Antiepileptikum der ersten Wahl; Handelsnamen: z.B. Depakine (CH), Ergenyl (D, A), Leptilan (D) oder Orfiril (D, CH)

Nausea Übelkeit, u. U. mit Brechreiz

Navigationsmikroskop → Operationsmikroskop zur Durchführung einer Operation mittels → Neuronavigation

Nebenniere am Oberrand der Niere gelegenes Organ, das u.a. → Hormone ausschüttet

Nebennierenrinde Rinde der → Nebenniere, in der u.a. → Hormone gebildet werden; → adrenokortikotropes Hormon (ACTH), → Kortikoide, → Steroidhormone, → Tetracosactid

Nebenwirkung (NW) unerwünschte, nicht beabsichtigte Wirkung, z.B. eines Medikaments; Nebenwirkungen können in verschiedene Gruppen, Klassen oder Typen eingeteilt werden (Tab. 38): bei den Angaben zur Häufigkeit wird zwischen sehr häufig (über 10% oder bei mehr als jedem Zehnten), häufig (bei zwischen 1 und 10% oder jedem Zehnten bis Hundertstem), gelegentlich (bei zwischen 0,1 und 1% oder bei jedem Hundertsten bis jedem Tausendsten), selten (bei weniger als 0,1% oder jedem Tausendsten), sehr selten (bei weniger als 0,01% oder jedem Zehntausendsten) und extrem selten (bei weniger als 0,001% oder jedem Hunderttausendsten) unterschieden; andere Bezeichnungen: → unerwünschte Arzneimittelwirkung, → unerwünschte Wirkung

Nebenwirkungsprofil wertende Zusammenfassung, Zusammenstellung der → Nebenwirkungen bzw. Verträglichkeit eines Medikaments; andere Bezeichnung: → Verträglichkeitsprofil

negativ

1. fehlend, nicht vorhanden
2. normal, nichts Krankhaftes nach-

Tab. 38: Einteilung der Nebenwirkungen von Medikamenten (nach Park; → auch jeweils dort)

Typ	Beschreibung
Typ A:	abhängig von der Dosis, vorhersehbar
Typ B:	nicht oder nur teilweise abhängig von der Dosis, nicht vorhersehbar, idiosynkratisch
Typ C:	Langzeitnebenwirkungen
Typ D:	verzögert auftretende Nebenwirkungen

gewiesen, im alltäglichen Sprachgebrauch demgegenüber aber: schlecht, schädlich
3. bei → Potenzialen: Angabe des Spannungsvorzeichens
Gegensatz: → positiv

negativ psychotrop nachteilig auf → psychische → Funktionen wie z.B. Wachheit, Stimmung oder Denkvermögen einwirkend; Gegensatz: → positiv psychotrop

negativer Berger-Effekt fehlender, nicht nachweisbarer → Berger-Effekt

negativer Myoklonus Unvermögen, aufgrund kurzer Unterbrechungen der Muskelspannung eine bestimmte Haltung des Körpers oder der → Extremitäten (z.B. Hände oder Arme) gegen die Schwerkraft beizubehalten; kann bei einer Epilepsie sowohl als Ausdruck eines Anfalls als auch als → Nebenwirkung von Medikamenten vorkommen; andere Bezeichnung: → Asterixis

neo- / Neo- Vorsilbe: neu

Neokortex „neue Rinde"; Bezeichnung für → Hirnrinde des → Großhirns außerhalb des → limbischen Systems

neokortikal den → Neokortex betreffend

neonatal Neugeborene (in den ersten 4 Wochen) betreffend

neonatale Anfälle epileptische Anfälle in den ersten 30 Tage nach der Geburt; andere Bezeichnungen: → Neugeborenenanfälle, → Neugeborenenkrämpfe

Neonatalperiode Neugeborenenzeit (erste 4 Wochen)

Neoplasma Neubildung von Gewebe, Tumor

neoplastisch mit einer Neubildung von Gewebe, Tumorbildung einhergehend

nephrotoxisch nierenschädigend; andere Bezeichnung: → nierentoxisch

Nephrotoxizität Nierenschädlichkeit, z.B. eines Medikaments; andere Bezeichnung: → Nierentoxizität

Nervenaktionspotenzial (NAP) kurz dauernde Spannungsänderung einer Nervenzelle; die im Elektroenzephalogramm (EEG) sichtbaren Wellen sind Ausdruck der Überlagerung von sehr vielen Nervenaktionspotenzialen an der Oberfläche des Gehirns

Nervenleitgeschwindigkeit (NLG) Geschwindigkeit der Fortleitung einer Erregung im Nerv

Nervus lateinisch: Nerv

Netzhaut Sitz der Sinneszellen für das Sehen an der inneren Auskleidung des Augapfels; andere, lateinische Bezeichnung: → Retina

„neue" Antiepileptika (Tab. 39) Bezeichnung für seit Beginn der 90er Jahren nach einer längeren Pause neu zugelassene bzw. noch in → tierexperimenteller oder → klinischer Prüfung befindliche → Antiepileptika mit teilweise besserer Verträglichkeit im Vergleich zu den → alten Antiepileptika; → Felbamat, → Fosphenytoin, → Gabapentin, → Lamotrigin, → Levetiracetam, → Oxcarbazepin, → Prägabalin, → Rufinamid, → Tiagabin, → Topiramat, → Vigabatrin, → Zonisamid; Gegensatz: → alte Antiepileptika

Neugeborenenanfälle epileptische Anfälle in den ersten 30 Tage nach der Geburt; andere Bezeichnungen: → neonatale Anfälle, → Neugeborenenkrämpfe

Neugeborenenkrämpfe Sammelbezeichnung für epileptische Anfälle von Neugeborenen innerhalb der ersten 30 Tage nach der Geburt; → amorphe Neugeborenenkrämpfe, → benigne Neugeborenenkrämpfe (BNK) und → benigne familiäre Neugeborenenkrämpfe (BFNK); andere Bezeichnungen: → neonatale Anfälle, → Neugeborenenanfälle

Neugedächtnis → Kurzzeitgedächtnis

Neuralgie Schmerz im Gebiet eines oder mehrerer Nerven bzw. → Nervenwurzeln mit scharfem, schneidenden Charakter; z.B. → Trigeminusneuralgie

Neuralrohrdefekt gestörter Schluss des → Rückenmarkkanals (→ Myelomeningozele, → Spina bifida); wird durch die Einnahme von → Antiepileptika (besonders → Valproat / Valproinsäure und → Carbamazepin) in der Schwangerschaft begünstigt; → Folsäureprophylaxe

Neuraltherapie Methode der → alternativen Medizin mit Einspritzen

Tab. 39: Neue Antiepileptika und ihre Einführung (→ auch jeweils dort)

Wirkstoff	Handelsname	Jahr der Einführung in Deutschland	Österreich	Schweiz
Felbamat	Taloxa	1995	1996	1997
Fosphenytoin	Cerebyx (geplant)	?	?	?
Gabapentin	Neurontin	1995	1995	1995
Lamotrigin	Lamictal	1993	1995	1995
Levetiracetam	Keppra	2000	2000	2000
Oxcarbazepin	Trileptal	2000	1996	1996
Prägabalin	?	?	?	?
Tiagabin	Gabitril	1997	1997	1997
Topiramat	Topamax	1998	1998	1998
Vigabatrin	Sabril	1991	1991	1993
Zonisamid	?	?	?	?

von geringen Mengen von Betäubungsmitteln (→ Lokalanästhetika) in so genannte Störfelder unter der Vorstellung einer „Entblockung" als Voraussetzung einer natürlichen Heilung; Wirksamkeitsnachweise bei Epilepsie liegen nicht vor

Neurit → Axon

neuro- / Neuro- Vorsilbe: das Nervensystem betreffend

Neuroanatomie Lehre von Bau und → Funktion des Nervensystems; → Anatomie

Neurodegeneration Untergang von Nervenzellen

neurodegenerativ mit einer → Neurodegeneration einhergehend

Neurofibromatose (NF) erbliche Krankheit der Haut und des Nervensystems, bei der es im Gehirn zu gutartigen → Tumoren kommen kann, die u.a. für epileptische Anfälle (bei etwa 10-20% der Betroffenen) verantwortlich sein können; es werden 2 Formen der NF unterschieden: die häufigere NFI (Neurofibromatose Typ I) oder → periphere Neurofibromatose ohne Beteiligung des Gehirns und die seltenere NFII (Neurofibromatose Typ II) oder → zentrale Neurofibromatose mit Beteiligung des Gehirns; andere Bezeichnungen: Morbus Recklinghausen, → Recklinghausen-Krankheit

neurogen durch das Nervensystem verursacht

Neuroimaging bildgebende Diagnostik des Nervensystems, z.B. → Computertomographie (CT) und → Magnetresonanztomographie (MRT); andere Bezeichnung: → bildgebende Diagnostik / Bildgebung

neurokardiogene Synkope (NKS) → Synkope aufgrund einer → unwillkürlichen, vom → autonomen Nervensystem vermittelten Weitstellung der Blutgefäße; andere Bezeichnungen: → vagovasale Synkope, → vasovagale Synkope

Neuroleptikum (Mehrzahl: Neuroleptika) Medikament, → Psychopharmakon mit Wirkung gegen → Schizophrenie und andere → Psychosen, wird in niedriger → Dosis manchmal auch ansonsten zur Beruhigung und Verbesserung des Schlafs eingesetzt; andere Bezeichnung: → Antipsychotikum

Neurologe / Neurologin Arzt / Ärztin für körperliche Krankheiten des Nervensystems

Neurologie Lehre von den körperlichen Krankheiten des Nervensystems

neurologisch das Nervensystem betreffend

neurologischer Befund / neurologischer Status Ergebnis der körperlichen Untersuchung der → Funktion des Nervensystems, u.a. mit Überprüfung der → Hirnnerven, der → Muskel-Eigen-Reflexe (MER), → Pyramidenbahnzeichen oder → Sensibilität; bei vielen Epilepsien ist der neurologische Befund unauffällig; andere Bezeichnungen: → klinisch-neurologischer Befund / klinisch-neurologischer Status, Neurostatus

Neuron Nervenzelle

neuronal Nervenzellen betreffend

neuronale Ceroidlipofuszinose (NCL) → neuronale Zeroidlipofuszinose (NZL)

neuronale Migrationsstörung (NMS) Störung der normalen Wanderung von Nervenzellen im Rahmen der Entwicklung des Gehirns; neuronale Migrationsstörungen wurden in den letzten Jahren durch verbesserte →

bildgebende Diagnostik zunehmend als Ursache von Epilepsien erkannt

Neuronale Zeroidlipofuszinose (NZL) angeborene Gruppe von Stoffwechselstörungen mit Anreicherung und Ablagerung von → Lipopigmenten in Nervenzellen und andere Körperzellen; geht in der Regel u.a. mit einer → progressiven Myoklonusepilepsie und zunehmenden Sehstörungen einher; andere Schreibweise: neuronale → Ceroidlipofuszinose (NCL); andere Bezeichnung: Zeroidlipofuszinose; → Kufs-Krankheit, → Spielmeyer-Vogt-Sjögren-Syndrom

neuronenspezifische Enolase (NSE) → Enzym im → Serum oder → Liquor als unspezifischer → Marker einer Schädigung von Neuronen oder Nervenzellen, z.B. bei einem → Status epilepticus

Neuronavigation Steuerung eines Eingriffs am Gehirn durch eine → computerunterstützte Operationsplanung und Gewebeentfernung, bei der Daten der → bildgebenden Diagnostik auf das → Operationsmikroskop übertragen werden; kann z.B. bei der → Epilepsiechirurgie angewandt werden; diese Methode hat die → Stereotaxie weitgehend abgelöst und wird auch als „rahmenlose" Stereotaxie bezeichnet

Neuropathie Erkrankung von → Hirnnerven oder → peripheren Nerven; → Polyneuropathie

Neuropathologie Untersuchung krankhaft veränderten Nervengewebes; → Pathologie

Neurophysiologie Untersuchung der Erregbarkeit und Tätigkeit von Nerven- und Muskelzellen; → Physiologie

Neuroprotektion Schutz von Nervenzellen; z.B. Verhindern eines Absterbens von Nervenzellen

neuroprotektiv mit einer → Neuroprotektion einhergehend

Neuroprotektivum (Mehrzahl: Neuroprotektiva) Medikament mit → neuroprotektiver Wirkung; wird auch manchen → Antiepileptika zugeschrieben, konnte aber bislang beim Menschen nicht eindeutig nachgewiesen werden

Neuropsychologie Untersuchung der Zusammenhänge zwischen Gehirn und Verhaltensweisen wie Wahrnehmung, Lernfähigkeit, Sprachverarbeitung und Gedächtnis zur Überprüfung der Leistungsfähigkeit der verschiedenen Abschnitte des Gehirns, meist mit → psychometrischen → Tests

Neuroradiologie bildgebende Untersuchung des Nervensystems; → Angiographie, → Computertomographie (CT), → funktionelle Magnetresonanztomographie (fMRT), → Magnetresonanzspektroskopie (MRS), → Magnetresonanztomographie (MRT), → Positronenemissionstomographie (PET), → Einzelphotonen-Emissions-Computertomographie (SPECT)

Neurose psychische Störung oder Krankheit ohne körperliche Grundlage

Neurostatus → neurologischer Status

Neurotoxizität das Nervensystem betreffende → Toxizität

Neurotransmitter Überträgerstoff des Nervensystems; → biochemischer Stoff, der elektrische → Impulse von einer Nervenzelle an andere weitergibt; andere Bezeichnung: → Transmitter

Neurozystizerkose Befall des Gehirns durch Schweinebandwurm; gehört zu den → Parasitosen und kann auch in Europa seltene Ursache einer → symptomatischen Epilepsie sein; in manchen Ländern Südamerikas mit schlechten → hygienischen Verhältnissen ist die Neurozystizerkose die häufigste Epilepsieursache überhaupt

neutral ausgeglichen, ohne Bevorzugung einer Seite

neutrale Erdelektrode → Mittelwert-Bezugselektrode

neutralisieren aufheben, unwirksam machen

Neutralisierung Ausgleichen, Aufheben einer Wirkung

Neutropenie Verringerung der → Neutrophilen

Neutrophile Untergruppe der → Leukozyten oder → weißen Blutkörperchen, die sich mit → neutralen oder gleichzeitig → basischen und sauren Farbstoffen anfärben lassen; → Blutbild (→ Tab. 12, S. 102)

nichtepileptisch nicht durch epileptische Anfälle bzw. eine Epilepsie bedingt

nichtepileptischer Anfall (Tab. 40) Anfall aufgrund anderer körperlicher oder psychischer Krankheiten, z.B. Herz-Kreislauf-Störungen, der kein epileptischer Anfalle ist

nichtketo(azido)tische Hyperglykämie nicht mit einer → Ketoazidose oder → Azidose einhergehende → Hyperglykämie; kann besonders im höheren Lebensalter Ursache → fokaler epileptischer Anfälle und eines → nichtkonvulsiven Status sein

nichtketo(azido)tische Hyperglyzinämie nicht mit einer → Ketoazidose oder → Azidose einhergehende → Hyperglyzinämie; kann besonders bei Neugeborenen Ursache einer → frühen myoklonischen Enzephalopathie mit epileptischen Anfällen sein

nichtkonvulsiver Anfall epileptischer Anfall ohne Verkrampfungen der Muskulatur; z.B. → Absence oder → komplexer fokaler Anfall; andere

Tab. 40: Formen nichtepileptischer Anfälle (→ auch jeweils dort)

- Affektkrämpfe
- Hyperventilationstetanie
- Hypoglykämie
- Migräne
- Münchhausen-Syndrom
- Münchhausen-Syndrom „by proxy“
- Narkolepsie
- nichtepileptische Myoklonien (z. B. Einschlafmyoklonien)
- Parasomnie
- psychogene Anfälle (dissoziative Anfälle)
- Restless-legs-Syndrom (Syndrom der unruhigen Beine)
- Sandifer-Syndrom
- Schlaf-Apnoe-Syndrom
- Synkopen
- Tics und andere Bewegungsstörungen

Bezeichnung: → nonkonvulsiver Anfall

nichtkonvulsiver Status (epilepticus) (NKSE) mit nichtkonvulsiven Anfällen einhergehender → Status epilepticus (z.B. → Absence-Status, → Status epilepticus mit → komplexen fokalen Anfällen), oft auch als → Petit-Mal-Status bezeichnet; andere Bezeichnung: → nonkonvulsiver Status (epilepticus)

nichtlinear nicht → linear oder gerade, ungerade, z.B. die Beziehung zwischen der → Dosis und Wirkung eines Medikaments (→ Dosis-Wirkungs-Beziehung) oder zwischen der Dosis und → Serumkonzentration; andere Bezeichnung: → nonlinear; Gegensatz: → linear

nichtlineare Kinetik von der → Dosis eines Medikaments unabhängige, nicht gleichbleibende Beziehung zur → Serumkonzentration mit z.B. starkem Anstieg trotz nur geringer Dosissteigerung (z.B. bei → Phenytoin aufgrund einer Erschöpfung der abbauenden → Enzyme in der Leber); andere Bezeichnungen: → Kinetik nullter Ordnung, → sättigbare Kinetik

Nickanfall Anfall mit einer raschen Nickbewegung des Kopfes aufgrund einer Zuckung der Hals- und Nackenmuskulatur, → Blitzanfall ohne Beteiligung der → Extremitäten; meist im Rahmen von → Blitz-Nick-Salaam- (BNS-)Anfällen bzw. einer → BNS-Epilepsie oder einem → West-Syndrom

niedrigamplitudig mit einer niedrigen → Amplitude, z.B. von → Potenzialen (Ausschlägen) im → Elektroenzephalogramm (EEG) einhergehend; andere Bezeichung: → niedriggespannt; Gegensatz: → hochamplitudig

niedrige Anfallsschwelle abnorm leichte Auslösbarkeit von epileptischen Anfällen, z.B. durch Schlafmangel oder durch Medikamente; → Gelegenheitsanfall (→ Tab. 20, S. 158)

niedriggespannt mit einer niedrigen → Amplitude, z.B. von → Potenzialen im → Elektroenzephalogramm (EEG) einhergehend; andere Bezeichnung: → niedrigamplitudig; Gegensatz: → hochgespannt

Niereninsuffizienz Nierenversagen

Nierenstein Ablagerung von steinartigen → Konkrementen, meist aus Salzen von → Kalzium oder → Magnesium im Nierenbecken oder den Harnleitern als Ursache von Nierenkoliken; manche → Antiepileptika wie z.B. → Acetazolamid, → Topiramat oder → Zonisamid gehen mit einem erhöhten Risiko von Nierensteinen einher

nierentoxisch nierenschädlich; andere Bezeichnung: → nephrotoxisch

Nierentoxizität Nierenschädlichkeit, z.B. eines Medikaments; andere Bezeichnung: → Nephrotoxizität

Nierenwerte (Tab. 41) Laborwerte zur Überprüfung der → Funktion der Nieren

Nitrazepam (NZP) früher im Kindesalter häufiger zur Epilepsiebehandlung eingesetztes → Benzodiazepin

nocte zur Nacht

nodulär knotenförmig

noduläre Heterotopie (NH) knotenförmige → Heterotopie, oft → periventrikulär betont; → Tab. 31, S. 213

nokturnal nachts, im Schlaf auftretend

Nomenklatur Namenverzeichnis, Übereinkunft zur einheitlichen Bezeichnung z.B. von Krankheitsformen

Tab. 41: Die wichtigsten Nierenwerte

Bezeichnung	Normalwert
Harnsäure	Frauen: 2,5–5,7 mg/dl Männer: 3,5–7,0 mg/dl
Harnstoff	10–50 mg/dl
Harnstoff-Stickstoff	5–23 mg/dl
Kreatinin	Frauen: 0,5–1,2 mg/dl Männer: 0,7–1,4 mg/dl

non- / Non- Vorsilbe: nicht- / Nicht-

Non-Compliance / Noncompliance fehlende Bereitschaft zur Befolgung ärztlicher Ratschläge; Gegensatz: → Compliance

nonkonform nicht mit anderen (der Mehrheit) übereinstimmend, Gegensatz: → konform

nonkonvulsiv nicht mit Muskelzuckungen („Krämpfen“) einhergehend

nonkonvulsiver Anfall epileptischer Anfall ohne Verkrampfungen der Muskulatur; z.B. → Absence oder → komplexer fokaler Anfall; andere Bezeichnung: → nichtkonvulsiver Anfall

nonkonvulsiver Status (epilepticus) (NKSE) mit nichtkonvulsiven Anfällen einhergehender → Status epilepticus (z.B. → Absence-Status, → Status epilepticus mit → komplexen fokalen Anfällen), oft auch als → Petit-Mal-Status bezeichnet; andere Bezeichnung: → nichtkonvulsiver Status (epilepticus)

nonlinear nicht linear oder gerade, ungerade, z.B. die Beziehung zwischen der → Dosis und Wirkung eines Medikaments (→ Dosis-Wirkungs-Beziehung) oder zwischen der Dosis und → Serumkonzentration; andere Bezeichnung: → nichtlinear; Gegensatz: → linear

Non-REM-Schlaf → Schlafstadium ohne rasche Augenbewegungen (= englisch: rapid eye movements; → REM); Gegensatz: → REM-Schlaf

Nonresponder Nichtresponder, nicht auf eine Behandlung (z.B. mit einem neuen Medikament) ansprechender Patient; Gegensatz: → Responder

nonverbal nichtsprachlich; Gegensatz: → verbal

nonverbale Intelligenz nicht mit der Sprache verknüpfte → Intelligenz; andere Bezeichnung: → Handlungsintelligenz; Gegensatz → verbale Intelligenz

nonverbales Gedächtnis nicht mit der Sprache verknüpftes → Gedächtnis; Gegensatz: → verbales Gedächtnis

Nootropikum (Mehrzahl: Nootropika) Medikament zur Steigerung der Leistungsfähigkeit des Gehirns; Beispiel: → Piracetam

Noradrenalin → Transmitter; → Tab. 62, S. 335

Normalpersonen offenbar bzw. soweit bekannt gesunde Menschen

Normalbereich Bereich der Messwerte, in dem 95% derjenigen Werte liegen, die an einer größeren Gruppe von → Normalpersonenen erhoben wurden; andere Bezeichnung: Referenzbereich

Normalwert an einer größeren Gruppe von → Normalpersonenen erhobener Durchschnittswert, der bei einer Untersuchung als Bezugsgröße herangezogen werden kann; andere Bezeichnung: Referenzwert

Normkollektiv Gruppe von → Normalpersonen bzw. Gesunden

Normvariante unübliche, aber nicht krankhafte Ausprägungsform; z.B. im → Elektroenzephalogramm (EEG)

Nosologie Lehre von den Krankheiten mit systematischer Beschreibung der einzelnen Krankheitserscheinungen

Notabene wohlgemerkt, übrigens, was ich noch sagen wollte

Notfalleingriff / Notfalloperation unbedingt sofort und nicht zu einem späteren Zeitpunkt durchzuführender, dringlicher Eingriff oder Operation; Gegensatz: → elektive Operation / elektiver Eingriff

Noxe krankheitserregende Ursache, schädlicher Einfluss

Nüchternspiegel → Serumkonzentration (→ Blutspiegel) eines Medikaments am Morgen vor Einnahme der ersten → Dosis; andere Bezeichnungen: → Talspiegel, → Tiefstspiegel

Nucleus accumbens zum → limbischen System gehörender Teil des → Striatuns; → Stammganglien

Nucleus caudatus nicht zum → limbischen System gehörender Teil des → Striatuns; → Stammganglien

Nuklearmedizin Untersuchung mit → Isotopen (→ radioaktiv schwach strahlenden Stoffen)

Nullpunktelektrode → Mittelwert-Bezugselektrode

numerisch zahlenmäßig

Nutrition Ernährung

Nykturie nächtlicher Harndrang mit Erwachen aus dem Schlaf

Nystagmus → unwillkürliches Augenrucken (Hin- und Herbewegen, langsam in die eine Richtung und rasch in die andere), kann sowohl bei epileptischen Anfällen als auch unabhängig davon (dann meist als → Nebenwirkung von → Antiepileptika) vorkommen; → Blickrichtungsnystagmus (BRN), → Endstellnystagmus, → optokinetischer Nystagmus (OKN), → Spontannystagmus (SN)

O

Oberflächenableitung Ableitung von der Oberfläche eines → Organs, z.B. Ableitung eines → Elektroenzephalogramms (EEGs) von der Kopfoberfläche; Gegensatz: → Tiefenableitung

Oberflächen-EEG von der Kopfoberfläche abgeleitetes → Elektroenzephalogramm; Gegensatz: → Tiefen-EEG

Oberflächenelektrode beim → Elektroenzephalogramm (EEG): → Elektrode zur Ableitung von der Kopfoberfläche; andere Bezeichnung: → Skalpelektrode; Gegensatz: → Tiefenelektrode

Objekt Gegenstand

objektiv streng sachlich beobachtend und beurteilend; Gegensatz: → subjektiv

obligat / obligatorisch zwingend erforderlich, vorgeschrieben; Gegensatz: → fakultativ

Observation Beobachtung, Überwachung

obskur eigenartig, nicht vertrauenserweckend

obsolet überholt, veraltet, nicht mehr üblich

Obstipation Stuhlverstopfung, verzögerte Kotentleerung

Obstruktion Einengung, z.B. der Atemwege

obstruktiv einengend, z.B. die Atemwege

obstruktives Schlaf-Apnoe-Syndrom (OSAS) Verengung und → Kollaps (Zusammenfallen) der oberen Atemwege im Bereich des Gaumens und Zungengrunds aufgrund einer schlafabhängigen Abnahme der Muskelspannung; geht häufiger mit Atempausen und Schnarchen einher; → Schlaf-Apnoe-Syndrom (SAS)

occipital am Hinterkopf; andere Schreibweise: → okzipital

Occlusion Verschluss; andere Schreibweise: Okklusion

Octopus-Perimetrie → computerisierte Untersuchungsmethode des → Gesichtsfelds; → statische Perimetrie

Ödem Gewebeschwellung durch vermehrte Flüssigkeitseinlagerung

Off-Effekt englisch: off = aus(geschaltet); → Reaktivierung der normalen → Alpha(*α*)-Aktivität im → Elektroenzephalogramm (EEG) besonders über dem Hinterkopf nach Augenschluss nach vorübergehender Unterdrückung durch Augenöffnen; andere Bezeichnungen: → Berger-Effekt, → visuelle Blockade / → Reagibilität; Gegensatz: → On-Effekt

Off-line nicht gleichzeitig, im Nachhinein; Gegensatz: → On-line

offene Studie → Studie mit z.B. einem neuen Medikament, bei der sowohl der Arzt als auch der Betroffene wissen, ob sie das Mittel erhalten oder nicht; Gegensatz: → Doppelblindstudie

offenes (Schädel-Hirn-)Trauma Verletzung (des Kopfes) mit Eröffnung der knöchernen Schädeldecke und der → Hirnhäute: Gegensatz: → gedecktes (Schädel-Hirn-)Trauma

Ohrreferenz → Referenzschaltung beim → Elektroenzephalogramm (EEG) mit → monopolarer Ableitung gegenüber einer Ohrelektrode; → Abb. 1, S. 60

Ohtahara-Syndrom (OS) nach einem gleichnamigen japanischen Arzt benannte seltene Epilepsie bei Neugeborenen und im frühen Säuglingsalter als Ausdruck einer schweren Hirnschädigung mit → erratischen Myoklonien, → tonischen, → fokalen, → Hemi-Grand-Mal- und → generalisierten tonisch-klonischen Anfällen sowie → Burst-suppression-Muster im → Elektroenzephalogramm (EEG) und schlechter → Prognose; andere Bezeichnung: → frühkindliche epileptische Enzephalopathie mit Burst-suppression-EEG; englische Bezeichnung: early infantile epileptic encephalopathy (EIEE) with supression burst

Okkasionsanfall / Okkasionskrampf → Gelegenheitsanfall; → Tab. 20, S. 158

Okklusion Verschluss; andere Schreibweise: Occlusion

okulogyre Krise mögliche → Nebenwirkung von → Neuroleptika oder anderen → Psychopharmaka in Form einer Bewegungsstörung der Augen mit krampfhafter → Blickwendung nach oben

Okuloklonus → Klonus der Augen; andere Bezeichnung: → Opsoklonus

Okulomotorik Augenbewegungen

okulomotorisch die Augenbewegungen betreffend

okzipital am Hinterkopf; andere Schreibweise: → occipital

Okzipitallappen Hinterkopflappen des Großhirns; → Abb. 8, S. 157

Okzipitallappenanfall vom → Okzipital- oder Hinterkopflappen ausgehender epileptischer Anfall

Okzipitallappenepilepsie (OLE) Epilepsie mit Ausgang der Anfälle vom → Okzipital- oder Hinterkopflappen; im Vordergrund stehen meist → optische bzw. → visuelle Störungen wie → Amaurose, → Halluzinationen, → Hemianopsie, → Metamorphopsie oder → Skotome, daneben kommen auch → motorische Symptome wie → Lidkloni oder → tonische Wendebewegungen von Augen und Kopf vor; häufiger auch gleichzeitig → Migränekopfschmerz

olfaktorisch das Riechen betreffend

olfaktorischer Anfall mit → abnormen, meist unangenehmen Geruchswahrnehmungen einhergehender epileptischer Anfall

olfaktorische Halluzination Trugwahrnehmung (→ Halluzination) tatsächlich nicht vorhandener Geruchsreize (angenehm oder unangenehm); kann z.B. bei → komplexen fokalen Anfällen im Rahmen einer → Temporallappenepilepsie vorkommen; andere Bezeichnung: → Geruchshalluzination

oligo- / Oligo- Vorsilbe: wenig, gering, selten (oligos = griechisch: klein, gering)

Oligodendrogliom gutartiger → Hirntumor, der häufig mit epileptischen Anfällen einhergeht; → Tab. 26, S. 176

Oligoepilepsie oligos = griechisch: klein, gering; → chronische Epilepsie mit jedoch vergleichsweise seltenen, → spontan auftretenden Anfällen (auch ohne Einnahme von → Antiepileptika); prinzipiell können sehr viele Epilepsieformen als Oligoepilepsie verlaufen

oligogen auf mehrere, aber wenige → Gene zu beziehen

oligogene Vererbung auf mehrere, aber wenige → Gene zu beziehende Vererbung

Oligomenorrhö / Oligomenorrhoe zu selten auftretende → Menstruation (Monats- oder Regelblutung) bei Frauen

Oligophrenie → Intelligenzminderung

Oligurie verminderte Urinbildung; Gegensatz: → Polyurie

Onanie Selbstbefriedigung; andere Bezeichnung: → Masturbation

onanieren sich selbst befriedigen; andere Bezeichnung: → masturbieren

On-Effekt englisch: on = ein(geschaltet); Blockade (Unterdrückung) der normalen → Alpha(α)-Aktivität im → Elektroenzephalogramm (EEG) besonders über dem Hinterkopf beim Augenöffnen mit erneutem Auftreten nach Augenschluss; andere Bezeichnungen: → Berger-Effekt, → visuelle Blockade / → Reagibilität; Gegensatz: → Off-Effekt

On-line englisch: unmittelbar verbunden, gleichzeitig ablaufend; Gegensatz: → Off-line

Ontogenese Entwicklung eines Lebewesens von der befruchteten Eizelle bis zum geschlechtsreifen Zustand; Gegensatz: → Phylogenese

Operationsmikroskop → Mikroskop, das bei Operationen benutzt wird, z.B. am Gehirn

operativ mit einer Operation einhergehend; Gegensatz: → konservativ, → medikamentös

Operculum lateinisch: Deckel; die → Inselregion des Gehirns überdeckende Abschnitte von → Frontal-, → Temporal- und → Parietallappen

operkulär das → Operculum betreffend

operkuläre Epilepsie Form der → Frontallappenepilepsie; im Vordergrund stehen meist → einfache fokale Anfälle, insbesondere → Kloni im Gesicht, → epigastrische Gefühle, → gustatorische Halluzinationen, Angst, → Sprechhemmung und → vegetative Störungen, zusätzlich kommen → komplexe fokale Anfälle vor, oft mit vermehrtem Speichelfluss

operkulärer Anfall vom → Operculum ausgehender epileptischer Anfall

Ophthalmologe / Ophthalmologin Augenarzt / Augenärztin, Arzt / Ärztin für Augenheilkunde

Ophthalmoskop Gerät zur Betrachtung des → Augenhintergrunds; → Fundoskopie; andere Bezeichnung: → Augenspiegel

Ophthalmoskopie Augenspiegelung, Betrachten des → Augenhintergrunds mit der → Netzhaut und → Sehnervenpapille; andere Bezeichnung: → Fundoskopie

Opiat opiumhaltiges oder dem Opium ähnliches Arzneimittel

Opiatantagonist Gegenmittel für → Opiate

Opisthotonus extreme Überstreckung des Körpers nach hinten, der in Rückenlage nur mit dem Hinterkopf und den Fersen den Boden bzw. die Unterlage berührt; kommt typischerweise bei → nichtepileptischen → psychogenen Anfällen vor; → arc de cercle; Gegensatz: → Emprosthotonus

Opsoklonus „Augentanzen“, → Klonus der Augen; andere Bezeichnung: → Okuloklonus

Optikusatrophie → Atrophie des → Nervus opricus (Sehrnerven) mit Abnahme des → Visus (Sehvermögens); kann extrem selten auch als → Nebenwirkung von Medikamenten auftreten

optimieren verbessern, vervollkommnen

Optimierung Verbesserung, Vervollkommnung

Option Auswahlmöglichkeit

optional wahlweise, bei Bedarf, in ausgewählten Fällen, nicht zwingend erforderlich; andere Bezeichnung: → fakultativ; Gegensatz: → obligat

optisch das Sehen betreffend; andere Bezeichnung: → visuell

optische Halluzination das Sehen betreffende Trugwahrnehmung, Sinnestäuschung, krankhafte Wahrnehmung tatsächlich nicht vorhandener Gegenstände; die → Halluzination kann einfach oder „primitiv“ (z.B. Blitze, Lichter, oder Farben) bzw. → komplex, kompliziert oder „strukturiert“ (z.B. traumhafte Bilder oder Szenen) sein; kann bei Epilepsie vorkommen; andere Bezeichnung: → visuelle Halluzination

optokinetischer Nystagmus (OKN) durch eine Blickfolgebewegung ausgelöster → Nystagmus (→ unwillkürliches Augenrucken mit Hin- und Herbewegen, langsam in die Blickrichtung und rasch zurück), kommt normalerweise vor, z.B. beim Blick aus einem Zug oder Auto auf die an der Seite vorbeiziehende Umgebung

oral den Mund betreffend, zum Mund hin gelegen, durch den Mund, durch die Mundschleimhaut (→ bukkal)

orale Automatismen den Mund betreffende → Automatismen wie z.B. Kauen, Lecken oder Schmatzen; weitgehend deckungsgleiche Bezeichnung: → oro-alimentäre Automatismen

orale Bioverfügbarkeit → Bioverfügbarkeit, z.B. eines Medikaments, nach Aufnahme durch den Mund

orale Medikation durch den Mund erfolgende medikamentöse Behandlung, z.B. mit → Dragees, → Granulat, → Kapseln, → Saft, → Sirup, → Tabletten oder → Tropfen

Orbita Augenhöhle

orbital die Augenhöhle betreffend, zur Augenhöhle hin liegend; z.B. Abschnitte des → Frontallappens

orbitofrontal die Augenhöhle und Stirn betreffend, zur Augenhöhle und Stirn hin liegend; z.B. Abschnitte des → Frontallappens

orbitofrontale Anfälle von zur Augenhöhle und Stirn hin liegenden Abschnitten des → Frontallappens ausgehende Anfälle

Ordinate senkrechte Achse im → Koordinatensystem; andere Bezeichnung: y-Achse; Gegensatz: → Abszisse

Organ mit einer bestimmten Aufgabe verbundene Körpereinheit, z.B. Gehirn, Herz, Leber, Lunge oder Niere

organisch körperlich, aus lebendem Material bestehend; Gegensatz: 1. → anorganisch, 2. → psychisch; Kombination: → psychosomatisch

organisches Psychosyndrom (OPS) → psychische Veränderungen wie Verlangsamung mit Verminderung von Aufmerksamkeit oder Denkvermögen durch Störungen im Gehirn; nach schweren oder länger dauernden epileptischen Anfällen kann es zu einem vorübergehenden organischen Psychosyndrom kommen; andere Bezeichnungen: → hirnorganisches Psychosyndrom (HOPS), → psychoorganisches Syndrom (POS)

Organismus Lebewesen

Organoazidopathie Krankheitsgruppe mit Störung des → Stoffwechsels von → Aminosäuren

Orientiertheit / Orientierung Fähigkeit, sich zum Raum bzw. Ort („Wo bin ich?"), zur Zeit („Was ist heute für ein Tag?") oder zur Person („Wer bin ich?") zu orientieren bzw. auszukennen; kann während eines Anfalls und danach gestört oder aufgehoben sein; Gegensatz: → Desorientiertheit / Desorientierung

Originalpackung (OP) ursprüngliche, für den Verkauf in einer → Apotheke bestimmte Verpackung eines Medikaments

Originalpräparat → Handelsname eines Medikaments von der Firma, die es erstmals entwickelt und zur → Zulassung gebracht hat; Gegensatz: → Generikum

oro-alimentär Mund und Nahrungsaufnahme betreffend

oro-alimentäre Automatismen → Automatismen bei in der Regel → komplexen fokalen Anfällen mit Kauen, Schmatzen, Schlucken, Lecken der Lippen oder ähnlichen → Symptomen; weitgehend deckungsgleiche Bezeichnung: → orale Automatismen

ortho- / Ortho- Vorsilbe: normal, richtig (herum); Gegensatz: → anti- / Anti-

orthodrom in der normalen Richtung; Gegensatz: → antidrom

Orthopädie Lehre von den Bewegungsorganen (Knochen, Gelenke und Muskeln)

Orthostase aufrechte Körperhaltung

örtliche Betäubung umschriebene Betäubung; andere Bezeichnungen: → Lokalanästhesie, → lokale Betäubung, → Teilnarkose

Ösophagus Speiseröhre

Osteomalazie Knochenerweichung, in der Regel durch einen Mangel an → Kalzium oder → Vitamin D; kann durch → Antiepileptika entstehen oder verstärkt werden

Osteopathia antiepileptica lateinisch: Knochenstörung als → Nebenwirkung von → Antiepileptika

Osteopathie

1. „Knochenstörung", z.B. Störung des Knochenaufbaus durch Medikamente
2. besonders in den USA sehr bekanntes ganzheitliches Konzept, wonach der Körper selbst zur Kontrolle von Krankheiten und Störungen in der Lage ist, solange normale strukturelle Beziehungen sowie Umwelt- und Ernährungseinflüsse vorliegen; die Methode soll u.a. in der Lage sein, → funktionelle Störungen zu erkennen, die noch nicht → pathologisch sind

Osteoporose Abnahme des festen Knochengewebes mit erhöhtem Risiko von Brüchen; kann u.a. durch lang dauernde Einnahme mancher → Antiepileptika begünstigt werden

Östradiol weibliches → Geschlechtshormon, das in den Eierstöcken sowie während einer Schwangerschaft auch in der → Plazenta gebildet wird

Östrogen weibliches → Geschlechtshormon mit eher ungünstiger Wirkung auf epileptische Anfälle

Oszillation Schwingen, Pendeln um eine → Grundlinie herum; auch: rasch wechselnde Zu- und Abnahme einer durchschnittlichen Stärke

oszillierend schwingend, pendelnd; auch: in der Stärke rasch wechselnd zu- und abnehmend (z.B. Lichtreize)

Oszillopsie Augenwackeln, Augenzittern

Outcome englisch: Ergebnis, Behandlungserfolg; z.B. nach einem → epilepsiechirurgischen Eingriff (Tab. 42); der Behandlungserfolg sollte allerdings nicht nur auf Anfälle bzw. medizinische Fragen beschränkt bleiben, sondern sich auch in → psychologischen und sozialen Aspekten wie der → Lebensqualität oder Arbeitsfähigkeit ausdrücken

Output englisch: Ausgang; z.B. von einer Zelle oder einem → Organ ausgehende Einflüsse; Gegensatz: → Input

Ovar (Mehrzahl: Ovarien) Eierstock; → polyzystische Ovarien

Overprotection englisch: übermäßiges, schädliches „Beschützen", Überbehüten; z.B. epilepsiekranker Kinder durch wohlmeinende Eltern

Ovulation / ovulatorischer Zyklus Eisprung; normale → Periode oder → Zyklus einer Frau mit Eisprung und → Menstruation (Periodenblutung) etwa 14 Tage später, sofern es nicht zu einer Schwangerschaft gekommen ist; Gegensatz: → Anovulation / anovulatorischer Zyklus

Tab. 42: Einteilung des Behandlungserfolges nach Epilepsiechirurgie (nach Engel)

Klasse	Beschreibung
I	**Frei von beeinträchtigenden Anfällen (schließt Anfälle nur in den ersten Wochen nach der Operation nicht aus)**
I A	Vollständige Anfallsfreiheit
I B	Nur noch nicht beeinträchtigende einfache fokale Anfälle (Auren)
I C	Einzelne beeinträchtigende Anfälle nach der Operation, aber dann keine derartigen Anfälle seit mindestens 2 Jahren
I D	Beeinträchtigende Anfälle, jedoch nur bei Verminderung bzw. nach Absetzen der Antiepileptika
II	**Seltene beeinträchtigende Anfälle („fast anfallsfrei")**
II A	Nach anfänglicher Anfallsfreiheit einzelne beeinträchtigende Anfälle
II B	Seltene beeinträchtigende Anfälle
II C	Gelegentliche beeinträchtigende Anfälle, aber seit mindestens 2 Jahren nur noch selten auftretend
II D	Ausschließlich nächtliche Anfälle
III	**Lohnenswerte Besserung**
III A	Lohnenswerter Rückgang der Anfallshäufigkeit oder -schwere (um mindestens 80 %)
III B	Längere anfallsfreie Zeiten, deren Gesamtdauer mehr als die Hälfte der gesamten Zeit seit der Operation ausmacht und nicht unter 2 Jahren liegt
IV	**Keine lohnenswerte Besserung**
IV A	Zwar Rückgang der Anfälle, aber ohne Auswirkung auf den Alltag bzw. die Lebensqualität
IV B	Keine nennenswerte Änderung
IV C	Verschlechterung

Oxcarbazepin (OXC) dem → Carbamazepin verwandtes → neues Antiepileptikum zur → Monotherapie und → Zusatzbehandlung von → fokalen und → generalisierten Anfällen; → Zubereitungsform: → Filmtabletten; Handelsname: Trileptal; → Tab. 4, S. 15

Oxidase zu einer → Oxidierung führendes → Enzym; viele Medikamente werden in der Leber von einer Oxidase abgebaut

Oxidation / Oxidierung Einbau von → Sauerstoff in ein → Molekül, z.B. bei der Verstoffwechslung von Medikamenten als Teil einer → Phase-I-Reaktion

Oxygenation / Oxygenierung Sauerstoffzufuhr

Oxymetrie Bestimmung der → Sauerstoffsättigung des Blutes; → Pulsoxymetrie

P

Pacemaker englisch: Schrittmacher; bei Epilepsien: Bezeichnung für Nervenzellverbände oder Hirnstrukturen, die als → Anfallsgenerator wirken

Pachygyrie (PG) → Gyrierungsstörung der → Hirnrinde mit abnorm breiten und plumpen Windungen (→ Gyrus); gehört zu den → kortikalen Dysplasien (KD, → Tab. 31, S. 213) und ist oft mit anderen Gyrierungsstörungen oder → Heterotopien vergesellschaftet; andere Bezeichnung: → Makrogyrie; Gegensatz: → Polymikrogyrie;

Pädagogik Lehre von der Erziehung

Palilalie → unwillkürliches Wiederholen von Silben oder Worten; kann z.B. bei → komplexen fokalen Anfällen auftreten

Palinopsie Bestehenbleiben oder verzögertes erneutes Wahrnehmen von vorher gesehenen Bildern; kann u.a. bei einer Epilepsie vorkommen

palliativ lindernd, aber nicht heilend; Gegensatz: → kurativ

palliative Epilepsiechirurgie lindernde, aber nicht heilende (d.h. mit hoher Wahrscheinlichkeit nicht zur Anfallsfreiheit führende) → Epilepsiechirurgie

Pallidum lateinisch = Mantel; Teil der → Stammganglien

Palpitation Herzklopfen; Gefühl eines verstärkten und beschleunigten Herzschlages bzw. → Pulses

Panenzephalitis das ganze Gehirn betreffende Entzündung, → Enzephalitis

Panikattacke plötzlich, anfallsweise auftretender Angstanfall mit körperlichen → Symptomen wie Herzklopfen, Schwindel, Schwitzen oder Zittern; kann epileptischen Anfällen ähneln

Pankreas Bauchspeicheldrüse; wichtigste Verdauungsdrüse, die neben → Insulin u.a. → Amylase und → Lipase in den Darm abgibt

Panmyelopathie Schädigung des gesamten (Knochen-) Marks; → Myelopathie

Panzytopenie Verminderung aller Blutzellen, z.B. als → Nebenwirkung von Medikamenten; → Zytopenie

Papel (entzündliche) Hauterhebung, Bläschen, Knötchen

papierloses EEG → digitales EEG

Papille am Augenhintergrund: Stelle des Sehnerveneintritts, bei der Augenspiegelung (→ Fundoskopie) vom Arzt einsehbar

papulo-pustulös mit → Papeln und → Pusteln einhergehend

papulös mit → Papeln einhergehend

para- / Para- Vorsilbe: neben, daneben

Paracetamol Schmerz- und Fiebermittel (Handelsname: z.B. Benuron)

Paradigma (Mehrzahl: Paradigmen) Beispiel, Muster

paradox widersinnig, der Erwartung entgegengesetzt

paradoxe Normalisierung (PN) plötzlich auftretende und vorübergehende Normalisierung des → Elektroenzephalogramms (EEGs) bei Menschen mit Epilepsie bei gleichzeitiger Verschlechterung der Stimmungslage bis hin zum Auftreten von → Psychosen; andere, aber nicht immer deckungsgleiche Bezeichnungen: → alternative Psychose, → forcierte Normalisierung

Parahippokampus neben → Amygdala und → Hippokampus liegende Teile des → Schläfenlappens; beinhaltet → entorhinale Rinde und → perirhinale Rinde

Paraldehyd chemischer Stoff, der gelegentlich noch zur Behandlung eines → Status epilepticus eingesetzt wird

parallel in gleichem Abstand, gleichlaufend, gleich geschaltet

Parallelstudie Untersuchung, bei der verschiedene, → parallel behandelte Patientengruppen verschiedene Behandlungen (z.B. Medikamente) erhalten

Parameter Größe, Messgröße, Zielgröße

paranoid wahnhaft, mit Wahnvorstellungen einhergehend

paranoid-halluzinatorisch wahnhaft, mit → Halluzinationen einhergehend

parasagittal neben der → Sagittalnaht gelegen; z.B. parasagittale → Längsreihen bei der Ableitung eines → Elektroenzephalogramms (EEGs)

parasitäre Erkrankung / Parasitose durch einen Befall mit → Parasiten hervorgerufene Krankheiten; → Echinokokkose, → Kryptokokkose, → Malaria, → Neurozystizerkose, → Toxoplasmose, → Zystizerkose

Parasomnie (Tab. 43) Schlafstörung mit störendem Verhalten oder Erleben; manche Schlafstörungen sind schwer von nächtlichen Anfällen zu unterscheiden

Parästhesie abnorme, nicht schmerzhafte Missempfindung wie Kribbeln („Ameisenlaufen") oder Taubheitsgefühl, die → spontan (z.B. bei einem epileptischen Anfall) oder nach → Provokation (z.B. durch Berührung) auftritt; bei Menschen mit einer Epilepsie als Anfallszeichen und als mögliche → Nebenwirkung von → Antiepileptika vorkommend

Parathormon (PTH) in der Nebenschilddrüse gebildetes → Hormon zur Steuerung des Stoffwechsels von → Kalzium

paravenös (aus Versehen) neben eine → Vene; z.B. bei Verabreichung eines Medikamentes oder einer → Infusion

Parenchym Gewebe eines → Organs, z.B. der Leber oder des Gehirns

Parenchymschaden Schädigung von Gewebe eines → Organs, z.B. der Leber oder des Gehirns; bei der Einnahme von → Antiepileptika aber auch durch epileptische Anfälle kann es zu Parenchymschäden kommen

parenteral unter Umgehung des Magen-Darm-Kanals; z.B. Verabreichung von Medikamenten in → Venen, in die Muskulatur oder unter die Haut

parenterale Medikation durch die Haut, über einen künstlichen Zugang erfolgende medikamentöse Behandlung; → Infusion, → Injektion, → Katheter

Parese teilweise Lähmung, Schwäche

parietal im Scheitelbereich

Parietallappen in der Parietal- oder Scheitelregion liegender Teil des → Großhirns; → Abb. 6, S. 133

Parietallappenanfall vom → Parietal- oder Scheitellappen ausgehender epileptischer Anfall

Parietallappenepilepsie (PLE) Epilepsie mit vom → Parietal- oder → Scheitellappen ausgehenden Anfällen; im Vordergrund stehen → einfache fokale Anfälle mit → sensiblen oder → sensorischen Symptomen, die sich zu → komplexen fokalen Anfällen entwickeln können

Tab. 43: Einteilung der Parasomnien (→ auch jeweils dort)

A. Störungen während des Erwachens
1. Somnambulismus (Schlafwandeln)
2. Pavor nocturnus (nächtliches Aufschrecken)
3. Verwirrtheit beim Erwachen

B. Störungen bei Schlaf-Wach-Übergängen
1. Störung mir rhythmischen Bewegungen (Jactatio capitis, Jactatio corporis)
2. Plötzliches Auffahren aus dem Schlaf (Sleep starts)
3. Sprechen im Schlaf
4. Nächtliche Wadenkrämpfe

C. Gewöhnlich im REM-Schlaf vorkommende Parasomnien
1. Alptraum
2. Schlaflähmung
3. Verminderte Erektion im Schlaf
4. Schmerzhafte Erektion im Schlaf
5. Sinus-Arrest (Herzstillstand) im REM-Schlaf
6. Verhaltensstörung im REM-Schlaf

D. Andere Parasomnien
1. Bruxismus (Zähneknirschen) im Schlaf
2. Enuresis (Einnässen) im Schlaf
3. Abnormes Schlucken im Schlaf
4. Nächtliche paroxysmale Dystonie
5. plötzlicher nicht zu erklärender Tod im Schlaf
6. primäres Schnarchen
7. Schlaf-Apnoe im Säuglings- und frühen Kleinkindesalter
8. kongenitales zentrales Hypoventilationssyndrom
9. plötzlicher Tod im Säuglings- und frühen Kleinkindesalter
10. benigner neonataler Schlaf-Myoklonus

parietooccipital / parietookzipital den → Parietal- und → Okzipitallappen betreffend

Parkinson-Krankheit „Schüttellähmung"; Krankheit des Nervensystems aufgrund eines Mangels an dem → Neurotransmitter → Dopamin, die u.a. mit Muskelzittern (→ Tremor) in Ruhe, erhöhter Muskelanspannung und verminderter Beweglichkeit einhergeht

paroxysmal anfallsweise, plötzlich auftretend; trifft für viele Krankheiten zu, unter anderem auch für fast alle Formen epileptischer Anfälle

paroxysmale Aktivität plötzlich, schlagartig einsetzende und meist auch endende → Aktivität; im → Elektroenzephalogramm (EEG): plötzliche, kurz dauernde und → höheramplitudige → Aktivität, die Ausdruck einer erhöhten zerebralen

Erregbarkeit (z.B. Epilepsie) sein kann, aber nicht notwendigerweise → pathologisch ist; andere Bezeichnung: → Paroxysmus

paroxysmale Ataxie erbliche, familiär gehäuft auftretende Krankheit mit zeitweise auftretender → Ataxie; es handelt sich nicht um eine Epilepsie; andere Bezeichnung: → episodische Ataxie

paroxysmale Choreoathetose plötzlich auftretende → Choreoathetose; → familiäre paroxysmale Choreoathetose, → kinesiogene paroxysmale Choreoathetose; möglicherweise handelt es sich um epileptische Anfallsform mit → subkortikaler Entstehung

paroxysmale tonische Dystonie meist bei → multipler Sklerose (MS) oder anderen Krankheiten mit Schädigung des → Hirnstamms oder der → Stammganglien vorkommende, möglicherweise epileptische Anfallsform mit → subkortikaler Entstehung und meist durch äußere Reize ausgelösten, schmerzhaften → Muskelkontraktionen; meist gutes Ansprechen auf → Antiepileptika: andere Bezeichnung: → tonischer Hirnstammanfall

Paroxysmus plötzlich, schlagartig einsetzende und meist auch endende → Aktivität; im → Elektroenzephalogramm (EEG): plötzliche, kurz dauernde und höheramplitudige Aktivität, die Ausdruck einer erhöhten zerebralen Erregbarkeit (z.B. Epilepsie) sein kann, aber nicht notwendigerweise pathologisch ist; andere Bezeichnung: → paroxysmale Aktivität

partal auf die Geburt (lateinisch: partus) bezogen; → peripartal, → postpartal

partial herdförmig, nur einen Teil betreffend; andere Bezeichnungen: → fokal, → lokalisationsbezogen, → partiell

Partialepilepsie von einem bestimmten Teil des Gehirns ausgehende Epilepsie; andere Bezeichnungen: → fokale Epilepsie, → Herdepilepsie, → lokalisationsbezogene Epilepsie, → partielle Epilepsie

partial-komplexer Anfall → komplexer fokaler Anfall

partiell herdförmig, nur einen Teil betreffend; andere Bezeichnungen: → fokal, → lokalisationsbezogen, → partial

partiell-komplexer Anfall → komplexer fokaler Anfall

partielle Epilepsie von einem bestimmten Teil des Gehirns ausgehende Epilepsie; andere Bezeichnungen: → fokale Epilepsie, → Herdepilepsie, → lokalisationsbezogene Epilepsie, → Partialepilepsie

partielle Thromboplastinzeit (PTT) Labortest zur Bestimmung der → Blutgerinnung

partieller Anfall von einem bestimmten Teil des Gehirns ausgehender, → fokaler Anfall; → einfacher und → komplexer fokaler Anfall; andere Bezeichnungen: → Herdanfall, → lokaler Anfall, → lokalisationsbezogener Anfall

partieller Anfall mit komplexer Symptomatik → komplexer fokaler Anfall

partieller Schlafentzug teilweiser → Schlafentzug, z.B. vor der Ableitung eines → Elektroenzephalogramms (EEGs) zur Erhöhung von dessen Aussagekraft

partieller komplexer Anfall → komplexer fokaler Anfall

Partus lateinisch: Geburt

Passage
1. Durchgang, Durchtritt (z.B. → Magen-Darm-Passage)
2. Abschnitt (aus einem Text)
3. Überfahrt

passager vorübergehend

passiv ohne eigenes Zutun, indirekt beteiligt, untätig; Gegensatz: → aktiv

Patch englisch = Flecken, Flicken

Patch-Test Form eines → epikutanen Tests / Epikutantests mit Überprüfen einer möglichen → Allergie auf ein → Antiepileptikum oder anderes Medikament durch Aufbringen auf die Haut für eine gewisse Zeit (meist wenige Tage) unter einem oder mehreren Pflastern und Feststellung, ob es zu einer Rötung und anderen Veränderungen kommt

paternal lateinisch: väterlich, vom Vater kommend

Pathogenese Entstehung und Entwicklung einer Krankheit

Pathologie Krankheitslehre; Untersuchung krankhafter Veränderungen im Körper

pathologisch krankhaft

Pathomechanismus Art der Entstehung von Krankheitsprozessen

Pathophysiologie Untersuchung krankhafter Vorgänge oder Abläufe im Körper

Patient Kranker, an einer Krankheit Leidender

Pavor nocturnus „Nachtangst"; meist im Vorschulalter (3% im Kindesalter, 0,5% bei Erwachsenen) und mit familiärer Häufung auftretende Schlafstörung mit plötzlichem teilweisen Erwachen aus dem Tiefschlaf, fehlender Ansprechbarkeit, unruhigem Verhalten, unter Umständen auch → Halluzinationen, fast immer eingeleitet von einem durchdringenden Kreischen oder Schreien; Dauer 15 bis maximal 30 Minuten mit anschließendem erneuten Einschlafen und völliger Erinnerungslosigkeit für die Störung; Form einer → Parasomnie (→ Tab. 43, S. 260), Überlappung zum → Somnambulismus (Schlafwandeln) möglich

Peg englisch = Stift

Peg-Elektroden stiftförmige → Elektroden zur → invasiven prächirurgischen Diagnostik, die in kleine Bohrlöcher in der Schädeldecke eingesteckt werden und unmittelbar über der harten → Hirnhaut liegen

Pearl-Index (PI) nach einem amerikanischen Biologen benanntes Maß für die Zuverlässigkeit einer Schwangerschaftsverhütung; ein Pearl-Index von 2 bedeutet z.B., dass es unter dieser Methode bei hundert Frauen innerhalb eines Jahres zu 2 ungewollten Schwangerschaften kommt; durch → enzyminduzierende → Antiepileptika kann der Pearl-Index → hormoneller Kontrazeptiva nachteilig beeinflusst werden

Pelopsie „Nahsehen"; Form einer → Metamorphopsie; Sehstörung bzw. optische → Illusion (Fehlwahrnehmung), bei der das Gesehene abnorm nah wahrgenommen wird; kommt z.B. bei → komplexen fokalen Anfällen vor; Gegensatz: → Teleopsie

Penetranz in der Medizin: Durchsetzungskraft; z.B. die Wahrscheinlichkeit, mit der sich eine → Erbanlage durchsetzt bzw. im Verlauf des Lebens zum Tragen kommt

Penetration in der Medizin: Durchdringung, Durchsetzungskraft; z.B. von → Genen bei der → Vererbung

penetrierende Verletzung durchdringende Verletzung; am Kopf z.B. mit Durchdringung des knöchernen Schädels und der → Hirnhäute

Penis männliches Glied (Geschlechtsorgan / Geschlechtsteil)

per lateinisch: durch

per os durch den Mund; andere Bezeichnung: → peroral

per se an (und für) sich, von vorneherein

Perforation Durchlöcherung, Durchbruch, z.B. eines Magengeschwürs

perfundieren durchfluten, durchströmen

Perfusion Durchflutung, Durchströmung

Perfusor Pumpe zur gleichmäßigen Verabreichung eines in einer Lösung verabreichten Medikamentes über längere Zeit

peri- / Peri- Vorsilbe: um (etwas) herum

periiktal um einen Anfall herum, d.h. unmittelbar vor, während oder unmittelbar nach einem Anfall

Periläsionektomie operative Entfernung einer umschriebenen Veränderung (→ Läsionektomie) sowie zusätzlich auch des umgebenden Gewebes, das bei Epilepsien ebenfalls → epileptogen sein kann

Perimetrie Bestimmung des → Gesichtsfelds; → Finger-Perimetrie, → Goldman-Perimetrie, → Humphreys-Perimetrie, → Konfrontations-Perimetrie, → Octopus-Perimetrie

perimetrisch durch eine → Perimetrie, mit einer Perimetrie einhergehend

perinatal natalis = lateinisch: zur Geburt gehörend; um die Geburt herum; andere Bezeichnung: → peripartal

perinatale Hirnschädigung → frühkindliche Hirnschädigung

perirhinale Rinde / perirhinaler Kortex neben → Amygdala und → Hippokampus sowie → entorhinaler Rinde liegende Teile des → Parahippokampus im Verbindungsbereich von → Frontal- und → Temporallappen bzw. → Stirn- und → Schläfenlappen; kann bei → komplexen fokalen Anfällen eine Rolle spielen

Periode

1. Dauer eines sich regelmäßig wiederholenden → Zyklus; z.B. von entsprechenden Veränderungen im → Elektroenzephalogramm (EEG)
2. Regelblutung der Frau; → Menorrhoe, → Menses, → Menstruation, → Periodenblutung (zu den einzelnen Abschnitten → Tab. 44)

Periodenblutung monatliche Blutung der Frau; andere Bezeichnung: → Menstruation

Periodenprävalenz Anzahl von Fällen einer bestimmten Krankheit innerhalb eines bestimmten Zeitraums, bezogen auf eine bestimmte Zahl von Menschen (z.B. Menschen mit einer Epilepsie in Deutschland pro 100 000 Einwohner im Jahr 2001); → Punktprävalenz, → Lebenszeitprävalenz

periodisch regelmäßig oder nahezu regelmäßig wiederkehrend

periodische Beinbewegungen im Schlaf mindestens 5-mal pro Stunde Schlaf auftretende → unwillkürliche Bewegungen der Beine (manchmal auch der Arme) ohne Beziehung zu einer Epilepsie; bei einem → Restless-legs-Syndrom (Syndrom der unruhigen Beine) lassen sich bei 70-80% der Betroffenen

Tab. 44: Periode der Frau (→ auch jeweils dort)

Abschnitt	Beschreibung
Menstruation	Zeit der Periodenblutung (Menstruation oder Regelblutung); dauert 2–6 Tage
Follikelphase/proliferative Phase	hauptsächlich durch Östrogene bestimmte Aufbauphase; dauert 7–21 Tage
Ovulation	Zeit des Eisprungs am Ende der Follikelphase
Gelbkörperphase/Lutealphase/sekretorische Phase	hauptsächlich durch die Entwicklung des Gelbkörpers (bildet Progesteron) und Sekretion der Drüsen der Uterusschleimhaut gekennzeichnet; dauert ca. 14 Tage

periodische Beinbewegungen im Schlaf nachweisen, umgekehrt leidet nur ein kleiner Teil der Betroffenen mit periodischen Beinbewegungen im Schaf auch an einem Restless-legs-Syndrom; englische Bezeichnung: periodic leg movements in sleep (PLMS)

periodische Komplexe im → Elektroenzephalogramm (EEG): → Komplexe von → EEG-Wellen, die sich weitgehend regelmäßig wiederholen, meist im Abstand von einer bis zu mehreren Sekunden

periodisches Gedächtnis Bezeichnung für Gedächtnisinhalte, die in einer zeitlichen Zuordnung gespeichert wurden; andere Bezeichnung: → episodisches Gedächtnis; Gegensatz: → semantisches Gedächtnis

periokulär um die Augen herum

perioral um den Mund herum

periorale Reflexmyoklonien → reflektorisch durch Lesen oder Sprechen ausgelöste, um den Mund herum auftretende → Myoklonien oder Muskelzuckungen; → Leseepilepsie

peripartal Partus = lateinisch: Geburt; um die Geburt herum; andere Bezeichnung: → perinatal

peripher außen, am Rand; Gegensatz: → zentral

periphere Gesichtsfeldausfälle tunnelförmige Einschränkung des → Gesichtsfelds; andere Bezeichnungen: → konzentrische Gesichtsfeldeinschränkung, → Röhrensehen, → Tunnelsehen

periphere Nerven außerhalb von Gehirn und → Rückenmark liegende Nerven

peripheres Nervensystem (PNS) Anteile des Nervensystems, die außerhalb von Gehirn und → Rückenmark liegen; Gegensatz: → zentrales Nervensystem

Peristaltik wellenförmig fortschreitende Bewegung von muskulären Hohlorganen, z.B. von Magen oder Darm

perisylvisch um die → Fissura Sylvii herum

periventrikulär um die → Ventrikel (Hirnkammern) gelegen

periventrikuläre Hamartome um die → Ventrikel (Hirnkammern) gelegene → Hamartome, z.B. bei der → tuberösen Sklerose

periventrikuläre noduläre Heterotopie (P[V]NH) in den Wänden der → Seitenventrikel gelegene, knotenförmige Ansammlung von normalerweise in der → Hirnrinde gelegenen Zellen (→ Heterotopie); gehört zu den → kortikalen Dysplasien (→ Tab. 31, S. 213); wird bei Frauen → X-chromosomal vererbt, tritt gelegentlich auch bei Männern auf

permanent dauerhaft, dauernd, ununterbrochen bestehend

peroral durch den Mund; andere Bezeichnung: → per os

Perpetuierung Fortschreibung, Fortsetzung

Perseveration krankhaftes Beharren, Beibehalten, Haften, z.B. an einer Vorstellung mit erschwerter Umstellung

Perseverationstendenz Neigung zur → Perseveration; bei manchen Menschen mit einer → Temporallappenepilepsie findet sich eine erhöhte Perseverationstendenz

perserverative Automatismen während eines epileptischen Anfalls gleichförmig ablaufende → Automatismen wie z.B. Laufen oder Schreiben

perseverieren krankhaftes Beharren, Beibehalten, Haften, z.B. an einer Vorstellung

Persistenz Fortbestehen, weiteres Auftreten

persistieren bestehenbleiben, fortbestehen, weiterhin auftretend; Gegensatz: → sistieren

persistierend dauerhaft, fortbestehend; Gegensatz: → intermittierend

Personal-Computer (PC) persönlicher, meist nur von einem Menschen benutzer → Computer für die Bearbeitung → digitalisierter Signale, der unter anderem auch zur Bildbearbeitung und Textverarbeitung eingesetzt werden kann; für die weitaus meisten Menschen mit Epilepsie ist ein Arbeiten mit einem PC problemlos möglich

Pessar Stütz- oder Verschlussring der Gebärmutter, u.a. zur Empfängnisverhütung eingesetzt, → Intrauterinpessar (IUP)

petechiale Blutungen / Petechien punktförmige Hautblutungen; → Forellenphänomen

Petit Mal / Petit-Mal-Anfall (PM / PMA) französisch: „kleines Übel"; unscharfer Sammelbegriff für epileptische Anfälle ohne Hinstürzen und Krampfen an Armen und Beinen (→ Grand Mal / große Anfälle), z.T. aber mit Verlust des → Bewusstseins (→ komplexe fokale Anfälle)

Petit-Mal-Status Aneinanderreihung, Häufung von → Absencen mit Auftreten eines „lang dauernden epileptischen Zustands", manchmal mit zwischenzeitlichen kurzen Erholungsphasen; kann außer bei Betroffenen mit einer → Absencen-Epilepsie bis ins hohe Lebensalter auch bei Menschen ohne bekannte Epilepsie auftreten; eine sichere Erkennung ist nur mit Ableitung eines → Elektroenzephalogramms (EEGs) möglich und → intravenöse → Benzodiazepine unterbrechen einen Petit-Mal-Status meist rasch; andere Bezeichnungen: → Absence-Status, → generalisierter nichtkonvulsiver Status epilepticus, → Spike-wave-Status, → Spike-wave-Stupor

Phakomatose Oberbegriff für Krankheiten mit Beteiligung der Haut und des Nervensystems; z.B. → Bourneville-Pringle-Krankheit, → Sturge-Weber-Krankheit, → tuberöse Sklerose

Phänomen Erscheinung, Zeichen

Phänomenologie Erscheinungsbild; in der Medizin: Lehre von den mit Sinnesorganen wahrnehmbaren Krankheitszeichen

phänomenologisch mit den Sinnesorgangen wahrnehmbar

Phänotyp(us) → anatomische und → funktionelle → Manifestation des → Genotyps; äußeres Erscheinungsbild und Verhalten eines Menschen und seiner Organe infolge von durch Umwelteinflüsse und sonstige Besonderheiten beeinflussten Erbanlagen; die Wirkung von durch → dominante → Allele überdeckten → rezessiven → Erbfaktoren ist im Phänotyp nicht erkennbar; demgegenüber ist der → Genotyp die Gesamtheit der ererbten Merkmale

Pharmakodynamik Wirkung von Stoffen oder Medikamenten am → Rezeptor / Wirkort

pharmakogen durch ein oder mehrere Medikamente bedingt

Pharmakokinetik (Abb. 14) zusammenfassende Bezeichnung für die → Resorption (Aufnahme), → Distribution (Verteilung), → Metabolisierung (Verstoffwechslung) und → Clearance oder → Elimination (Ausscheidung) von Stoffen oder Medikamenten im Körper; → Bioverfügbarkeit

Pharmakologie Lehre von der Wirkung und Verträglichkeit von Medikamenten

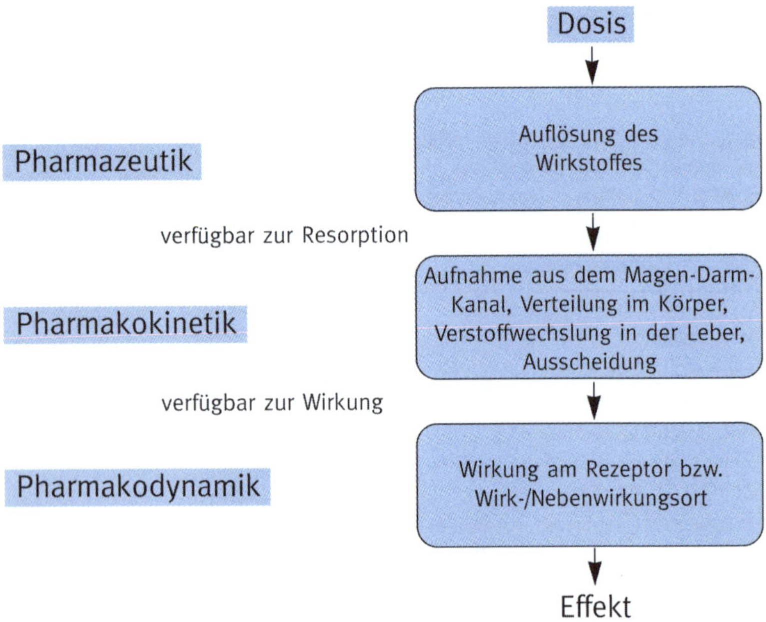

Abb. 14: Die wichtigsten Bereiche der Pharmakokinetik

Pharmakon (Mehrzahl: Pharmaka) Medikament

pharmakorefraktär / pharmakoresistent durch Medikamente nicht befriedigend behandelbar, sich Medikamenten „widersetzend“, nicht anfallsfrei werdend oder mit schweren → Nebenwirkungen einhergehend; schwer behandelbar, ohne befriedigendes Ansprechen auf eine Behandlung mit Medikamenten; bei Epilepsien: weiteres Auftreten von Anfällen trotz Behandlung mit mindestens für die jeweilige Anfalls- bzw. Epilepsieform wirksamen → Standardpräparaten zunächst alleine (→ Monotherapie, → alternative Monotherapie) und danach zusammen (→ Kombinationstherapie); andere Bezeichnungen: → pharmakotherapierefraktär, → pharmakotherapieresistent, → refraktär, → resistent, → therapierefraktär, → therapieresistent

Pharmakoresistenz mangelnde Behandelbarkeit durch geeignete und richtig → dosierte Medikamente mit weiterhin auftretenden Anfällen; andere Bezeichnung: → Therapieresistenz

Pharmakotherapie Behandlung mit Medikamenten, medikamentöse Behandlung

pharmakotherapierefraktär / pharmakotherapieresistent durch Medikamente nicht befriedigend behandelbar, sich Medikamenten „widersetzend“, nicht anfallsfrei werdend oder mit schweren → Nebenwirkungen einhergehend; schwer behandelbar, ohne befriedigendes Ansprechen auf eine Behandlung mit Medikamenten; bei Epilepsien: weiteres Auftreten von Anfällen trotz Behandlung mit mindestens für die jeweilige Anfalls- bzw. Epilepsieform wirksamen → Standardpräparaten zunächst alleine (→ Monotherapie, → alternative Monotherapie) und danach zusammen (→ Kombinationstherapie); andere Bezeichnungen: → pharmakorefraktär, → pharmakoresistent, → refraktär, → resistent, → therapierefraktär, → therapieresistent

Pharmako(therapie)resistenz fehlende oder unzureichende Behandelbarkeit durch Medikamente, z.B. durch → Antiepileptika

Pharmakovigilanz Maßnahmen zur Erhöhung der → Arzneimittelsicherheit; Erkennung, Bewertung, Verständnis und Verhütung von schweren → Nebenwirkungen

Pharmazeutik Arzneimittelkunde

Pharynx Rachen

Pharyngealelektrode → Elektrode für ein → Elektroenzephalogramm (EEG), die nach örtlicher Betäubung in den Nasen-Rachen-Raum eingeführt wird, um eine bessere Ableitung von an der Unter- und Innenseite des → Schläfenlappens vorhandener → Aktivität zu ermöglichen; andere Bezeichnung: → Nasopharyngealelektrode

Phase begrenzter, umschriebener Abschnitt, z.B. einer → chemischen Reaktion, einer Welle im → Elektroenzephalogramm (EEG) oder einer Behandlung mit Medikamenten (z.B. → Abdosierungsphase, → Aufdosierungsphase, → Behandlungsphase, → Eindosierungsphase, → Titrationsphase)

Phase-I-Reaktion erster, früher Schritt bei der → Verstoffwechslung von Medikamenten; → Hydrolyse → Oxidation → Reduktion

Phase-II-Reaktion später Schritt bei der Verstoffwechslung von Medikamenten; → Glukuronidierung

Phase I- bis IV-Studie Bezeichnung für unterschiedliche → Studien vor und nach Einführung eines neuen Medikaments: → Tab. 58, S. 317

Phasenumkehr im → Elektroenzephalogramm (EEG): entgegengerichtete, gleichzeitig auftretende → Potenziale in benachbarten → Ableitepunkten oder → Kanälen

Phenobarbital (PB) → Antiepileptikum; eigentlich ein Schlafmittel, dessen anfallsunterdrückende Wirkung zufällig entdeckt wurde; → Zubereitungsformen: → Injektionslösung, → Tabletten; Handelsnamen: z.B. Aphenylbarbit, Lepinal oder Luminal; → Tab. 4, S. 15

Phenylalanin natürlicherweise im Körper vorkommende → Aminosäure, bei der → Phenylketonurie stark vermehrt im Urin nachweisbar

Phenyläthylmalonamid (PEMA) englisch: phenyl ethyl malonamide; → aktiver → Metabolit von → Primidon

Phenylketonurie (PKU) unbehandelt zu schwerer geistiger Behinderung und bei etwa 25% zu epileptischen Anfällen (z.B. → West-Syndrom oder → Lennox-Gastaut-Syndrom) führende → Stoffwechselstörung; Feststellung durch Nachweis von → Phenylalanin bzw. dessen Abbaustoffen im Urin; Behandlung durch → Diät mit möglichst wenig → Phenylalanin

Phenytoin (PHT) → Antiepileptikum; in der → chemischen Struktur dem Schlafmittel → Phenobarbital ähnlich, aber weniger müde machend; → Zubereitungsformen: → Infusionskonzentrat, → Injektionslösung, → Kapseln, → Suspension, → Tabletten; Handelsnamen: z.B. Epanutin, Phenhydan oder Zentropil; → Tab. 4, S. 15

Phonation Stimm- oder Lautbildung

phonatorischer Anfall → fokaler epileptischer Anfall mit u.U. → unartikulierter Lautbildung oder Sprechhemmung

Phosphor chemisches → Element; eine Verbindung von Phosphor mit → Phenytoin: → Fosphenytoin

Photic driving englisch: Antreiben durch Licht; im → Elektroenzephalogramm (EEG): durch Lichtreize ausgelöste → Aktivität bzw. → Wellen derselben → Frequenz besonders über dem Hinterkopf; → Photostimulation

Photo-Epilepsie / photogene Epilepsie → Reflexepilepsie mit ausschließlich oder überwiegend durch → optische bzw. → visuelle Reize ausgelösten Anfällen (→ photogener Reflexanfall); andere Schreibweise: Fotoepilepsie / fotogene Epilepsie

photogener Anfall bei → Photosensibilität durch Lichtreize ausgelöster → Reflexanfall; → photoparoxysmale Reaktion; andere Schreibweise: → fotogener Anfall

photokonvulsive Reaktion (PKR) frühere Bezeichnung für → photoparoxysmale Reaktion (PPR)

photomyogene Reaktion (PMR) / photomyoklonische Reaktion / Photomyoklonus Lidflattern, Augenbewegungen oder leichte → Myoklonien bzw. Zuckungen um die Augen herum und im Gesicht ohne Beziehung zu epileptischen Anfällen als Ausdruck einer → Photosensibilität bei → Photostimulation im Rahmen der Ableitung eines → Elektroenzephalogramms (EEGs); Auftreten entweder im → Rhythmus der Lichtreizung und überwiegend bei älteren Erwachsenen (→ orbito-frontaler Myoklonus) oder unabhängig davon (→ Lidmyoklonien); EEG-Veränderungen treten vorwiegend → frontal mit einer Abschwächung durch Augenöffnen und nicht → okzipital wie bei → fotoparoxysmaler Reaktion auf; andere Schreibweisen: → fotomyogene Antwort / fotomyoklonische Reaktion / Fotomyoklonus

photoparoxysmale Reaktion (PPR) (Tab. 45) bei → Photosensibilität durch Lichtreize ausgelöste paroxysmale Veränderungen im → Elektroenzephalogramm (EEG) bis hin zum Auslösen eines epileptischen Anfalls (→ photogener Reflexanfall); Auftreten ist abhängig vom Alter (besonders zwischen dem 5. und 18. Lebensjahr), Geschlecht (Mädchen bzw. Frauen deutlich häufiger als Jungen bzw. Männer), der Form der Epilepsie (besonders idiopathische generalisierte Epilepsien) und einer eventuellen medikamentösen Behandlung; Vorkommen auch bei Gesunden und anderen Krankheiten wie z.B. einer → Migräne; frühere Bezeichnung: → photokonvulsive Reaktion; andere Schreibweise: → fotoparoxysmale Reaktion

Photophobie Blendungsempfindlichkeit, vermehrte Lichtempfindlichkeit; kann u.a. als → Nebenwirkung von → Antiepileptika und anderen Medikamenten vorkommen

Photopsie → optische / → visuelle → Halluzination (Trugwahrnehmung) mit Sehen von Licht, Farben, Blitzen oder Funken; kann Teil eines epileptischen Anfalls sein

Photorezeptor lichtempfindlicher → Rezeptor; andere Schreibweise: → Fotorezeptor

Photosensibilität / Photosensitivität (PHS)

1. Überempfindlichkeit des Gehirns gegenüber Lichtreizen oder Mustern (→ Mustersensibilität) mit Auftreten von → epileptiformen Veränderungen im → Elektroenzephalogramm (EEG; → photoparoxysmale Reaktion), von epileptischen Anfällen (→ photogener Reflexanfall) oder von → Myoklonien ohne EEG-Veränderungen (→ photomyogene Reaktion)
2. Überempfindlichkeit der Haut gegenüber Licht mit Auftreten eines Ausschlags (→ Exanthem)

andere Schreibweise: → Fotosensibilität / Fotosensitivität

Photostimulation (PHS) Blitzreizung, Ableitung des → Elektroenzephalogramms (EEGs) unter → Flickerlicht;

Tab. 45: Schweregrade der photoparoxysmalen Reaktion (nach Waltz und Doose; → auch jeweils dort)

Grad	Beschreibung
1	Spikes innerhalb okzipitaler Hintergrundaktivität
2	parieto-okzipitale Spikes mit biphasischer Slow wave
3	parieto-okzipitale Spikes mit biphasischer Slow wave und Ausbreitung bis nach frontal
4	generalisierte Spike-und-Wave-Aktivität oder Polyspike-wave-Aktivität

dient der Erhöhung der Aussagekraft; andere Schreibweise: → Fotostimulation

Phylogenese Stammesgeschichte der Lebewesen; Gegensatz: → Ontogenese

Physiologie Lehre von der Untersuchung normaler Vorgänge im Körper

physiologisch unauffällig, gesund; den normalen Abläufen im Körper entsprechend

physisch körperlich, organisch; Gegensatz: → psychisch

Phytotherapie griechisch: phytos = Pflanze; Kräuterheilkunde; Methode der → alternativen Medizin mit Anwendung pflanzlicher Heilmittel; sichere Wirksamkeitsnachweise bei Epilepsie liegen teilweise vor

Pia mater Blutgefäße enthaltender Teil der weichen Hirnhaut, die der Oberfläche des Gehirns und → Rückenmarks anliegt

Pigment in Körperzellen oder -geweben gelöster oder in Körnchenform vorliegender Farbstoff

Pigmentierung Anreicherung mit → Pigmenten; (Körper-) Färbung

Piloerektion Gänsehaut, Aufstellen / Aufrichten der Haare; kann bei manchen epileptischen Anfällen vorkommen

Pilotstudie frühe, orientierende → Studie mit wenigen Patienten bei der → klinischen Prüfung möglicher Anwendungsgebiete eines neuen Medikaments; → Tab. 58, S. 317

Piracetam Medikament zur Anregung des Stoffwechsels der Nervenzellen des Gehirns (→ Nootropikum); Handelsname z.B. Nootrop

Pixel Bezeichnung für die Größe von Bildpunkten, z.B. bei der → Computertomographie (CT), → Magnetresonanzspektroskopie (MRS) oder → Magnetresonanztomographie (MRT)

Placebo → Plazebo

Placenta → Plazenta

Planimetrie Flächenmessung, Ausmessen einer Fläche

Plasma flüssiger Anteil des Blutes, das man durch Stehenlassen ungerinnbar gemachten Blutes erhält; enthält unter anderem → Eiweiß, Fette, Zucker, → Mineralstoffe und → Stoffwechselprodukte, daneben auch → Hormone, → Vitamine, → Spurenelemente und Medikamente; im Plasma kann z.B. die → Konzentration von → Antiepileptika bestimmt werden; → Plasmakonzentration, → Plasmaspiegel; im Gegensatz zum → Serum enthält das Plasma noch → Gerinnungsfaktoren; andere Bezeichnung: → Blutplasma

Plasmaclearance Maß für die Ausscheidung von gelösten Stoffen oder Medikamenten aus dem → Plasma; Plasmamenge, aus der ein Stoff oder Medikament innerhalb einer bestimmten Zeit durch die Leber (→ hepatische Clearance) oder Nieren (→ renale Clearance) entfernt wird; → Clearance

Plasmakonzentration / Plasmaspiegel → Konzentration (z.B. eines Medikaments) im → Plasma: andere Bezeichnungen: → Blutspiegel, → Serumkonzentration / Serumspiegel

Plasmazelle von → Lymphozyten abstammende Zelle im → Knochenmark, Bindegewebe und Blut, zuständig für die Bildung von → Antikörpern

Plastizität am Gehirn: Anpassungs- und Ausgleichsfähigkeit nach einer Schädigung mit einer → Reorganisation der Zuordnung von Aufgaben, so dass ein erwarteter Ausfall von →

Funktionen nicht oder nur teilweise eintritt

Plattenelektroden auf einer meist gitterförmigen Platte angeordnete → subdurale Elektroden (bis zu 50) zur Ableitung eines → Elektroenzephalogramms (EEGs) im Rahmen einer → invasiven prächirurgischen Abklärung; andere Bezeichnungen: → Gitterelektroden, → Gridelektroden

plausibel verständlich, nachvollziehbar

Plausibilität Verständlichkeit, Nachvollziehbarkeit

Plazebo Scheinmedikament ohne → Wirkstoffe; wird bei → Studien zur Überprüfung der Wirksamkeit und Verträglichkeit von neuen Medikamenten zu Kontrollzwecken eingesetzt; andere Schreibweise: → Placebo; Gegensatz: → Verum

Plazeboeffekt Wirkung einer Gabe von → Plazebo

plazebokontrolliert Beurteilung eines Behandlungseffekts durch gleichzeitige Gabe von → Plazebo, entweder an alle Behandelten abwechselnd mit dem „echten" Medikament oder an einen Teil der Behandelten (→ Kontrollgruppe)

Plazenta „Mutterkuchen", Nachgeburt; andere Schreibweise: → Placenta

Plazentagängigkeit Übertritt von in der Schwangerschaft eingenommenen Medikamenten und anderen Stoffen aus dem mütterlichen Blutkreislauf über die → Plazenta in den kindlichen Blutkreislauf

Plegie vollständige Lähmung, totaler Verlust der Muskelkraft

Pneumonie Lungenentzündung

Pol Dreh-, Mittel-, Ziel- oder Endpunkt; an den → Lappen des Gehirns: Erhebung, vorstehender Teil

polar einem → Pol zugeordnet

Pollution → unwillkürlicher Samenerguss des Mannes; kann gelegentlich bei einem → generalisierten tonisch-klonischen (→ Grand Mal) Anfall vorkommen

Polung Spannungsvorzeichen eines → Potenzials (→ positiv oder → negativ)

poly- / Poly- Vorsilbe: viel, vielfach; Gegensatz: → mono- / Mono-

Polydaktylie überzählige Finger oder Zehen; Form einer → Missbildung

Polydipsie krankhaft vermehrter Durst bzw. vermehrtes Trinken

Polyfibromatose Bindegewebsvermehrung; z.B. durch manche → Antiepileptika (→ Phenobarbital, → Phenytoin oder → Primidon); → Ledderhose-Syndrom

polygen auf viele → Gene zu beziehen

polygene Vererbung auf viele → Gene zu beziehende Vererbung

Polygenität unter Beteiligung vieler → Gene

Polygraphie / polygraphische Ableitung gleichzeitige Aufzeichnung verschiedener → physiologischer Signale und Messgrößen wie → Elektroenzephalogramm (EEG) und → Elektromyogramm (EMG), Atmung, Augenbewegungen, Blutdruck oder Hautwiderstand

Polymenorrhö / Polymenorrhoe zu häufig auftretende → Menstruation (Monats- oder Regelblutung) bei Frauen

Polymikrogyrie (PMG) → Gyrierungsstörung des → Kortex (der →

Hirnrinde) mit abnorm vielen und zu kleinen Windungen (→ Gyrus); gehört zu den → kortikalen Dysplasien (KD; → Tab. 31, S. 213); Gegensatz: → Pachygyrie, → Makrogyrie

polymodal viele Bereiche betreffend

polymorph unterschiedlich aussehend

Polyneuropathie (PNP) Schädigung mehrerer → Hirnnerven oder → peripherer Nerven

polyphasisch mehrphasisch, mit nur einem Teil oder Abschnitt einhergehend; z.B. → Potenzial im → Elektroenzephalogramm (EEG); Gegensatz: → monophasisch

Polypragmasie bei der Behandlung von Epilepsien: unsystematisches Ausprobieren von vielen Behandlungsmethoden oder Medikamenten

Polysomnographie (PSG) Schlafableitung mit gleichzeitiger Registrierung der Tätigkeit von Gehirn (→ Elektroenzephalogramm oder EEG), Muskulatur (→ Elektromyogramm oder EMG), Augenbewegungen (→ Elektrookulogramm oder EOG), Atmung und Sauerstoffgehalt des Blutes; andere Bezeichnungen: Hypnogramm, Somnopolygraphie

Polyspike mehrere, kurz hintereinander auftretende Spitzen im → Elektroenzephalogramm (EEG)

Polyspike-wave- (PSW-) Komplex → Komplex im → Elektroenzephalogramm (EEG) mit Verknüpfung mehrerer kurzer Spitzen und einer langsamen Welle; → Abb. 5, S. 123

Polytherapie gleichzeitige Behandlung mit mehreren Medikamenten; andere Bezeichnungen: → Add-on-Therapie, → Kombinationstherapie

polytop viele Orte betreffend, von vielen Orten ausgehend

Polytoxikomanie Abhängigkeit von mehreren Suchtmitteln

Polytrauma Mehrfachverletzung, z.B. an Kopf und Bauch

Polyurie vermehrte Urinbildung; Gegensatz: → Anurie, → Oligurie

polyzystische Ovarien (PCO/PO) Eierstöcke mit zahlreichen flüssigkeitsgefüllten Hohlräumen; kommen – wahrscheinlich mit erblicher Beeinflussung – bei etwa 20% allen Frauen (mit und ohne Epilepsie) vor; viele dieser Frauen haben → Zyklusstörungen, aber nur ein kleiner Teil Hinweise auf ein → polyzystisches Ovariensyndrom (PCOS)

polyzystisches Ovarien-Syndrom (P[C]OS) (Tab. 46) Krankheitsbild mit zahlreichen → Zysten (flüssigkeitsgefüllten Hohlräumen) beider Eierstöcke (→ Ovarien) und → Hyperandrogenismus; kommt bei etwa 4% allen Frauen ohne Epilepsie vor, bei linksseitiger → Temporallappenepilepsie (TLE) und – wahrscheinlich – unter einer Behandlung mit → Valproat / Valproinsäure gehäuft

Population Bevölkerung; → Gesamtpopulation, → Studienpopulation

Populationsstudie → Studie, bei der die gesamte Bevölkerung eines bestimmten Gebietes erfasst wird

Porenzephalie Missbildung des Gehirns mit Defekten der → Hirnrinde und des → Marklagers; häufig mit epileptischen Anfällen einhergehend; die Ursache besteht meist in einer kindlichen Hirnschädigung aufgrund eines → fokalen kortikalen Infarkts während der Schwangerschaft oder → perinatal

Porphyrie unvermittelt auftretende zeitweilige Störung des → Leberstoffwechsels mit Rot- oder Dunkelblauverfärbung des Urins, die u.a.

Tab. 46: Merkmale des polyzystischen Ovariensyndroms (→ auch jeweils dort)

Zur Stellung der Diagnose unbedingt erforderlich (obligat):
- Polyzystische Ovarien
- Zyklusstörungen (Amenorrhö, Oligomenorrhö)
- erhöhte Serumkonzentration von Androgenen

Zur Stellung der Diagnose nicht unbedingt erforderlich (fakultativ):
- Übergewicht
- Fertilitätsstörungen
- Hirsutismus und/oder Alopezie
- Akne
- erhöhte Serumkonzentration von Luteinisierungshormon (LH)
- erhöhter Qutient der Serumkonzentrationen von Luteinisierungshormon und Follikelstimulierungshormon (LH/FSH-Quotient)
- abnorme Blutfette
- Resistenz gegen Insulin, Hyperinsulinismus

durch → Antiepileptika ausgelöst oder verstärkt werden und außer mit Bauchschmerzen auch mit Störungen des Nervensystems einschließlich epileptischen Anfällen einhergehen kann; andere Bezeichnung: → hepatische Porphyrie

Position Ort, im übertragenen Sinn auch für gedankliche Haltung

positiv
1. nachweisbar, vorhanden
2. im medizinischen Sprachgebrauch: „auffällig“, etwas Krankhaftes nachgewiesen, im alltäglichen Sprachgebrauch demgegenüber aber: gut, nicht schädlich
3. bei → Potenzialen: Angabe des Spannungsvorzeichens

Gegensatz: → negativ

positiv psychotrop vorteilhaft auf → psychische → Funktionen wie z.B. Wachheit, Stimmung oder Denkvermögen einwirkend; Gegensatz: → negativ psychotrop

positive Familienanamnese Vorhandensein derselben Krankheit (z.B. Epilepsie) bei anderen Familienangehörigen; andere Bezeichnung: → familiäre Belastung

positive okzipitale steile Transienten im Schlaf (POSTS) normalerweise vorkommende Wellen im → Elektroenzephalogramm (EEG) bei einer Ableitung im Schlaf; andere Bezeichnung: Rho-Wellen

positiver Berger-Effekt vorhandener, normal ausgeprägter → Berger-Effekt

Positronen-Emissions-Tomographie (PET) → aufwändiges Verfahren der → bildgebenden Diagnostik z.B. des Gehirns, bei der die Verteilung einer kurz dauernden Strahlung so genannter Elementarteilchen gemessen und in Bilder umgesetzt wird; die Positronen-Emissionstomographie kann z.B. im Rahmen der → nichtinvasiven → prächirurgischen Diagnostik eingesetzt werden; → Tab. 11, S. 98

post- / Post- Vorsilbe: nach; Gegensatz: → prä- / Prä-

post hoc lateinisch: nachträglich, im Nachhinein

posterior hinten; Gegensatz: → anterior

postiktal / postiktual nach einem Anfall (ictus = lateinisch: Schlag, Fall)

postiktale Psychose → Psychose nach meist mehreren epileptischen Anfällen; → Tab. 51, S. 284

postinfektiös nach einer → Infektion (Entzündung)

postischämisch nach einer → Ischämie (Minderdurchblutung); → vaskuläre Epilepsie

postkonvulsiv nach einem → konvulsiven Anfall

Postmarketing Aktivitäten nach Beginn einer Vermarktung, z.B. eines neuen Medikaments nach seiner → Zulassung; Gegensatz: → Prämarketing

postnatal nach der Geburt (natalis = lateinisch: zur Geburt gehörend); andere Bezeichnung: → postpartal; Gegensatz: → pränatal

postoperativ nach einer Operation; Gegensatz: → präoperativ

postparoxysmal nach einem Anfall

postpartal nach der Entbindung (partus = lateinisch: Geburt); andere Bezeichnung: → postnatal; Gegensatz: → präpartal

postprandial nach dem Essen

Post-processing Nachbearbeitung

postsynaptisch nach einer → Synapse, auf der einen → Impuls empfangenden Nervenzelle; Gegensatz: → präsynaptisch

posttraumatisch nach einer Gewalteinwirkung, z.B. im Rahmen eines Unfalls

posttraumatische Epilepsie (PTE) auf eine Gewalteinwirkung (z.B. im Rahmen eines Unfalls) zurückzuführende Epilepsie; der Abstand zwischen Unfall und erstem Anfall kann viele Monate bis zu einigen Jahren betragen; posttraumatische Epilepsien setzen in de Regel eine schweres → Schädel-Hirn-Trauma z.B. mit → Impressionsfraktur, Verletzung der → Dura mater und Einblutung in das Gehirn voraus

postural lateinisch: postura = Körperhaltung; die Körperhaltung betreffend

posturaler Anfall epileptischer Anfall mit Einnahme einer bestimmten Körperhaltung, z.B. einer → Fechterstellung

Posturographie Messung und Aufzeichung des Stehvermögens mit der Körperhaltungskontrolle; in der Regel auf einer speziellen, mit einem → Computer verbundenen Plattform

postvakzinal nach einer Impfung

postzentral hinter der → Zentralwindung gelegen; Gegensatz: → präzentral

Postzentralregion Abschnitte des → Großhirns hinter der → Zentralwindung; Gegensatz: → Präzentralregion

Potenz
1. Fähigkeit, Leistungsvermögen; in der Medizin: eines Mannes zur Vollziehung des Geschlechtsverkehrs (Gegensatz: → Impotenz)
2. in der → Homöopathie: Grad der Verdünnung einer Arznei

Potenzial elektrischer Spannungsunterschied, Spannungsschwankung; zu den wichtigsten Potenzialformen im → Elektroenzephalogramm (EEG) → EEG-Potenziale und Abb. 5, S. 123

potenziell möglicherweise

potenzieren verstärken

Potenzierung Verstärkung, Zunahme; Gegensatz: → Habituierung

Potenzstörung Störung eines Mannes bei der Vollziehung des Geschlechtsverkehrs

prä- / Prä- Vorsilbe: vor; Gegensatz: → post- / Post-

Präadoleszenz Zeit vor der → Adoleszenz; zwischen Kindheit und Jugend

prächirurgisch vor einer Operation erfolgend

prächirurgische Abklärung / prächirurgische Diagnostik vor einer eventuellen → Epilepsiechirurgie erfolgende Überprüfung der Erfolgsaussichten einer → operativen Behandlung; → Anfallsregistrierung, → bildgebende Diagnostik, → invasive Diagnostik, → Neuropsychologie, → nichtinvasive Diagnostik, → Telemetrie

Prädiktion Vorhersage

prädiktiver Wert Aussagekraft bezüglich der Vorhersage eines Ereignisses, z.B. eines epileptischen Anfalls

Prädiktor (Mehrzahl: Prädiktoren) Merkmal oder Größe zur Vorhersage eines Ereignisses, z.B. eines epileptischen Anfalls

Prädilektionsstelle Stelle bzw. Ort des bevorzugten Auftretens, z.B. von Krankheitserscheinungen

prädisponieren begünstigen

Prä-Eklampsie Vorstufe zur → Eklampsie

präexistent vorbestehend

Präferenz Bevorzugung

präferenziell bevorzugt

präferieren bevorzugen

präfrontale Epilepsie Sammelbezeichnung für → dorsolaterale Frontallappenepilepsie, → frontoorbitale Epilepsie und → frontopolare Epilepsie

Prägabalin in der Entwicklung befindliches neues → Antiepileptikum

pragmatisch wirklichkeitsbezogen, an der üblichen Vorgehensweise (→ Praxis) orientiert; Gegensatz: → theoretisch

präiktal / präiktual vor einem epileptischen Anfall (ictus = lateinisch: Schlag, Fall)

präklinisch vorklinisch; bei Medikamenten: tierexperimentelle Untersuchungen vor einer Anwendung beim Menschen

präkonzeptionell vor Eintritt einer Schwangerschaft; → Konzeption

Präkursivanfall einem → Schlaganfall vorausgehender epileptischer Anfall; andere Bezeichnung: → prämonitorischer Anfall

präliminär vorläufig

Prämarketing Aktivitäten vor einer Vermarktung, z.B. eines neuen Medikaments vor seiner → Zulassung; Gegensatz: → Postmarketing

Prämedikation Medikation zur Vorbereitung einer Untersuchung oder → Narkose

prämenstruell vor der → Menstruation (Periodenblutung)

prämenstruelles Syndrom Beschwerden von Frauen vor der → Menstruation (Periodenblutung)

prämonitorisch warnend, mahnend, auf etwas Drohendes hinweisend

prämonitorischer Anfall einem → Schlaganfall als Vorbote vorausgehender epileptischer Anfall; andere Bezeichnung: → Präkursivanfall

prämorbid vor Beginn einer Krankheit oder Störung; z.B. vor Beginn einer Epilepsie

pränatal vor der Geburt (natalis = lateinisch: zur Geburt gehörend); andere Bezeichnung: → präpartal; Gegensatz: → postnatal

präoperativ vor einer Operation, z.B. am Gehirn; Gegensatz: → postoperativ

Präparat in der Medizin:
1. Heilmittel
2. zu Untersuchungszwecken entnommenes Gewebe

präpartal vor der Entbindung (partus = lateinisch: Geburt); andere Bezeichnung: → pränatal; Gegensatz: postpartal

präsynaptisch vor einer → Synapse, auf der einen → Impuls aussendenden Nervenzelle; Gegensatz: → postsynaptisch

Prävalenz Anzahl von Fällen einer bestimmten Krankheit zu einem bestimmten Zeitpunkt, bezogen auf eine bestimmte Zahl von Menschen (z.B. Zahl von Menschen mit einer Epilepsie in Deutschland pro 100 000 Einwohner am 1.1.2001); die Prävalenz von Epilepsien wird in Europa auf etwa 8 pro 1000 Einwohner geschätzt (ergibt in Deutschland etwa 650 000, in Österreich etwa 60 000 und in der Schweiz etwa 50 000 Menschen mit Epilepsie); genaue Bezeichnung: → Punktprävalenz im Unterschied zur → Periodenprävalenz und → Lebenszeitprävalenz

präventiv vorbeugend

Prävention Maßnahmen, Vorkehrungen zur Verhinderung von Krankheiten

Praxis
1. Behandlungs- oder Besprechungsräume, z.B. eines Arztes
2. (übliche) Vorgehensweise, Tätigkeit

praxisinduzierter Anfall epileptischer Anfall, der durch bestimmte Handlungen wie Schreiben, Karten spielen oder sonstige Bewegungen ausgelöst wird; kommt besonders häufig bei → juveniler myoklonischer Epilepsie vor

präzentral vor der → Zentralwindung gelegen; Gegensatz: → postzentral

Präzentralregion Abschnitte des → Großhirns vor der → Zentralwindung; Gegensatz: → Postzentralregion

präzis genau; Gegensatz: → unpräzis

Präzision Genauigkeit

Pregnenolon Vorstufe von → Progesteron

Presbyakusis Altersschwerhörigkeit

Presbyopie Altersweitsichtigkeit; Sehen in Armlängen-Abstand am besten, je näher, desto undeutlicher

primär in erster Linie, hauptsächlich, von Anfang an, zu Beginn, ursprünglich, übergeordnet; Gegensatz: → sekundär, → tertiär

primär generalisierte Anfälle epileptische Anfälle, die von Beginn an beide Hälften des → Großhirns beteiligen

primär generalisierter tonisch-klonischer Anfall (PGTKA) von Beginn an beide → Großhirnhälften beteiligender Anfall mit Verlust des → Bewusstseins, Versteifung und Zuckungen; andere Bezeichnungen: → Aufwach-Grand-Mal-Anfall, → generalisierter tonisch-klonischer Anfall, → großer Anfall

primäre Epilepsie → idiopathische Epilepsie; Gegensatz: → sekundäre Epilepsie

primäre Leseepilepsie → fokale, → idiopathische → Reflexepilepsie mit nur durch Lesen oder Vorlesen ausgelösten Anfällen, → Leseepilepsie

primäre Monotherapie von Anfang an als → Monotherapie durchgeführte Behandlung; Gegensatz: → sekundäre Monotherapie

primäre Zielgröße hauptsächliche, in erster Linie ausgewertete Größe; z.B. bei einer → Studie

primärer Endpunkt in erster Linie ausgewerteter → Endpunkt; z.B. bei einer → Studie; andere Bezeichnung: → primäre Zielgröße

primärer Krankheitsgewinn unbeabsichtigt eintretende Vorteile durch das Auftreten einer Krankheit; → sekundärer Krankheitsgewinn

Primärerkrankung / Primärkrankheit ursprüngliche Krankheit; eine Epilepsie kann z.B. auf eine geburts- oder unfallbedingte Schädigung des Gehirns als Primärerkrankung zurückgehen; andere Bezeichnung: Grunderkrankung

Primärprävention Verhindern des erstmaligen Auftretens von Krankheitszeichen; → Prävention

Primärprophylaxe Verhindern des erstmaligen Auftretens von Krankheitszeichen bei gefährdeten Menschen; → Prophylaxe; Gegensatz: → Sekundärprophylaxe

Primärsymptom erstrangiges oder führendes → Symptom; Gegensatz: → Sekundärsymptom

Primidon (PRM) → Antiepileptikum, mit → Phenobarbital eng verwandt; → Zubereitungsform: Saft, → Tabletten; Handelsnamen: z.B. Mylepsinum oder Resimatil; → Tab. 4, S. 15

Prisma dreiseitige Säule, z.B. aus Glas

Priorität Bedeutungs- oder Wichtigkeitsreihenfolge

pro- / Pro-
1. Vorsilbe: vor(stehend) vorn, vorzeitig, fördernd; Gegensatz; → anti- / Anti-, kontra- / Kontra-
2. stellvertretend, für

pro die lateinisch: am Tag, täglich

Proband in der Regel gesunde Testperson, Freiwilliger, freiwillige Versuchsperson; z.B. für → klinische Studien zur Untersuchung der Wirkung eines neuen → Antiepileptikums oder sonstigen Medikaments

Procedere → Prozedere

Prodrom (Mehrzahl: Prodromi) / Prodromalerscheinung / Prodromalsymptom Vorbote oder Vorzeichen eines Anfalls, z.B. Stunden oder Tage vorher bestehende Kopfschmerzen, Verdauungsstörungen, allgemeines Übelkeitsgefühl oder Schlafstörungen oder → psychische → Symptome

Prodromalphase Zeit mehr oder weniger kurz vor einem Ereignis oder zu dessen Beginn

Prodrug englisch: Vor-Medikament, Vorstufe eines Medikaments; manche Medikamente werden erst im Körper in ihre → aktive Form umgewandelt

Produktion Herstellung, Bildung

produktiv etwas erarbeitend, bewirkend oder herstellend; in der Medizin auch: weiterhin → aktiv

Produktivität Ausmaß einer (Arbeits-) Leistung

Produktmonographie von der jeweiligen Herstellerfirma für Fachleute erstellte Broschüre mit den wichtigsten Informationen zu dem jeweiligen → Antiepileptikum bzw. Medikament

professionell berufsmäßig, gekonnt

Profil bei einem Medikament: wertende Zusammenfassung, Zusammenschau der Wirkungen und → Nebenwirkungen bzw. Verträglichkeit; → Nebenwirkungsprofil, → Verträglichkeitsprofil, → Wirkungsprofil

profund gründlich, stark, umfassend

profus stark, überreichlich, unmäßig

Progabid(e) (PGB) in den deutschsprachigen Ländern nicht erhältliches → Antiepileptikum; Handelsname (in Frankreich): Gabrene

Progesteron Gelbkörperhormon; weibliches → Geschlechtshormon mit eher günstiger Wirkung auf epileptische Anfälle; → Tab. 22, S. 162

Prognose (Tab. 47) Vorhersage, in der Medizin: des Verlaufs einer Krankheit einschließlich ihrer Behandlung; bei Epilepsien ist eine zuverlässige Aussage zur Prognose im Einzelfall oft erst nach mehrjährigem Verlauf möglich

prognostizieren vorhersagen

progredient fortschreitend, zunehmend, sich verschlechternd

Progression Fortschreiten, Fortgang, Zunahme, Verschlechterung

progressiv
1. sich entwickelnd, stufenweise fortschreitend
2. fortschrittlich

progressive Enzephalopathie sich stetig verschlechternde → Enzephalopathie mit einer zunehmenden Schädigung des Gehirns; Gegensatz: → statische Enzephalopathie

progressive Myoklonusepilepsie (PME) (Tab. 48) Epilepsie mit im Verlauf immer häufiger werdenden → myoklonischen Anfällen, → generalisierten tonisch-klonischen Anfällen, → Ataxie und oft auch geistigem Abbau oder → Demenz; es werden hauptsächlich die folgenden Unterformen unterschieden (daneben kommen noch etwa 10 andere Formen vor): → dentato-rubro-pallido-luysische Atrophie (DRPLA), → Laforakörperchen-Krankheit oder Epilepsie mit progressiven Myoklonien Typ 2 (EPM2), → MERRF-Syndrom, → neuronale Zeroidlipofuszinose, → Sialidose, → Unverricht-Lundborg-Krankheit oder Epilepsie

Tab. 47: Prognose verschiedener Epilepsien (Auswahl; → auch jeweils dort)

gut (hohe Chance einer Anfallsfreiheit)
Absencen-Epilepsien
Rolando-Epilepsie
juvenile myoklonische Epilepsie
Aufwach-Grand-Mal-Epilepsie
mäßig (mittlere Chance einer Anfallsfreiheit)
Temporallappenepilepsie
schlecht (meist geringe Chance einer Anfallsfreiheit)
West-Syndrom
Lennox-Gastaut-Syndrom
Frontallappenepilepsie
progressive Myoklonusepilepsie

Tab. 48: Die wichtigsten Formen einer progressiven Myoklonusepilepsie (→ auch jeweils dort)

- Progressive Myoklonusepilepsie, Typ I (Unverricht-Lundborg-Krankheit)
- Progressive Myoklonusepilepsie, Typ I (Lafora[körperchen]-Krankheit)
- Mitochondriale Zytopathien (u. a. MERRF, Kearns-Sayre-Syndrom)
- Neuronale Zeroidlipofuszinosen (u. a. spätinfantile, juvenile und adulte Formen)
- Gaucher-Krankheit (Typ III)
- Gangliosidosen
- Sialidosen

mit progressiven Myoklonien Typ 1 (EPM1)

Projektion
1. Wiedergabe eines Bildes mit einem Projektor (z.B. Diapositiv-Projektor oder Bildwerfer)
2. in der Medizin: → psychischer → Abwehrmechanismus, mit dem unangenehme oder verbotene eigene Wünsche und Gefühle in andere Menschen verlagert, bei diesen wahrgenommen und abgelehnt werden

projizieren
1. ein Bild mit einem Projektor (z.B. Diapositiv-Projektor oder Bildwerfer) wiedergeben
2. in der Medizin: → psychische → Projektion

prokonvulsiv anfallsfördernd, die Wahrscheinlichkeit des Auftretens von epileptischen Anfällen erhöhend; Gegensatz: → antikonvulsiv

prokursive Anfälle Kreisdrehanfälle; epileptische Anfälle, bei denen die Betroffenen im Anfall im Kreis laufen; andere Bezeichnungen: → kursive Anfälle, → volvuläre Anfälle, → zirkumversive Anfälle; englische Bezeichnung: procursive seizures

Prolaktin (PRL) in der → Hypophyse gebildetes → Hormon, das besonders nach vom → Frontal- oder → Temporallappen ausgehenden epileptischen Anfällen oft erhöht ist; eine Prolaktinbestimmung kann auch bei der Unterscheidung epileptischer und → nichtepileptischer Anfälle helfen

prolongiert verlängert, länger dauernd

prolongierter Anfall länger als üblich dauernder Anfall

prolongierter Fieberkrampf ungewöhnlich lang dauernder, → komplizierter → Fieberkrampf

Propagation / Propagierung Ausbreitung, Fortleitung, z.B. der → epileptiformen Entladungen im Gehirn als Ursache eines Anfalls von einem Abschnitt zu einem anderen mit entsprechend nacheinander auftretenden → Symptomen; z.B. kann ein Anfall im → Okzipitallappen beginnen und sich von dort aus in den → Temporallappen ausbreiten

propagieren ausbreiten, fortleiten

prophylaktisch vorbeugend, vorsorglich

Prophylaxe Vorbeugung, Vorsorge von Krankheitszeichen bei gefährdeten Menschen; eine länger dauernde → Primärprophylaxe mit → Antiepileptika ist in der Regel weder nach

→ Schädel-Hirn-Traumen noch nach Gehirnoperationen sinnvoll; → Kurzzeitprophylaxe, → Langzeitprophylaxe, → Sekundärprophylaxe

Propofol Medikament zur Einleitung einer → Narkose; wird auch Behandlung eines → Status epilepticus eingesetzt

Propulsion Nachvornefallen, Nachvornebeugen; Gegensatz: → Retropulsion

propulsiv nach vorn fallend; Gegensatz: → retropulsiv

Propulsiv-Petit-Mal-Anfall Anfall mit Fallneigung nach vorn; frühere, nicht mehr übliche Bezeichnung für → West-Syndrom bzw. → Epilepsie mit BNS-Anfall oder → infantilen Spasmen

Prosodie → Rhythmus und Akzentgebung oder → Modulation der Stimme und des Sprechens

prospektiv in die Zukunft, nach vorne blickend, die weitere Entwicklung betreffend; bei Epilepsien: den weiteren Krankheitsverlauf betreffend; Gegensatz: → retrospektiv

prospektive Studie in der Medizin: → Studie mit systematischer Untersuchung des weiteren Krankheitsverlaufs, meist bei einer größeren Zahl von Patienten mit derselben Anfallsform und unter Beachtung einer bestimmten Frage; z.B. der Wirkung und Verträglichkeit eines neuen Medikaments

Protein aus 20 verschiedenen → Aminosäuren aufgebauter Bestandteil der Körperzellen; Proteine spielen die wichtigste Rolle im Stoffwechsel des Körpers; sie zerlegen z.B. als → Enzyme Nahrung in ihre Einzelteile, helfen beim Aufbau von Knochen und Fett und bilden den Hauptteil der Muskelmasse; andere Bezeichnung: → Eiweiß

Proteinbindung → Eiweißbindung, → Serumproteinbindung

Proteinurie Eiweißausscheidung im Urin

Protektion Schutz

protektiv schützend

Prothrombinzeit (PTZ) Labortest zur Überprüfung der → Blutgerinnung; andere Bezeichnungen: → Quick-Test, → Thromboplastinzeit

Protokoll Aufzeichnung, Untersuchungsplan; z.B. für neue Medikamente

Protokollverletzung bei → Studien, z.B. mit neuen Medikamenten: Abweichung vom Untersuchungsplan

Proton Baustein des Kerns von → Atomen

Protonendichte Dichte von → Protonen; die entsprechende Messung ist ein spezielles Auswerteverfahren bei der → Magnetresonanztomographie (MRT)

protrahiert verzögert, verschleppt beginnend oder verlaufend

Provokation Herausforderung; bei epileptischen Anfällen: Auslösung

Provokationsfaktor → provozierender Einfluss; bei epileptischen Anfällen: Umstand oder Bedingung, die erfahrungsgemäß die Wahrscheinlichkeit des Auftretens von Anfällen erhöhen; bei vielen Epilepsien sind z.B. → Schlafentzug oder ein vermehrtes Trinken von Alkohol mit nachfolgendem → Alkoholentzug Provokationsfaktoren; andere Bezeichnung: → provozierender Faktor

Provokationsmethode (Tab. 49) Verfahren zur Auslösung oder Verstärkung von Tätigkeit, beim → Elektroenzephalogramm (EEG) z.B. Augenöffnen und -schließen, vertiefte Atmung (→ Hyperventilation), → Flickerlicht, Schlaf nach → Schlafentzug, Absetzen oder → Reduktion von Medikamenten; andere Bezeichnung: Aktivationsmethode, → Aktivierungsmethode

provozierend herausfordernd, begünstigend

provozierender Faktor → provozierender Einfluss; bei epileptischen Anfällen: Umstand oder Bedingung, die erfahrungsgemäß die Wahrscheinlichkeit des Auftretens von Anfällen erhöhen; bei vielen Epilepsien z.B. → Schlafentzug oder ein vermehrtes Trinken von Alkohol mit nachfolgendem → Alkoholentzug; andere Bezeichnung: → Provokationsfaktor

provozierter Anfall aufgrund außergewöhnlicher Umstände oder Bedingungen, die erfahrungsgemäß die Wahrscheinlichkeit eines Anfalles nicht nur bei Epilepsiekranken oder → genetischer → Disposition zu einer Epilepsie erhöhen, auftretender epileptischer Anfall; z.B. → Schlafentzug, → Alkoholentzug nach vermehrtem Trinken von Alkohol oder – besonders bei Kindern – fieberhafte Infekte; → Anfallsauslöser; andere Bezeichnungen: → akuter symptomatischer Anfall, ausgelöster Anfall, → Gelegenheitsanfall (→ Tab. 20, S. 158), Okkasionsanfall, → symptomatischer Anfall; Gegensatz: → unprovozierter Anfall

Prozedere weiteres Vorgehen; andere Schreibweise: Procedere

Prozedur Untersuchung(smethode), Verfahren(sweise)

prozedurales Gedächtnis „Wie"-Wissen; Gegensatz: → deklaratives Gedächtnis

Prozessepilepsie Form → symptomatischer Epilepsie mit prozesshaft oder → progredient (zunehmend) fortschreitender Ursache, z.B. bei → Hirntumoren, → degenerativen oder → neurometabolischen Erkrankungen, → chronischen Entzündungen des Gehirns; Gegensatz: → Residualepilepsie

Prüfpräparat neues Medikament oder neue → Zubereitungsform eines Medikaments beim Vergleich mit einem → Referenz- oder → Standardpräparat; andere Bezeichnung: → Testpräparat

Prüfung → Studie, Untersuchung, z.B. der Wirksamkeit und Verträglichkeit eines neuen Medikaments

Tab. 49: Provokationsmethoden beim EEG (→ auch jeweils dort)

routinemäßig eingesetzt
- Augenöffnen und -schließen
- Hyperventilation
- Fotostimulation

bei besonderen Fragestellungen eingesetzt
- Reduktion oder Absetzen von Medikamenten
- Schlaf
- Schlafentzug
- spezielle Reize (z. B. Musik, Videospiele, visuelle Muster)

Pruritus Juckreiz, z.B. als → Nebenwirkung eines Medikaments

pseudo- / Pseudo- Vorsilbe: unecht, vorgetäuscht, falsch, scheinbar

Pseudoabsence vorgetäuschte → Absence, → fokaler, meist → frontaler Anfall mit rascher → sekundärer → Generalisierung

Pseudoanfall / pseudoepileptischer Anfall scheinbarer (epileptischer) Anfall; Pseudoanfall ist eine unglückliche Bezeichnung für einen → psychogenen Anfall, weil auch ein psychogener Anfall ein Anfall ist

Pseudofocus (Mehrzahl: Pseudofoci) / Pseudofokus scheinbarer Herd

Pseudo-Lennox(-Gastaut)-Syndrom (PLS) zu den → benignen Partialepilepsien des Kleinkindesalters gehörende Epilepsieform mit Beginn zwischen dem 2. und 8. Lebensjahr, → atypischen Absencen und anderen → generalisierten kleinen Anfällen, → Nickanfällen und vor allem → atonischen → Sturzanfällen mit → negativem Myoklonus; im Gegensatz zum → Lennox-Gastaut-Syndrom fehlen → tonische Anfälle (auch im Schlaf), und der Verlauf ist gutartig; andere Bezeichnung: → atypische benigne Partialepilepsie des Kleinkindesalters

Pseudo-Remission scheinbare → Remission

Psychiater / Psychiaterin Arzt / Ärztin für → Psychiatrie, für → psychische Krankheiten des Nervensystems

Psychiatrie Lehre von den → psychischen Krankheiten des Nervensystems

psychiatrisch durch eine → psychische Krankheit bedingt

psychisch seelisch; Gegensatz: körperlich, → organisch, → physisch, → somatisch

psychische Störung seelische Störung; bei Menschen mit Epilepsie am häufigsten → Depression, daneben auch andere → Psychosen

psychischer Anfall mit → psychischen Störungen einhergehender epileptischer Anfall

psychische Symptome (Tab 50) Zeichen einer seelischen Störung

Psychoanalyse im Wesentlichen von dem Wiener Nervenarzt Sigmund Freud (1856-1939) entwickeltes → Psychotherapie-Verfahren

Psychodiagnostik Abklärung der Funktionstüchtigkeit → psychischer → Funktionen; z.B. Gedächtnis, Aufmerksamkeit, → Konzentration etc.; erfolgt in der Regel durch eine(n) → Diplom-Psychologin/en mit → Tests

psychodynamisch durch → psychische „Kräfte“ und Reaktionen

psychogen → psychisch bedingt

Tab. 50: Mögliche psychische Symptome bei einem epileptischen Anfall (→ auch jeweils dort)

- Angst
- Furcht
- Gedächtnisstörungen
- Sinnestäuschungen (Illusionen, Halluzinationen)
- Wut
- Zeitsinnstörung

psychogener Anfall
1. durch → psychische Ursachen ausgelöster → nichtepileptischer Anfall
2. durch → psychische Ursachen ausgelöster epileptischer Anfall (nur selten verwandt)

Psychologin / Psychologe Fachperson für → psychische Vorgänge; in Deutschland keine geschützte Bezeichnung (aber: → Diplom-Psychologin / Diplom-Psychologe)

Psychologie Untersuchung normaler → psychischer Vorgänge (wie Fühlen und Denken) sowie deren Einfluss auf das Verhalten

psychologisch → psychische Vorgänge betreffend; Gegensatz: körperlich, → organisch

psychologischer Test dient bei Menschen mit einer Epilepsie weniger zur Überprüfung ihrer → Intelligenz, sondern soll feststellen, ob neben den Anfällen z.B. noch Aufmerksamkeits- oder → Gedächtnisstörungen vorliegen, was häufig der Fall ist

Psychometrie Messung → psychischer Vorgänge, z.B. durch → Tests

psychometrisch durch → Psychometrie

psychomotorisch → psychische und → motorische Vorgänge betreffend

psychomotorischer Anfall sowohl mit → psychischen als auch → motorischen Auffälligkeiten einhergehender Anfall; andere Bezeichnungen: → automotorischer Anfall, → fokaler Anfall mit komplexer Symptomatik, → komplexer fokaler Anfall, komplex-fokaler Anfall, komplexer Partialanfall, komplexer partieller Anfall, komplex-partieller Anfall, → limbischer Anfall, partieller Anfall mit komplexer Symptomatik; ähnlich: → Temporallappenanfall

psychomotorischer Status → Status epilepticus mit → komplexen fokalen Anfälle

psychoorganisches Syndrom (POS) → psychische Veränderungen wie Verlangsamung mit Verminderung von Aufmerksamkeit oder Denkvermögen durch Störungen im Gehirn; nach schweren oder länger dauernden epileptischen Anfällen kann es zu einem vorübergehenden psychoorganischen Syndrom kommen; andere Bezeichnung: → hirnorganisches Psychosyndrom (HOPS), → organisches Psychosyndrom (OPS)

Psychopathologie Lehre von krankhaften → psychischen Vorgängen sowie deren Einfluss auf das Verhalten

psychopathologisch → psychische Störungen oder psychische bzw. → psychiatrische Krankheiten betreffend

Psychopharmakon (Mehrzahl: Psychopharmaka) Medikament zur Behandlung → psychischer Störungen und Krankheiten

Psychose (Tab. 51) psychische Krankheit auf körperlicher Grundlage, z.B. durch Medikamente oder auch bei einer Epilepsie und anderen Krankheiten des Gehirns

Psychosomatik Lehre von der psychischen (Mit-)Verursachung und Beeinflussung körperlicher Beschwerden oder Krankheiten

psychosomatisch körperliche Auswirkungen, aber → psychische (Mit-) Ursachen habend; durch Wechselwirkungen zwischen → Psyche und Körper bedingt; Epilepsien haben zwar keine psychischen Ursachen, bei vielen Betroffenen kommt es im Verlauf ihrer Krankheit aber zu einer psychischen Beeinflussung

Tab. 51: Einteilung der Psychosen bei Epilepsie (→ auch jeweils dort)

- **Interiktal (zwischen Anfällen auftretend; ca. 20 %)**
  meist bei langjährig bestehenden Temporallappenepilepsien (5 bis 10 %)
  kann durch Antiepileptika oder andere Medikamente verursacht sein
  kann nach Epilepsiechirurgie auftreten
  im Unterschied zur Schizophrenie u. a. normale prämorbide Persönlichkeit, unauffällige Familienanamnese und weitgehend erhaltener Affekt
  als alternative Psychose mit forcierter Normalisierung im Elektroenzephalogramm (EEG)
- **Iktal (zusammen mit Anfällen auftretend; ca. 10 %)**
  selten
- **Postiktal (nach Anfällen auftretend; ca. 60 %)**
  mit Abstand am häufigsten
  oft nach einer Häufung (Serie oder Status) generalisierter tonisch-klonischer oder komplexer fokaler Anfälle
  beschwerdefreies („luzides“) Intervall zwischen Anfällen und Psychose von bis zu 2 Wochen (!!)
  meist in Form eines agitierten, deliranten Bildes mit paranoider Symptomatik oder Halluzinationen
  Bewusstsein normal
  im Elektroenzephalogramm meist Verschlechterung
  Dauer meist 2 bis 3 Tage
  Behandlung: Benzodiazepine, Neuroloeptika
- **Alternativ (anstelle von Anfällen auftretend; ca. 10 %)**
  selten
  anstelle von Anfällen auftretend

Psychotherapie → psychische Behandlung; Lehre von der psychischen Behandlung; bedient sich vorwiegend verschiedener nichtmedikamentöser Methoden wie → Gesprächstherapie, → Hypnose, → Psychoanalyse oder → Verhaltenstherapie; bei manchen Menschen mit einer Epilepsie wirkt sich eine Psychotherapie günstig auf ihre Anfälle aus

psychotrop auf → psychische → Funktionen wie z.B. Wachheit, Stimmung oder Denkvermögen einwirkend; → negativ psychotrop, → positiv psychotrop

Ptosis Herabhängen des → Oberlides; z.B. als Ausdruck von Müdigkeit, auch als → Nebenwirkung → sedierender → Antiepileptika

Pubertät Zeit der beginnenden Geschlechtsreife; einige Epilepsieformen beginnen in dieser Zeit

Puerperium Wochenbett, Zeit nach der Geburt

pulmonal die Lunge(n) betreffend

Puls zeitweise, relativ kurze Erhöhung der → Intensität

1. z.B. an der Innenseite des Handgelenks fühlbare Druckwelle des

Blutkreislaufs
2. Strömung, → Impuls

Pulsbreite Dauer eines → Pulses

Punktion „Anstechen", z.B. → Amniozentese zur Entnahme von → Fruchtwasser oder → Lumbalpunktion zur Entnahme von → Liquor (Nervenwasser)

Punktmutation punktförmige, nur an einer Stelle der → Desoxyribonukleinsäure in den → Chromosomen erfolgende → Mutation eines → Gens

Punktprävalenz Anzahl von Fällen einer bestimmten Krankheit zu einem bestimmten Zeitpunkt, bezogen auf eine bestimmte Zahl von Menschen (z.B. Zahl von Menschen mit einer Epilepsie in Deutschland pro 100 000 Einwohner am 1.1.2001); ungenaue Bezeichnung: → Prävalenz im Unterschied zur → Periodenprävalenz und → Lebenszeitprävalenz

punktuell punktförmig, umschrieben

Pupille kreisförmige Öffnung der Iris-Blende des Auges

Pupillenreaktion Verhalten der → Pupille bei Lichteinwirkung oder anderen Reizen

Pupillenstarrre fehlende → Lichtreaktion der Pupille, fehlende → Pupillenreaktion

Purple-glove-Syndrom „Syndrom der violetten Handschuhe"; schmerzhafte Schwellung der Hände und unter Umständen auch Füße mit violetter Verfärbung als mögliche → Nebenwirkung einer fehlerhaften → Injektion von → Phenytoin

Purpura bläulichrote Hautverfärbung; z.B. als → Nebenwirkung von Medikamenten

Pustel (Eiter)Bläschen, Pickel

pustulös mit der Bildung von → Pusteln einhergehend

Putamen nicht zum → limbischen System gehörender Teil des → Striatums; → Stammganglien

putativ vermeintlich, irrtümlich für gültig gehalten

Pyknolepsie pyknos = griechisch: dicht, häufig; vorwiegend in Deutschland übliche Bezeichnung für → primär → generalisierte Epilepsie mit (unbehandelt) regelmäßig mehreren, vorwiegend vormittags und bei Müdigkeit auftretenden → Absencen bei Schulkindern, beginnt meist zwischen dem 5. und 10. Lebensjahr und betrifft bevorzugt Mädchen; bei bis zur Hälfte der Betroffenen treten später auch → generalisierte tonisch-klonische Anfälle auf, meist als → Aufwach-Grand-Mal-Anfälle; andere Bezeichnungen: → Absencen-Epilepsie des Kindesalters, → Friedmann-Syndrom, → kindliche Absencen-Epilepsie, → pyknoleptisches Petit Mal

pyknoleptisch (unbehandelt) regelmäßig mit vielen, häufigen Anfällen an einem Tag einhergehend; Gegensatz: → spanioleptisch, → zykloleptisch

pyknoleptisches Petit Mal → Petit-Mal-Epilepsie mit pypknoleptischen Anfällen; andere Bezeichnung für → Absencen-Epilepsie des Kindesalters, → Friedmann-Syndrom, → kindliche Absencen-Epilepsie, → Pyknolepsie

Pyramidenbahn doppelseitige Nervenbahn von der → Hirnrinde zum → Rückenmark; vermittelt Bewegungen

Pyridoxin → Vitamin B_6

Pyridoxinabhängigkeit / Pyridoxinmangel-Anfälle seltene Krankheit bei Neugeborenen und Kleinkindern (bis zum 18. Monat) aufgrund eines Vitamin B_6-Mangels mit Beginn von → fokalen oder → generalisierten Anfällen meist wenige Stunden nach der Geburt, selten erst im 2. Lebensjahr ohne Ansprechen auf übliche → Antiepileptika, aber mit prompter Besserung durch Gabe von → Pyridoxin; kommt extrem selten auch bei älteren Kindern oder Erwachsenen vor

Q

Quadrant (Kreis)Viertel

Quadrantenanopsie mehr oder weniger einem (Kreis)Viertel entsprechende → Anopsie mit Ausfall eines Viertels des → Gesichtsfelds; kann z.B. nach chirurgischer Behandlung von → Temporal- oder Schläfenlappenepilepsien vorkommen

qualifiziert kenntnisreich, mit der notwendigen Erfahrung

qualitativ gütemäßig, die Güte betreffend

Quality of life (QOL) englisch: Lebensqualität; neben der Anfallshäufigkeit zunehmend mehr berücksichtigtes Erfolgsmerkmal einer Behandlung einer Epilepsie oder anderen Krankheit; zu den einzelnen Bereichen → Tab. 33, S. 220

quantifizieren als Menge oder Zahl ausdrücken

quantitativ mengen- oder zahlenmäßig, die Menge oder Zahl betreffend; → semiquantitativ

quantitative Magnetresonanztomographie mengen- oder zahlenmäßig ausgewertete → Magnetresonanztomographie (MRT); z.B. → Volumometrie des → Hippokampus; Gegensatz: → visuelle Magnetresonanztomographie

Quellenableitung beim → Elektroenzephalogramm (EEG): → Ableitung des Spannungsunterschiedes zwischen einer → explorierenden Elektrode und einer → Mittelwertbezugselektrode aus 4 benachbarten Elektroden und doppelter → Verstärkung; kann die Erkennung von → Herdbefunden erleichtern; andere Bezeichnungen: Hjorth-Ableitung, → toposelektive Ableitung

Querreihe im → Elektroenzephalogramm (EEG): → bipolare Verbindung der → Elektroden oder Ableitepunkte von einer Seite des Kopfes zur gegenüberliegenden (bei Betrachtung von vorn oder hinten), z.B. von einem Ohr zum anderen; → Abb. 1, S. 60

Querschnittuntersuchung Untersuchung bei einer möglichst → repräsentativen Auswahl von Menschen zu einem bestimmten Zeitpunkt; Gegensatz: → Längsschnittuntersuchung

Quick-Wert / Quick-Test Labortest zur Bestimmung der → Blutgerinnung; andere Bezeichnungen: → Prothrombinzeit, → Thromboplastinzeit

quoad vitam die Erhaltung des Lebens betreffend, auf das Überleben bezogen

R

Racemat → Razemat

radioaktiv strahlend, Strahlen freisetzend

radioaktiv markiert mit strahlenden Stoffen verbunden; wird z.B. bei der

Einzelphotonen-Emissions-Computertomographie (SPECT) verwandt

Radioimmunoassay (RIA) sehr empfindliche und genaue Labormethode unter Verwendung einer → Immunreaktion zwischen → radioaktiv markierten → Antigenen und → Antikörpern; z.B. zur Bestimmung der → Konzentration von Medikamenten im Blut, → Plasma oder → Serum bzw. anderen Körperflüssigkeiten wie Speichel oder → Liquor

Radiotelemetrie drahtlose Übertragung (→ Telemetrie) von → Biosignalen; beim → Elektroenzephalogramm (EEG): Übertragung der Signale auf die Aufzeichnungsgeräte mittels Radiowellen; andere Bezeichnung: → Funktelemetrie

Ramsay-Hunt-Syndrom früher als Sonderform beschriebene → progressive Myoklonusepilepsie; inzwischen geht man davon aus, dass es sich dabei um die → Unverricht-Lundborg-Krankheit handelt

randomisiert zufällig, durch Zufall entschieden

randomisierte (klinische) Studie → Studie, bei der durch Zufall (z.B. anhand einer vorbereiteten Liste) entschieden wird, ob eine Behandlung (z.B. mit einem neuen Medikament) durchgeführt wird oder nicht (im letzteren Fall kann auch eine Gabe von → Plazebo erfolgen); englisch: randomised clinical trial (RCT)

Randomisierung Zuteilung per Zufall, z.B. einer Behandlungsmethode oder eines Medikaments in einer klinischen → Studie

Rapid cycler englisch: rascher Wechsler; in der → Psychiatrie: Kranker mit raschem Wechsel von → Depression und → Manie

Rapid cycling englisch: rasches Wechseln; bei der → Vagusnervstimulation: Programm mit rasch aufeinanderfolgenden Reizen bzw. → Stimulationsphasen

rasche Grundrhythmusvariante im → Elektroenzephalogramm (EEG): Abweichung der am deutlichsten über dem Hinterkopf zu erkennenden → Grundaktivität in Form von Wellen zwischen 14 und 20 Hz, die sich jedoch wie der übliche → Alpha(*α*)-Rhythmus verhalten; → Grundrhythmusvariante

Rasmussen-Enzephalitis / Rasmussen-Enzephalopathie / Rasmussen-Syndrom schwere Form einer ursächlich bislang noch nicht völlig geklärten, am ehesten entzündlich bedingten kindlichen → Enzephalopathie, bei der es zu schwer behandelbaren fokalen Anfällen (oft als so genannte → Epilepsia partialis continua oder → Kojewnikoff-Epilepsie) kommt; eventuell spielen vom Körper selbst gebildete Antikörper (→ Autoantikörper) gegen den Neurotransmitter → Glutamat eine ursächliche Rolle; oft ist eine neurochirurgische Behandlung bis hin zum weitgehenden Ausschalten der erkrankten Hirnhälfte (→ funktionelle Hemisphärektomie) erforderlich

Rating-Skala → Skala zur Bewertung von Vorgängen oder Sachverhalten, z.B. der Schwere von epileptischen Anfällen

rational / rationell vernünftig, auf Vernunft gegründet; Gegensatz: → irrational

Raumforderung / Raum fordernder Prozess (RF / RFP) Krankheitsprozess mit Verdrängung gesunden Gewebes, z.B. bei Hirntumoren oder Blutungen im Kopf; andere Bezeichnung: → expansiver Prozess

Razemat Gemisch von 2 → Enantiomeren (Paar von spiegelbildlich aufgebauten Molekülen), von denen bei Medikamenten oft nur eine Form wirksam ist; andere Schreibweise: → Racemat

Reagenzglas Glasröhrchen zur Untersuchung → biochemischer, → biologischer oder → chemischer Abläufe und → Reaktionen

Reagibilität Veränderung auf Reize hin; z.B. des → Elektroenzephalogramms (EEGs) auf Lichtreize

Reaktion
1. beim Verhalten: Antwort auf eine Aktion, Gegenwirkung
2. bei → biochemischen oder → chemischen Abläufen: unter stofflichen Veränderungen ablaufender Vorgang

Reaktionszeit Zeit des Eintritts einer → Reaktion auf einen Reiz hin; eine Messung der Reaktionszeit kann z.B. bei → epileptiformen Potenzialen im → Elektroenzephalogramm (EEG) zur sicheren Feststellung von → Absencen sinnvoll sein

Reaktivieren / Reaktivierung erneutes Auftreten, erneutes Verwenden

Realisationsfaktor zum Auftreten, zur Verwirklichung führender Einfluss; bei Menschen mit einer angeborenen Anfallsbereitschaft kann z.B. → Schlafentzug zum Auftreten von epileptischen Anfällen führen; → Gelegenheitsanfall (→ Tab. 20, S. 158)

realisieren verwirklichen

Reboundphänomen Rückschlagphänomen

Rechenepilepsie → Reflexepilepsie mit durch Rechnen ausgelösten epileptischen Anfällen

Recklinghausen-Krankheit vererbbare Krankheit der Haut und des Nervensystems, bei der es im Gehirn zu gutartigen → Tumoren kommen kann, die u.a. für epileptische Anfälle (bei etwa 10-20% der Betroffenen) verantwortlich sein können; es werden 2 Formen unterschieden: der häufigere Typ I ohne Beteiligung des Gehirns und der seltenere Typ II mit Beteiligung des Gehirns; andere Bezeichnungen: Morbus Recklinghausen, → Neurofibromatose (NF)

Rectiole Rektaltube; z.B. zur Einführung von → Diazepam in den Enddarm; andere Schreibweise: → Rektiole

Rectum Enddarm, After

Reduktion / Reduzierung
1. Verminderung, Abbau, z.B. der Zahl bzw. → Dosis von Medikamenten oder des Körpergewichts
2. bei der Verstoffwechslung von Medikamenten: Aufnahme von Wasserstoff oder Abgabe von Sauerstoff als Teil einer → Phase-I-Reaktion

Reevalution / Reevaluierung erneute → Evaluation / Evaluierung (Bewertung)

Referenz Bezug, Bezugsgröße

Referenzableitung beim → Elektroenzephalogramm (EEG): → Ableitung des Spannungsunterschiedes zwischen einer → explorierenden Elektrode und einer → Mittelwertbezugselektrode; andere Bezeichnungen: Bezugsableitung, → unipolare Ableitung

Referenzbereich → Normalbereich, → therapeutischer Bereich von → Antiepileptika

Referenzelektrode weiter von einer Spannungsquelle zur Aufzeichnung elektrischer → Aktivität entfernt liegende → Elektrode, mit dem Pluseingang eines Verstärkers verbunden und zu einem Ausschlag nach unten führend; es erfolgt eine Messung im Vergleich zur näher an der Spannungsquelle liegenden → Ableiteelektrode; frühere Bezeichnung: → inaktive Elektrode

Referenzpräparat Vergleichspräparat; z.B. → Standardmedikament oder bewährte → Zubereitungsform eines Medikaments beim Vergleich mit einem → Prüf- oder → Testpräparat; andere Bezeichnung: → Standardpräparat

Referenzwert → Normalwert

Referenzschaltung im → Elektroenzephalogramm (EEG): → Ableiteschema unter Verwendung einer meist gemeinsamen, zusammengeschalteten → Referenzelektrode aus allen anderen → Elektroden bzw. → Ableitepunkten

reflektieren widerspiegeln, z.B. Licht- oder Sonnenstrahlen oder auch Gedanken

Reflex → unwillkürliche, aber regelhaft ablaufende und durch einen geeigneten Reiz auslösbare Reaktion des Körpers; z.B. Zuckung von Muskeln nach Schlag auf die zugehörige → Sehne; → Eigenreflex, → Fremdreflex, → Muskeleigenreflex (MER)

Reflexanfall nach bestimmten auslösenden Reizen auftretender Anfall; z.B. → audiogener Reflexanfall, → Schreckanfall, → taktiler Reflexanfall, → Warmwasseranfall

Reflexepilepsie (RE) Epilepsie mit sowohl Anfällen durch bestimmte auslösende Reizen (→ Reflexanfälle z.B. durch Geräusche, Berührungen, Denken oder Lesen) als auch – was überwiegend gefordert wird – ohne erkennbare Auslöser; → Computer-Epilepsie, → Denkepilepsie, → Discoepilepsie, → Essepilepsie, → Fernsehepilepsie, → fotogene Epilepsie, → Leseepilepsie, → musikogene Epilepsie, → Musterepilepsie, → Rechenepilepsie, → Startle-Epilepsie, → Videospiel-Epilepsie

Reflexhammer hammerförmiges Untersuchungsgerät zur Auslösung von → Reflexen

Reflexsteigerung abnorm lebhaft auslösbare Muskeleigenreflexe (= Pyramidenbahnzeichen); kann z.B. gelegentlich nach epileptischen Anfällen vorkommen

Reflux Rückfluss, Fluss in die falsche Richtung

Refluxösophagitis → Sandifer-Syndrom

refraktär unempfindlich, nicht beeinflussbar, durch Medikamente nicht befriedigend behandelbar, sich Medikamenten „widersetzend", nicht anfallsfrei werdend; andere Bezeichnungen: → pharmako(therapie)refraktär, → therapierefraktär, → resistent, → pharmako(therapie)resistent, → therapieresistent

Refraktärperiode Zeit einer verminderten oder fehlenden Erregbarkeit

Refraktion Brechkraft, Brechung; z.B. der Augenlinse

Refraktionsanomalie krankhafte Störung der Brechkraft der Augenlinse; → Kurzsichtigkeit, → Weitsichtigkeit

Regeneration Wiederherstellung, Erneuerung; in der Medizin auch Heilungsprozess, Neubildung von Zellen, Geweben oder Körperteilen; Gegensatz: → Degeneration

regenerieren wieder herstellen, erneuern, rückgewinnen; in der Medizin auch ausheilen, neu bilden; Gegensatz: → degenerieren

Register Verzeichnis

registrieren ableiten, aufzeichnen, bemerken, feststellen

Registriergeschwindigkeit Geschwindigkeit des Vorschubs bei einer Registrierung, bei der Ableitung eines → Elektroenzephalogramms (EEGs) z.B. die Laufgeschwindigkeit des Papiers oder die → horizontale Ablenkgeschwindigkeit auf dem Bildschirm; in Deutschland und den meisten anderen Ländern 3 cm pro Sekunde

Registrierung Ableitung, Aufzeichnung; z.B. eines → Elektroenzephalogramms (EEGs)

Regression
1. in der → Statistik: Rückberechnung
2. → psychisch: → Abwehrmechanismus mit Zurückgehen auf eine frühere Entwicklungsstufe

regulär regelmäßig, gleichbleibend; Gegensatz: → irregulär

Rehabilitation Wiedereingliederung in das Berufs- und Privatleben, sowohl nach Heilung oder Besserung einer Krankheit als auch bei dauerhafter Behinderung

Reizparameter Merkmale eines Reizes wie Dauer und Stärke

Reizschwelle niedrigste Stärke eines Reizes, mit der gerade noch eine Antwort bzw. Reaktion hervorgerufen wird

Reklination Beugung nach hinten

reklinative Absence → Absence mit Beugen des Kopfes und Rumpfes nach hinten

Rekonstruktion Wiederherstellung; auch Darstellung bzw. Untersuchungstechnik bei der → Magnetresonanztomographie (MRT) mit Berechnen und Darstellen z.B. einer dreidimensionalen (→ 3D-Rekonstruktion), räumlichen Abbildung z.B. des Gehirns oder von Teilen des Gehirns

Rekonvaleszenz Wiedergenesung, Erholungsphase; z.B. nach einer Operation

rektal den Enddarm betreffend, durch den Enddarm, durch die Enddarmschleimhaut; z.B. Verabreichung eines Medikaments (Zäpfchen bzw. → Suppositorium oder → Rektiole)

Rektiole Rektaltube; z.B. zur Einführung von → Diazepam in den Enddarm; andere Schreibweise: → Rectiole

rekrutieren gewinnen, → aktivieren, ursprünglich von Rekruten oder Soldaten; in der → Epileptologie z.B. Beteiligung von Patienten bzw. → Probanden bei → klinischen → Studien oder von Nervenzellen an einem epileptischen Anfall

Rekrutierung Gewinnung, → Aktivierung

rekurrent zurückgehend

relativ in Beziehung zu; im Vergleich zu; Gegensatz: → absolut

relative Bioverfügbarkeit Vergleich der → Bioverfügbarkeit von 2 verschiedenen → Zubereitungsformen eines Medikaments nach → oraler Gabe; meistens wird dabei ein → Generikum mit einem → Originalpräparat verglichen

Relaxation Entspannung

relaxieren entspannen

Relaxometrie besonderes Auswerteverfahren bei der → Magnetresonanztomographie (MRT)

Releasing-Hormon (RH) → Hormon, das zur Freisetzung eines anderen Hormons führt

relevant bedeutend, wichtig; Gegensatz: → irrelevant

Relevanz Bedeutung, Wichtigkeit; meist im Sinne eines im Alltag oder praktisch wichtigen Unterschieds gebraucht

Reliabilität Messgenauigkeit, Zuverlässigkeit; z.B. bei → Tests

Remission Rückbildung von Krankheitszeichen, Heilung; bei Epilepsien der Häufigkeit von Anfällen mit Anfallsfreiheit

REM-Schlaf → Schlafstadium mit raschen Augenbewegungen (= englisch: rapid eye movements, abgekürzt REM); → Tab. 52, S. 299; Gegensatz: → Non-REM-Schlaf

renal auf die Niere(n) bezogen, die Niere(n) betreffend, durch die Niere(n)

renale Clearance Blutmenge, aus der ein Medikament in einer bestimmten Zeiteinheit durch die Nieren entfernt wird; → Pharmakokinetik

renale Elimination Ausscheidung durch die Niere

Reorganisation Neuordnung, z.B. von Verbindungen und Aufgaben von Nervenzellen im Rahmen einer → Plastizität

reorganisieren neu ordnen, z.B. Verbindungen und Aufgaben von Nervenzellen im Rahmen einer → Plastizität

reorientieren sich erneut → orientieren, wieder zu sich kommen, z.B. nach einem epileptischen Anfall

Reorientierung Wiederbesinnung, Wiedererlangen der → Orientierung, z.B. nach einem epileptischen Anfall

reparabel heilbar, wiederherstellbar; Gegensatz: → irreparabel

repetetiv wiederholt, sich wiederholend; Gegensatz: → singulär

repetetive Entladung wiederholte Entladung; im → Elektroenzephalogramm (EEG): kurz aufeinanderfolgende → Spikes oder andere → Potenziale

repetetive Handbewegung sich wiederholende Handbewegung wie z.B. → „Nesteln" an der Kleidung, Händeklatschen oder Klopfen; bei → komplexen fokalen Anfällen oft nach → „oro-alimentären" oder → „oralen" → Automatismen auftretend; → Tab. 8, S. 89

Repetitionsdosis Wiederholungsdosis, → Dosis eines Medikaments bei wiederholter Gabe; → Initialdosis

Repolarisation teilweise oder völlige Wiederaufladung, Aufbau der normalerweise vorhandenen elektrischen Ruhespannung von Nervenzellen nach dem „Feuern" oder Abgeben von → Impulsen bzw. → Aktionspotenzialen; Gegensatz: → Depolarisation

repräsentativ stellvertretend (ausgewählt)

reproduzierbar wiederholbar, wiederholt nachweisbar, bestätigungsfähig

Reproduzierbarkeit Wiederholbarkeit, Bestätigungsfähigkeit

Resektion „Herausschneiden", operative Entfernung von Gewebe, z.B. im Gehirn

resektiv mit einer → Resektion einhergehend

resezieren herausschneiden, operativ entfernen; eine → Resektion durchführen, z.B. von Gewebe im Gehirn

Resezierbarkeit durch eine → Resektion behandelbar

residual / residuell „übriggeblieben", auf eine frühere Schädigung zu beziehen

Residualepilepsie / residuelle Epilepsie auf eine früher, vor oder nach der Geburt (→ pränatal, → perinatal, → postnatal bis ins höhere Lebensalter) erlittene, abgeschlossene und sich nicht mehr verändernde Schädigung des Gehirns zurückgehende → symptomatische Epilepsie; etwa die Hälfte aller Epilepsien gehört dazu; Gegensatz: → Prozessepilepsie

Residuum (Mehrzahl: Residuen) lateinisch: Überbleibsel, Rest, Defekt; z.B. einer früheren Schädigung oder Krankheit des Gehirns

resistent widerstandsfähig, auf (Behandlungs-) Maßnahmen nicht ansprechend oder nicht ausreichend beeinflussbar, (durch Medikamente) nicht befriedigend behandelbar, sich „widersetzend", nicht anfallsfrei werdend; andere Bezeichnungen: → refraktär, → pharmako(therapie)refraktär, → therapierefraktär, → pharmako(therapie)resistent, → therapieresistent

Resistenz Widerstandskraft; fehlende Ansprechbarkeit auf (Behandlungs-) Maßnahmen

resorbieren mit einer → Resorption einhergehend

Resorption Aufnahme von gelösten Stoffen (z.B. → Wirkstoff eines Medikaments) vom Ort der Verabreichung durch die Haut, Muskulatur oder Schleimhaut (z.B. aus dem Magen-Darm-Kanal) in die Blutbahn (bei Medikamenten u.a. nach Einnahme als → Dragee, → Filmtablette, → Kapsel, → Tablette oder → Zäpfchen) und aus der Blutbahn in die → Organe des Körpers; die Resoprtion ist einer der wichtigsten Vorgänge der → Pharmakokinetik

Respiration Atmung

Respirationstrakt Atmungsorgane (Nase, Rachenraum, Bronchien, Lunge)

respiratorisch die Atmung betreffend

respiratorischer Affektkrampf durch Stimmungsschwankungen (Trotz, Wut, Zorn) oder gefühlsmäßige Belastungen einschließlich Schmerz ausgelöster → nichtepileptischer Anfall bei Kleinkindern mit Anhalten des Atems

Responder nach englisch: to respond = ansprechen, antworten, reagieren; in der Epilepsiebehandlung: Patienten, die mindestens eine Halbierung ihrer Anfallshäufigkeit (= Besserung um mindestens 50%) zeigen

Responder-Rate (RR) Anteil der → Responder unter einer bestimmten Behandlung, z.B. mit einem neuen Medikament

Response englisch: Ansprechen, Reaktion; in der Medizin: Auswirkung (Erfolg bzw. Misserfolg) einer Behandlung oder Maßnahme

Ressourcen vorhandene Fähigkeiten oder Möglichkeiten

Restitution Rückbildung, Wiederherstellung

Restless-Legs-Syndrom (RLS) Syndrom der unruhigen Beine, Syndrom der ruhelosen Beine; häufige (5 bis 10% der Bevölkerung), besonders im höheren Lebensalter vorkommende Krankheit mit besonders nachts auftretenden unangenehmen Gefühlsstörungen, Bewegungsdrang und → unwillkürlichen Bewegungen in den Beinen und seltener auch in den Armen ohne Beziehung zur Epilepsie; bei etwa 70 bis 80% der Betroffenen lassen sich → periodische Beinbewegungen im Schlaf (PLMS) nachweisen

Restriktion Einschränkung, Beschränkung

restriktiv einschränkend, beschränkend

Resultat Ergebnis

resultieren bewirken, hervorgehen aus

Retarddragee → Zubereitungsform der → Retardform eines Medikaments mit einem zuckerhaltigen Überzug

Retardform / retardierte Form → Zubereitungsform eines Medikaments mit verzögerter Freisetzung des → Wirkstoffs; dadurch ein- oder zweimalige tägliche Einnahme möglich

retardiert
1. „zurückgeblieben", zurückentwickelt, verlangsamt
2. bei Medikamenten: verzögerte Freisetzung und Aufnahme

Retardminitablette → Zubereitungsform eines Medikaments mit → Retardform eines → Wirkstoffs in einer kleinen → Tablette

Retardtablette → Zubereitungsform eines Medikaments mit → Retardform eines → Wirkstoffs in einer → Tablette

Retention Zurückhalten, Beibehalten

Retentionsrate Beibehaltensrate, Häufigkeit der Fortführung, z.B. der Behandlung mit einem Medikament; Gegensatz: → Abbruchrate, → Drop-out-Rate; englische Bezeichnung: retention rate

Retigabin(e) neues → Antiepileptikum in der → klinischen Prüfung

Retikulozyt junger → Erythrozyt

Retina Netzhaut; Sitz der Sinneszellen für die Sehwahrnehmung an der inneren Auskleidung des Augapfels

retrograd in die Vergangenheit, nach hinten gerichtet; Gegensatz: → anterograd

retrograde Amnesie „nach hinten gerichtete" Erinnerungslücke; z.B. für einen bestimmten Zeitabschnitt vor Beginn eines epileptischen Anfalls; Gegensatz: → anterograde Amnesie

Retropulsion Nachhintenfallen, Nachhintenbeugen; Gegensatz: → Propulsion

retropulsiv nach hinten fallend, nach hinten gerichtet; Gegensatz: → propulsiv

retropulsive Absence / retropulsive Absenz mit Rückwärtsbewegungen des Kopfes und u.U. auch des Rumpfes (→ Retropulsion) einhergehende → Absence; ähnlich wie der „Hans-guck-in-die-Luft"

retropulsive Anfälle Anfälle mit Umfallen nach hinten

retrospektiv rückblickend, die frühere Entwicklung betreffend; bei Epilepsien: den früheren Krankheitsverlauf betreffend; Gegensatz: → prospektiv

retrospektive Studie rückblickend ausgewertete Untersuchung

Rett-Syndrom nach einem gleichnamigen österreichischen Arzt benannte, nur bei Mädchen vorkommende erbliche → Enzephalopathie mit geistiger Behinderung und typischer Einschränkung des normalen Gebrauchs der Hände; bei etwa 75% treten auch epileptische Anfälle auf

reversibel rückbildungsfähig, rückgängig zu machen, vorübergehend; Gegensatz: → irreversibel

Reye-Syndrom nach einem gleichnamigen australischen Arzt benannte, hauptsächlich bei Kindern vorkommende lebensbedrohliche Erkrankung mit → Enzephalopathie (u.a. Erbrechen) und gestörter → Funktion von anderen Körperorganen, besonders der Leber; ein ähnliches Krankheitsbild kann unter der Einnahme von → Valproat / Valproinsäure auftreten

Rezeptor besonders ausgebildete Bindungsstelle für Medikamente, Überträgerstoffe (→ Transmitter) oder andere Substanzen an der Oberfläche von Nerven- und anderen Körperzellen, die wie ein Schloss zum Schlüssel passt; die meisten Medikamente können ihre Wirkung erst nach Bindung an den Rezeptor entfalten

rezessiv überdeckt, zurücktretend

rezessive Vererbung Vererbung, bei der eine Anlage nur dann zum Tragen kommt, wenn sie von beiden Elternteilen weitergegeben wird

Rezidiv Rückfall, Wiederauftreten (z.B. von Anfällen)

rezidivierend mit Rückfällen oder von Zeit zu Zeit (in → Intervallen) wiederholt auftretenden Ereignissen (z.B. Anfällen) einhergehend

Rezidivprophylaxe Maßnahmen zur Verhinderung eines Rückfalls oder Wiederauftretens, z.B. Beginn einer Behandlung mit → Antiepileptika nach einem oder mehreren, bislang nicht behandelten Anfällen

Rezidivrate Häufigkeit eines Rückfalls oder Wiederauftretens; bei einigen Epilepsien ist sie trotz jahrelanger Anfallsfreiheit unter Medikamenten relativ hoch; andere Bezeichnung: → Rückfallquote

reziprok umgekehrt, in einem umgekehrten Verhältnis zueinander stehend

Rhabdomyolyse Auflösung von Muskelzellen, z.B. nach mehreren → konvulsiven epileptischen Anfällen

Rhesus(rh)-Antigen Antigene des → Rhesus-Systems

Rhesus(rh)-Antikörper Antikörper des → Rhesus-Systems

Rhesus(rh)-Faktor Eigenschaft der → Blutgruppen; etwa 95% aller Menschen sind Rhesus-positiv (Rh-positiv)

Rhesus(rh)-Inkompatibilität Unverträglichkeit im System der → Rhesus-Antikörper im Blut z.B. zwischen dem Blut einer Mutter und ihres Kindes oder bei einer Blutübertragung (→ Transfusion)

Rhesus-Krankheit → hämolytische Anämie bei Neugeborenen aufgrund von mütterlichen → Antikörpern gegen das → Rhesus-Antigen auf kindlichen → Erythrozyten

Rhesus-System durch die → Rhesus-Faktoren gesteuertes System von Eigenschaften der → Blutgruppen

rhinenzephale Epilepsie Epilepsie mit Ursprung im → Rhinencephalon; übliche Bezeichnung: → mesiale Temporallappenepilepsie (mTLE / MTLE)

Rhinitis Nasenschleimhautentzündung

Rhizomelie kongenitale Missbildung mit Verkürzung der Knochen proximaler Gliedmaßen

Rho-Wellen normalerweise vorkommende Wellen im → Elektroenzephalogramm (EEG) bei einer Ableitung im Schlaf; andere Bezeichnung: positive okziptale steile Transienten im Schlaf (POSTS)

Rhythmus Gliederung eines Ablaufs in wiederkehrende Abschnitte; im → Elektroenzephalogramm (EEG): wiederholtes Auftreten gleich bleibender → Potenziale oder → Wellen

Richtlinie Empfehlungen zum Vorgehen; bei Epilepsien z.B. zur Untersuchung und Behandlung; entsprechende Richtlinien werden von Fachleuten oder Fachgesellschaften erstellt und sollen den behandelnden Ärzten als Orientierung dienen; einen (rechts)verbindlichen Charakter haben sie in aller Regel nicht

Ringchromosom (abnormerweise) ringförmiges → Chromosom

Ringchromosom-20-Syndrom Syndrom mit einem ringförmigen → Chromosom 20, das regelhaft mit einer schwer zu behandelnden → Absencen-Epilepsie verknüpft ist

Risikofaktor Einflussgröße, deren Vorhandensein mit einem erhöhten Risiko einhergeht, dass eine Störung oder Krankheit auftritt

roborierend stärkend, kräftigend

Röhrensehen tunnelförmige Einschränkung des → Gesichtsfelds; andere Bezeichnungen: → konzentrische Gesichtsfeldeinschränkung, → periphere Gesichtsfeldausfälle, → Tunnelsehen

Rolandische Epilepsie → Rolando-Epilepsie

Rolando, Luigi italienischer Arzt (1733-1831)

Rolando-Epilepsie nach dem gleichnamigen italienischen Arzt benannte altersgebundene, gutartige und in der Regel auf dem → Chromosom 15 (bei einer → autosomal-rezessiven Form auf dem Chromosom 16) vererbte Epilepsie bei Kindern und Jugendlichen (Beginn zwischen dem 3. und 13. Lebensjahr) mit bevorzugt nachts auftretenden, vorwiegend fokalen Anfällen und spontaner Rückbildung bis zum 20. Lebensjahr; im → Elektroenzephalogramm (EEG) finden sich über der → Zentralregion und dem → Temporallappen → hochamplitudige → fokale typische Spitzenpotenziale (→ Spikes); andere Bezeichnungen: → benigne Epilepsie mit zentrotemporalen Spitzen; englische Bezeichnungen: benign childhood Rolando epilepsy (BCRE), benign epilepsy with centro-temporal spikes (BECTS)

Romano-Ward-Syndrom erbliche Krankheit des Herzens mit → Synkopen aufgrund einer Störung der Erregungsbildung und Reizleitung im Herzmuskel; kann zu Verwechslungen mit einer Epilepsie führen; andere Bezeichnungen: kongenitales langes QT-Syndrom, → langes QT-Syndrom (LQTS)

Romberg-Versuch Prüfung der Standsicherheit mit dicht nebeneinander stehenden Füßen und geschlossenen Augen

Röntgen / Röntgenuntersuchung nach einem gleichnamigen deutschen Physiker benannte Untersuchungsmethode mit Durchleuchtungsstrahlen, die in höheren Dosen auch gesundheitliche Schäden haben können; wird z.B. bei der → Computertomograhie (CT) oder üblichen → Angiographie eingesetzt, nicht jedoch bei der → Magnetresonsanztomographie (MRT)

Rooming-in englisch: ins Zimmer bringen; Unterbringen der Mutter oder anderer Angehöriger gemeinsam mit ihrem Kind in einem Zimmer im Krankenhaus

rostral nach oben, zum Kopf hin gerichtet; Gegensatz: → kaudal

rostro-kaudal von oben nach unten

Rotation Drehung, Drehbewegung um die Längsachse

rotatorische Absence mit einer → Rotation einhergehende → Absence

rotatorischer Anfall Drehanfall; epileptischer Anfall, bei dem sich die Betroffenen um ihre Körperachse drehen; englische Bezeichnungen: rotatory seizure, circling seizure, gyratory seizure; andere Bezeichnung: → gyratorischer Anfall

rote Blutkörperchen im → Mikroskop aufgrund des roten Blutfarbstoffs (→ Hämoglobin) rot aussehende Blutkörperchen, die in erster Linie für den Sauerstofftransport im Körper verantwortlich sind und zusammen mit den weißen Blutkörperchen (→ Leukozyten) und Blutplättchen (→ Thrombozyten) die festen Blutbestandteile bilden; andere Bezeichnung: → Erythrozyten

Routine Standard, übliches Vorgehen

Routinediagnostik übliche, häufig durchgeführte Untersuchungen bei bestimmten Beschwerden oder Krankheiten

Routine-EEG übliches, → konventionelles → Elektroenzephalogramm (EEG) im Wachzustand; andere Bezeichnungen: → Ruhe-Wach-EEG, → Standard-EEG

routinemäßig regelmäßig, regelhaft

Rubeolen Röteln

Rubeolen-Enzephalopathie Hirnschädigung durch eine Rötelninfektion, meist während der Schwangerschaft der Mutter; bei den betroffenen Kindern kommt es häufiger zu epileptischen Anfällen

Rückenmark strangförmiger Teil des → Zentralnervensystems im knöchernen Kanal der Wirbelsäule

Rückfallprognose Vorhersage der Häufigkeit eines Rückfalls oder Wiederauftretens; bei Epilepsien hängt dies unter anderem von der Art und Zahl aufgetretener Anfälle und der anfallsfreien Zeit ab

Rückfallquote Häufigkeit eines Rückfalls oder Wiederauftretens; bei einigen Epilepsien ist sie trotz jahrelanger Anfallsfreiheit unter Medikamenten relativ hoch; andere Bezeichnung: → Rezidivrate

rudimentär verkümmert, nicht normal ausgebildet

Rufanfall kurzer → myoklonischer oder → tonischer Anfall mit einer kurzen Lautbildung aufgrund einer Beteiligung des → Zwerchfells

Rufinamid (RFA) neues → Antiepileptikum in der → klinischen Prüfung

Ruhemembranpotenzial (RMP) im Ruhezustand bestehende elektrische Spannung zwischen der Innen- und Außenseite elektrisch erregbarer Zellen (z.B. Nerven- und Muskelzellen)

Ruhemyoklonus in Ruhe auftretender → Myoklonus

Ruhetremor → Tremor in Ruhe ohne Durchführen einer Bewegung (→ Aktionstremor) oder Einhalten einer Position (→ Haltetremor)

Ruhe-Wach-EEG (RWEEG) übliches, → konventionelles → Elektroenzephalogramm (EEG) im Wachzustand; andere Bezeichnungen: → Routine-EEG, → Standard-EEG

Rumpfataxie Rumpfschwanken, z.B. als → Nebenwirkung von Medikamenten

„Running-down"-Phänomen englisch: running down = abnehmen, herunter- oder hinab rennen; Bezeichnung für eine Verlaufsform des → Outcomes (Behandlungserfolgs, → Tab. 42, S. 257) nach → Epilepsiechirurgie, bei der eine Anfallsfreiheit erst nach Monaten oder Jahren eintritt

Run of rapid spikes englisch: Abfolge rascher Spitzen; derartige Veränderungen im → Elektroenzephalogramm (EEG) kommen unter anderem beim → Lennox-Gastaut-Syndrom vor

Ruptur Platzen, z.B. eines → Aneurysmas im Gehirn als Ursache einer → Subarachnoidalblutung (SAB)

rupturiert geplatzt, z.B. → Aneurysma

S

Sachet kleines Säckchen; → Zubereitungsform eines Medikaments

sagittal lateinisch: in Pfeilrichtung; in der Regel gemeint: von vorn nach hinten oder von hinten nach vorn

Sagittalebene im → Magnetresonanztomogramm (MRT): Darstellung des Gehirns in der Körperlängsachse von der Seite her (Verbindung Nase-Hinterkopf); die mittlere Sagittalebene teilt den Körper in 2 etwa spiegelbildliche Hälften

Sagittalnaht in den ersten Lebensjahren verknöchernde Verbindung der beiden Stirn- und Scheitelknochen; in der Mitte des Kopfes von vorne nach hinten verlaufend

Sakkade ruckartige Bewegung

sakkadiert ruckartig, unterbrochen

Salaam-Anfall → tonischer Beugekrampf, meist mit Überkreuzen der Arme vor der Brust; Anfall von Säuglingen und Kleinkindern mit einem verlangsamt ablaufenden Blitzanfall ähnlich der morgenländischen Art des Grüßens mit Zusammenführen der Hände vor der Brust („Salaam“), meist im Rahmen von → Blitz-Nick-Salaam- oder → BNS-Anfällen (andere Bezeichnung: → infantile Spasmen) bzw. einer → BNS-Epilepsie oder einem → West-Syndrom

Salivation Speichelbildung, Speichelfluss

Salve von militärisch: gleichzeitiges Schießen mehrerer Waffen; in der Medizin: z.B. gleichzeitige → Aktivität („Feuern“) von mehreren Nervenzellen oder auch kurz aufeinander folgende Aktivität einer Nervenzelle

Sammelektrode → Mittelwert-Bezugselektrode

Sanierung Ausbesserung, Heilung; im → Elektroenzephalogramm (EEG): Verschwinden → epileptiformer Potenziale

sättigbare Kinetik von der → Dosis eines Medikaments abhängige, → nichtlineare → Kinetik mit z.B. stark ansteigender → Serumkonzentration trotz nur geringer Dosissteigerung, z.B. bei → Phenytoin aufgrund einer Erschöpfung der abbauenden → Enzyme in der Leber; andere Bezeichnungen: → Kinetik nullter Ordnung, → nichtlineare Kinetik, Sättigungskinetik

sättigbare Resorption von der → Dosis eines Medikaments abhängige, → nichtlineare → Resorption; z.B. bei → Gabapentin mit einer Abnahme des resorbierten Anteils bei Steigerung der Dosis

Sättigungskinetik → sättigbare Kinetik

Sauerstoff lebenswichtiges → Element; → chemische Kurzbezeichnung: O_2

Sauerstoffsättigung Anteil des mit → Sauerstoff verbundenen → Hämoglobins am gesamten Hämoglobin

Schablone gleichbleibendes Muster, Vorlage; → Bewegungsschablone, → Haltungsschablone

Schädelbasis Unterseite des knöchernen Gehirnschädels mit Ein- bzw. Austrittsöffnungen (→ Foramina) für das → Rückenmark, die → Hirnnerven und Blutgefäße

Schädel-Hirn-Trauma (SHT) / Schädel-Hirn-Verletzung (SHV) Sammelbezeichnung für alle Kopfverletzungen mit Gehirnbeteiligung; → Gehirnerschütterung, → Gehirnprellung, → Gehirnquetschung

Schaltung Verbindung; z.B. verschiedener → Elektroden beim → Elektroenzephalogramm (EEG)

Scheitellappen in der Scheitelregion liegender Teil des → Großhirns; andere Bezeichnung: → Parietallappen; → Abb. 8, S. 157

Scheitellappenepilepsie Epilepsie mit vom Scheitellappen ausgehenden Anfällen; andere Bezeichnung: → Parietallappenepilepsie (PLE)

Schilddrüse an der Vorderseite des Halses liegende → Drüse zur Herstellung u.a. von → Hormonen; → Trijodthyronin (T_3), → Thyroxin (T_4); andere Bezeichnung: Thyreoidea

Schizenzephalie (SZ) → kortikale Dysplasie (→ Tab. 31, S. 213) mit Spaltbildung des Gehirns; Missbildung mit normalerweise nicht vorhandenen, von Nervenwasser (→ Liquor) gefüllten Spalten zwischen Hirnoberfläche (→ Kortex) und Hirnkammern (→ Ventrikel); geht häufiger mit Epilepsie einher

Schizophrenie → Psychose, die meist mit → Halluzinationen und → paranoiden Denkinhalten einhergeht

schizophrenieform in Art einer → Schizophrenie; z.B. epileptischen → Psychosen

Schlaf-Apnoe-Syndrom (SAS) Schlafstörung mit Atempausen, meist mit Schnarchen vergesellschaftet; Menschen mit einem Schlaf-Apnoe-Syndrom haben überdurchschnittlich häufig auch epileptische Anfälle; → obstruktives Schlaf-Apnoe-Syndrom (OSAS), → zentrales Schlaf-Apnoe-Syndrom (ZSAS)

Schlafarchitektur Aufbau des Schlafs mit verschiedenen → Zyklen und Tiefen bzw. → Schlafstadien und deren jeweiligem Anteil; andere Bezeichnungen: → Schlafprofil, Schlafstruktur

Schlafdefizit Schlafmangel

Schlaf-EEG → Elektroenzephalogramm(EEG)-Ableitung im Schlaf

Schlafentzug Schlafmangel, z.B. nach einer – wegen einer Feier oder aus anderen Gründen – völlig oder teilweise durchwachten Nacht; Schlafentzug kann die Aussagekraft von → Elektroenzephalogramm- (EEG-) Ableitungen erhöhen (→ Schlafentzugs-EEG), aber auch epileptische Anfälle auslösen; → Gelegenheitsanfall

Schlafentzugs-EEG → Elektroenzephalogramm-(EEG-)Ableitung nach geplantem Schlafentzug mit einer ganz oder teilweise (z.B. erst um 2 Uhr nachts zu Bett) durchwachten Nacht

Schlafepilepsie Epilepsieform, bei der Anfälle nur oder überwiegend im Schlaf bzw. aus dem Schlaf heraus auftreten; → Frontallappenepilepsie, → Schlaf-Grand-Mal-Epilepsie

Schlaf-(Grand-Mal-)Epilepsie häufiger → symptomatische → Grand-Mal-Epilepsie, bei der die Anfälle ausschließlich oder weit überwiegend im Schlaf oder aus dem Schlaf (nachts oder tagsüber) heraus auftreten; → Aufwach-(Grand-Mal-)Epilepsie, → diffuse Grand-Mal-Epilepsie

Schlafhygiene vernünftiges Schlafverhalten mit ausreichend langem Schlaf, Meiden zu starker Schwankungen bei den Zeiten des Zu-Bett-Gehens und Aufstehens sowie weitgehendem Verzicht auf Alkohol oder andere Mittel zum Einschlafen

Schlaflabor auf die Untersuchung des Schlafs spezialisierte Einrichtung, in der z.B. eine → Polysomnographie oder ein → Schlaf-EEG durchgeführt wird

Schlaflähmung Bewegungsunfähigkeit in der Übergangsphase zwischen Schlaf- und Wachzustand; Form einer → Parasomnie (→ Tab. 42, S. 257); englische Bezeichnung: sleep paralysis; → hypnagoge Schlaflähmung, → hypnopompe Schlaflähmung

Schlaflatenz Zeit bis zum Einschlafen

Schlaf-Myoklonus → Myoklonien im Schlaf ohne Beziehung zu einer Epilepsie

Schlafpolygraphie → Polysomnographie

Schlafprofil Aufbau des Schlafs mit verschiedenen → Zyklen und Tiefen bzw. → Schlafstadien und deren jeweiligem Anteil; andere Bezeichnungen: → Schlafarchitektur, Schlafstruktur

Schlafstadien (Tab. 52) im → Elektroenzephalogramm (EEG) sichtbare verschiedene Schlaf-„Tiefen", wobei

Tab. 52: Schlafstadien und ihre Beziehung zu epileptischen Anfällen (siehe auch jeweils dort)

Stadium	Beschreibung	Beziehung zu epileptischen Anfällen bzw. Anfallsmuster
0	Wachzustand	wechselnd
REM	rasche Augenbewegungen und Träume	primär generalisierte Anfälle seltener, ESES schwächer, tonische Anfälle seltener, komplexe fokale Anfälle seltener
I	oberflächlich	Absencen häufiger, ESES stärker, komplexe fokale Anfälle häufiger, Frontallappenanfälle häufiger
II	mitteltief	Absencen häufiger, ESES stärker, komplexe fokale Anfälle häufiger, Frontallappenanfälle häufiger
III	tief	meist kein Effekt
IV	sehr tief	meist kein Effekt

die Stadien I-IV auch als → Non-REM-Schlaf zusammengefasst werden; die Häufigkeit der verschiedenen Formen epileptischer Anfälle bzw. Anfallsmuster im Wach und Schlafzustand bzw. in den verschiedenen Schlafstadien ist unterschiedlich

Schlafstruktur → Schlafarchitektur, → Schlafprofil

Schlaf-Wach-Rhythmus normaler Wechsel zwischen Schlaf- und Wachzustand, von Bedingungen wie Helligkeit und Ausschüttungen von → Hormonen abhängiger, auf 24 Stunden abgestimmter → Rhythmus, mit dem man nachts schläft und tagsüber wach ist; andere Bezeichnung: → Wach-Schlaf-Rhythmus

Schläfenlappen in der Schläfenregion liegender Teil des → Großhirns; andere Bezeichnung: → Temporallappen; → Abb. 8, S. 157

Schläfenlappenepilepsie Epilepsie mit Ausgang der Anfälle vom Schläfen- oder → Temporallappen; häufigste Form → fokaler Epilepsien bei Erwachsenen; andere Bezeichnung: → Temporallappenepilepsie (TLE)

Schlaganfall schlagartig, plötzlich auftretende Durchblutungsstörung des Gehirns, die unter anderem zu mindestens einen Tag lang anhaltenden Störungen wie einer → Parese (Lähmung) oder Aphasie (Sprachstörung) führen kann; andere Bezeichnungen: → Apoplex, → Hirninfarkt, → zerebrale Ischämie

Schnellsättigung rasche → Aufdosierung oder → Aufsättigung mit einem Medikament

Schrankenmethode Methode zur Schwangerschaftsverhütung mittels mechanischer Barrieren oder Schranken; → Diaphragma, → Kondom

Schreckanfall durch Schreck ausgelöster → Reflexanfall

Schrittmacher bei Epilepsien: Bezeichnung für Nervenzellverbände oder Hirnstrukturen, die als → Anfallsgenerator wirken; englische Bezeichnung: pacemaker

Schrittmacherzelle von alleine, → autorythmisch → aktive Zelle; englische Bezeichung: pacemaker cell

Schulmedizin herkömmliche, an den Universitäten gelehrte Heilkunde; bei der Behandlung einer Krankheit werden ihrer Ursache entgegenwirkende Mittel eingesetzt; andere Bezeichnung: Allopathie; Gegensatz: → alternative Medizin, → komplementäre Medizin

Schultersteife, schmerzhafte mögliche → Nebenwirkung von → Barbituraten wie → Phenobarbital und → Primidon; englische Bezeichnung: → frozen shoulder

Schwangerschaftsstriae „Schwangerschaftsstreifen"; Streifenbildungen in der Bauchhaut mit Atrophie und Verfärbung aufgrund einer Überdehnung

Schwellendosis → Dosis z.B. eines Medikaments, oberhalb oder unterhalb derer in der Regel eine bestimmte Wirkung zu erwarten ist

schwer wiegende Nebenwirkung → Nebenwirkung z.B. eines Medikaments, die eine Krankenhausaufnahme erforderlich macht oder einen Krankenhausaufenthalt verlängert

schwere frühkindliche myoklonische Epilepsie / schwere myoklonische Epilepsie des Kleinkindesalters schwere, bei Säuglingen bzw. im 1. Lebensjahr mit → generalisierten oder halbseitigen → Fieberkrämpfen beginnende Epilepsie mit danach bald auch → afrebrilen → klonischen oder → tonisch-klonischen, halbseitigen oder → generalisierten Anfällen sowie ab dem 2. Lebensjahr auch → myoklonischen Anfällen und gelegentlich → atypischen Absencen; schlechte → Prognose mit ab dem 2. Lebensjahr deutlicher Entwicklungsverzögerung und neurologischen Symptomen wie → Ataxie und → Pyramidenbahnzeichen; englische Bezeichnung: severe myoclonic epilepsy in infancy (SMEI)

schwere Intelligenzminderung schwere → Intelligenzminderung bzw. geistiger Abbau mit einem → Intelligenzquotienten (IQ) zwischen 20 und 34; verwandte Begriffe: schwere geistige Behinderung

schwerste Intelligenzminderung schwerste → Intelligenzminderung bzw. geistiger Abbau mit einem → Intelligenzquotienten (IQ) unter 20; verwandte Begriffe: schwerste geistige Behinderung, → Idiotie

Score englisch: (Spiel)Stand, Ergebnis; auch für Ergebnisse medizinischer Untersuchungen und → Tests verwandt; andere Schreibweise: Skore

scratch to scratch = englisch: (zer)-kratzen

Scratch-Test Form eines → epikutanen Tests / Epikutantests mit Überprüfen einer möglichen → Allergie auf ein → Antiepileptikum oder anderes Medikament durch Aufbringen des zermörserten Medikaments auf die aufgekratzte Haut für eine gewisse Zeit (meist wenige Tage) und Feststellung, ob es zu einer Rötung und Schwellung oder anderen Veränderungen kommt

Screening englisch: to screen = suchen nach; Suchdiagnostik, Suchtest

Sectio (caesarea) Kaiserschnitt, → abdominelle Entbindung

Sedation / Sedierung müde machende Beruhigung mit Schläfrigkeit bis hin zur → Lethargie sowie u.a. verlangsamten Reaktionen; kommt als → Nebenwirkung vieler → Antiepileptika vor; Gegensatz: → Aktivierung, → Stimulierung

sedativ / sedierend beruhigend, müde machend; mögliche → Nebenwirkung vieler → Antiepileptika; Gegensatz: → aktivierend, → stimulierend

Sedativum (Mehrzahl: Sedativa) beruhigendes, meist auch müde machendes Medikament; → Barbiturate, → Benzodiazepine, → Hypnotika

Segment Abschnitt, Teil; z.B. des Körpers oder eines Körperteils

segmental in der Medizin: nur Teile des Körpers betreffend

Sehbahn im Auge in der → Retina beginnende und im Hinterkopf in der → Sehrinde endende Leitungsbahn für das Sehen; lateinisch: Tractus opticus

Sehne Binde- und Stützgewebe zur Verbindung von Muskeln mit Knochen

Sehnerv erster → Hirnnerv

Sehnervenpapille Austrittsstelle des → Sehnerven aus der → Netzhaut am → Augenhintergrund, die beim Augenspiegeln untersucht wird; → Fundoskopie

Sehrinde → Hirnrinde im → Okzipitallappen, in der die → Sehbahn endet und die Sehwahrnehmung erfolgt

Seitenventrikel → Liquor (Nervenwasser) enthaltende Kammern in beiden Großhirnhälften

seitliche Furche / seitliche Hirnfurche seitlicher → Sulcus zwischen → Frontal- und → Temporallappen (→ Abb. 8, S. 161); andere Bezeichnungen: → Fissura Sylvii, → Sulcus Sylvii, → Sylvische Furche

Sekret Körperausscheidung, z.B. aus einer Drüse

sekundär in zweiter Linie, zweitrangig, nachfolgend, hinterher, nach- oder untergeordnet; Gegensatz: → primär

sekundär generalisierter Anfall (SGA) sich aus einem → fokalen Anfall entwickelnder → generalisierter Anfall

sekundär generalisierter tonisch-klonischer Anfall (SGTKA) sich aus einem → fokalen Anfall entwickelnder → generalisierter tonisch-klonischer Anfall; andere Bezeichnungen: → fokaler Grand-Mal-Anfall, → sekundärer Grand-Mal-Anfall

sekundäre bilaterale Synchronie (SBS) Veränderungen im → Elektroenzephalogramm (EEG), die zwar von einem Herd (→ Fokus) ausgehen, sich aber sehr rasch auf beide Hirnhälften ausbreiten; können → primär → generalisierte Veränderungen vortäuschen

sekundäre Epilepsie → symptomatische Epilepsie; Gegensatz: → primäre Epilepsie

sekundäre Epileptogenese aus einem schon zuvor bestehenden (→ primären) epileptischen Herd entstehender, unabhängiger → epileptogener Herd (→ Fokus) als Ursache epileptischer Anfälle; → Spiegelfokus

sekundäre Leseepilepsie (SLE) fokale, idiopathische → Reflexepilepsie mit nicht nur durch Lesen oder Vorlesen ausgelösten, sondern auch → spontan auftretenden Anfällen; häufiger im Verlauf einer → juvenilen myoklonischen Epilepsie vorkommend; → Leseepilepsie

sekundäre Monotherapie erst im weiteren Verlauf als → Monotherapie durchgeführte Behandlung nach anfänglicher Zugabe zu einem anderen Medikament; Gegensatz: → primäre Monotherapie

sekundäre Temporalisierung Epilepsie mit zunächst von anderen Abschnitten des Gehirns, im weiteren Verlauf dann aber vom → Temporallappen ausgehenden Anfällen

sekundäre Zielgröße nur in zweiter Linie ausgewertete → Zielgröße; z.B. bei einer → Studie; andere Bezeichnung: → sekundärer Endpunkt

sekundärer Endpunkt nur in zweiter Linie ausgewerteter → Endpunkt; z.B. bei einer → Studie; andere Bezeichnung: → sekundäre Zielgröße

sekundärer Grand-Mal-Anfall (SGMA) sich aus einem → fokalen Anfall entwickelnder → Grand-Mal-Anfall; andere Bezeichnungen: → fokaler Grand-Mal-Anfall, → sekundär generalisierter tonisch-klonischer Anfall (SGTKA)

sekundärer Krankheitsgewinn aus der → Psychoanalyse bzw. → Tiefenpsychologie stammende Bezeichnung für → bewusst oder → unbewusst angestrebte Vorteile aufgrund einer Krankheit; → primärer Krankheitsgewinn

Sekundärprophylaxe Verhindern des erneuten Auftretens von Krankheitszeichen bei gefährdeten Menschen; → Prophylaxe; Gegensatz: → Primärprophylaxe

Sekundärsymptom zweitrangiges oder nachgeordnetes → Symptom; Gegensatz: → Primärsymptom

Sebstdispensation / Selbstdispensierung in der Medizin: Abgabe von Medikamenten durch den behandelnden Arzt

Selbsthilfegruppe (SHG) (Tab. 53) Gruppe gleichartig Betroffener; z.B. Menschen mit einer Epilepsie und / oder ihre Angehörigen (Elterngruppe) mit der Möglichkeit einer gegenseitigen Hilfe und Unterstützung durch Erfahrungsaustausch

Selbstinduktion Selbstanregung, Selbstauslösung

1. bei Medikamenten z.B. des eigenen Abbaus (z.B. bei → Carbamazepin) mit der Folge sinkender → Serumkonzentrationen trotz gleich bleibender → Dosis
2. bei Anfällen: Selbstauslösung andere Bezeichnung: → Autoinduktion

selbstinduzierter Anfall von Betroffenen bei entsprechender Empfindlichkeit (→ Photosensibilität) selbst ausgelöster epileptischer → Reflexanfall, z.B. durch Fernsehen ganz nah vor dem Bildschirm, Blinzeln oder rasche Handbewegungen in hellem Licht; andere Bezeichnung: → autoinduzierter Anfall

Selbstkontrolle → psychologischer bzw. → psychotherapeutischer Behandlungsansatz, bei dem aus den jeweiligen Besonderheiten in der Zeit vor (→ Anfallsvorboten) oder zu Beginn der Anfälle (→ Aura) bei jedem Einzelnen versucht wird, → bewusste, → willkürliche → Gegenmaß-

Tab. 53: Mögliche Vorteile von Selbsthilfegruppen für Menschen mit Epilepsie (nach Porschen)

- Möglichkeit, ohne Angst vor Unverständnis mit anderen Menschen über seine Anfälle und deren Auswirkungen auf das Leben reden
- Betroffene erfahren menschliche Wärme und Unterstützung bei der Bewältigung ihrer Probleme; dadurch fühlen sie sich nicht mehr alleine gelassen
- Gemeinsames Suchen nach Problemlösungen für Einzelne mit helfendem und nützlichem Erfahrungsaustausch
- Gelegenheit für Eltern, über ihre Ängste und Unsicherheiten zu sprechen; Eltern und Anfallskranke können dabei sicher sein, nicht nur solidarische, sondern auch verstehende Zuhörer zu finden; bei Bedarf tauschen Eltern ihre Erfahrungen in separaten Räumen aus
- Gerechtwerden der eigentümlichen Situation von Menschen mit Epilepsie, die ihre Anfälle meistens nicht bewusst erleben
- Abbau von durch Unsicherheit und Angst erzeugter Übervorsichtigkeit
- Unterstützung bei dem Ziel, der Umwelt selbstbewusster entgegenzutreten und mit sachlicher Argumentation Vorurteile zu entkräften
- Im Bereich Selbstkontrolle können interessierte Betroffene lernen, ihre Anfälle vor dem Auftreten zu beeinflussen und somit abzuschwächen oder sogar ganz zu verhindern
- Information kann es erleichtern, die Epilepsie besser kennenzulernen, als Teil des Lebens zu akzeptieren und besser damit umzugehen; diese gewonnene Erkenntnis ist Voraussetzung für die Einsichtigkeit in Einschränkungen, wie z. B. bei der Fahrtauglichkeit

nahmen zu trainieren und zur → Anfallskontrolle einzusetzen

selbstlimitierend von alleine aufhörend; z.B. → photoparoxysmale Reaktion

Selbstmedikation Eigenbehandlung mit Medikamenten (ohne Rezept des Arztes)

selektieren auswählen, auslesen

Selektion Auswahl, Auslese; → Exklusion, → Inklusion

Selektionskriterium Unterscheidungsmerkmal für eine Auswahl, z.B. zur Behandlung mit einem Medikament; → Ausschlusskriterium, → Einschlusskriterium

selektiv gezielt, umschrieben, nur einen Teil betreffend

selektive Amygdala-Hippokampektomie (sAHE / SAHE) gezielter, umschriebener → epilepsiechirurgischer Eingriff, bei dem → Amygdala, → Hippokampus und Teile des → Parahippokampus einer Seite operativ aus dem → Temporal- oder Schläfenlappen entfernt werden

selektive Serotoninwiederaufnahmehemmer gezielt wirkende Hemmer der (Rück-)Aufnahme von Serotonin in Nerven- und → Gliazellen, die damit zu einer verstärkten Wirkung von diesem → Transmitter führen; → Wirkmechanismus einiger neuer Medikamente zur Behandlung von → Depressionen; englische Bezeichnung: selective serotonin reuptake inhibitor (SSRI)

Selen → chemisches → Element; → Antioxidans

semantisch die Bedeutung von Wörtern, Silben usw. betreffend

semantisches Gedächtnis Bezeichnung für gespeichertes und abrufbares Allgemeinwissen; Gegensatz: → episodisches Gedächtnis, → periodisches Gedächtnis

semi- / Semi- Vorsilbe: halb, teilweise

semiiktal halb → iktal (ictus = lateinisch: Schlag, Fall); teilweise einem Anfall entsprechend

semiinvasiv halbinvasiv, teilweise invasiv; im Rahmen einer → präoperativen Diagnostik mit dem → Elektroenzephalogramm (EEG)

semiinvasive EEG-Diagnostik / semiinvasives EEG Ableitung des → Elektroenzephalogramms (EEGs), bei der → Elektroden für ein → intensives Epilepsie-Monitoring nicht auf der unversehrten Haut angebracht werden, sondern durch natürlicherweise vorhandene Knochenlöcher möglichst nahe an die Oberfläche der zu untersuchenden Abschnitte des Gehirns vorgeschoben werden; → Sphenoidalelektroden liegen dabei oberhalb und → Foramen-ovale-Elektroden unterhalb der Hirnhäute; → invasive EEG-Diagnostik / invasives EEG; Gegensatz: → Oberflächen-EEG

Semiologie Lehre von den Zeichen und ihrer Bedeutung, z.B. bei einer Krankheit; → Anfallssemiologie → Symptomatologie, klinisches Bild

semiquantitativ teilweise mengen- oder zahlenmäßig; → quantitativ

senil alt, im Alter vorkommend; Gegensatz: → juvenil

senile myoklonische Epilepsie (SME) im höheren Lebensalter, besonders bei der → Alzheimer-Krankheit, vorkommende → generalisierte Epilepsie mit → myoklonischen Anfällen

Sensation
1. in der Medizin: Empfindung, Wahrnehmung
2. herausragendes Ereignis, große Besonderheit

sensibel
1. empfindlich
2. Wahrnehmungen für Berührung, Schmerz und Temperatur betreffend

sensibel ausgelöste (induzierte) Anfälle durch sensible Reize bzw. Sinneswahrnehmungen ausgelöste Anfälle; → Reflexepilepsie

sensibilisieren / Sensibilisierung empfindlicher machen, im übertragenen Sinn: für mehr Verständnis sorgen; Gegensatz: → Desensibilisierung, → Habituation

Sensibilität Empfindlichkeit
1. Wahrnehmung für Berührung, Schmerz und Temperatur (spitz, stumpf, heiß, kalt etc.)
2. bei → Tests und Untersuchungsverfahren: Empfindlichkeit des Erkennens oder des Nachweises; → Spezifität

sensible Hirnrinde → sensibler Kortex

sensible Symptome (Tab. 54) Zeichen einer Störung des → sensiblen Nervensystems

sensibler Anfall Anfall mit nur von dem Betroffenen wahrgenommenen Empfindungsstörungen (wie Kribbeln, Schmerzen oder Hitzegefühl)

sensibler Kortex Abschnitte der → Hirnrinde mit den für sensible Wahrnehmungen zuständigen Nervenzellen

Sensitisierung Empfindlichmachung; andere Bezeichnung: → Sensibilisierung; Gegensatz: → Desensitisierung, → Habituation

sensomotorisch sowohl → sensorisch als auch → motorisch

Sensor Messfühler

sensorisch Sinneswahrnehmungen (Sehen, Riechen, Schmecken, Hören) betreffend

sensorisch ausgelöster (induzierter) Anfall durch sensorische Reize bzw. Sinneswahrnehmungen ausgelöster Anfall; → Reflexepilepsie

sensorische Symptome (Tab. 55) Zeichen einer Störung des → sensorischen Nervensystems

sensorischer Anfall Anfall mit nur von dem Betroffenen bemerkten → sensorischen Symptomen

separat getrennt, eigenständig

Sepsis Blutvergiftung; Verteilung von Keimen bzw. Krankheitserregern über den Blutkreislauf im Körper

Tab. 54: Mögliche sensible Symptome bei einem epileptischen Anfall

- Berührungsgefühl
- Elektrisierungsgefühl
- Hitzegefühl
- Kältegefühl
- Kribbeln
- Prickeln
- Schmerz (z. B. Brennen, Stechen, bohrender Schmerz etc.)
- Steifigkeitsgefühl
- Taubheitsgefühl
- Wärmegefühl

Tab. 55: Mögliche sensorische Symptome bei einem epileptischen Anfall

- (Dreh-)Schwindelwahrnehmungen (z. B. plötzliche Fallneigung, Standunsicherheit)
- Geschmacksstörungen (z. B. "eigenartige", metallische oder andere Geschmäcke)
- Hörstörungen (z. B. Musik, Pfeifen, Summen, abnorm laute oder leise Umgebungsgeräusche)
- Riechstörungen (z. B. Gestank bzw. unangenehme, aber auch angenehme Gerüche)
- Sehstörungen (z. B. Blitze, dunkle oder helle Flecken, Farben)

septisch durch Keime bzw. Krankheitserreger hervorgerufen; Gegensatz: → aseptisch

Sequenz (Ab)folge, Reihenfolge

sequenziell aufeinander folgend

Serie Folge, Aufeinanderfolge

seriell kurz aufeinander folgend

serielle Anfälle kurz aufeinander folgende Anfälle, zwischen denen aber im Gegensatz zu einem → Status epilepticus das → Bewusstsein wiedererlangt wird

serös mit einer vermehrten Flüssigkeitsbildung einhergehend; z.B. Entzündungen

Serotonin → Transmitter; spielt insbesondere bei → Depressionen eine wichtige Rolle

Serotonin-Wiederaufnahmehemmer Hemmer der (Rück-) Aufnahme von Serotonin in Nerven- und → Gliazellen, die damit zu einer verstärkten Wirkung von diesem → Transmitter führen; → Wirkmechanismus einiger neuer Medikamente zur Behandlung von → Depressionen

Serum gelblich-klare Blutflüssigkeit, die nach Gerinnen des Blutes durch → Zentrifugieren gewonnen wird; das Serum enthält keine → Blutzellen und im Gegensatz zum → Plasma auch keine → Gerinnungsfaktoren mehr; im Serum kann z.B. die → Konzentration von → Antiepileptika bestimmt werden; → Serumkonzentration, → Serumspiegel; andere Bezeichnung: → Blutserum

Serumclearance Maß für die Ausscheidung von gelösten Stoffen oder Medikamenten aus dem → Serum; Serummenge, aus der ein Stoff oder Medikament innerhalb einer bestimmten Zeit durch die Leber (→ hepatische Clearance) oder Nieren (→ renale Clearance) entfernt wird; → Clearance

Serum-Glutamat-Oxalazetat-Transaminase (SGOT) → Aspartat-(Amino-)transferase (ASL[A]T),→ Glutamat-Oxalazetat-Transaminase (GOT); → Tab. 34, S. 221

Serum-Glutamat-Pyruvat-Transaminase (SGPT) → Alanin-(Amino-)transferase (AL[A]T), → Glutamat-Pyruvat-Transaminase (GPT); → Tab. 34, S. 221

Serumkonzentration / Serumspiegel → Konzentration (z.B. eines Medikaments) im → Serum; andere Bezeichnungen: → Blutspiegel, → Plasmakonzentration / Plasmaspiegel; → therapeutischer Bereich (→ Tab. 60, S. 328)

Serumkrankheit → Immunreaktion nach Zufuhr von meist artfremdem Eiweiß; u.a. mögliche → Nebenwirkung mancher Medikamente

Serumprotein Blutweiß

Serumproteinbindung Ausmaß der Bindung oder Ankopplung eines Stoffes (z.B. eines Medikaments) an Eiweiße im Blut; wirksam ist nur der → freie (nicht gebundene) Anteil; andere Bezeichnungen: → Eiweißbindung, → Proteinbindung

Serumspitze höchste → Serumkonzentration

Sexualhormon → Geschlechtshormon

Sexualität Geschlechtsleben

Setting Anordnung, Umgebungsbedingungen; z.B. → ambulante oder stationäre Betreuung

Sharp wave englisch: steile Welle; → epileptiformes Muster im → Elektroenzephalogramm (EEG) mit einer Dauer von 70-200 Millisekunden (ms); → Abb. 5, S. 123

Sharp-wave-Komplex Aufeinanderfolge von jeweils einer steilen und langsamen Welle

Shift englisch: Ortswechsel, Seitenwechsel; z.B. eines → Herdes im → Elektroenzephalogramm (EEG)

Sialidose vorwiegend im späten Schulalter und bei Jugendlichen beginnende Krankheitsgruppe mit → progredienter → Myoklonusepilepsie sowie → generalisierten tonisch-klonischen Anfällen ohne → Intelligenzminderung oder sonstige psychische Störungen; Sialidose Typ I: → Cherry-red-spot-Myoklonus-Syndrom (Syndrom des kirschroten Flecks am Augenhintergrund mit Myoklonien)

Signalübertragung im Nervensystem: Weitergabe der Erregung von einer Zelle an andere; dabei erfolgt an den → Synapsen zwischen den einzelnen Nervenzellen durch elektrische → Impulse eine Freisetzung chemischer → Überträgerstoffe (→ Transmitter)

signifikant bedeutsam, meist für rechnerisch nicht durch Zufallsschwankungen erklärbare Unterschiede (→ statistisch signifikant) gebraucht

Signifikanz Bedeutsamkeit, meist für rechnerisch nicht durch Zufallsschwankungen erklärbare Unterschiede (→ statistische Signifikanz) gebraucht

Silent period englisch = stille Periode

Simulation → bewusste Vortäuschung, Nachahmung; z.B. von epileptischen Anfällen; Gegensatz: → Dissimulation

simulieren → bewusstes Vortäuschen, Nachahmen; Gegensatz: → dissimulieren

simulierter Anfall → bewusst vorgetäuschter, nachgeahmter Anfall

simultan gleichzeitig

Simultan-Doppelbild-Aufzeichnung (SDA) gleichzeitige Aufzeichnung von verschiedenen Abläufen in einem Bild, z.B. von Verhalten und → Elektroenzephalogramm (EEG); andere Bezeichnungen: → Video-EEG, → Video-Telemetrie

single englisch: einzeln, einfach, allein

Single photon emission computerized tomography (SPECT) sowohl der → Computertomographie (CT) als auch der → Positronen-Emissions-Tomographie (PET) ähnelndes Untersuchungsverfahren, bei dem die Verteilung und Anreicherung einer schwach → radioaktiv markierten

Substanz in Körpergeweben gemessen wird (z.B. im Gehirn); andere Bezeichnung: → Einzel-Photonen-Emissions-Computertomographie

singulär einzeln, vereinzelt; Gegensatz: → repetetiv

Singultus Schluckauf; kann u.a. auch als → Nebenwirkung mancher → Antiepileptika auftreten

sinusförmig wellenförmig; in Form einer → Sinuswelle oder Sinusschwingung

Sinusitis Entzündung der Nasennebenhöhlen

Sinusthrombose → Thrombose der → Hirnsinus (große → venöse Blutleiter an der Oberfläche des Gehirns, die von harter Hirnhaut umgeben sind) und oft gleichzeitig auch tiefergelegener → Venen im Gehirn; geht sehr häufig mit epileptischen Anfällen einher; andere Bezeichnung: → Hirnvenen- und Sinusthrombose (HST)

sistieren enden, aufhören; Gegensatz: → persistieren

Skalpelektrode beim → Elektroenzephalogramm (EEG): → Elektrode zur Ableitung von der Kopfoberfläche; andere Bezeichnung: Oberflächenelektrode; Gegensatz: → Tiefenelektrode

Sklerose Verhärtung eines Gewebes oder Teils eines → Organs, oft mit einer → Atrophie (Schrumpfung) einhergehend; bei vielen → Temporal- oder → Schläfenlappenepilepsien spielt eine Sklerose der → Amygdala und des → Hippokampus eine wichtige Rolle

Skore → Score

skotogen durch Dunkelheit ausgelöst, z.B. durch Augenschluss

Skotom umschriebener Gesichtsfeldausfall; → Perimetrie

Skotosensitivität Empfindlichkeit gegenüber Dunkelheit, durch Dunkelheit auslösbar

Slow-spike-waves (SSW) langsame Spitze-Welle; → epileptiforme → Aktivität; → Abb. 5, S. 123; kommt z.B. typischerweise bei einem → nicht-konvulsiven Status epilepticus vor

Small sharp spikes (SSSs) englisch: kleine scharfe Spitzen; → Potenziale im → Elektroenzephalographamm (EEG), die im Schlaf vereinzelt über einem oder beiden → Temporallappen auftreten und keine sichere Beziehung zu epileptischen Anfällen haben; andere Bezeichnung: → benigne epileptiforme Transienten im Schlaf

Sofortanfall sofort, unmittelbar (innerhalb weniger Minuten) nach einer → akuten Hirnschädigung (z.B. durch Unfall oder → Schlaganfall) auftretender Anfall; andere Bezeichnungen: → Frühestanfall, → Immediatanfall

somatisch körperlich, organisch; Gegensatz: → psychisch

Somatisierung Verkörperlichung

somatoform körperlich erscheinend, aber psychische Ursachen habend

somatomotorisch die motorische → Hirnrinde (vor dem → Sulcus centralis) betreffend

somatosensibel Berührungs-, Schmerz- und Temperaturwahrnehmungen bzw. den → sensiblen Kortex hinter dem → Sulcus centralis betreffend

somatosensibel evozierte Potenziale (SEP) über Nervengeflechten, dem → Rückenmark und der Kopfhaut abgeleitete und mit elektronischen

Verstärkern nach vielfacher Mittelung dargestellte Folge von Spannungsschwankungen des → Elektroenzephalogramms (EEGs), die der Gefühlsbahn zugeordnet werden können; → evozierte Potenziale

somatosensorisch Sinneswahrnehmungen (Sehen, Riechen, Schmecken, Hören) bzw. die entsprechenden Abschnitte der → Hirnrinde betreffend

Somatotopik der relativen Lage der Körperteile entsprechende Gliederung der → somatosensiblen und → motorischen → Hirnrinde

somatotop(isch) die → Somatotopik betreffend

somnambul mondsüchtig, schlafwandelnd

Somnambulismus meist bei Schulkindern vorkommendes Schlafwandeln, Umherlaufen im Schlaf, häufig ohne volles → Bewusstsein oder spätere Erinnerung; Form einer → Parasomnie (→ Tab. 43, S. 260)

somnolent benommen, krankhaft schläfrig

Somnolenz Benommenheit, krankhafte Schläfrigkeit

Somnologie Schlafmedizin, Untersuchung des Schlafs

Somnopolygraphie (SPG) Schlafableitung mit gleichzeitiger Registrierung der Tätigkeit von Gehirn (→ Elektroenzephalogramm oder EEG), Muskulatur (→ Elektromyogramm oder EMG), Augenbewegungen (→ Elektrookulogramm oder EOG), Atmung und Sauerstoffgehalt des Blutes; andere Bezeichnungen: → Hypnogramm, → Polysomnographie

Sonde stab- oder röhrenförmiges Instrument zur Einführung in Körperöffnungen

sondieren (unter Umständen mit Hilfe einer → Sonde) prüfen oder untersuchen

Sonographie → Ultraschalluntersuchung

sonographisch mit → Ultraschall

Sopor schwere Störung des → Bewusstseins ohne → spontane Handlungen, aber mit Abwehrreaktionen auf Schmerz und Orientierungsbemühungen bei Anruf; steht zwischen → Somnolenz und → Koma

soporös in einem → Sopor befindlich

Sozialarbeit Beratung und Betreuung von Menschen mit sozialen Problemen (z.B. aufgrund einer Krankheit); u.a. mit Hilfestellung beim Umgang mit Behörden

Sozialdienst von Sozialarbeitern und Sozialpädagogen angebotene Leistungen; bei Menschen mit Epilepsie z.B. im Hinblick auf finanzielle Fragen; andere Bezeichnung: Soziale Beratung

soziale Anamnese Vorgeschichte zum Verhalten und zu Problemen im Alltag; bei Kindern z.B. ihr Verhalten im Kindergarten oder in der Schule, Erziehungsstil und -schwierigkeiten der Eltern oder das Verhältnis zu Geschwistern; bei Erwachsenen z.B. Partnerschaft, Beruf, Hobbys oder Führerschein; die Erhebung einer sozialen Anamnese ist sowohl für die Behandlung als auch sonstige Beratung von Menschen mit einer Epilepsie oft sehr wichtig; → Anamnese

Soziale Beratung → Sozialdienst

sozioökonomisch → soziale und → ökonomische → Faktoren betreffend; bei Epilepsien z.B. Familienstand, Berufstätigkeit und verfügbares Einkommen

Spaltbildung angeborene → Missbildung, z.B. unter Einnahme von → Antiepileptika oder anderen Medikamenten; im Gesicht → Lippen-Kiefer-Gaumenspalte, am Rücken → Spina bifida, an der → Harnröhre → Hypospadie

spanioleptisch mit vereinzelten Anfällen einhergehend, z.B. können die → Absencen bei der → frükindlichen Absencen-Epilepsie oder auch bei der → juvenilen Absencen-Epilepsie spanioleptisch auftreten; Gegensatz: → pyknoleptisch

spannungsabhängig am Nervensystem: abhängig von einer bestimmten Spannung bzw. einem bestimmten → Membranpotenzial

spannungsabhängige Natriumkanäle in ihrer → Funktion von der Spannung bzw. dem → Membranpotenzial abhängige → Natriumkanäle; die Wirkung vieler → Antiepileptika (z.B. → Carbamazepin, → Lamotrigin oder → Phenytoin) beruht ganz oder teilweise auf einer Hemmung spannungsabhängiger → Natriumkanäle

Spasmus (Mehrzahl: Spasmen) Verkrampfung oder erhöhte Spannung, z.B. der Muskulatur oder des Darmes

Spastik → unwillkürlich hervorgerufene, „federnd" erhöhte Muskelspannung, insbesondere bei rascher → passiver und → aktiver Bewegung

spastische Lähmung Lähmung aufgrund einer Schädigung des zentralen Nervensystems (Gehirn und → Rückenmark), unter anderem mit erhöhter Muskelspannung einhergehend

Spätanfall mit einem Abstand von mehr als einer Woche nach einer → akuten Hirnschädigung (z.B. durch Unfall oder → Schlaganfall) auftretender Anfall; Gegensatz: → Frühanfall

Spätepilepsie
1. mit einem Abstand von mehr als 1 Woche (oder 2 Wochen) nach einer → akuten Hirnschädigung auftretende Epilepsie, z.B. nach einem Unfall mit → Schädel-Hirn-Trauma (SHT) oder → Schlaganfall; Gegensatz: → Frühepilepsie (missverständliche Bezeichnung, besser → Frühanfälle)
2. Epilepsie mit Beginn im Erwachsenenalter

Spätsymptome späte Krankheitszeichen oder Zeichen einer → Nebenwirkung; späte → Symptome; Gegensatz: → Frühsymptome

spatial räumlich

spatiotemporal räumlich und zeitlich

SPECT-Untersuchung (SPECT = englisch: single photon emission computerized tomography) ein → bildgebendes Verfahren auf der Grundlage der Messung von → Protonenstrahlen; kann → iktal und → interiktal durchgeführt werden

Spektralanalyse bei der Auswertung eines → Elektroenzephalogramms (EEGs): Untersuchung der Zusammensetzung aus unterschiedlichen Wellen; andere Bezeichnung: → Frequenzanalyse; → Fourieranalyse

Spektroskopie Untersuchung und Bestimmung von Wellenlängen; wird in der Medizin z.B. bei der → Magnetresonanzspektroskopie (MRS) zur Untersuchung von → Stoffwechselvorgängen im Gehirn eingesetzt

Spektrum
1. Buntheit, Vielfalt; z.B. von Formen epileptischer Anfälle
2. bei der Brechung von weißem Licht in einem → Prisma entstehende Farbfolge

3. Verteilung der Häufigkeit oder Stärke der Bestandteile eines Gemisches

Sperma Samenflüssigkeit des Mannes

Spermatogenese Bildung von → Spermien

Spermien Samenfäden des Mannes

spezielle Anamnese besondere, zur jeweiligen Krankheit gehörende Informationen aus der → Anamnese; bei einer Epilepsie zu den Anfällen sowie ihrer Art und Häufigkeit, → tageszeitlichen Bindung, oder anfallsauslösenden / provozierenden bzw. anfallshemmenden Bedingungen; wird u.a. ergänzt durch: → Ätiologieanamnese, → Diagnostikanamnese und → Therapieanamnese; Gegensatz: → allgemeine Anamnese

spezifisch kennzeichnend, eigentümlich, mit besonderen Merkmalen oder besonderer Aussagekraft

Spezifität bei → Tests oder Untersuchungsverfahren: Unterscheidungsgenauigkeit eines Ergebnisses

Sphenoidalelektrode Elektrode, die durch die Wange bis zur knöchernen Schädelbasis und damit näher an bestimmte Abschnitte des → Temporal- oder Schläfenlappens vorgeschoben wird; kann bei Epilepsien zur → präoperativen Abklärung eingesetzt werden; im Gegensatz zur → Foramen-ovale-Elektrode bleiben die Hirnhäute intakt

Sphingolipide eine bestimmte Klasse der → Blutfette, die u.a. für den Bau von Zellwänden wichtig ist

Sphingolipidosen Gruppe erblicher Krankheiten mit abnormer Anreicherung von → Sphingolipiden in Körperzellen; u.a. → Gaucher-Krankheit,

Spiegelfokus nach längerem Epilepsieverlauf auf der dem ursprünglichen (→ primären) → epileptogenen Herd in der anderen Großhirnhälfte spiegelbildlich gegenüberliegender Herd; → sekundäre Epileptogenese

Spielmeyer-Vogt-Sjögren-Syndrom → juvenile Form der → neuronalen Zeroidlipofuszinose; andere Bezeichnung: Morbus Spielmeyer-Vogt-Sjögren

Spike Spitze, → epileptiformes → Spitzenpotenzial im → Elektroenzephalogramm (EEG) mit einer Dauer von 20-70 Millisekunden (ms) und klarer Abgrenzung von der → Hintergrundaktivität, kann → biphasisch oder → triphasich sein und wird oft von langsamen Wellen gefolgt; → Abb. 5, S. 123

Spike-wave (SW) englisch: „Spitze (und) Welle“; → epileptiformes Muster im → Elektroenzephalogramm (EEG), bei dem einem oder mehreren → Spikes (Spitzen) eine → Wave (langsame Welle) folgt; → Abb. 5, S. 123

Spike-wave-Komplex (SWK) feste Aufeinanderfolge von einem oder mehreren → Spikes (Spitzen) und Waves (langsamen Wellen)

Spike-wave-Paroxysmus (SWP) meist beidseitig und über allen Abschnitten des Gehirns → paroxysmales Auftreten von → Spike-wave-Komplexen; z.B. dreimal pro Sekunde (3/s) bei einer → kindlichen Absencen-Epilepsie oder → Pyknolepsie; die → Frequenz der Paroxysmen ist zu Beginn einer Absence oft etwas rascher und am Ende etwas langsamer als dreimal pro Sekunde, außerdem sind sie → fronto-präzentral am deutlichsten ausgeprägt

Spike-wave-Status / Spike-wave-Stupor Aneinanderreihung, Häufung von → Absencen mit Auftreten eines „lang dauernden epileptischen Zustands", manchmal mit zwischenzeitlichen kurzen Erholungsphasen; kann außer bei Betroffenen mit einer → Absencen-Epilepsie bis ins hohe Lebensalter auch bei Menschen ohne bekannte Epilepsie auftreten; eine sichere Erkennung ist nur mit Ableitung eines → Elektroenzephalogramms (EEGs) möglich und → intravenöse → Benzodiazepine unterbrechen den Status meist rasch; andere Bezeichnungen: → Absence-Status, → generalisierter nichtkonvulsiver Status epilepticus, → Petit-Mal-Status

Spike-wave-Variant-Muster wechselnd ausgestaltete Kombination von Spitzen und langsamen Wellen (→ Spikes und → Waves) mit starken Schwankungen der → Amplitude und zeitlichen Beziehung; typisch für das → Lennox-Gastaut-Syndrom (LGS) und das → Pseudo-Lennox-Syndrom (PLS)

Spina bifida (aperta) (Tab. 56) „offener Rücken", Spaltbildung der Wirbelsäule, oft in Verbindung mit einer Aussackung der → Rückenmarkshäute (→ Meningozele) oder des Rückenmarks (→ Myelomeningozele); Form eines → Neuralrohrdefekts, mögliche → Nebenwirkung von → Antiepileptika; zu den Untersuchungsverfahren zur → pränatalen Erkennung einschließlich ihrer → Sensitivität und der Häufigkeit → falsch-positiver Befunde → Tabelle 56

spinal die Wirbelsäule bzw. das → Rückenmark betreffend

Spitzenpotenzial kurz dauerndes, → hochamplitudiges → epileptiformes Muster im → Elektroenzephalogramm (EEG); andere, englische Bezeichnung: → Spike

Spitzenspiegel höchste → Serumkonzentration

spontan von alleine, ohne erkennbare (äußere) Ursache; Gegensatz: → induziert, → provoziert

Spontanabort Fehlgeburt (→ Abort) ohne erkennbare Ursache; Gegensatz: → induzierter Abort

Spontanfluktuation von allein auftretende Schwankung, Abweichung von einem Mittelwert; z.B. der Anfallshäufigkeit oder der → Serumkonzentration von Medikamenten

Spontannystagmus (SN) von allein auftretender → Nystagmus (ruckartige Augenbewegungen, langsam in die eine und rasch in die andere

Tab. 56: Methoden zur Erkennung einer Spina bifida (→ auch jeweils dort)

Methode	Sensitivität	falsch-positiv
Amniozentese mit Bestimmung von Alpha(α)-Fetoprotein und Acetylcholinesterase im Fruchtwasser	97 %	0,4 %
Ultraschall in der 16.–18. Woche	85 bis 90 %	1,2 %
Bestimmung von Alpha(α)-Fetoprotein im mütterlichen Blut	75 bis 80 %	?

Richtung); kann als → Nebenwirkung von → Antiepileptika vorkommen

Spontanremission von allein auftretende Rückbildung von Krankheitszeichen, Heilung; bei Epilepsien Rückgang der Anfällshäufigkeit mit (idealerweise) Anfallsfreiheit

sporadisch von Zeit zu Zeit, zeitweise; Gegensatz: → kontinuierlich, → permanent

Spracharrest Innehalten der Sprache; kann Ausdruck eines → fokalen epileptischen Anfalls sein; andere Bezeichnung: → Sprechhemmung; englische Bezeichnung: speech arrest

Sprachdominanz Hirnhälfte, die für die Sprache verantwortlich ist; → dominante Hemisphäre, → Sprachzentrum

Sprachlateralisation Seite der → Sprachdominanz

Sprachzentrum für die Sprache zuständige Teile des Gehirns, bei Rechtshändern und der Mehrzahl der Linkshänder für das Sprachverständnis im hinteren linken → Temporal- oder Schläfenlappen und für die Sprachbildung im hinteren linken → Frontal- oder → Stirnlappen

Sprechhemmung Innehalten der Sprache, kann Ausdruck eines → fokalen epileptischen Anfalls sein; andere Bezeichnung: → Spracharrest; englische Bezeichnung: speech arrest

Sprouting Aussprossen, z.B. von → Axonen

Spurenelemente in geringer → Konzentration vorhandene Stoffe, z.B. als Bestandteil von → Enzymen oder → Hormonen; manche finden sich u.a. auch im → Blutplasma

Stäbchen → Rezeptoren für die Schwarzweißwahrnehmung in der → Retina

stabil beständig, fest, gleichbleibend; Gegensatz: → instabil, → labil

stabilisieren beständig, fest, gleichbleibend machen

Stabilität Beständigkeit, Sicherheit, gleichbleibender Zustand; Gegensatz: → Instabilität, → Labilität

stakkatoartig abgehackt; Gegensatz: fließend

Stammbaum Schema zur Erfassung einer → Familienanamnese mit Darstellung der verwandtschaftlichen Beziehungen; besonders wichtig bei → idiopathischen Epilepsien

Stammganglien Nervenzellansammlungen in der Tiefe des Gehirns; andere Bezeichnung: → Basalganglien

Standardabweichung Maß für die Schwankungsbreite oder Streuung von Messwerten um den → Mittelwert einer Reihe von Messwerten

Standarddosis übliche → Dosis, üblicherweise empfohlene Dosis

Standard-EEG übliches, → konventionelles → Elektroenzephalogramm (EEG) im Wachzustand; andere Bezeichnungen: → Routine-EEG, → Ruhe-Wach-EEG

standardisierte Mortalitätsrate (SMR) standardisierte Sterblichkeitsrate (SSR) für Menschen mit einer Epilepsie im Vergleich zu Menschen ohne Epilepsie, die ansonsten bei Merkmalen wie Alter und Geschlecht vergleichbar sind (→ Kontrollpersonen) etwa auf das Zwei- bis Dreifache erhöht, besonders in den ersten Jahren nach Stellung der → Diagnose und in jüngeren Lebensjahren; → Übersterblichkeit

Standardpräparat Vergleichspräparat; z.B. → Standardmedikament oder bewährte → Zubereitungsform eines Medikaments beim Vergleich mit einem → Prüf- oder → Testpräparat; andere Bezeichnung: → Referenzpräparat

Standardresektion nach einem üblichen Schema durchgeführte Operation

Standardtherapie übliche Behandlung, üblicherweise empfohlene Behandlung

Standataxie Unsicherheit beim Stehen; → Ataxie

Stärke in der Medizin: von Pflanzen gebildeter Stoff (z.B. in Kartoffeln oder Getreide); wichtige Nahrungsquelle und Rohstoff für Zucker; als Zusatzstoff auch in → Tabletten enthalten

Startle-Epilepsie → Reflexepilepsie mit durch Schreck ausgelösten und zusätzlichen → spontan auftretenden epileptischen Anfällen

Startle-Reaktion Schreckreaktion ohne Beziehung zu einer Epilepsie; krankhaft gesteigerte Startle-Reaktion: → Hyperekplexie

stationär
1. im Krankenhaus; Gegensatz: → ambulant
2. gleichbleibend, sich nicht (mehr) verändernd; Gegensatz: → fluktuierend, → variabel

statisch fest, gleichbleibend, unveränderlich; Gegensatz: → astatisch, → dynamisch, → variabel

statische Enzephalopathie sich nicht mehr verändernde, gleichbleibende → Enzephalopathie nach einer längere Zeit zurückliegenden Schädigung des Gehirns; Gegensatz: → progressive Enzephalopathie

statische Perimetrie Gesichtsfelduntersuchung (→ Perimetrie), bei der sich die Lichtreize nicht bewegen; → Humphries-Perimetrie, → Octopus-Perimetrie; Gegensatz: → kinetische Perimetrie

statistisch rechnerisch, aufgrund von Wahrscheinlichkeitsrechnungen

Status lateinisch: Zustand

Status epilepticus (Mehrzahl: Status epileptici; SE) (Tab. 57) lateinisch: „Daueranfall", „epileptischer Zustand"; bei → konvulsiven Anfällen ohne rechtzeitige Behandlung lebensgefährliche Häufung von Anfällen ohne zwischenzeitliche Erholung bzw. Wiedererlangung des → Bewusstseins mit einer Dauer von mindestens 30 Minuten

Status praesens lateinisch: gegenwärtiger Zustand

Status psychomotoricus → Status epilepticus mit → komplexen fokalen Anfälle

Stäupchen andere Bezeichnung für → multifokale → Myoklonien

Stauungspapille Vorwölbung der → Sehnervenpapille in das Augeninnere bei Erhöhung des → Hirndrucks (z.B. Hirntumoren oder -blutungen)

Steady state englisch: Fließgleichgewicht; z.B. Zustand unter Einnahme eines Medikaments, in dem Einnahme und Ausscheidung gleich groß sind und die → Serumkonzentration (der → Blutspiegel) daher weitgehend stabil ist

steiler Transient kurzes, von der → Grund- oder → Hintergrundaktivität im → Elektroenzephalogramm (EEG) klar abgrenzbares und steiles → Potenzial als Hinweis auf eine erhöhte → zerebrale Erregbarkeit

Tab. 57: Formen eines Status epilepticus (→ auch jeweils dort)

- **konvulsiv (mit Krämpfen einhergehend)**
  generalisiert
  - tonisch-klonisch
  - andere (klonisch, myoklonisch, tonisch)
  - fokal
  - einfach fokal-motorisch
  - Epilepsia partialis continua
- **nichtkonvulsiv (ohne Krämpfe einhergehend)**
  generalisiert (Absencenstatus)
  fokal
  - einfach fokal-sensibel, fokal-sensorisch, fokal-vegetativ, fokal-psychisch
  - komplex-fokal

Stein-Leventhal-Syndrom frühere Bezeichnung des → polyzystischen Ovariensyndroms (PCOS) nach 2 amerikanischen Ärzten, die es 1935 erstmals beschrieben haben

Stereo-EEG / Stereoelektroenzephalographie (SEEG) Tiefenableitung des → Elektroenzephalogramms (EEGs) direkt aus dem Gehirn mit räumlicher Auswertemöglichkeit; sehr selten zur → präoperativen Abklärung erforderlich

stereotaktisch mittels → Stereotaxie; z.B. stereotaktische → Biopsie oder Einpflanzen von → Tiefenelektroden

Stereotaxie örtlich sehr genau aufeinander abgestimmte Bewegung; bei Operationen am Gehirn z.B. → computergestützt aufgrund der Daten aus einer vorher durchgeführten → Computertomographie (CT) oder → Magnetresonanztomographie (MRT) in einem speziellen Rahmen; modernere Methode: → Neuronavigation

stereotyp gleichförmig, gleichbleibend; Gegensatz: → variabel

Stereotypie sich wiederholende, meist bedeutungslose gleichförmige Bewegung, z.B. während eines epileptischen Anfalls

Sterilisation Unfruchtbarmachung

Steroide / Steroidhormone Gruppe körpereigener (z.B. Gallensäuren und → Geschlechtshormone) oder von außen zugeführter (z.B. → Kortisonpräparate) Substanzen mit grundsätzlich gleichem → chemischem Aufbau

stertoröse Atmung gurgelnd-schnorchelnde Atemgeräusche durch zurückfließenden Speichel bei Wiedereinsetzen der Atmung am Ende eines → generalisierten tonisch-klonischen Anfalles

Stevens-Johnson-Syndrom (SJS) sehr seltene, schwere → Nebenwirkung von Arzneimitteln an der Haut, mit hohem Fieber, Schleimhautbeteiligung sowie Blutungen einhergehend; im Gegensatz zum → Lyell-Syndrom oder der → toxischen epidermalen Nekrolyse (TEN) weniger als 10% der Haut betroffen; eine Form des → Erythema exsudativum multiforme majus

Stigma negatives Kennzeichen, „Brandmal", Belastung (mit Vorurteilen)

stigmatisiert negativ gekennzeichnet, mit Vorurteilen belastet

Stigmatisierung negative Kennzeichnung, Belastung mit Vorurteilen; Epilepsien sind auch

Stillen Ernähren des Kindes mit Muttermilch; ist in aller Regel für Mütter mit einer Epilepsie auch unter Einnahme von → Antiepileptika möglich, obwohl diese zum Teil in die Muttermilch übertreten

Stimulation Reizung, Anregung

Stimulationsphase Dauer, Zeitraum einer Reizung

stimulieren reizen, anregen, antreiben

stimulierend anregend, → aktivierend, wach machend; Gegensatz: → sedierend

Stimulus Reiz, Anregung

Stirnlappen in der Stirnregion liegender Teil des → Großhirns; andere Bezeichnung: → Frontallappen; → Abb. 8, S. 157

Stirnlappenepilepsie Epilepsie mit vom Stirnlappen ausgehenden Anfällen; andere Bezeichnung: → Frontallappenepilepsie (FLE)

Stoffwechsel Auf- und Abbau von körpereigenen oder zugeführten Stoffen (Nahrungsmittel oder Medikamente) im Körper, überwiegend in der Leber; andere Bezeichnungen: → Metabolisierung / Metabolismus, → Verstoffwechslung

Stoffwechsellage Zustand des Stoffwechsels; z.B. → aerob, → anaerob

Stoffwechselprodukt Ergebnis der → Stoffwechsels, z.B. von Nahrungsbestandteilen oder eines Medikaments in der Leber; andere Bezeichnung bei Medikamenten: → Metabolit

Stoffwechselstörung Störung des → Stoffwechsels von körpereigenen oder zugeführten Stoffen im Körper, die u.a. Ursache von epileptischen Anfällen oder Epilepsien sein können

Strabismus Schielen

Strabismus convergens Einwärtsschielen; Gegensatz: → Strabismus divergens

Strabismus divergens Auswärtsschielen; Gegensatz: → Strabismus convergens

Strategie Vorgehensweise, Plan; → Therapiestrategie

Streifenelektrode auf einem streifenförmigen Träger hintereinander angeordnete → subdurale Elektroden zur → prächirurgischen Abklärung; andere Bezeichnung: Strip-Elektrode

Stress starke Anforderungen bzw. Reize; es gibt „normalen" Stress (→ Eu-Stress) und schädlichen Stress (→ Dis-Stress)

Stressfaktor / Stressor körperlich oder → psychisch belastender, zu → Dis-Stress führender Einfluss

Stria (Mehrzahl: Striae) Streifen; z.B. → Schwangerschaftsstriae

Striatum „Streifenkörper", durch Streifen → grauer Substanz verbundene Teile der → Stammganglien; die vorderen Abschnitte (Nucleus accumbens, Tuberculum olfactore) gehören zum limbischen System, die hinteren (→ Nucleus caudatus, → Putamen) nicht; andere Bezeichnung: Corpus striatum

Strip englisch: Streifen

Strip-Elektrode auf einem streifenförmigen Träger hintereinander angeordnete → subdurale Elektroden zur → prächirurgischen Abklärung;

andere Bezeichnung: → Streifenelektrode

Stroboskop Gerät zur Erzeugung „zerhackter", blitzartiger Lichtreize; dient beim → Elektroenzephalogramm (EEG) zur Bestimmung der → Fotosensibilität, ansonsten z.B. zum Auflösen oder Zusammensetzen von schnellen Bewegungsabläufen durch viele, ineinander übergehende Einzeldarstellungen

Struktur Bau, Aufbau, Gefüge

strukturell die → Struktur betreffend

strukturiert mit einer → Struktur versehen

strukturierte Halluzination → Halluzination mit konkreten, → szenischen Abläufen

Struma Kropf, Schilddrüsenvergrößerung

Strychnin Krampfgift, das bei Tierexperimenten zur Auslösung epileptischer Anfälle benutzt wird

Studie (Tab. 58) Untersuchung, z.B. zum Wirksamkeitsnachweis eines Medikaments; dabei können in Abhängigkeit von den bereits vorliegenden Erfahrungen und dem Zweck verschiedene Phasen unterschieden werden

Studienpopulation Bevölkerung; → Population

Studienprotokoll Richtlinien zur Durchführung einer → Studie, z.B. mit einem neuen Medikament

Studium Ausbildung an einer Hochschule (Universität oder Fachhochschule)

Stufe-I-Monitoring erste Stufe des → Monitorings im Rahmen einer → prächirurgischen Abklärung; dazu gehören neben dem → konventionellen → Elektroenzephalogramm (EEG) u.U. auch Ableitungen mit → Sphenoidalelektroden und die → bildgebende Diagnostik sowie → Neuropsychologie

Stufe-II-Monitoring zweite Stufe des → Monitorings im Rahmen einer → prächirurgischen Abklärung; dazu gehören die → invasiven → Methoden zur Ableitung eines Elektroenzephalogramms (EEGs), z.B. mit → Foramen-ovale-Elektroden oder → Grid-Elektroden sowie der → Wada-

Tab. 58: Die Phasen der Entwicklung eines neuen Medikaments in Studien (→ auch jeweils dort)

Phase	Beschreibung
I	Tierversuche
II	erste Anwendung beim Menschen, kleine offene Studien zur Überprüfung der Pharmakokinetik (Resorption, Verstoffwechslung im Körper und Ausscheidung) sowie der Verträglichkeit erste kleine Doppelblindstudien („Pilotstudien") zur Überprüfung der Wirksamkeit
III	große, multizentrische, randomisierte, plazebokontrollierte Studien mit anschließender Auswertung und Einreichung der Unterlagen bei den „Zulassungsstudien"
IV	Anwendungsbeobachtungen nach erfolgter Zulassung

Test und die → intraoperative → Elektrokortikographie

Stuhlinkontinenz Einkoten, → unwillkürlicher Stuhlabgang, fehlende Willkürkontrolle der Stuhlentleerung; kommt sehr selten bei epileptischen Anfällen vor; andere Bezeichnung: Encopresis

Stupor lateinisch: Erstarrung, Betäubung; krankhafter Zustand mit weitgehendem Fehlen körperlicher und geistiger → Aktivität

stuporös in einem → Stupor befindlich

Sturge-Weber-Syndrom (SWS) angeborene → Missbildung von Blutgefäßen der Gesichtshaut, der → Hirnhäute (mit Verkalkungen), der Augen und des Gehirns; geht bei etwa 80% mit einer Epilepsie einher

Sturzanfall epileptischer Anfall mit Verlust von Haltungskontrolle und Stehvermögen, bei dem die Betroffenen hinstürzen; ursächlich können viele verschiedene Anfallsformen vorliegen, in erster Linie → tonische, → atonische und → myoklonische Anfälle; manchmal wird Sturzanfall ungenau auch als Oberbegriff für epileptisch und nicht epileptisch (→ Drop attack oder → Sturzattacke) bedingte Störungen mit plötzlichem Hinstürzen verwendet; andere Bezeichnung: → astatischer Anfall; englische Bezeichnung: → drop seizure

Sturzattacke Sturz nichtepileptischer Ursache; mit einem plötzlichen Hinstürzen durch Verlust der Muskel- und Haltungskontrolle, aber ohne → Bewusstseinsverlust einhergehende Störung bei meist älteren Menschen; als Ursache wird in erster Linie eine Durchblutungsstörung des Gehirns vermutet, ohne dass diese Annahme bislang bewiesen werden konnte; andere, englische Bezeichnung: → drop attack

sub- / Sub- Vorsilbe: unter; Gegensatz: → supra- / Supra-

subakut nicht ganz rasch (→ akut), aber auch nicht ganz langsam (→ chronisch) auftretend oder verlaufend

subakute Enzephalopathie mit epileptischen Anfällen bei Alkoholikern seltene Krankheit bei → Alkoholabhängigkeit mit epileptischen Anfällen in Verbindung mit → organisch bedingten → psychischen Störungen, → fokalen neurologischen Ausfällen und → periodisch lateralisierten epileptiformen Entladungen (englisch: perodic lateralized epileptiform discharges oder PLEDs) im → Elektroenzephalogramm (EEG); englische Bezeichnung: subacute encephalopathy with epileptic seizures in alcoholics (SESA)

subakute nekrotisierende Enzephalopathie → Leigh-Krankheit / Leigh-Syndrom

subarachnoidal unter der → Arachnoidea

Subarachnoidalblutung (SAB) Blutung im Kopf zwischen der äußeren Schicht der weichen Hirnhaut und der Oberfläche des Gehirns ; eine Subarachnoidalblutung kann aus einem → Aneurysma erfolgen oder durch ein → Schädel-Hirn-Trauma ausgelöst werden und zu epileptischen Anfällen oder einer Epilepsie führen

Subdeltawellen langsamere → Wellen als → Delta(δ)-Wellen; mit einer Häufigkeit von weniger als einmal alle 2 Sekunden (oder 0,5-mal pro Sekunde) auftretende Wellen im → Elektroenzephalogramm (EEG)

subdural unterhalb der harten Hirnhaut

subdurale Blutung / Subduralhämatom (SDH) Blutung im Kopfinnern zwischen Schädelknochen und Gehirn unter die → harte Hirnhaut

subdurale Elektroden / Subduralelektroden → Elektroden zur Ableitung des → Elektroenzephalogramms (EEGs), die unter die → harte Hinhaut auf die Oberfläche des Gehirns gelegt werden und damit nach der Operation und wieder geschlossener Schädeldecke am wachen Patienten und über längere Zeit die Ableitung eines Elektrokortikogramms einschließlich der Registrierung von Anfällen ermöglichen; die wichtigsten Formen subduraler Elektroden sind → Plattenelektroden oder → Grid-Elektroden sowie → Streifenelektroden oder → Strip-Elektroden

Subgruppe Untergruppe, z.B. bei Patienten mit einer Krankheit solche eines bestimmten Alters mit einer bestimmten Dauer der Beschwerden

subjektiv gefühlsmäßig beobachtend und beurteilend; Gegensatz: → objektiv

subklinisch unmerklich, nicht sichtbar oder feststellbar

subklinischer Anfall nur im → Elektroenzephalogramm (EEG) oder an → diskreten Verhaltensänderungen erkennbarer Anfall; weitgehend gleichartige Bezeichnung: → subtiler Anfall

subkortikal unterhalb des → Kortex (→ Hirnrinde)

subkortikale Bandheterotopie (SKBH) / subkortikale laminäre Heterotopie (SKLH) auf dem → X-Chromosom vererbtes, vorwiegend bei Mädchen bzw. Frauen vorkommendes Krankheitsbild mit doppelt angelegter → Hirnrinde in Form unterhalb der normalen Hirnrinde gelegener bandförmiger Ansammlung von Zellen, die üblicherweise nur in der Hirnrinde anzutreffen sind (→ Heterotopie); gehört zu den → kortikalen Dysplasien (→ Tab. 31, S. 213) und geht häufig mit epileptischen Anfällen einher; andere Bezeichnung: → Doppelkortex-Syndrom; englische Bezeichnung: subcortical laminar heterotopia

subkortikale noduläre Heterotopie (SKNH) unterhalb der → Hirnrinde gelegene knotenförmige Ansammlung von normalerweise in der Hirnrinde gelegenen Zellen (→ Heterotopie); gehört zu den → kortikalen Dysplasien (→ Tab. 31, S. 213) und geht häufig mit epileptischen Anfällen einher

subkortikaler Infarkt am Gehirn: Absterben von Gewebe unterhalb der Hirnrinde; z.B. durch eine → hypoxisch-ischämische Enzephalopathie oder eine andere Form eines → Schlaganfalls; geht eher selten mit epileptischen Anfällen bzw. einer Epilepsie einher; Gegensatz: → kortikaler Infarkt

subkutan unter die Haut; z.B. Spritzen eines Medikaments; Gegensatz: → epikutan

sublingual unter die Zunge; z.B. Gabe eines Medikaments

suboptimal nicht optimal; Gegensatz: → optimal

subpial unter der → Pia mater (weichen Hirnhaut) gelegen

subpiale Transsektion → multiple subpiale Transsektion (MST)

substanziell nennenswert, von Bedeutung

substituieren ersetzen (z.B. ein Medikament)

Substitution Austausch, Ersatz (für); z.B. eines Medikaments gegen ein anderes

subtherapeutisch zu niedrig oder schwach, um heilend, lindernd wirksam zu sein; z.B. → Dosis oder → Serumkonzentration eines Medikaments

subtil geringfügig, kaum erkennbar; Gegensatz: eindeutig, → evident, massiv

subtiler Anfall nur an diskreten Verhaltensänderungen erkennbarer Anfall; weitgehend gleichartige Bezeichnung: → subklinischer Anfall; englische Bezeichnung: subtle seizure

Subtyp Unterform

Sudden unexplained death (SUD) plötzlicher ungeklärter Tod; kommt bei Menschen mit und ohne Epilepsie vor

Sudden unexplained death in epilepsy (SUDEP) plötzlicher ungeklärter Tod bei Epilepsie; das Risiko liegt bei etwa 1:500 bis 1:1000 pro Jahr; die meisten Fälle treten nachts mit oder auch ohne Hinweise auf einen stattgehabten Anfall auf, und in der Regel gibt es keine Augenzeugen des Ereignisses, sondern die Betroffenen werden tot aufgefunden. Sofern es zu einem Anfall gekommen ist, fehlen Hinweise auf anfallsbedingte schwer wiegende Verletzungen; als → Risikofaktoren gelten: jüngeres Lebensalter (15-40 Jahre), männliches Geschlecht, → symptomatische Epilepsien mit nachweisbaren Veränderungen am Gehirn, häufige → generalisierte tonisch-klonische Anfälle, schlechte → Compliance, → Polytherapie mit häufiger Umstellung der → Medikation, plötzliches Absetzen von → Antiepileptika, niedrige → Serumkonzentration der eingenommenen Antiepileptika, Schlaf, → Alkoholismus, Einnahme von → Psychopharmaka

suffizient ausreichend, genügend; Gegensatz: → insuffizient

suggestibel leicht beeinflussbar

Suggestibilität leichte Beeinflussbarkeit

Suggestion psychische Selbst- oder Fremdbeeinflussung zur Übernahme von Gedanken, Gefühlen, Wahrnehmungen oder Handlungsabsichten

Suizid Selbstmord; die Häufigkeit von Selbstmorden ist bei Menschen mit Epilepsie im Vergleich zur → Durchschnittsbevölkerung deutlich erhöht und stellt bei etwa 8% die Todesursache dar; → Mortalität

sukzessiv (allmählich) aufeinander folgend

Sulcus (Mehrzahl: Sulci) Furche; trennt an der Oberfläche des Gehirns die verschiedenen Windungen (→ Gyri); größere Furchen auch die verschiedenen → Lappen; → Abb. 8, S.157

Sulcus centralis → Zentralfurche; trennt den → Frontal- und → Parietallappen; → Abb. 8, S. 157

Sulcus Sylvii seitlicher → Sulcus zwischen → Frontal- und → Temporallappen (→ Abb. 8, S. 157); andere Bezeichnungen: → Fissura Sylvii, → seitliche Hirnfurche, → Sylvische Furche

Sultiam / Sulthiam (STM) → Antiepileptikum; → Zubereitungsform: → Filmtabletten; Handelsname: Ospolot (Deutschland); → Tab. 4, S. 15

summarisch (kurz) zusammengefasst

Supervision Überwachung, Kontrolle

supplementär ergänzend, unterstützend

supplementär-motorischer Anfall epileptischer Anfall mit Ausgang oder Beteiligung des → supplementär motorischen Areals; im Schlaf oder tagsüber kommt es bei erhaltenem → Bewusstsein zu kurzen → tonischen Anfällen und Haltungsanomalien (→ Fechterstellung) sowie häufiger auch → unwillkürlichen sprachlichen Äußerungen (→ Vokalisationen); andere Bezeichnung: → Adversivanfall / adversiver Anfall

supplementär-motorisches Areal (SMA) / supplementär-motorische Region Gebiet im → Frontal- oder → Stirnlappen; möglicher Ausgangspunkt von epileptischen Anfällen

supplementär-sensomotorisches Areal (SSMA) / supplementär-sensomotorische Region Gebiet im → Frontal- oder → Stirnlappen; möglicher Ausgangspunkt von epileptischen Anfällen sein

Suppositorium (Mehrzahl: Suppositorien) Zäpfchen; → Zubereitungsform eines Medikaments

Suppression-burst-Aktivität / Suppression-burst-EEG / Suppression-burst-Muster → Burst-suppression-Aktivität / Burst-suppression-EEG / Burst-Suppression-Muster

supprimieren abschwächen, unterdrücken

supra- / Supra- Vorsilbe: über, darüber liegend, mehr als; Gegensatz: → infra- / Infra-, → sub- / Sub-

supraadditiv mehr als → additive Wirkung; bei der gleichzeitigen Gabe mehrerer → Antiepileptika wird manchmal eine supraadditive Wirkung unterstellt; Gegensatz: → infraadditiv

supratentoriell über dem → Tentorium gelegen, insbesondere → Großhirn und → Stammganglien betreffend; Gegensatz: → infratentoriell

supraventrikulär die Vorhöfe des Herzens betreffend, von den Vorhöfen des Herzens ausgehend

supraventrikuläre Extrasystole (SVES) Form einer → Extrasystole, die vom Vorhof des Herzens ausgeht

Suspension → Zubereitungsform eines Medikaments, bei der der → Wirkstoff in einer Flüssigkeit aufgeschwämmt ist

SW-Komplex Spike-wave-Komplex; → epileptiforme Potenziale; → Abb. 5, S. 123

Sylvische Furche seitlicher → Sulcus zwischen → Frontal- und → Temporallappen (→ Abb. 8, S. 157); andere Bezeichnungen: → Fissura Sylvii, → seitliche Hirnfurche, → Sulcus Sylvii

symmetrisch seitengleich; Gegensatz: → asymmetrisch

Symptom nach symptoma = griechisch: Begleiterscheinung; Anzeichen, Kennzeichen, Merkmal, z.B. von Krankheiten

symptomatisch

1. Krankheitszeichen betreffend oder hervorrufend; Gegensatz: → asymptomatisch
2. ursächlich zuzuordnen; → idiopathisch, → kryptogen

symptomatische Absencen-Epilepsie / symptomatische Absencenepilepsie seltene Formen einer → Absencen-Epilepsie mit fassbaren Ursachen meist im → Frontallappen (→ frontale Absencen)

symptomatische Behandlung auf die Unterdrückung der Krankheitszeichen (und nicht die eigentliche Krankheitsursache) ausgerichtete Behandlung; bei Epilepsie bislang die Regel; andere Bezeichnung: → palliative Behandlung; Gegensatz: → kausale Behandlung

symptomatische Epilepsie Epilepsie aufgrund einer erkennbaren Ursache

symptomatische generalisierte Epilepsie (SGE) Epilepsie aufgrund einer erkennbaren Ursache mit generalisierten Anfällen, z.B. symptomatisches → West-Syndrom oder symptomatisches → Lennox-Gastaut-Syndrom

symptomatischer Anfall aufgrund außergewöhnlicher Umstände oder Bedingungen, die erfahrungsgemäß die Wahrscheinlichkeit eines Anfalles nicht nur bei Epilepsiekranken oder → genetischer → Disposition zu einer Epilepsie erhöhen, auftretender epileptischer Anfall; z.B. → Schlafentzug, → Alkoholentzug nach vermehrtem Trinken von Alkohol oder – besonders bei Kindern – fieberhafte Infekte; → Anfallsauslöser; andere Bezeichnungen: → akuter symptomatischer Anfall, ausgelöster Anfall, → Gelegenheitsanfall (→ Tab. 20, S. 158), Okkasionsanfall, → provozierter Anfall; Gegensatz: → unprovozierter Anfall

symptomatogene Zone Gehirnteil, der die ersten Anfallszeichen bewirkt

Symptomatologie Krankheitszeichen

Synapse (Abb. 15) Schaltstelle zwischen Nervenzellen, an denen die

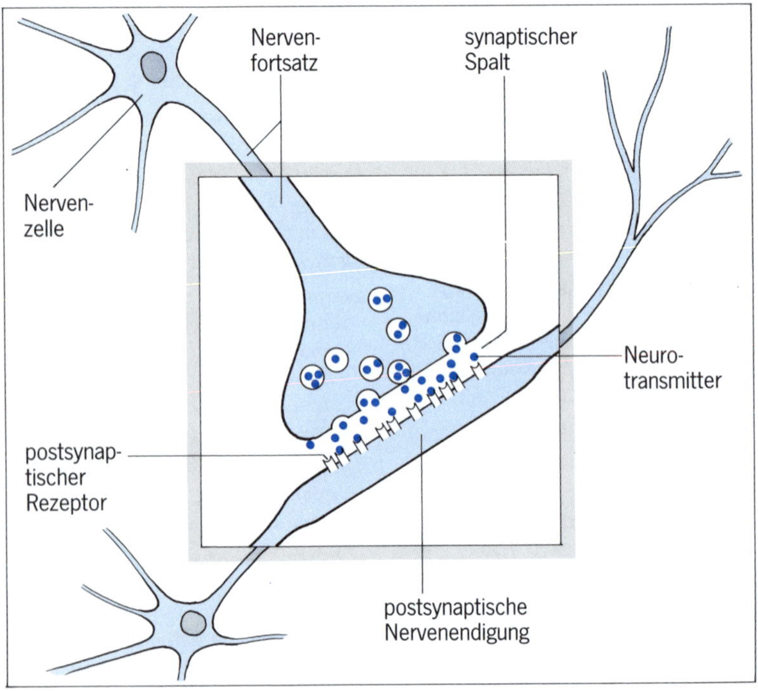

Abb. 15: Schematische Darstellung einer Synapse als Verbindung von 2 Nervenzellen

elektrische Erregung durch → Transmitter (→ biochemische Überträgerstoffe) weitergegeben wird

synaptischer Spalt (Abb. 15) enger Spalt an der Kontaktstelle von Nervenzellen, der durch → Transmitter (→ biochemische Überträgerstoffe) überbrückt wird

synchron gleichzeitig auftretend, z.B. → Potenziale im → Elektroenzephalogramm (EEG); Gegensatz: → asynchron

Synchronie gleichzeitiges Auftreten; beim → Elektroenzephalogramm (EEG) von Wellen in mehreren → Kanälen

Synchronisation zeitliche Abstimmung aufeinander; im → Elektroenzephalogramm (EEG): Vorgang im Gehirn, der zum Auftreten des gleichen Musters gleichzeitig in mehreren → Kanälen führt; Gegensatz: → Desynchronisation

Syndaktylie zusammengewachsene Finger oder Zehen; Form einer → Missbildung

Syndrom Krankheitsbild mit gleichzeitigem Auftreten eines bestimmten, gleichbleibenden Musters von → Symptomen und Merkmalen, die regelhaft dazu gehören; bei Epilepsien z.B. Erkrankungsalter, Anfallsform und Veränderungen im → Elektroenzephalogramm (EEG)

Syndrom der ruhelosen Beine / Syndrom der unruhigen Beine → Restless-legs-Syndrom

Syndrom des kirschroten Flecks mit Myoklonien → Cherry-red-spot-Myoklonus-Syndrom

synergetisch / synergistisch zusammenwirkend, sich gegenseitig verstärkend; z.B. die Wirkungen oder → Nebenwirkungen von 2 gleichzeitig eingenommenen Medikamenten; Gegensatz: → antagonistisch

Synkope (Tab. 59) Ohnmacht, kurzzeitige → Bewusstlosigkeit aufgrund einer verminderten Durchblutung des Gehirns

Synonym lateinisch: Ersatzwort, andere Bezeichnung

Synopsis Zusammenschau, vergleichende Übersicht

Synthese Herstellung

synthetisch hergestellt

systematisch
1. ein System betreffend
2. in ein System gebracht, ordentlich gegliedert
3. absichtlich, gezielt, planmäßig

Gegensatz: → unsystematisch

systemisch in der Medizin: im ganzen Körper verteilt; alle → Organe betreffend; Gegensatz: → lokal, → topisch

systemischer Lupus erythematodes (SLE) den ganzen Körper betreffender → Lupus erythematodes

szenisch ablaufend, zu einer Szene gehörend

szenische Halluzination → Halluzination mit szenischem Ablauf, z.B. Bilderfolgen wie in einem Film; kann bei einem → fokalen Anfall vorkommen

T

Tablette → Zubereitungsform eines Medikaments, bei der der → Wirkstoff meist zusammen mit anderen Stoffen zu unterschiedlichen Formen zusammengepresst wird

tachy- / Tachy- Vorsilbe: beschleunigt, krankhaft schnell; Gegensatz: → brady- / Brady-

Tab. 59: Gemeinsamkeiten und Unterschiede von generalisierten tonisch-klonischen epileptischen Anfällen und Synkopen

Merkmal	epileptischer Anfall	Synkope
Dauer	meist 2–3 Minuten	meist weniger als 30 Sekunden
Auslöser	selten (aber bei einem Teil z. B. durch Schlafentzug, Alkohol, Flickerlicht, Musik, extremen Stress etc.)	bei etwa 50 % (z. B. langes Stehen in engen überwärmten Räumen mit vielen Menschen, Belastungen)
Frauen : Männer	gleich häufig betroffen	häufiger Frauen
zu Beginn Schwarzwerden vor den Augen	fast nie	häufig
andere Zeichen	verschiedene Auren möglich	häufig Kribbeln in den Fingern, Ohrensausen
Körperhaltung	beliebig	oft nach längerem Stehen oder bei raschem Aufstehen
Beginn	plötzlich	langsam
Puls/Blutdruck/ Hautfarbe	rascher Puls, erhöhter Blutdruck, meist rot-bläuliche (zyanotische) Gesichtsfarbe	langsamer Puls, niedriger Blutdruck, meist blasse Gesichtsfarbe und Kaltschweißigkeit
Hinstürzen	meist heftig, Umfallen in jede Richtung möglich, „wie mit der Axt gefällt“	meist schlaffes und eher langsames In-sich-Zusammensinken
Motorik (Krampfen)	ausgeprägte tonische, klonische oder myoklonische Zuckungen	meist (ca. 80 %) kurze und leichte Zuckungen oder tonische Verkrampfung
Augen	offen, oft dauerhafte Abweichung nach oben oder zur Seite	offen, vorübergehende Abweichung nach oben oder zur Seite
Zungenbiss	kommt vor, dann meist seitlich	selten, dann meist an der Spitze
Urinabgang	häufiger	häufiger
Erholung	langsam, unabhängig von Körperlage	meist rasch, besonders im Liegen
nachher verwirrt	oft mehrere Minuten anhaltend	nie länger als 30 Sekunden
Erinnerung an Beginn	selten (Aura)	meist

Tachykardie beschleunigter Herzschlag (über 100 pro Minute)

Tachyphylaxie Nachlassen der Wirkung oder → Nebenwirkungen eines Medikaments, die (bei der Wirkung) durch eine Steigerung der Dosis nicht ausgleichbar ist; kann z.B. bei → Benzodiazepinen oder → Vigabatrin beobachtet werden; andere Bezeichnung: → Toleranzentwicklung

Tachypnoe beschleunigtes Atmen

Täfelchen → Zubereitungsform eines Medikaments

Tagesdispenser Behälter mit abgeteilten Fächern für den Medikamentenbedarf eines Tages; erleichtert eine regelmäßige Einnahme; → Compliance

Tagesdosis an einem Tag verordnete bzw. eingenommene Menge eines Medikaments

Tagesprofil (TP) Verlaufskurve von Laborwerten über den Tag; z.B. des Blutzuckers oder der → Serumkonzentration von → Antiepileptika

tageszeitliche Bindung bei Epilepsien: bevorzugtes Auftreten von Anfällen zu bestimmten Zeiten; → Aufwach-Grand-Mal-Epilepsie, → Schlaf(-Grand-Mal)-Epilepsie

Tailored resection englisch: maßgeschneiderte → Resektion; Bezeichnung für Operationsverfahren der → Epilepsiechirurgie, bei dem für jeden Patienten eine seinen Besonderheiten entsprechende angepasste Operation mit Entfernung von möglichst wenig Gewebe erfolgt

taktil Berührungsempfindungen betreffend

taktile Epilepsie Epilepsie mit Anfallsauslösung durch Berührungsreize; andere Bezeichnung: haptogene Epilepsie; → Reflexepilepsie

taktiler Reflexanfall durch Berührungsempfindungen ausgelöster → Reflexanfall

Talspiegel → Serumkonzentration (→ Blutspiegel) eines Medikaments vor Einnahme der nächsten → Dosis; andere Bezeichnungen: → Nüchternspiegel, → Tiefstspiegel

Tassinari-Syndrom nach einem gleichnamigen italienischen Arzt benanntes, überwiegend im frühen Schulalter, insgesamt aber vom 2. bis 12. Lebensjahr beginnende → und bevorzugt Jungen betreffende → idiopathische generalisierte Epilepsie mit → Absencen in Verbindung mit ausgeprägten → bilateralen → rhythmischen → klonischen Zuckungen der Muskulatur; andere Bezeichnung: → Epilepsie mit myoklonischen Absencen (EMA)

Tätigkeit im → Elektroenzephalogramm (EEG): jedes → Potenzial oder jede Welle; andere Bezeichnungen: → Aktivität

Taurin hemmender → Transmitter (→ Tab. 62, S. 335)

Teilleistungsschwäche / Teilleistungsstörung Störung einzelner → neuropsychologischer → Funktionen des Gehirns bei insgesamt normaler Leistungsfähigkeit; kommen bei Epilepsien relativ häufig vor

Teilnarkose teilweise → Narkose mit erhaltenem → Bewusstsein; umschriebene Betäubung; andere Bezeichnungen: → Lokalanästhesie, → lokale Betäubung, → örtliche Betäubung

Telemetrie Fernableitung, Messung mit räumlich auseinanderliegender Registrierung und Aufzeichnung; beim → Elektroenzephalogramm (EEG) ermöglicht die Telemetrie Langzeitableitungen zur Anfallsregistrierung, bei denen die Patienten entweder im Bett liegen (→ Kabeltelemetrie) oder sich weitgehend frei bewegen können (→ Radiotelemetrie)

Teleopsie „Entferntsehen"; Form einer → Metamorphopsie; Sehstörung bzw. optische → Illusion (Fehlwahrnehmung), bei der das Gesehene abnorm weit entfernt wahrgenommen wird; kommt z.B. bei → komplexen fokalen Anfällen vor; Gegensatz: → Pelopsie

temporär vorübergehend

temporal
1. im Schläfenbereich
2. zur Schäfe hin gelegen

temporale Lobektomie chirurgische Entfernung des → Temporallappens bei medikamentös nicht erfolgreich behandelbarer → Temporallappenepilepsie; sofern möglich, wird heute meist eine → selektive Amygdalahippokampektomie (AHE) bevorzugt; → Epilepsiechirugie (→ Abb. 6, S. 133)

Temporalisierung Veränderung des Ausgangspunktes epileptischer Anfälle von anderen Abschnitten des Gehirns hin zum → Temporallappen

Temporallappen Schläfenlappen des Gehirns; → Abb. 8, S. 157

Temporallappenanfall vom → Temporal- oder Schläfenlappen ausgehender epileptischer Anfall; ähnliche Bezeichnungen: → automotorischer Anfall, → fokaler Anfall mit komplexer Symptomatik, → komplexer fokaler Anfall, komplex-fokaler Anfall, komplexer Partialanfall, komplexer partieller Anfall, komplex-partieller Anfall, → limbischer Anfall, partieller Anfall mit komplexer Symptomatik, → psychomotorischer Anfall

Temporallappenepilepsie (TLE) Epilepsie mit vom → Temporal- oder Schläfenlappen ausgehenden epileptischen Anfällen; häufigste Epilepsieform mit → fokalen Anfällen bei Erwachsenen

temporolateral im → lateralen → Schläfenlappen gelegen

temporomesial im → medialen → Schläfenlappen gelegen

Tendenz sich abzeichnende Entwicklung, Neigung; ähnliche Bezeichnung: → Trend

Ten-Twenty-System (10-20-System) → Zehn-Zwanzig-System für die Bestimmung der Platzierung von → Elektroden beim → Elektroenzephalogramm (EEG); → Abb. 16, S. 349

teratogen fruchtschädigend; bei Nachkommen → Missbildungen erzeugend; z.B. durch → chemische Stoffe und → Antiepileptika und andere Medikamente

Teratogenität Fruchtschädigung; Fähigkeit zur Erzeugung von → Missbildungen bei Nachkommen

Teratogenitätsrisiko Risiko der Erzeugung von Missbildungen bei Nachkommen; die meisten Medikamente gegen epileptische Anfälle haben wahrscheinlich ein erhöhtes derartiges Risiko, wenn sie von der Mutter in der Frühschwangerschaft eingenommen werden, offenbar jedoch besonders → Valproat / Valproinsäure und → Carbamazepin

Terminalschlaf Schlaf am Ende eines meist → generalisierten tonisch-klonischen Anfalls; entspricht einem normalen Tiefschlaf, ist harmlos und sollte nicht unterbrochen werden

Termination Beendigung, Befristung, zeitliche Festlegung

terminieren befristen, zeitliche festlegen

Terminologie Begriffskunde, Teil einer Fachsprache

Terminus (Mehrzahl: Termini) Fachausdruck, Fachwort

Terror fit englisch: Terroranfall, Angstanfall; → benigne (Partial-) Epilepsie mit affektiver Symptomatik

tertiär in dritter Linie, drittrangig, untergeordnet; Gegensatz: → primär

Test Versuch, Überprüfung, z.B. Labormethode oder → psychologischer Test mit Fragebögen oder anderen Mitteln

Testbatterie Serie von mehreren → Tests

Testosteron männliches → Geschlechtshormon; → Androgene

Testpräparat neues Medikament oder neue → Zubereitungsform eines Medikaments beim Vergleich mit einem → Referenz- oder → Standardpräparat; andere Bezeichnung: → Prüfpräparat

Tetanie / tetanischer Anfall anfallsweise auftretende Störung, häufig bei einer → Hyperventilationstetanie aufgrund einer abnorm raschen und tiefen Atmung, u.a. mit Missempfindungen und anderen Gefühlsstörungen an Armen und Beinen, Verkrampfung der Hände („Pfötchenstellung“)

Tetanus Wundstarrkrampf

Tetracosactid (TCA) → Freiname für Medikament, das die → Nebennierenrinde zur Bildung von → Cortison anregt; kann bei Epilepsien z.B. zur Behandlung von so genannten → Blitz-Nick-Salaam(BNS)-Anfällen bei Kleinkindern im Rahmen eines → West-Syndroms oder bei einem → ESES-Syndrom eingesetzt werden; eine andere Möglichkeit besteht in der direkten Gabe von → Kortikoiden; andere Bezeichnungen: → adrenokortikotropes Hormon (ACTH), Corticotropin, Kortikotropin

Tetrahydrocannabinol (THC) → Wirkstoff von → Cannabis, → Haschisch bzw. → Marihuana

Tetraparese teilweise Lähmung der Arme und Beine beidseits

Tetraplegie vollständige Lähmung der Arme und Beine beidseits

thalamisch den → Thalamus betreffend

thalamo-kortikal Verbindungen von → Thalamus und → Hirnrinde (→ Kortex) betrefffend; entsprechende Nervenbahnen sind an der Entstehung von → Spike-wave-Entladungen und → Absencen beteiligt

Thalamus Teil des → Zwischenhirns, in erster Linie für die Weiterleitung von Empfindungen vom Körper an das Gehirn zuständig; liegt in unmittelbarer Nähe des → Schläfenlappens und ist wahrscheinlich bei vielen epileptischen Anfällen beteiligt; → Abb. 8, S. 157

therapeutisch behandelnd, heilend, lindernd wirksam

therapeutische Konsequenz Auswirkung z.B. eines Untersuchungsergebnisses auf die weitere Behandlung

therapeutischer (Blutspiegel-)Bereich therapeutisches Fenster (Tab. 60) derjenige Bereich der → Serumkonzentration eines Medikaments, bei dem im Durchschnitt vieler Patienten die meisten gut eingestellt sind, also möglichst wenige Anfälle bei fehlenden oder zumindest nur wenigen und nicht beeinträchtigenden → Nebenwirkungen haben; dieser

Bereich hat nur orientierenden Charakter

therapeutischer Index (TI) Maß für die Sicherheit eines Medikaments
1. Verhältnis der niedrigsten mit → Nebenwirkungen einhergehenden → Dosis zur niedrigsten wirksamen Dosis
2. Verhältnis der höchsten nicht zum Tod führenden Dosis zur üblichen Dosis
3. im Tierexperiment: Verhältnis der bei jeweils der Hälfte zu beobachtenden → effektiven (= wirksamen) Dosis zur → toxischen (→ Nebenwirkungen hervorrufenden) Dosis (ED_{50}/TD_{50})

Therapie Behandlung

Therapieanamnese Behandlungsvorgeschichte; die Erhebung einer genauen Therapieanamnese mit den bisher durchgeführten Behandlungen sowie ihrer Erfolge und Misserfolge ist besonders bei schwer behandelbaren Epilepsien sehr wichtig; → Anamnese

Therapieerfolg Behandlungserfolg; bei einer Epilepsie Ausbleiben weiterer Anfälle, meist auf der Grundlage einer regelmäßigen Einnahme von → Antiepileptika

Therapiefreiheit Möglichkeit für Ärzte, eine Behandlung z.B. mit einem Medikament nach Aufklärung der Betroffenen über die Vorteile und mögliche Risiken mit ihrer Zustimmung auch außerhalb der → Zulassung durchzuführen

Therapieindikation Behandlungsgrund, → Indikation zur Behandlung

Therapiekalender Kalender zur tabellarischen Eintragung der Häufigkeit und Art von epileptischen Anfällen sowie meist auch der eingenommenen Antiepileptika; andere

Tab. 60: Üblicher therapeutischer Bereich der wichtigsten Antiepileptika (→ auch jeweils dort)

Medikament	Handelsname (teilweise z. B.)	üblicher „therapeutischer" Bereich Mikromol/Milliliter	Milligramm/Liter
Carbamazepin	Tegretal	15–50	4–12
Ethosuximid	Suxinutin	280–700	40–100
Gabapentin	Neurontin	30–90	5–16
Kaliumbromid	DIBRO-BE mono	19–31	1,5–2,5
Lamotrigin	Lamictal	8–80	2–20
Oxcarbazepin	Trileptal	35–100	8–25
Phenobarbital	Luminal	40–130	10–30
Phenytoin	Zentropil	20–80	5–20
Primidon	Mylepsinum	23–55	5–12
Tiagabin	Gabitril	noch unklar	noch unklar
Topiramat	Topamax	12–36	4–12
Valproat	Ergenyl	280–850	40–120
Vigabatrin	Sabril	(Bestimmung in der Regel nicht sinnvoll)	

Bezeichnungen: → Anfallskalender, → Behandlungskalender

Therapiekommission → Kommission für Fragen in Zusammenhang mit der Behandlung von Krankheiten; für Epilepsien hat z.B. die Deutsche Sektion der Internationalen Liga für Epilepsie (Adresse → S. 18) eine solche Kommission eingesetzt

Therapieoption Behandlungsmöglichkeit

Therapiephase → Phase der → Therapie mit einem Medikament; andere Bezeichnung: → Behandlungsphase

Therapieplan Behandlungsplan

therapierefraktär / therapieresistent wörtlich: sich einer Behnadlung widersetzend; schwer behandelbar, ohne befriedigendes Ansprechen auf eine Behandlung; bei Epilepsien: weiteres Auftreten von Anfällen trotz Behandlung mit mindestens für die jeweilige Anfalls- bzw. Epilepsieform wirksamen → Standardpräparat zunächst alleine (→ Monotherapie, → alternative Monotherapie) und danach zusammen (→ Kombinationstherapie); andere Bezeichnungen: → pharmako(therapie)refraktär / pharmako(therapie)resistent

Therapieresistenz mangelnde Behandelbarkeit durch geeignete und richtig → dosierte Medikamente mit weiterhin auftretenden Anfällen; andere Bezeichnung: → Pharmakoresistenz

Therapierichtlinien Empfehlungen zur Behandlung; bei Epilepsien werden entsprechende Richtlinien von Fachleuten oder Fachgesellschaften wie etwa → Kommissionen der Deutschen Sektion der Internationalen Liga gegen Epilepsie oder von Arbeitskreisen, Experten- oder so genannten Konsensusgruppen erstellt und sollen den behandelnden Ärzten als Orientierung dienen; einen (rechts)verbindlichen Charakter haben sie nicht

Therapiestrategie Behandlungsplan; bei einer Epilepsie z.B. in der Regel Beginn mit einer → Monotherapie, bei Erfolglosigkeit Umstellen auf eine → alternative Monotherapie, bei Bedarf Einleitung einer → Kombinationstherapie, gegebenenfalls Überprüfen der Möglichkeit einer → Epilepsiechirurgie

thermisch die Temperatur betreffend

Thermostat Gerät zur Temperaturregelung; Menschen mit häufigen epileptischen Anfällen sollten z.B. sowohl in Bad und Dusche als auch ansonsten im Haushalt zur Verhinderung von anfallsbedingten Verbrühungen Thermostate verwenden

Theta(θ)-Aktivität Teil der → bioelektrischen Tätigkeit der Nervenzellen des Gehirns, der sich in einer Ableitung des → Elektroenzephalogramms (EEGs) mit zwischen 4- und 7-mal pro Sekunde auftretenden → Wellen (→ Theta[θ]-Wellen) zeigt

Theta(θ)-Band / Thetabereich → Frequenzbereich im → Elektroenzephalogramm (EEG) von 4 bis 7 → Hertz; 4- bis 7-mal pro Sekunde auftretende → Wellen

Theta(θ)-EEG → Elektroenzephalogramm (EEG) mit Vorherrschen von → Theta[θ]-Wellen

Theta(θ)-Wellen 4- bis 7-mal pro Sekunde auftretende → Wellen im → Elektroenzephalogramm (EEG); → Abb. 5, S. 123

Thiamin → Vitamin B_1

Thiopental Medikament aus der Gruppe der → Barbiturate zur Behandlung eines → Status epilepticus

Thiopentalnarkose durch die Gabe von → Thiopental bewirkte → Narkose; kann z.B. zur Behandlung eines → Status epilepticus erforderlich sein

Thorax lateinisch = Brustkorb

Thromboembolie Verstopfung eines Blutgefäßes (→ Thrombose) durch Verschleppung (→ Embolie) eines Blutgerinnsels

Thromboplastinzeit Labortest zur Bestimmung der → Blutgerinnung; andere Bezeichnungen: → Prothrombinzeit, → Quick-Test

Thrombose teilweiser oder völliger Verschluss eines Blutgefäßes durch einen → Thrombus

Thrombozyten Blutplättchen; mit verantwortlich für die → Blutgerinnung

Thrombo(zyto)penie Abnahme der Blutplättchen unter 150 000 / mm^3 Blut

Thrombus Blutgerinnsel

Thymoleptikum (Mehrzahl: Thymoleptika) → Antidepressivum

Thyreoidea → Schilddrüse

Thyreoidea-stimulierendes Hormon (TSH) die → Schilddrüse anregendes → Hormon; wird in der → Hypophyse gebildet und freigesetzt

Thyreoiditis Entzündung der → Schilddrüse; kann u.a. als sehr seltene → Nebenwirkung von → Antiepileptika im Rahmen eines → Hypersensitivitätssyndroms vorkommen

Thyroxin Schilddrüsenhormon, Kurzbezeichnung = T_4

Tiagabin (TGB) → Antiepileptikum zur → Zusatzbehandlung → fokaler und → sekundär generalisierter Epilepsien; → Zubereitungsform: → Tabletten; Handelsname: Gabitril; → Tab. 4, S. 15

Tic / Tick → unwillkürliche, unregelmäßige Zuckungen einzelner Muskeln oder Muskelgruppen (oft im Gesicht) ohne Beziehung zu einer Epilepsie, die normale Abläufe wie Ausdrucksbewegungen nachahmen; man unterscheidet einfache und komplexe Tics; → Gilles-de-la-Tourette-Syndrom

Tic douloureux französisch: schmerzhafte kurze Muskelzuckung; andere Bezeichnung für → Trigeminusneuralgie

Tiefenableitung Ableitung aus der Tiefe eines → Organs, im Gehirn z.B. Ableitung eines → Elektroenzephalogramms (EEGs) durch in den → Schläfenlappen oder andere Abschnitte des Gehirns eingeführte → Elektroden; Gegensatz: → Oberflächenableitung; Tiefenableitungen sind für eine prächirurgische Abklärung als Teil eines invasiven Epilepsie-Monitorings nur sehr selten erforderlich; Gegensatz: → Oberflächenableitung

Tiefen-EEG aus tiefer liegenden Gehirnteilen abgleitetes → Elektroenzephalogramm; Gegensatz: → Oberflächen-EEG

Tiefenelektrode dünner, biegsamer Stab mit mehreren → Elektroden für → Tiefenableitungen; beim → Elektroenzephalogramm (EEG) aus tiefer beziehungsweise unterhalb der → Hirnrinde liegenden Abschnitten des Gehirns; Tiefenelektroden werden meist → stereotaktisch eingepflanzt und erlauben eine räumliche Auswertung der EEG-Veränderungen (→ Stereo-EEG); Gegensatz: → Oberflächenelektrode

tiefergespannt mit einer tieferen → Amplitude (Ausschlägen), z.B. von → Potenzialen im → Elektroenzephalogramm (EEG) einhergehend; andere Bezeichnungen: → niedrigamplitudig, → niedriggespannt; Gegensatz: → höhergespannt

Tiefpass bei der → Elektroenzephalographie (EEG): Filter, das nur Wellen mit einer → Frequenz darunter durchlässt (passieren lässt) und schnellere blockiert; Gegensatz: → Hochpass

Tiefstdosis üblicherweise wegen eines zu erwartenden Wirkungsverlustes nicht zu unterschreitende → Dosis, z.B. eines Medikaments; bei → Antiepileptika sind die Grenzen allerdings sehr unterschiedlich und letztlich muss die Tiefstdosis für jeden einzelnen Menschen ausprobiert werden; andere Bezeichnung: → Minimaldosis; Gegensatz: → Höchstdosis, → Maximaldosis

Tiefstspiegel → Serumkonzentration (Blutspiegel) eines Medikaments vor Einnahme der nächsten → Dosis; andere Bezeichnungen: → Nüchternspiegel, → Talspiegel

Tiermodell „Nachbildung" einer Krankheit durch natürlich vorkommende oder künstlich herbeigeführte Veränderungen bei Tieren; für Epilepsien gibt es z.B. gezüchtete Rattenstämme mit einer Neigung zu → Absencen oder besonders licht- bzw. geräuschempfindliche Affen, bei denen es gehäuft zu epileptischen Anfällen kommt; und daneben können bei ansonsten gesunden Tieren durch Operationen, Zellgifte oder Medikamente Anfälle hervorgerufen werden

Tinnitus Ohrenklingen, Ohrgeräusch

Tissot, Samuel Auguste (André David) Schweizer Arzt und Professor an der medizinischen Akademie Lausanne (1728-1797), der 1770 das erste moderne Lehrbuch zur Epilepsie (Traité de l'épilepsie) verfasste, das u.a. bereits 1771 auch in deutscher Übersetzung erschien

Titration / Titrierung Anpassen, z.B. einer Behandlung mit Austesten der wirksamsten und verträglichsten → Dosis eines Medikaments; andere Bezeichnung: → Einstellen

Titrationsgeschwindigkeit Geschwindigkeit der Steigerung der → Dosis eines Medikaments; andere Bezeichnung: → Aufdosierungsgeschwindigkeit

Titrationsphase → Phase der → Titration mit einem Medikament; → Aufdosierungsphase, → Eindosierungsphase

Todd, Robert Bentley aus Irland stammender und in England tätiger Professor für → Physiologie und → pathologische → Anatomie (1809-1860)

Todd(sche) Lähmung / Todd(sche) Parese / Todd(sches) Phänomen nach dem gleichnamigen Arzt benannte vorübergehende Lähmung (eines Armes oder Beines oder auch einer ganzen Körperseite) oder auch andere neurologische Ausfälle (z.B. → Aphasie oder → Gesichtsfeldausfall) nach → fokalen epileptischen Anfällen; dauert meist nur wenige Minuten, ausnahmsweise – besonders bei älteren Menschen – auch einige Tage

Todesursache (Tab. 61) zum Tod führende Krankheit, → Komplikation oder → Begleitproblematik (z.B. → Depression mit → Suizid)

tolerabel auszuhalten, hinnehmbar, hinzunehmen; z.B. → Nebenwirkung eines Medikaments; Gegensatz: →

Tab. 61: Todesursachen bei Epilepsie (→ jeweils dort)

1. Durch unabhängig von der Epilepsie bestehende Krankheiten bzw. „übliche" Ursachen ohne Zusammenhang mit Anfällen (etwa 65 %), z. B.:
   - Herzinfarkt
   - Krebs
   - Schlaganfall
   - Unfall
2. Anfallsbezogen (etwa 25 bis 30 %), z. B.:
   - Status epilepticus
   - Unfälle durch einen Anfall, z. B.:
   - Ersticken (durch Verlegung der Luftwege durch Erbrochenes oder Essen)
   - Ertrinken
   - Verbrennungen
   - Mehrzahl der Fälle von plötzlichem unerwarteten Tod bei Epilepsie (SUDEP)
   - Tod durch gleichzeitig bestehende Krankheiten z. B. von Herz oder Lungen mit anfallsbedingter plötzlicher Verschlechterung
3. Selbsttötung/Suizid (etwa 5–10 %)
4. Behandlungsbezogen (weniger als 1 %)
   - Nebenwirkungen der Antiepileptika
   - Komplikationen der Epilepsiechirurgie einschließlich Komplikationen einer invasiven prächirurgischen Abklärung

intolerabel; andere Bezeichnung: → akzeptabel

Tolerabilität Verträglichkeit

Toleranz im Alltag: Großzügigkeit; in der Medizin:
1. Verträglichkeit bzw. Gewöhnung an → Nebenwirkungen
2. Nachlassen der Wirkung

Gegensatz: → Intoleranz

Toleranzentwicklung Nachlassen der Wirkung oder → Nebenwirkungen eines Medikaments, die (bei der Wirkung) durch eine Steigerung der Dosis nicht ausgleichbar ist; kann z.B. bei → Benzodiazepinen oder → Vigabatrin beobachtet werden; andere Bezeichnung: → Tachyphylaxie

Toleranzgrenze Verträglichkeitsgrenze

tolerieren vertragen, in Kauf nehmen, z.B. von → Nebenwirkungen

Tomographie Schichtuntersuchung (nach griechisch: tomos = abgeschnittenes Stück und graphein = schreiben); meist als Abkürzung für → Computertomographie (CT) oder → Magnetresonanztomographie (MRT) verwandt

tonisch mit einer verstärkten und anhaltenden Anspannung der Muskulatur oder Versteifung einhergehend

tonisch-astatischer Anfall durch einen → tonischen Anfall bedingter → Sturzanfall

tonische Absence mit → tonischen Zeichen bzw. einer erhöhten Anspannung von Muskeln einhergehende → Absence; Beispiele sind → retropulsive Absencen, → rotatorische Absencen oder → versive Absencen

tonischer Anfall mit einer vermehrten Anspannung der Muskulatur einhergehender Anfall; es werden folgende Arten tonischer Anfälle unterschieden: → axiale tonische Anfälle,→ axorhizomelische tonische Anfälle,→ globale tonische Anfälle und → asymmetrische tonische Anfälle; als Sonderform zusätzlich noch → axiale Spasmen

tonischer Hirnstammanfall bei → multipler Sklerose (MS) oder anderen Krankheiten mit Schädigung des → Hirnstamms oder der → Stammganglien vorkommende, möglicherweise epileptische Anfallsform mit → subkortikaler Entstehung und meist durch äußere Reize ausgelösten, schmerzhaften → Muskelkontraktionen; in der Regel gutes Ansprechen auf → Antiepileptika: andere Bezeichnung: → paroxysmale tonische Dystonie

tonisch-klonisch zunächst mit einer erhöhten Muskelspannung und anschließend mit Zuckungen der Muskulatur einhergehend

tonisch-klonischer Anfall (TKA) moderne Bezeichnung für → Grand-Mal-Anfall; genaue Bezeichnung: → generalisierter tonisch-klonischer Anfall (GTKA)

Tonisierung Kräftigung, Stärkung

Tonus Anspannung, Spannungszustand, z.B. von Muskeln

Topektomie chirurgische Entfernung eines → epileptogenen Herdes; meist für Operationen außerhalb des → Temporallappens verwandt; → Epilepsiechirugie (→ Abb. 6, S. 133)

Topiramat (TPM) → Antiepileptikum zur → Monotherapie und → Zusatzbehandlung von Epilepsien mit → fokalen und → generalisierten Anfällen; → Zubereitungsformen: → Kapseln, → Tabletten; Handelsname: Topamax; → Tab. 4, S. 15

topisch bei Medikamenten: auf eine örtliche Verabreichung bezogen (andere Bezeichnung: → lokal; Gegensatz: → systemisch)

Topographie Lage(-beschreibung)

Topologie Lage und Anordnung im Raum

toposelektiv auf eine bestimmte Stelle gerichtet

toposelektive Ableitung beim → Elektroenzephalogramm (EEG): → Ableitung des Spannungsunterschiedes zwischen einer → explorierenden Elektrode und einer → Mittelwertbezugselektrode aus 4 benachbarten Elektroden mit doppelter → Verstärkung; kann die Erkennung von → Herdbefunden erleichtern; andere Bezeichnungen: Hjorth-Ableitung, → Quellenableitung

Torsion Drehung

Tourette-Syndrom → Gilles-de-la-Tourette-Syndrom

Toxikologie Vergiftungslehre

Toxin Gift, Giftstoff

toxisch giftig, bei Medikamenten durch eine zu hohe → Dosis bedingt

toxische epidermale Nekrolyse (TEN) sehr schwere Arzneimittelunverträglichkeit an der Haut mit starker Rötung und blasenförmiger Abhebung („Syndrom der verbrühten Haut"), bei der im Gegensatz zum → Stevens-Johnson-Syndrom (SJS) mehr als 10% der Haut betroffen ist; eine Form des → Erythema exsudativum multiforme majus; andere Bezeichnung: → Lyell-Syndrom

Toxizität Giftigkeit, → Nebenwirkungen durch zu hohe Dosen von Medikamenten

Tracer englisch: trace = Spur; Markierungsstoff, wird z.B. bei der → Einzelphotonen-Emissions-Computertomographie (SPECT) oder → Positronen-Emissions-Tomographie (PET) eingesetzt, um → epileptogene Herde zu erkennen

Tractus lateinisch: Bahn, Bündel, Faserzug, Strang

Tractus opticus → Sehbahn

Trakt Bahn, Bündel, Faserzug Strang, z.B. von Nervenzellfortsätzen; lateinisch: Tractus

traktabel (erfolgreich) behandelbar; Gegensatz: → intraktabel

Tranquilizer / Tranquillantien Beruhigungsmittel, in erster Linie → Benzodiazepine

trans- / Trans- Vorsilbe: durch, hindurch, von etwas zu etwas anderem

Transaminase → Enzym, das → Aminosäuren von einem Stoff auf andere überträgt; z.B. Leber-Transaminasen (abgekürzt SGOT und SGPT bzw. ASAT und ALAT), seine → Aktivität kann durch → Antiepileptika und andere Medikamente beeinflusst werden

Transaminasehemmer Hemmstoff von → Transaminasen; z.B. hemmt → Vigabatrin → irreversibel die Transaminase, die für den Abbau von → Gamma-Aminobuttersäure (GABA) in → Gliazellen und → Neuronen verantwortlich ist

Transfer Transport, Übertragung

Transformation Umwandlung

transgene Tiere Tiere, denen eine bestimmte → genetische oder Erbinformation künstlich in ihre Zellen eingebaut wurde; diese Tiere vererben die entsprechenden Anlagen weiter an ihre Nachkommen

transient passager, vorübergehend

Transient kurzes, von der → Grund- oder → Hintergrundaktivität im → Elektroenzephalogramm (EEG) klar abgrenzbares → Potenzial (Spannungsschwankung); → steiler Transient

transiente Tritanopie vorübergehende → Tritanopie

transkraniell durch den Schädel, durch die Schädelknochen

transkranielle Dopplersonographie (TKD) Untersuchung und (bei manchen Verfahren auch Abbildung) der → Arterien des Gehirns innerhalb des Schädels mittels einer auf die Schädelknochen aufgesetzten → Ultraschallsonde

transkranielle Magnetstimulation (TMS) Reizung der Nervenzellen der → Hirnrinde mit sehr starken, an- und abgeschalteten → Magneten in einer auf den Kopf aufgelegten → Magnetspule; eine Reizung über der für Bewegungen zuständigen → motorischen Hirnrinde führt zum Auftreten umschriebener Muskelzuckungen (→ motorisch evozierte Potenziale oder MEPs); bei Epilepsien wird darüber hinaus derzeit untersucht, ob eine begleitende Behandlung bei → Therapieresistenz gegenüber Medikamenten besteht; Durchführung als Einzel- bzw. Doppelpuls-TMS mit einzelnen oder 2 kurz aufeinander folgenden Reizen bzw. als repetetive TMS (rTMS) mit einer Reizserie; andere Bezeichnung: Magnetstimulation (MS)

Tab. 62: Die wichtigsten Transmitter (→ auch jeweils dort)

hemmend	erregend	neutral
Beta(β)-Alanin	Aspartat	Acetylcholin
Gamma-Aminobuttersäure (GABA)	Glutamat	Dopamin
Glyzin		Noradrenalin
Homocarnosin		Serotonin
Taurin		

transkutan durch die Haut

Translokation Veränderung der Erbinformation durch Verlagerung eines Chromosomenbruchstücks von einem → Chromosom auf ein anderes

Transmitter (Tab. 62) → biochemischer Überträgerstoff zur Weitergabe erregender oder hemmender → Impulse zwischen Nervenzellen; es gibt erregende Transmitter wie z.B. Glutamat und hemmende Transmitter wie z.B. → Gamma-Aminobuttersäure oder kurz GABA, die normalerweise in einem Gleichgewicht stehen

Transporteiweiß → Protein (Eiweiß) zum Transport von Medikamenten oder anderen Stoffen im Blut; für Medikamente ist → Albumin am wichtigsten

Transsektion Durchschneidung; → multiple subpiale Transsektion (MST)

transsylvisch durch die Fissura Sylvii (seitliche Hirnfurche; siehe Abb. 8, S. 157)

transversal quer verlaufend, senkrecht zur Ausbreitungsrichtung

Transversalebene im → Computertomogramm (CT) oder → Magnetresonanztomogramm (MRT): Darstellung des Gehirns von vorn oder hinten; z.B. Verbindungslinie Ohr-Ohr

Trauma Verletzung durch äußere körperliche oder psychische Gewalteinwirkung

traumatisch durch ein Trauma bedingt

Tremor → unwillkürliches Zittern von Körperteilen (z.B. Kopf, Hände oder Arme) in Ruhe oder bei Bewegungen; kann auch als → Nebenwirkung von → Antiepileptika (besonders → Valproat / Valproinsäure) vorkommen; → Aktionstremor, → essenzieller Tremor, → Haltetremor, → Ruhetremor

Trend sich abzeichnende Entwicklung, Neigung; ähnliche Bezeichung: → Tendenz

Trendwende sich umkehrende Entwicklung, sich ändernde Neigung

Trepan Bohrer oder sonstiges Gerät (Fräser) zur chirurgischen Bearbeitung von Knochen

Trepanation Eröffnung eines Knochens mit einem → Trepan; Trepanationen des Schädels zur Behandlung von Epilepsien wurden schon im Altertum durchgeführt

trepanieren eine → Trepanation durchführen

Triangel Dreieck

triangulär dreieckförmig, dreieckig

Trichogramm Haaruntersuchung zur Unterscheidung eines → allergisch bedingten oder → erblich bzw. → hormonell bedingten Haarausfalls; dazu werden unter dem → Mikroskop die Wurzeln von jeweils zirka 50 Haaren vom Hinterkopf und von weiter vorne (Stirn- oder Scheitelregion) untersucht und verglichen: bei allergischem Haarausfall sind die Veränderungen überall gleichartig, während sie bei erblich oder hormonell bedingtem Haarausfall in der Stirn- und Scheitelregion stärker ausgeprägt sind

Trigeminusneuralgie anfallsartig auftretende, heftige einseitige Gesichtsschmerzen, meist im mittleren und unteren Bereich, oft durch Berührung, Essen oder Sprechen auslösbar; medikamentös helfen oft → Antiepileptika

Trigger / Triggerfaktor Auslöser, auslösende Bedingung; bei Menschen mit einer Epilepsie Einflüsse wie → Schlafentzug, → Stress oder → Alkoholentzug nach übermäßigem Trinken von Alkohol, die das Auftreten von Anfällen begünstigen; → Gelegenheitsanfall (→ Tab. 20, S. 158)

triggern steuern, auslösen

Trigylzerid Teil der → Blutfette oder → Lipide, Neutralfett

Trijodthyronin → Schilddrüsenhormon, Kurzbezeichnung = T_3

Trimenon Zeitraum von 3 Monaten, z.B. Schwangerschaftsdrittel

Trimethadion (TMO) altes, in den deutschsprachigen Ländern nicht mehr zugelassenes → Antiepileptikum

triphasisch dreiphasig, mit 3 Teilen oder Abschnitten einhergehend; z.B. → Potenzial im → Elektroenzephalogramm (EEG)

Trisomie Vorhandensein von 3 (statt normalerweise 2) → Chromosomen in jeder Körperzelle

Trisomie 21 vererbte Krankheit mit 3 (statt normalerweise 2) → Chromosomen 21 in jeder Körperzelle, geht u.a. mit Missbildungen von Augen und Knochen, einer unterschiedlich stark ausgeprägten geistigen Behinderung und bei etwa 5 bis 10% auch mit epileptischen Anfällen einher; andere Bezeichnung: → Down-Syndrom

Tritanopie Wahrnehmungsverlust für blaue Lichtreize

Tritherapie Dreiertherapie, Dreifachtherapie, Behandlung mit 3 Medikamenten; → Kombinationstherapie (Tab. 29, S. 206)

trizyklisch bei Medikamenten: mit 3 Ringstrukturen; Beispiele bei → Antiepileptika sind → Carbamazepin und → Oxcarbazepin

trizyklische Antidepressiva (TZA) Gruppe von stimmungsaufhellenden → Psychopharmaka, die als Gemeinsamkeit 3 Ringstrukturen in ihrer → chemischen Formel haben; → Carbamazepin wurde ursprünglich als trizyklisches → Antidepressivum entwickelt, erwies sich dann aber als besseres → Antiepileptikum

Trockensubstanz → Zubereitungsform eines Medikaments, bei der der → Wirkstoff z.B. in einer Ampulle ist und vor der Gabe in einer Flüssigkeit aufgelöst werden muss

Tryptophan → Aminosäure; andere Bezeichnung: → L-Tryptophan

Tuber Knoten

tuberöse (Hirn-)Sklerose (T[H]S) angeborene, → autosomal-dominant erbliche und meist in der frühen Kindheit feststellbare Krankheit mit

Hautveränderungen u.a. im Gesicht (→ Adenoma sebaceum) und gutartigen Tumoren im Gehirn (→ kortikale Tuber, → periventrikuläre Hamartome), die häufig (bei etwa 85%) mit einer → symptomatischen Epilepsie und verzögerten Entwicklung einhergeht, bei Säuglingen und Kleinkindern besonders oft mit einem → West-Syndrom; neben den Veränderungen an der Haut und im Gehirn kommt es häufig auch zu ebenfalls gutartigen Tumoren an Augen, Herz und Nieren; andere Bezeichnung: → Bourneville-Pringle-Krankheit

Tubus Röhre, Schlauch; → Intubation

Tumeszenz Schwellung

Tumor Geschwulst, abnormes Gewebewachstum z.B. im Gehirn (→ Hirntumor; → Tab. 26, S. 176); kann → benigne (gutartig) oder → maligne (bösartig) sein

Tunnelsehen tunnelförmige Einschränkung des → Gesichtsfelds; andere Bezeichnungen: → konzentrische Gesichtsfeldeinschränkung, → periphere Gesichtsfeldausfälle, → Röhrensehen

typisch gewöhnlich, üblich; Gegensatz: → atypisch, untypisch

typische Absence → Absence mit gewöhnlichem Ablauf; typische Absencen setzen sich aus den → einfachen oder „blanden" Absencen und den → komplexen Absencen zusammen; Gegensatz: → atypische Absence

U

Überatmung / Überatmungsversuch → Hyperventilation

Überempfindlichkeitssyndrom sehr seltene (bei jedem Tausendsten bis jedem Zehntausendsten), meist innerhalb von einer Woche bis höchstens 3 Monate nach Behandlungsbeginn auftretende schwere → Nebenwirkung von → Antiepileptika und anderen Medikamenten; unter anderem mit Fieber, Hautausschlag und Veränderungen des → Blutbilds (meist → Leukozytose und → Eosinophilie) einhergehend; die Behandlung besteht im sofortigen Absetzen verdächtiger Medikamente und zusätzlich meist der Gabe von → Kortison; andere Bezeichnung: → Hypersensitivitätssyndrom (→ Tab. 27, S. 182)

Überlebenskurve missverständliche, weil in aller Regel nicht das Überleben, sondern die Weiterführung der Behandlung oder Teilnahme an einer → Studie betreffende Bezeichnung für die → grafische Darstellung von Behandlungserfolgen; bei → Antiepileptika z.B. der Anfallsfreiheit unter einem Medikament und → Plazebo; andere Bezeichnung: → Kaplan-Meier-Kurve; englische Bezeichnung: survival curve

Überprotektion / Überprotektionismus übermäßiges, schädliches Beschützen, Abschirmen, z.B. mancher epilepsiekranker Kinder durch ihre Eltern

Übersterblichkeit vermehrte → Sterblichkeit aufgrund einer Störung oder Krankheit; Epilepsien gehen besonders bei jüngeren Betroffenen mit einer auf das Zwei- bis Dreifache erhöhten Sterblichkeit einher; englische Bezeichnung: exzess mortality; → standardisierte Sterblichkeitsrate

ubiquitär allgemein verbreitet, überall vorkommend

Ulcus / Ulkus Geschwür

Ulcus duodeni Geschwür des Duodenums (Zwölffingerdarms)

Ulcus ventriculi Magengeschwür

Ulegyrie → frühkindliche Hirnschädigung mit Narbenbildung und Verkleinerung der → Hirnrinde; → Polymikrogyrie

Ultima ratio lateinisch: letzte Möglichkeit, letztes Mittel

Ultraschall nicht hörbarer Schall, der in der Medizin zur Untersuchung und Behandlung eingesetzt werden kann, z.B. zur Früherkennung von → Missbildungen in der Schwangerschaft; → Tab. 56, S. 312

Ultraschallsonde → Sonde zur Untersuchung mit → Ultraschall; → Dopplersonographie, → transkranielle Dopplersonographie

umbilikal die Nabelschnur betreffend

umschrieben bei einer Schädigung des Nervensystems: herdförmig, örtlich begrenzt

unartikuliert undeutlich ausgesprochen, Gedanken nicht wiedergegeben; Gegensatz: → artikuliert

unbestimmte Epilepsie Epilepsie, die nicht genauer → klassifiziert werden kann; bei der z.B. (noch) nicht gesagt werden kann, um welches → Epilepsie-Syndrom oder um welche Epilepsieform es sich handelt (→ Tab. 3, S. 13)

unbewusst ohne → Bewusstsein; Gegensatz: → bewusst

unerwünschte Arzneimittelwirkung (UAW) störende, nicht beabsichtigte (Neben-)Wirkung eines Medikaments; andere Bezeichnungen: → Nebenwirkung, → unerwünschte Wirkung

unerwünschtes Ereignis (UEE) andere Bezeichnung für → Nebenwirkung eines Medikamentes

unerwünschte Wirkung (UEW) störende, nicht beabsichtigte (Neben-) Wirkung einer Behandlung, z.B. mit einem Medikament; andere Bezeichnungen: → Nebenwirkung, → unerwünschte Arzneimittelwirkung

ungesättigt in der → Pharmakokinetik und → Pharmakologie: nur teilweise Auslastung, z.B. von Enzymen oder Transporteiweißen bzw. der Bindungsmöglichkeiten zwischen → Atomen; Gegensatz: → gesättigt

uni- / Uni- Vorsilbe: eine Seite, ein Teil betreffend; Gegensatz: → multi- / Multi-, → poly- / Poly-

unifokal (nur) mit einem → Fokus (Herd) einhergehend; Gegensatz: → multifokal

unilateral einseitig

unilobär nur einen → Lappen (z.B. des Gehirns) betreffend

unimodal einen Bereich betreffend

unipolar einpolig; Gegensatz: → bipolar

unipolare Ableitung beim → Elektroenzephalogramm (EEG): → Ableitung des Spannungsunterschiedes zwischen einer → explorierenden Elektrode und einer → Mittelwertbezugselektrode; andere Bezeichnungen: Bezugsableitung, → Referenzableitung

unkomplizierter Fieberkrampf → einfacher Fieberkrampf; Gegensatz: → komplizierter Fieberkrampf

unkonventionell ungewöhnlich, nicht herkömmlich oder traditionell; Gegensatz: → konventionell

unkooperativ nicht zusammen arbeitend, nicht zusammen wirkend; Gegensatz: → kooperativ

unpräzis ungenau; Gegensatz: → präzis

unprovozierter Anfall unabhängig vom eigenen bzw. akute Schädigungen des Gehirns, ohne erkennbare Auslöser oder Ursache auftretender epileptischer Anfall; Gegensatz: → provozierter Anfall

unspezifisch allgemein, ohne besondere Merkmale oder Aussagekraft; Gegensatz: → spezifisch

Unverricht-Lundborg-Krankheit häufigste Ursache einer → progressiven Myoklonusepilepsie (→ Tab. 48, S. 279), ursächlich liegt ein Mangel von Cystatin B vor; andere Bezeichnungen: → baltischer Myoklonus, → Epilepsie mit progredienten Myoklonien Typ 1 (EPM1), progressive Myoklonusepilepsie Typ 1

unwillkürlich nicht willensbedingt, → unbewusst ausgelöst, → reflektorisch; Gegensatz: → willkürlich

Unzinatusanfall andere Bezeichnung für → komplexen fokalen Anfall mit Ausgang von einem bestimmten Teil des → Schläfenlappens und → Geruchshalluzinationen zu Beginn

Update englisch: up to date: auf dem Laufenden; Aktualisierung

Urämie Harnvergiftung, z.B. als Folge eines Nierenversagens

urämisch mit einer → Urämie einhergehend

Urinabgang Bezeichnung für Kontrollverlust über die Harnblasenentleerung im Rahmen eines Anfalls mit Einnässen

Urininkontinenz → unwillkürlicher Urinabgang

Urogenitalsystem Harn- und Geschlechtsorgane

Urtikaria Nesselsucht, Quaddelbildung; z.B. als → Nebenwirkung von Medikamenten

Uterus Gebärmutter

V

vagovasal den Einfluss des → autonomen Nervensystems auf die Blutgefäße betreffend

vagovasale Synkope → Synkope aufgrund einer → unwillkürlichen, vom → autonomen Nervensystem vermittelten Weitstellung der Blutgefäße; andere Bezeichnungen: → neurokardiogene Synkope, → vasovagale Synkope

Vagus Kurzform für → Nervus vagus

Vagusnervstimulation (VNS) Reizung des → Nervus vagus; operatives Behandlungsverfahren mit Anlage einer Stimulations- oder Reizelektrode am Hals an den linksseitigen Vagusnerv und Einpflanzung einer Batterie unter der Haut am oberen Brustkorb (wie bei einem Herzschrittmacher); diese Behandlungsmethode kommt gelegentlich in Frage, wenn Medikamente nicht ausreichend helfen und andere Operationen direkt am Gehirn nicht in Frage kommen

Vakuole meist mit Flüssigkeit gefülltes Bläschen

Vakuolisierung mit der Ausbildung von → Vakuolen einhergehend

Valenz Wertigkeit

valide gültig

validieren die Gültigkeit nachweisen

Validität Gültigkeit; z.B. von → Tests oder Untersuchungen

Valproinsäure (VPS) → Antiepileptikum der ersten Wahl; in aller Regel wegen der besseren Verträglichkeit als Salzverbindung (→ Valproat); englische Bezeichnung: valproic acid

Valproat (VPA) → Antiepileptikum der ersten Wahl, als Salzverbindungen z.B. → Natriumvalproat oder → Kalziumvalproat; Handelsnamen: z.B. Convulex, Depakine (Schweiz), Ergenyl oder Orfiril; → Tab. 4, S. 15

Valsalva-Manöver / Valsalva-Versuch Zuhalten der Nasenöffnung und Pressen zum Erzeugen eines erhöhten → intrathorakalen Druckes; Hilfsmethode zur → Provokation von → Synkopen

variabel veränderlich, wechselnd; Gegensatz: → statisch, → stereotyp

Variabilität Veränderlichkeit; Gegensatz: → Konstanz

Variable sich unter verschiedenen Bedingungen verändernde Größe; Gegensatz: → Konstante

variieren schwanken, wechseln

Varizellen Windpocken

vaskulär Gefäße betreffend

vaskuläre Epilepsie meist im höheren Lebensalter beginnende Epilepsie aufgrund von Durchblutungsstörungen des Gehirns, z.B. nach → Hirnblutung, → Schlaganfall oder → Subarachnoidalblutung

Vaskulitis Entzündung von Blutgefäßen

vasomotorisch Gefäßnerven betreffend

vasovagal den Einfluss des → autonomen Nervensystems auf die Blutgefäße betreffend

vasovagale Synkope → Synkope aufgrund einer → unwillkürlichen, vom → autonomen Nervensystem vermittelten Weitstellung der Blutgefäße; andere Bezeichnungen: → neurokardiogene Synkope, → vagovasale Synkope

vegetativ → unwillkürlich, durch das vegetative oder → autonome (dem Willen nicht unterworfene) Nervensystem gesteuert

vegetative Aura → Aura mit durch das → vegetative Nervensystem vermittelten → Symptomen

vegetative Absence mit Zeichen einer Störung des → vegetativen Nervensystems einhergehende → Absence

vegetative Symptome → autonome Symptome

vegetativer Anfall Anfall mit durch das → vegetative Nervensystem vermittelten → Symptomen; andere Bezeichnung: → autonomer Anfall

vegetatives Nervensystem Teil des Nervensystems, der nicht dem → Bewusstsein und der → Willkürkontrolle unterliegt; dient der → unbewusst ablaufenden Regelung von lebenswichtigen → Funktionen wie Atmung oder Verdauung; andere Bezeichnung: → autonomes Nervensystem

Vene dem Herz zuführendes Blutgefäß, enthält sauerstoffarmes Blut; Gegensatz: → Arterie

Venenblut aus einer → Vene (z.B. in der Ellenbeuge oder an der Hand) entnommenes Blut

venös → Venen betreffend, aus einer Vene

venöses Angiom geschwulstartiges Gefäßknäuel aus → Venen; geht im Gehirn im Gegensatz zu einem →

arteriellen Angiom eher selten mit epileptischen Anfällen einher und wird häufig als → Zufallsbefund angesehen; kann allerdings ein Hinweis auf eine benachbarte → kortikale Dysplasie sein

Ventilation Atmung

ventral vorne, an der Körpervorderseite gelegen; Gegensatz: → dorsal

Ventrikel Hohlraum in → Organen, z.B. die → Liquor (Nervenwasser) enthaltenden Kammern im Gehirn oder die Herzkammern

ventrikulär Hohlräume in → Organen betreffend

ventrikuläre Extrasystole (VES) Form einer → Extrasystole, die von den Herzkammern ausgeht

ventrodorsal von vorne nach hinten

verbal sprachlich, die Sprache betreffend; Gegensatz: → nonverbal

verbale Intelligenz mit der Sprache verknüpfte → Intelligenz; Gegensatz: → Handlungsintelligenz, → nonverbale Intelligenz

verbales Gedächtnis mit der Sprache verknüpftes → Gedächtnis; Gegensatz: → nonverbales Gedächtnis

Verdrängung

1. → psychisch (nach der → Psychoanalyse von Sigmund Freud): unbewusster → Abwehrmechanismus, mit dem nicht akzeptable Wünsche aus dem Bewusstsein abgedrängt und am Wiedereintreten gehindert werden
2. → biochemisch: → Hemmung → biologischer Vorgänge durch Verdrängen eines Mittels, z.B. von einem → Transportweiweiß (→ Eiweißbindung) oder von einem → Rezeptor

Vererbung Weitergabe von Erbanlagen von Eltern an Kinder (bei Epilepsie → Tab. 14, S. 109); andere Bezeichnung: → Genetik

Vergleichsstudie Untersuchung, bei der z.B. 2 Medikamente oder ein Medikament und → Plazebo in ihrer Wirksamkeit und Verträglichkeit verglichen werden

Verhaltenscompliance Befolgen ärztlicher Behandlungsempfehlungen zur allgemeinen Lebensführung und Ernährung; → Compliance, → Medikamentencompliance

Verhaltenstherapie (VT) → psychotherapeutische Behandlungsmethode, um erwünschtes Verhalten zu erlernen und unerwünschtes Verhalten zu verlernen

Verifizieren / Verifizierung durch Überprüfen die Richtigkeit bestätigen, z.B. eines vermuteten Zusammenhangs; Gegensatz: → Falsifizieren / Falsifizierung

Verlangsamung im → Elektroenzephalogramm (EEG): aborme, krankhafte Abnahme der Frequenz der EEG-Wellen, entweder allgemein (→ Allgemeinveränderung, Verlangsamung der → Grundaktivität) oder umschrieben (→ Herdbefund)

Verlaufsdynamik Veränderung im Verlauf

Vermeidungsstrategie Bemühen, im Einzelfall bekannterweise → anfallsprovozierende Bedingungen und Umstände (wie z.B. → Alkoholentzug oder → Schlafentzug) zu vermeiden

Verschwommensehen unscharfes Sehen; mögliche → Nebenwirkung von → Antiepileptika

versiv sich zur Seite bewegend

Versivanfall „Wende“- oder „Dreh“-Anfall; Anfall mit einer Wende- oder Drehbewegung (z.B. von Augen, Kopf oder Körper) zu einer Seite; → adversiver und → ipsiversiver Anfall

Versivbewegung Wende- oder Drehbewegung

versive Absence mit einer → Versivbewegung (z.B. Seitwärtsbewegung der Augen und des Kopfes) einhergehende → Absence

versiver Anfall mit einer → Versivbewegung (z.B. Seitwärtsbewegung der Augen und des Kopfes) einhergehender Anfall; → adversiver Anfall, → ipsiversiver Anfall

Verstärker Gerät zur Erhöhung von Spannungsunterschieden; z.B. ist es nur durch einen Verstärker möglich, die schwachen → Potenzialschwankungen an der Oberfläche des Gehirns als Kurve im → Elektroenzephalogramm (EEG) sichtbar zu machen

Verstoffwechslung Auf- und Abbau von körpereigenen oder zugeführten Stoffen (Nahrungsmittel oder Medikamente) im Körper, überwiegend in der Leber; andere Bezeichnungen: → Metabolisierung / Metabolismus, → Stoffwechsel

Versus (vs) gegenüber, im Vergleich zu

Verteilungsvolumen Maß für die Verteilung eines Medikaments im Körper (z.B. nach Aufnahme aus dem Magen-Darm-Kanal über den Blutkreislauf in verschiedene Gewebe und → Organe); Verhältnis aus der Gesamtmenge des im Körper vorhandenen Medikaments und der → Serumkonzentration

Vertex Scheitel; → Abb. 16, S. 349

Vertexwelle / Vertexzacke (VZ) → physiologische, normalerweise im → Elektroenzephalogramm (EEG), besonders im Schlaf oder bei Schläfrigkeit vorkommende, → isolierte und sich von der → Grundaktivität abhebende Welle bzw. → Transient mit größter → Amplitude über dem Scheitel; Übergänge zum → K-Komplex

vertiginös mit Drehschwindel (abnormer Bewegungsempfindung und Gleichgewichtsstörung) einhergehend

vertiginöser Anfall mit Drehschwindel einhergehender epileptischer Anfall; Schwindel kann auch viele andere Ursachen haben

Vertigo Drehschwindel mit abnormer Bewegungsempfindung und Gleichgewichtsstörung

vertikal senkrecht, von oben nach unten oder von unten nach oben verlaufend; Gegensatz: → horizontal

Vertikale senkrecht verlaufende Linie; Gegensatz: → Horizontale

Verträglichkeitsgrenze bei einer medikamentösen Behandlung, z.B. mit → Antiepileptika: diejenige → Serumkonzentration oder → Tagesdosis, die gerade noch ohne störende → Nebenwirkungen vertragen wird

Verträglichkeitsprofil wertende Zusammenfassung, Zusammenschau der Verträglichkeit bzw. → Nebenwirkungen eines Medikaments; andere Bezeichnung: → Nebenwirkungsprofil

Verum „echtes" Medikament mit → Wirkstoff; wird bei → Studien zur Überprüfung der Wirksamkeit und Verträglichkeit von neuen Medikamenten untersucht; Gegensatz: → Plazebo

Verwandte ersten (1.) Grades Eltern, Kinder und Geschwister

Verwandte zweiten (2.) Grades Großeltern, Enkel, Onkel, Tanten, Neffen, Nichten, Cousinen

Verwirrtheitszustand Zustand, in dem Betroffene zwar wach, aber nicht richtig orientiert sind und nicht normal reagieren; kann vorübergehend unter anderem nach epileptischen Anfällen auftreten

vestibulär das Gleichgewichtsorgan betreffend

Vibration Schwingung, zitternde Bewegung

vice versa lateinisch: ungekehrt, wechselseitig, umgekehrt

Video-EEG (VEEG) Aufzeichnung des Verhaltens (durch Video) und des → Elektroenzephalogramms (EEGs) mit gleichzeitiger Darstellung nebeneinander auf einem Bildschirm oder auf 2 Bildschirmen; andere Bezeichnungen: → Simultan-Doppelbild-Aufzeichnung (SDA für Darstellung auf einem Bildschirm), → Video-Telemetrie

Video-Monitoring → Long term-Monitoring

Videospiel-Epilepsie → Reflexepilepsie mit durch meist stundenlanges Spielen an → Computern oder Videobildschirmen ausgelösten Anfällen, oft bei → Photosensibilität und gleichzeitig mit anderen → Provokationen wie → Schlafentzug

videospielassozierte Anfälle durch meist stundenlanges Spielen an → Computern oder Videobildschirmen ausgelöste Anfälle

Videotelemetrie → Telemetrie mit gleichzeitiger Videoaufzeichnung; andere Bezeichnungen: → Simultan-Doppelbild-Aufzeichnung (SDA) für Darstellung auf einem Bildschirm, → Video-EEG

Vielkanalableitung gleichzeitige Ableitung → bioelektrischer oder magnetischer → Potenziale an mehreren Stellen mit dem Ziel einer räumlichen Zuordnung; z.B. beim → Elektroenzephalogramm (EEG)

Vierzehn-und-sechs(14&6)-positive Spikes besonders bei Kindern und Jugendlichen vorkommende Gruppe von arkadenförmigen Wellen im → Elektroenzephalogramm (EEG) im Sinn einer → Normvariante ohne sichere Bedeutung im Hinblick auf eine Epilepsie

Vigabatrin (VGB) „neues" → Antiepileptikum mit bekanntem Wirkmechanismus (Erhöhung der → Konzentration des hemmenden → Neurotransmitters → Gamma-Aminobuttersäure [GABA]); wegen häufiger und meist → irreversibler → Gesichtsfeldausfälle bei Erwachsenen nur noch selten eingesetzt, bei Kindern mit → West-Syndrom weiterhin Mittel der ersten Wahl; → Zubereitungsformen: → Filmtabletten, → Granulat; Handelsname: Sabril; → Tab. 4, S. 15

Vigilanz Aufmerksamkeit, Wachheit; → Pharmakovigilanz

Vigilanzniveau Ausmaß, Grad der Wachheit

viral durch ein → Virus bedingt

virale Meningitis → Virusmeningitis

Virilisierung Vermännlichung

Virusenzephalitis virale, durch ein Virus hervorgerufene → Enzephalitis; z.B. Herpes-simplex-Enzephalitis (Entzündung des Gehirns); eine Virusenzephalitis geht häufig mit epileptischen Anfällen einher bzw. ist oft Ursache einer Epilepsie

Virusmeningitis durch ein Virus hervorgerufene → Meningitis (Entzündung der Hirnhäute); eine Virusmeningitis geht im Gegensatz zu einer → bakteriellen Meninigitis fast nie mit epileptischen Anfällen einher bzw. ist fast nie Ursache einer Epilepsie; andere Bezeichnung: virale Meningitis

visuell das Sehen betreffend; andere Bezeichnung: → optisch

visuell evozierte Potenziale (VEP) über der → Sehrinde am Hinterkopf von der Hautoberfläche abgeleitete und mit → elektronischen Verstärkern nach vielfacher Mittelung dargestellte Spannungsschwankungen des → Elektroenzephalogramms (EEGs), die der → Sehbahn zugeordnet werden kann; → evozierte Potenziale

visuelle Analogskala als → Skala benutzte Linie, deren beiden Enden die Extremwerte darstellen (z.B. sehr gut und sehr schlecht); dient z.B. zur Beurteilung der Befindlichkeit oder Stimmung

visuelle Blockade / Reagibilität Blockade (Unterdrückung) der normalen → Alpha(α)-Aktivität im → Elektroenzephalogramm (EEG) über dem Hinterkopf beim Augenöffnen; andere Bezeichnungen: → Berger-Effekt; → Off-Effekt, → On-Effekt

visuelle Halluzination das Sehen betreffende Trugwahrnehmung, Sinnestäuschung, krankhafte Wahrnehmung tatsächlich nicht vorhandener Gegenstände; die → Halluzination kann einfach oder „primitiv" (z.B. Blitze, Lichter, oder Farben) bzw. → komplex, kompliziert oder „strukturiert" (z.B. traumhafte Bilder oder Szenen) sein; kann bei Epilepise vorkommen; andere Bezeichnung: → optische Halluzination

visuelle Magnetresonanztomographie (nur) durch Betrachtung ausgewertete → Magnetresonanztomographie (MRT); Gegensatz: → visuelle Magnetresonanztomographie

visueller Kortex Sehrinde

Visus Sehkraft, Sehleistung, Sehschärfe

Visusreduktion Verminderung der Sehkraft

vital lebendig, voll Lebenskraft

Vitalfunktionen zur Aufrechterhaltung des Lebens unbedingt notwendige → Funktionen wie Atmung, Körpertemperatur und Herz-Kreislauftätigkeit (Blutdruck, Puls)

Vitalität Lebenskraft, Lebensfähigkeit

Vitamine lebensnotwendige Nahrungsbestandteile, die nicht vom Körper selbst gebildet werden können und deshalb mit der Nahrung zugeführt werden müssen

Vitamin A Retinol (= Vitamin A_1) und 3-Dehydretinol (= Vitamin A_2); besonders wichtig für die → Funktion der → Retina (Netzhaut)

Vitamin B Gruppe von mehreren Vitaminen: Vitamin B_1 = Thiamin, Vitamin B_2 = Riboflavin, Vitamin B_6 = Pyridoxin, Vitamin B_{12} = Cobalamin, Vitamin B_{13} = Carnitin; die Gruppe der B-Vitamine ist zwar besonders wichtig für die → Funktion des Nervensystems, ein behandlungsbedürftiger Mangel kann besonders bei langjähriger Behandlung mit → enzyminduzierenden → Antiepileptika oder anderen Medikamenten vorliegen

Vitamin C Ascorbinsäure; unter anderem in Obst enthalten

Vitamin D Calciferol; besonders wichtig für den Knochenstoffwechsel

Vitamin E Tocopherol / Tokopherol; unter anderem wichtig für die →

Funktion von Nervensystem und Muskulatur

Vitamin H Biotin

Vitamin K Phyllochinon; für die Blutgerinnung erforderliches Vitamin

Vitamin-K-Prophylaxe vorsorgliche Einnahme von Vitamin K; z.B. durch schwangere Frauen mit Epilepsie und Behandlung mit → enzyminduzierenden → Antiepileptika zur Verhütung von Blutungskomplikationen beim ungeborenen Kind; für Neugeborene wird zusätzlich unmittelbar nach der Geburt eine → intramuskuläre Vitamin-K-Gabe empfohlen

Vokalisation Sprachbildung, sprachliche Äußerung

Vollnarkose → Narkose mit völliger Empfindungs- und → Bewusstlosigkeit zur Vermeidung von Schmerzen und Unbehagen bei Operationen

Volumen räumliche Ausdehnung, Raummaß

Volumetrie Volumenmessung, Ausmessen eines Volumens; spezielles Auswerteverfahren bei der → Magnetresonanztomographie (MRT), z.B. zur Untersuchung des → Hippokampus bei Atrophie und Sklerose des → Hippokampus bei → mesialer Temporallappenepilepsie (MTLE)

volvuläre Anfälle „Kreisdrehanfälle"; epileptische Anfälle, bei denen die Betroffenen im Anfall im Kreis laufen; andere Bezeichnungen: → kursive Anfälle, → präkursive Anfälle, → zirkumversive Anfälle; englische Bezeichnung: volvular seizures

von Willebrand-Jürgens-Syndrom nach 2 gleichnamigen Ärzten benannte Störung der → Blutgerinnung; meist erblich bedingt, kann aber auch als → Nebenwirkung einer Behandlung mit → Valproat / Valproinsäure vorkommen

Vorzeichen einem Anfall vorausgehendes Zeichen; andere Bezeichnungen: → Aura, → Prodrom

Voxel Bezeichnung für das → Volumen eines Gewebes (z.B. des Gehirns), dessen Messung als Grundlage einer Bildgebung dient, z.B. bei der → Magnetresonanzspektroskopie (MRS) oder → Magnetresonanztomographie (MRT)

vulnerabel empfänglich, leicht verletzbar, für Schädigungen empfindlich

Vulnerabilität Verletzbarkeit, Empfindlichkeit für eine Schädigung

W

Wach-Schlaf-Rhythmus normaler Wechsel zwischen Wach- und Schlafzustand, von Bedingungen wie Helligkeit und Ausschüttungen von → Hormonen abhängiger, auf 24 Stunden abgestimmter → Rhythmus, mit dem man tagsüber wach ist und nachts schläft; andere Bezeichnung: → Schlaf-Wach-Rhythmus

Wada-Test nach einem gleichnamigen Neurologen benannter Test zur Feststellung, welche Hirnhälfte für die Sprache und das Gedächtnis verantwortlich ist; Einspritzen von → Amobarbital oder → Amytal in die eine Hirnhälfte versorgende Halsschlagader u.a. zur Feststellung der → dominanten Hirnhälfte sowie der Gedächtnisleistung des gegenseitigen → Temporallappens durch eine umschriebene → Narkose bzw. Ausschaltung von Teilen des Gehirns; englische Bezeichnung: intracarotid amobarbital test (IAT); andere Bezeichnungen: → Amobarbitaltest, →

Amytaltest, Hemisphärendominanztest

Warmwasseranfall durch warmes Wasser ausgelöster → Reflexanfall

warmwasserinduzierte Epilepsie → Reflexepilepsie mit durch warmes Wasser ausgelösten Anfällen;

„Waschzettel“ Informationsblatt in Medikamentenpackungen mit den wichtigsten Angaben zum → Wirkstoff, u.a. auch zu den → Nebenwirkungen; andere Bezeichnung: → Beipackzettel

Wasserkopf → Hydrozephalus

Watanabe-Syndrom → idiopathische → fokale Epilepsie der Säuglings- und Kleinkinderzeit mit guter Prognose; die Kinder haben kurze, → afebrile → komplexe fokale oder → sekundär → generalisierte → tonisch-klonische Anfälle; wird den → benignen Partialepilepsien des Kindesalters zugeordnet; → Tab. 10, S. 95

Wave englisch: Welle; Bezeichnung für langsames → Potenzial im → Elektroenzephalogramm, oft in Verbindung mit einer Spitze (→ Spike, → Spike-wave-Komplex); → Abb. 5, S. 123

Wechseljahre Aufhören der monatlichen Regelblutung (→ Periode) der Frau; andere Bezeichnung: → Menopause

Wechselwirkung gegenseitige Beeinflussung; bei Medikamenten: gegenseitige Beeinflussung der Wirkung oder Verträglichkeit; andere Bezeichnung: → Interaktion

Weckreaktion Aufwachreaktion; andere Bezeichnung: → Arousal-Reaktion

„weiche“ Drogen Sammelbezeichnung für weniger gefährliche und nicht immer gesundheitsschädliche → Drogen wie → Ecstasy, → Haschisch, → Marihuana oder auch → Nikotin; Gegensatz: → „harte“ Drogen

weiche Hirnhaut Haut zwischen Oberfläche des Gehirns und → harter Hirnhaut; andere Bezeichnung: → Pia mater

weiße Blutkörperchen im → Mikroskop weiß aussehende Blutkörperchen, die in erster Linie für die Infektabwehr und Blutgerinnung zuständig sind und zusammen mit den → roten Blutkörperchen die festen Blutbestandteile bilden; → Differenzialblutbild, → Granulozyten, → Lymphozyten → Thrombozyten; andere Bezeichnung: → Leukozyten

weiße Substanz (WS) im Wesentlichen aus → markhaltigen Nervenfasern bestehender Teil des → Zentralnervensystems; Gegensatz: → graue Substanz

Welle im → Elektroenzephalogramm (EEG): mehr oder weniger wellenförmige (siehe auch Abb. 5, S. 123) → Potenzialschwankung als Ausdruck der Tätigkeit der Nervenzellen des Gehirns; → Alpha(α)-Wellen, → Beta(β)-Wellen, → Delta(δ)-Wellen, → Gamma-Wellen, → Lamda-Wellen, → Subdelta-Wellen, → Theta(θ)-Wellen

Werkstatt für Behinderte (WfB) Einrichtung zur Eingliederung Behinderter in das Arbeitsleben

Wesens(ver)änderung Veränderung der Persönlichkeit oder von Verhaltensweisen aufgrund einer Schädigung oder Erkrankung des Gehirns; die lange Zeit aufgestellte Behauptung einer speziellen „epileptischen“ Wesensänderung hat sich nicht bewahrheitet

West, William James praktizierender Arzt und Chirurg in England (1793/94 – 24.5.1848)

West-Syndrom nach dem gleichnamigen englischen Arzt benannte Epilepsieform des frühen Kindesalters mit häufigen → BNS-Anfällen und typischen Veränderungen im → Elektroenzephalogramm (EEG) in Form einer so genannten → Hypsarrhythmie; West beschrieb sie 1841 in einem Leserbrief an die noch heute erscheinende berühmte medizinische Zeitschrift „The Lancet" erstmals bei seinem 1840 geborenen Sohn (James Edwin), der mit 20 Jahren an „Schwindsucht" verstarb; andere Bezeichnungen: BNS-Epilepsie, Epilepsie mit Blitz-Nick-Salaam(BNS)-Anfällen, infantile Spasmen, früher auch: Propulsiv-Petit-Mal

Wicket spikes (WS) bei Erwachsenen und besonders im höheren Lebensalter sowie über dem linken → Temporallappen im → Elektroenzephalogramm (EEG) als → Normvariante ohne sicher krankhafte Bedeutung vorkommendes arkadenförmiges Muster (in Art einer → Mμ-Welle)

Wiederaufnahmehemmer bei Medikamenten: Hemmstoffe der Wiederaufnahme von Stoffen in bestimmte Zellen; z.B. hemmt → Tiagabin die Wiederaufnahme des hemmenden → Transmitters → Gammaaminobuttersäure (GABA) in → Gliazellen und → Neurone; englische Bezeichnung: reuptake inhibitor

Wiederholungsrisiko Wahrscheinlichkeit eines erneuten Auftretens; z.B. beträgt das Wiederholungsrisiko von → Fieberkrämpfen nach einem 1. Ereignis 20-35% und nach einem 2. Ereignis ca. 50%

Willkürkontrolle → bewusste, dem Willen unterliegende Kontrolle

willkürlich → bewusst, willensbedingt ausgelöst; Gegensatz: → unwillkürlich

Willkürmotorik → bewusste, dem Willen unterliegende Bewegungen; Gegensatz: → extrapyramidale Motorik (EPM)

Wirk(ungs)mechanismus (Tab. 63) für → Antiepileptika: Vorgänge auf Ebene der Nervenzellen, über die Medikamente wirken; für die meisten Antiepileptika bislang zumindest teilweise unbekannt

Tab. 63: Einige Wirkungsmechanismen von Antiepileptika (→ auch jeweils dort)

Mechanismus	**Medikament(e)** (→ jeweils dort)
Hemung der Carboanhydrase	Acetazolamid, Felbamat, Sultiam, Topiramat
Hemmung der GABA-Wiederaufnahme	Tiagabin
Hemmung des GABA-Abbaus	Vigabatrin
Hemmung spannungsabhängiger Natriumkanäle	Carbamazepin, Felbamat, Lamotrigin, Oxcarbazepin, Phenytoin, Topiramat
Kaliumkanal	Oxcarbazepin
Kalziumkanal	
Wirkung am GABA-Benzodiazepinrezeptor	Benzodiazepine, Phenobarbital, Primidon
unbekannt	Levetiractam

Wirkungsprofil wertende Zusammenfassung, Zusammenschau der Wirkungen und Wirksamkeit eines Medikaments

Wirk(ungs)spektrum für → Antiepileptika: Bereich der Wirksamkeit, z.B. nur gegen → Absencen oder auch gegen → Grand-Mal- oder → fokale Anfälle

Wirkstoff für die angestrebte Wirkung verantwortlicher Inhaltsstoff; z.B. von → Drogen oder → Medikamenten

Wochenbett Mutter in den ersten Wochen nach einer Geburt

Wochendispenser Medikamentenbehälter (→ Dispenser, → Medikamentenschieber) mit abgeteilten Fächern für den Medikamentenbedarf einer Woche; erleichtert eine regelmäßige Einnahme; → Compliance

Wolfsrachen → Lippen-Kiefer-Gaumenspalte

X Y Z

Xanthopsie Gelbsehen

X-chromosomal an das → X-Chromosom gebunden; z.B. eine Vererbung

X-Chromosom größeres der beiden → Geschlechtschromosomen, unter dem Mikroskop x-förmig aussehend; bei Frauen haben praktisch alle Körperzellen zwei X-Chromosomen

Xenobiotikum (Mehrzahl: Xenobiotika) → biochemischer Stoff, der normalerweise im Körper nicht vorkommt; z.B. die meisten Medikamente

Y-chromosomal an das → Y-Chromosom gebunden; z.B. eine Vererbung

Y-Chromosom kleineres der beiden → Geschlechtschromosomen, unter dem → Mikroskop y-förmig aussehend; bei Männern haben praktisch alle Körperzellen jeweils ein X- und Y-Chromosom

Yoga indische Erlösungslehre; Methode der → alternativen Medizin, die durch geistige und körperliche → Konzentration „höhere" → Bewusstseinszustände anstrebt; Wirksamkeitsnachweise bei Epilepsie liegen nicht vor

Zahnkrampf umgangssprachliche Bezeichnung für → Fieberkrampf

Zangengeburt Geburt, bei der eine Art Zange (→ Forceps) um den Kopf des Kindes gelegt wird und daran gezogen wird; kann Ursache einer → frühkindlichen Hirnschädigung sein

Zäpfchen
1. bei Medikamenten: zapfenförmige Zubereitungsform zur Einführung in den Enddarm; andere Bezeichnung: → Suppositorium
2. → Rezeptoren für die Farbwahrnehmung in der → Retina

Zäsur Ruhepunkt, Einschnitt

Zehn-Zwanzig-System (10-20-System) (Abb. 16) System bzw. → Ableiteschema für die Bestimmung der Platzierung von 21 oder mehr → Elektroden beim → Elektroenzephalogramm (EEG) mit einem Abstand von jeweils 10 oder 20% in Bezug auf bestimmte Stellen (z.B. → Inion, → Nasion → Vertex); gerade Zahlen bezeichnen Elektroden über der rechten und ungerade Zahlen bezeichnen Elektroden über der linken Hirnhälfte; andere Bezeichnung: → Ten-Twenty-System

Zeitkonstante (ZK) im → Elektroenzephalogramm (EEG): Zeit in Sekunden, in der ein → Potenzial auf 37% der anfänglichen → Amplitude abfällt

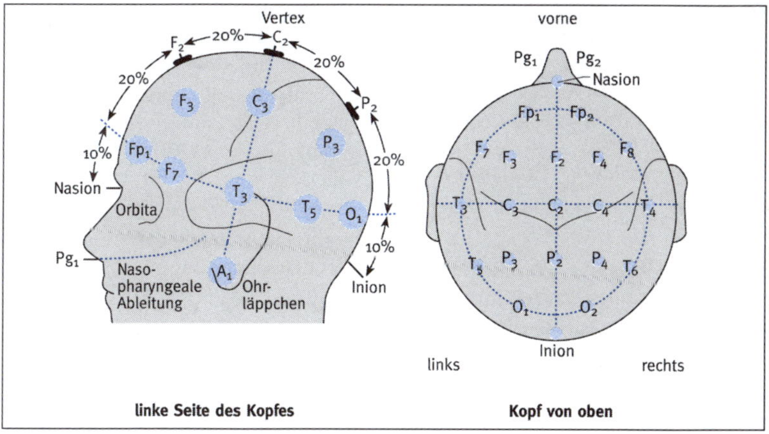

Abb. 16: Schematische Darstellung des Zehn-Zwanzig-Systems der Platzierung von Elektroden für das Elektroenzephalogramm (EEG)

Zellkern größte abgegrenzte Struktur in den Zellen des Körpers; enthält u.a. die → Chromosomen mit den → Erbanlagen

zentral innen, in der Mitte; Gegensatz: → peripher

zentrales Schlaf-Apnoe-Syndrom (ZSAS) Störung und vorübergehendes Aussetzen der normalen Atmung im Schlaf aufgrund einer gestörten Rückkopplung zwischen Lunge und Gehirn; → Schlaf-Apnoe-Syndrom

Zentralfurche Furche, die den → Stirn- und → Scheitellappen trennt (→ Abb. 8, S. 157); andere Bezeichnung: → Sulcus centralis

Zentralnervensystem (zentrales Nervensystem, ZNS) Gehirn und → Rückenmark; zuständig für die Aufnahme, Verarbeitung, Speicherung und Abgabe von Informationen; Gegensatz: → peripheres Nervensystem

Zentrallappen verdeckt unter dem → Operculum liegender Gehirnteil; andere Bezeichnung: → Inselregion

Zentralwindung → Hirnwindungen um die → Zentralfurche

zentrenzephal frühere, nicht mehr übliche Bezeichnung für vermutlich durch tiefer liegende Abschnitte des Gehirns erfolgende Steuerung mit gleichzeitiger Beteiligung beider Hirnhälften

zentrenzephale Epilepsie frühere, nicht mehr übliche Bezeichnung für vermutlich durch tiefer liegende Abschnitte des Gehirns gesteuerte Epilepsie mit gleichzeitiger Beteiligung beider Hirnhälften; heutige Bezeichnung: → primär generalisierte Epilepsie

zentro-temporal in der → Zentral- und → Temporalregion

zentro-temporale Spikes / zentro-temporale Sharp waves → Spitzenpotenziale im → Elektroenzephalogramm (EEG) in der → Zentral- und → Temporalregion, besonders häufig bei einer → Rolando-Epilepsie vorkommend

Zentrum
1. Einrichtung mit besonders erfahrenen Fachleuten
2. im Gehirn: Nervenzellen mit bestimmten Aufgaben wie z.B. Sprache oder Sehen
3. allgemein: Mitte, Mittelpunkt

zerebellar das → Kleinhirn betreffend

zerebellare Ataxie → Ataxie durch eine Störung des → Kleinhirns

zerebellare Atrophie Schrumpfung des → Kleinhirns

zerebellare Diaschise / zerebellare Diaschisis Stoffwechselminderung im gegenseitigen Kleinhirn bei Störung im Großhirn; nachweisbar z.B. mit der → Positronen-Emmissions-Tomographie (PET) oder → Einzelphotonen-Emissions-Computertomographie (SPECT)

Zerebellum Kleinhirn; andere Schreibweise: → Cerebellum; → Abb. 8, S. 157 und Abb. 10, S. 166

zerebral das Gehirn betreffend

zerebrale Angiomatose angeborene, meist mehrfache Gefäßmissbildung des Gehirns

zerebrale Endometriose → Endometriose im Gehirn; seltene Ursache einer → katamenialen Epilepsie

zerebrale Erregbarkeitssteigerung Bezeichnung für eine nachweisbare oder vermutete vermehrte Erregbarkeit des Gehirns mit dem Risiko von epileptischen Anfällen; in Befunden des → Elektroenzephalogramms (EEGs) wird in Abhängigkeit von → epileptiformen Potenzialen z.B. von fehlenden oder vorhandenen Hinweisen auf eine zerebrale Erregbarkeitssteigerung gesprochen

zerebrale Ischämie Durchblutungsstörung des Gehirns mit drohendem Absterben von Nervenzellen und Narbenbildung; andere Bezeichnungen: → Hirninfarkt, → Schlaganfall

zerebraler Anfall / zerebraler Krampfanfall Anfall aufgrund einer Erkrankung des Gehirns; in der Regel als ungenaue Ersatzbezeichnung für epileptischen Anfall gebraucht

zerebrales Anfallsleiden ungenaue Ersatzbezeichnung für Epilepsie

Zerebralparese ursächlich uneinheitliches → Syndrom mit Entstehung vor dem Ende der Neugeborenenperiode (d.h. bis spätestens 4 Wochen nach der Geburt) ohne Hinweise auf ein Fortschreiten der zugrundeliegenden Hirnschädigung mit → Spastik, → Dyskinesie oder → Ataxie und häufig zusätzlichen Störungen wie Epilepsie (bei 15 bis 30% der Betroffenen), geistiger Behinderung, Lernbehinderung oder Sehstörungen; Ungeschicklichkeit oder körperliche Schwäche infolge einer → frühkindlichen Gehirnschädigung; englische Bezeichnung: cerebral palsy; andere Bezeichnung: infantile Zerebralparese; andere Schreibweise: → Cerebralparese (CP)

zerebrovaskulär die Hirndurchblutung betreffend

Zerebrum Großhirn; größter Teil des Gehirns, aus den beiden durch eine tiefe Längsfurche getrennten Großhirnhälften bestehend; → Abb. 8, S. 157 und Abb. 10, S. 166

Zertifikat Bescheinigung, Fähigkeitsnachweis, Teilnahmebestätigung

Zertifikat „Epilepsie plus“ → Zertifikat der Deutschen Sektion der Internationalen Liga gegen Epilepsie für Ärzte / Ärztinnen mit besonderer Erfahrung in der Behandlung von Menschen mit Epilepsie; andere Bezeichnung: → Epilepsiezertifikat

Zeroidlipofuszinose angeborene Gruppe von Stoffwechselstörungen mit Anreicherung und Ablagerung von → Lipopigmenten in Körperzellen; geht in der Regel u.a. mit einer → progressiven → Myoklonusepilepsie einher; andere Schreibweise: → Ceroidlipofuszinose; andere Bezeichnung: → Neuronale Zeroidlipofuszinose

Zieldosis angestrebte → Dosis, z.B. eines → Antiepileptikums oder anderen Medikaments

Zielgröße → Zielvariable

Zielkriterium → Zielvariable

Zielparameter → Zielvariable

Zielvariable Ereignis oder Veränderung, z.B. als Maß für das Ergebnis einer Untersuchung, z.B. in einer → Studie mit einem neuen → Antiepileptikum bei → fokalen Anfällen das Erreichen einer Anfallsfreiheit oder das im Vergleich zu → Plazebo seltenere Auftreten von → generalisierten tonisch-klonischen Anfällen oder einem → Status epilepticus; häufiger wird zwischen → primären und → sekundären Zielvariablen unterschieden; andere Bezeichnungen: → Endpunkt, Zielgröße, Zielkriterium, Zielparameter

zingulär den → Gyrus cingulus betreffend; andere Schreibweise: → cingulär

zinguläre Epilepsie Form der → Frontallappenepilepsie mit Ausgang vom → Gyrus cingulus; im Vordergrund stehen → komplexe fokale Anfälle mit meist deutlichen → affektiven und → vegetativen Störungen sowie → bizzarren → Automatismen

zirkadian über Tag und Nacht (24 Stunden) verteilt

zirkadianer Rhythmus zeitliche Verteilung über den Tag und die Nacht

zirkumskript eng umschrieben, örtlich begrenzt

zirkumversiv kreisförmig

zirkumversive Anfälle „Kreisdrehanfälle"; epileptische Anfälle, bei denen die Betroffenen im Anfall im Kreis laufen; andere Bezeichnungen: → kursive Anfälle, → präkursive Anfälle, → volvuläre Anfälle; englische Bezeichnung: circumversive seizures

Zitteranfall kurz dauernder → nichtepileptischer Anfall bei Säuglingen und kleineren Kindern

Zöliakie Erkrankung, bei der es aufgrund einer Allergie im Darmbereich gegen Gluten (Klebeeiweiß in fast allen Getreidekörnern) zu einer Verdauuungsstörung mit Durchfall und Erbrechen kommt; kann auch → asymptomatisch verlaufen und kann dann nur durch eine → Biopsie aus dem → Dünndarm erkannt werden; kann mit einer → Epilepsie mit okzipitalen Verkalkungen einhergehen

Zonisamid (ZNS) bislang in Japan und den USA, in Europa noch nicht im Handel befindliches neues → Antiepileptikum, dessen → Zulassung in den nächsten Jahren aber möglich ist

Zubereitungsform Anwendungsform; bei Medikamenten → Ampulle, → Dragee, → Filmtablette, → Granulat, → Infusionsflasche, → Infusionskonzentrat, → Injektionsflasche, → Kapsel, → Lacktablette, → Lösung, → Mikroklistier, → Miniaturklistier, → Retarddragee, → Retardminitablette, → Retardtablette, → Sachet, Saft, → Suppositorium, → Suspension, → Tablette, → Täfelchen, → Trockensubstanz, Tropfen, Zäpfchen; andere Bezeichnungen: → Applikationsform, → Darreichungsform

Zufallsbefund bei einer Untersuchung wie der → Computertomographie (CT) oder → Magnetresonanztomographie (MRT) zufällig entdeckter Befund wie z.B. eine → Arachnoidalzyste, ein → venöses Angiom oder eine → Verkalkung ohne sicheren Zusammenhang mit der Störung oder den Beschwerden, die zu der Untersuchung geführt haben

Zulassung in der Medizin: Erlaubnis der zuständigen Behörden zur Anwendung eines neuen Medikaments mit nachgewiesener Wirksamkeit und Verträglichkeit, z.B. bei bestimmten Formen einer Epilepsie

Zulassungsstudie → Studie, die z.B. mit einem neuen → Antiepileptikum oder anderen Medikament mit dem Ziel einer → Zulassung erfolgt; → Tab. 58, S. 317

Zungenbiss Bissverletzung der Zunge, kann bei „großen", → generalisierten → tonisch-klonischen Anfällen – meist seitlich am Zungenrand – vorkommen und ist trotz einer unter Umständen starken Blutung meist nicht gefährlich; → lateraler Zungenbiss

Zungenkeil Keil (in der Regel aus Hartgummi), der früher bei → generalisierten tonisch-klonischen (→ Grand-Mal-) Anfällen zur Verhinderung eines → Zungenbisses empfohlen wurde; da es in der Regel nicht gelingt, den Keil früh genug zwischen die Zähne zu bringen und bei späteren Versuchen die Verletzungsgefahr größer als ein möglicher Nutzen ist, wird heute von einer Verwendung abgeraten; andere Bezeichnungen: → Bisskeil, → Gummikeil, → Mundkeil

zurückliegend-symptomatischer Anfall epileptischer Anfall aufgrund einer längere Zeit zurückliegenden Schädigung des Gehirns, z.B. einer → perinatalen Hirnschädigung, einem → Schädel-Hirn-Trauma oder → Schlaganfall; englisch: remote symptomatic seizure

Zusatzdiagnostik / Zusatzuntersuchung in der Regel → apparative oder → technische zusätzliche Untersuchungen in Ergänzung von → Anamnese, → Fremdanamnese und körperlicher Untersuchung; bei Epilepsien z.B. → Elektroenzephalogramm (EEG) oder → Magnetresonanztomogramm (MRT) oder Laboruntersuchungen einschließlich des so genannten → Blutspiegels

Zweidrittelresektion Kurzbezeichnung für Operation im Rahmen der → Epilepsiechirurgie bei → Temporallappenepilepsie, bei der die vorderen Zweidrittel eines → Temporallappens operativ entfernt werden; → Lobektomie

zweieiig aus 2 verschiedenen befruchteten Eizellen entstanden; andere Bezeichnung: → dizygot

zweieiige Zwillinge Zwillinge mit teilweise unterschiedlichen → Erbanlagen, die sich aus 2 befruchteten Eizellen entwickeln

Zwerchfell für die Atmung wichtiger Muskel zwischen Bauchraum und Lungen; eine Beteiligung des Zwerchfells bei einer Epilepsie kann z.B. zu einem → Rufanfall führen

Zwillingsstudie Untersuchung (→ Studie) zur → Vererbung von Krankheiten bei Zwillingen

Zwischenblutung außerhalb der normalen → Regelblutung im Rahmen der → Periode auftretende Blutung bei Frauen als Hinweis auf einen → anovulatorischen Zyklus

Zwischenhirn Abschnitt des Gehirns zwischen → Großhirn und → Hirnstamm; → Abb. 10, S. 166

Zyanose Blauverfärbung der Haut, besonders der Lippen (→ Lippenzyanose) und im Gesicht als Folge einer zeitweise unterbrochenen Atmung, z.B. bei einem → generalisierten tonisch-klonischen (→ Grand-Mal-) Anfall

Zyanoseanfall epileptischer Anfall mit Blauverfärbung der Haut als Folge einer Störung der Atmung; → apnoischer Anfall

zyanotisch mit einer → Zyanose einhergehend

zyanotischer Affektkrampf bei Kleinkindern, durch Atemanhalten z.B. aufgrund von Erschrecken, Wut oder Zorn ausgelöster → nichtepileptischer Anfall mit → Bewusstlosigkeit mit Blauwerden; zunächst Erschlaffen (und u.U. Hinfallen) sowie später Versteifen und u. U. auch Muskelzuckungen; englische Bezeichnung: breath holding spell

Zygomaticus-Elektrode zusätzliche → Elektrode beim → Elektroenzephalogramm (EEG) zur Ableitung bei → mesiotemporaler Epilepsie

zykloleptisch (unbehandelt) mit zeitweise gehäuften, zeitweise aber auch wenigen oder sogar fehlenden Anfällen einhergehend; z.B. können die → Absencen bei der → juvenilen Absencen-Epilepsie zykloleptisch auftreten; Gegensatz: → pyknoleptisch

Zyklotron Gerät zur Herstellung → radioaktiver → Isotope für die → Positronen-Emissions-Tomographie (PET)

Zyklus (Mehrzahl: Zyklen) Abfolge, Aufeinanderfolge gleichartiger Ereignisse; z.B. der → Periodenblutung bei Frauen im Rahmen → ovulatorischer Zyklen oder von → Schlafstadien

Zyklusanomalie / Zyklusstörung gestörte → Menstruation oder → Periode der Frau; viele Frauen mit Epilepsie haben Zyklusanomalien mit → Schmier- oder → Zwischenblutungen als Hinweis auf → anovulatorische Zyklen oder eine unregelmäßige Periode

Zyste flüssigkeitsgefüllte Blase bzw. sackartige Geschwulst in einem normalerweise festen Gewebe oder Organ; kann u.a. auch im Gehirn vorkommen; → z.B. Subarachnoidalzyste

Zystitis Blasenentzündung

Zystizerkose Erkrankung durch Befall mit dem Schweinebandwurm; gehört zu den → Parasitosen und kann auch in Europa seltene Ursache einer → symptomatischen Epilepsie sein; in manchen Ländern Südamerikas mit schlechten → hygienischen Verhältnissen ist die Zystizerkose mit Befall des Gehirns (→ Neurozystizerkose) die häufigste Epilepsieursache überhaupt

Zytochrom-P(CYP)-Oxidase für den Abbau vieler Medikamente verantwortliches oxidierendes → Enzymsystem (→ Oxidase) in der Leber; kommt in zahlreichen Formen vor, die in so genannte Superfamilien, Familien, Subfamilien und → Isoenzyme eingeordnet werden; z.B. steht CYPBA3 für Superfamilie CYP, Familie B, Unterfamilie A und Isoenzym 3

Zytopathie Zellstörung; allgemeiner Vorgang für krankhafte Vorgänge in Körperzellen, z.B. → mitochondriale Zytopathie

Zytoplasma Flüssigkeit und Strukturen im Innern einer Zelle

zytoplasmatisch das → Zytoplasma betreffend

Bücher und andere Informationsmöglichkeiten, die weiterhelfen können

Allgemein verständliche Bücher und Broschüren über Epilepsie

Für betroffene Kinder und jüngere Jugendliche

Appleton, Richard, Günter Krämer: Epilepsiewörterbuch für Kinder. Blackwell Wissenschafts-Verlag, Berlin – Wien 2001.
ISBN 3-89412-359-1

Dingenotto, Beate: Was Du schon immer wissen wolltest... über Dein Gehirn, Deine Anfälle und das Krankenhaus.
von Bodelschwinghsche Anstalten Bethel, Epilepsiezentrum Bethel, Mara GmbH 1995.
Keine ISBN-Nr., direkt vom Epilepsiezentrum Bethel (Maraweg 21, D-33617 Bielefeld) erhältliche Informationsbroschüre

Fährmann, Willi: Jakob und seine Freunde.
Arena Verlag, Würzburg 1999.
ISBN 3-401-02097-8

Habermann-Horstmeier, Lotte: Karin und Max. Geschichte von einem Jungen und seiner geistig behinderten, epilepsiekranken Schwester.
Petaurus-Verlag, Saarbrücken 1998.
ISBN 3-932824-01-6

Heinen, Gerd: Bei Tim wird alles anders.
Verlag einfälle, Berlin 1996.
ISBN 3-9805386-0-5

Howard, Ellen: Edith allein.
Carl Ueberreuter Verlag, Wien 1989.
ISBN 3-8000-2728-3

Schneble, Hansjörg: Das Eigentor oder die Geschichte vom Peter Guck-in-die-Luft.
dgvt Verlag (Deutsche Gesellschaft für Verhaltenstherapie e.V.), Tübingen 2000.
ISBN 3-87159-027-4

Schröder, Silke, Elisabeth Reuter: Carla. Eine Geschichte über Epilepsie.
Ellermann Verlag, München 1996.
ISBN 3-7707-6386-6

Siemes, Hartmut, Sibylle Ried, Friedemann Bedürftig: Jugendtagebuch E (Epilepsie).
Blackwell Wissenschafts-Verlag, Berlin – Wien 1997.
ISBN 3-89412-320-6

Für betroffene ältere Jugendliche und Erwachsene sowie Eltern, Lehrer, Sozialarbeiter etc.

Altrup, Ulrich, Ulrich Specht: Informationstafeln Epilepsie, 2. Auflage.
Novartis Pharma Verlag, Wehr 1997.
ISBN 3-929126-09-5

Bischofberger, Hansruedi, Regina M. Henggeler, Christopf Kopps, Heinrich Otremba, Leo und Hanna Tempini, Agnes Wehrli für die Schweizerische Vereinigung der Eltern epilepsiekranker Kinder (SVEEK) (Herausgeber): Epilepsien im Schulalltag. Fragen, Antworten und Informationen.
Recom Verlag, Basel – Eberswalde 1995.
ISBN 3-315-00106-5

Boenigk, Hans-Erich, Friedrich Kassebrock (Herausgeber): Überbehütung? Nein! Aber wer entlastet uns denn von unserer Verantwortung? (Bethel-Beiträge 52).
Bethel-Verlag, Bielefeld 1997.
ISBN 3-922463-85-1

Doose, Hermann: Epilepsien im Kindes- und Jugendalter: 11. Auflage.
Desitin Arzneimittel Werk GmbH, Hamburg 1998.
Keine ISBN-Nr; bei der Firma Desitin Arzneimittel GmbH (Medizinisches Marketing, Weg beim Jäger 214, D-22335 Hamburg) gegen eine Schutzgebühr von DM 25,– erhältliches Buch (das sich allerdings in erster Linie an Ärzte richtet)

Elger, Christian Erich, Anke Brockhaus, Thomas Grunwald: Epilepsie und Flugreisen. Antiepileptika und Zeitumstellungen.
Deutscher Universitätsverlag, Wiesbaden 1996.
ISBN 3-8244-2078-3

Freudenberg, Dorothea: Das anfallkranke Kind. Pädagogischer Ratgeber für Eltern. 9. Auflage.
Epilepsiezentrum Kehl-Kork, 1996.
Keine ISBN-Nr.; kostenlos beim Epilepsiezentrum Kork (Landstr. 1, D-77694 Kehl-Kork) oder beim Informationszentrum Epilepsie (IZE, Herforder Straße 5-7, D-33602 Bielefeld) erhältliche Broschüre

Heinen, Gerd, Christiane Schmid-Schönbein: Selbstkontrolle epileptischer Anfälle. Ein verhaltensmedizinischer Ansatz zur Selbstkontrolle epileptischer Anfälle bei Jugendlichen und Erwachsenen.
Pabst Science Publishers, Lengerich 1999.
ISBN 3-933151-86-4

International Bureau for Epilepsy (IBE): A Traveller's Handbook for Persons with Epilepsy (englischsprachig).
Keine ISBN-Nr; anzufordern bei IBE, P.O.Box 21, NL-2100 AA Heemstede, The Netherlands (enthält neben allgemeinen Informationen eine Liste der weltweiten Handelsnamen für die verschiedenen Antiepileptika und eine Übersicht zu internationalen Bestimmungen einschließlich Führerscheinrichtlinien)

Kamprad, Barbara, Hans-Albrecht Pflästerer: Gewitter im Gehirn – Epilepsie. Wissen, behandeln, mit der Krankheit leben.
Kreuz Verlag, Zürich 1994.
ISBN 3-268-00154 8

Krämer, Günter: Epilepsie: Antworten auf die häufigsten Fragen. Hilfreiche Informationen für Betroffene und Interessierte. 2. Auflage.
TRIAS Verlag, Stuttgart 2000.
ISBN 3-89373-586-0

Krämer, Günter, Peter Hilfiker, Thomas Porschen: Epilepsie @ Internet. Eine Orientierungshilfe.
Thieme Verlag, Stuttgart – New York 2001.

Matthes, Ansgar, Hansjörg Schneble: Unser Kind hat Anfälle. Epilepsie bei Kindern und was der Arzt dazu meint. Epilepsiezentrum Kehl-Kork, 1998. Keine ISBN-Nr.; kostenlos beim Epilepsiezentrum Kehl-Kork (Landstr. 1, D-77694 Kehl-Kork) oder beim Informationszentrum Epilepsie (IZE, Herforder Straße 5-7, D-33602 Bielefeld) erhältliche Broschüre

Pohlmann-Eden, Bernd, Bernhard Jochen Steinhoff, Volker Blankenhorn, Birgit Zahner: Wirkungen und Nebenwirkungen von Medikamenten gegen Epilepsie. Ein Wegweiser für Patienten mit Epilepsie.
Blackwell Wissenschafts-Verlag, Berlin – Wien 2000.
ISBN 3-89412-450-4

Reker, Martin: Selbstkontrolle bei Epilepsie. Zwischen Autonomie und Abhängigkeiten: Selbst- und Fremdbestimmung bei Epilepsie.
Verlag einfälle, Berlin 1998.
ISBN 3-9805386-1-3

Ried, Sibylle, Gertrud Beck-Mannagetta: Epilepsie und Kinderwunsch (Epilepsie-Berichte 2).
Blackwell Wissenschafts-Verlag, Berlin – Wien 1995.
ISBN 3-89412-217-X

Ried, Sibylle, Klaus Göcke, Ulrich Specht, Rupprecht Thorbecke, Rainer Wohlfahrt: Leben mit Epilepsie. Er-Arbeitungsbuch zu MOSES – Modulares Schulungsprogramm Epilepsie.
Blackwell Wissenschafts-Verlag, Berlin – Wien 1998.
ISBN 3-89412-408-3

Ried, Sibylle, Gisela Schüler: Epilepsie. Vom Anfall bis zur Zusammenarbeit, 2. Auflage.
Blackwell Wissenschafts-Verlag, Berlin – Wien 1997.
ISBN 3-89412-315-X.
(von diesem Buch gibt es auch spezielle Ausgaben für Österreich und die Schweiz; ISBN 3-89412-311-7 bzw. ISBN 3-89412-233-1)

Ried, Sibylle, Hartmut Siemes: Tagebuch E (Epilepsie). 2. Auflage.
Blackwell Wissenschafts-Verlag, Berlin – Wien 1997.
ISBN 3-89412-330-3

Schaudwet, Anne: Epilepsie bei Kindern und Jugendlichen in der Schule. Ein Handbuch für Pädagoginnen, Pädagogen und Eltern.
Luchterhand Verlag, Neuwied – Kriftel – Berlin 1999.
ISBN 3-472-037209-2

Schmidt, Dieter: Epilepsien. Fragen und Antworten. 5., überarbeitete Auflage.
Zuckschwerdt Verlag, München – Bern – Wien – New York 1999.
ISBN 3-88603-679-0

Schneble, Hansjörg: Epilepsie. Erscheinungsformen - Ursachen - Behandlung. (Beck'sche Reihe 2047).
Verlag C.H.Beck, München 1996.
ISBN 3-406-41047-2

Schneble, Hansjörg: Epilepsie bei Kindern: Wie Ihre Familie damit leben lernt. Was Epilepsie ist – Wie der Arzt untersucht und behandelt – So nutzen Sie die besten Chancen für Ihr Kind.
TRIAS Verlag, Stuttgart 1999.
ISBN 3-89373-528-3

Steinmeyer, Heinz-Dietrich, Christine Werner: Rechtsfragen bei Epilepsie. 4. Auflage.
Schriften über Epilepsie, Band 1.
Stiftung Michael, Hamburg 1994.

Keine ISBN-Nr; von der Stiftung Michael (Münzkamp 5, D-22339 Hamburg) erhältliche Broschüre

van Kampen, Norbert (Herausgeber): Mit Epilepsie leben. Aspekte beruflicher und sozialer Integration von Menschen mit Epilepsie.
Klenkes Verlag, Aachen 1996.
ISBN 3-921955-23-8

Volkers, Helmut: Anfälle im Kindesalter. Schwerpunkt gutartige Epilepsien. Antworten auf Elternfragen.
Gustav Fischer Verlag, Ulm – Stuttgart – Jena – Lübeck 1998.
ISBN 3-437-55520-0

Wohlfahrt, Rainer, Daniela Schneider: Psychoedukatives Training zur Verbesserung der Selbsthilfefähigkeiten von Menschen mit Epilepsie.
dgvt Verlag (Deutsche Gesellschaft für Verhaltenstherapie e.V.), Tübingen 1999.
ISBN 3-87159-338-9

Erfahrungsberichte von Betroffenen und Angehörigen

Bücher

Aly, Monika, Götz Aly, Morlind Tumler: Kopfkorrektur oder der Zwang gesund zu sein. Ein behindertes Kind zwischen Therapie und Alltag. Überarbeitete und erweiterte Neuausgabe.
Rotbuch Verlag, Berlin 1991.
ISBN 3-88022-063-8

Bichler, Hannelore: Der Blitz aus heiterem Himmel. Mein Leben mit Epilepsie. 5. Auflage
Dr. Werner Jopp Verlag, Wiesbaden 1997.
ISBN 3-926955-35-X

Cooke, Sue: Zerzaustes Käuzchen. Die Emanzipation einer Epilepsiekranken. 3. Auflage.
Fischer Taschenbuchverlag, Frankfurt 1990.
ISBN 3-596-23245-7

Doermer, Laura: Moritz mein Sohn. 5. Auflage (Goldmann Taschenbuch)
Bertelsmann Verlag, München 1994.
ISBN 3-442-12571-5

Heiner, Stefan, Margret Meyer-Brauns, Lotte Habermann-Horstmeier (Herausgeber): Anfälle – Erfahrungen mit Epilepsie.
Mabuse Verlag, Frankfurt am Main 1999.
ISBN 3-933050-22-7

Mayerhofer, Ingrid: Manuel. Die Geschichte eines Jungen mit Epilepsie, die mit einem Tumor begann.
Selbstverlag, Kößlarn 1997.
Keine ISBN und nicht im Buchhandel, aber direkt bei der Autorin (Hubreith 7, D-94149 Kößlarn, Tel. + Fax 08536 / 1414) zum Preis von DM 19,80 (incl. Versandkosten) erhältlich

Schachter, Steven C.: Über Epilepsie sprechen. Persönliche Berichte vom Leben mit Anfällen.
Blackwell Wissenschafts-Verlag, Berlin – Wien 1998.
ISBN 3-89412-346-X

Schmoll, Andrea: Kreuzweg Epilepsie. Tagebuchaufzeichnungen einer Schülerin.
Battert-Verlag, Baden Baden 1993.
ISBN 3-87989-212-1

Schuster, Ursula: Michaels Fall. Mein Kind ist epilepsiekrank. Erfahrungs- und Ermutigungsbericht einer Mutter.
dgvt Verlag (Deutsche Gesellschaft für

Verhaltenstherapie e.V.), Tübingen 1999.
ISBN 3-87159-018-5

Schuster, Ursula: Lauter Stolpersteine. Übers Leben mit Epilepsie.
Attempto Verlag, Tübingen 1996.
ISBN 3-89308-248-4

Stark, Arnold (Herausgeber): Leben mit chronischer Erkrankung des Zentralnervensystems. Krankheitsbewältigung – Rehabilitation – Therapie. (Forum 39).
dgvt Verlag (Deutsche Gesellschaft für Verhaltenstherapie), Tübingen 1998
ISBN 3-87159-139-4

Zeitschriften für Betroffene (in alphabetischer Reihenfolge)

Brainstorm. Mitgliederzeitschrift der Epilepsievereinigung Schweiz (E-V-CH)
Redaktion: Igor Bär, Alpenstr. 66, CH-8200 Schaffhausen, Tel. + Fax (0041) 52 624 56 75

Einfälle. Zeitschrift der Epilepsie-Selbsthilfe. Erscheint viermal jährlich.
Herausgeber und Redaktion: Selbsthilfe von Anfallkranken e.V., einfälle, Zillestr. 102, D-10585 Berlin, Tel. (030) 341 42 52, Fax (030) 342 44 66, E-mail: einfaelle@cityweb.de

Epidrom. Mitteilungsblatt für Anfallskranke. Erscheint unregelmäßig (etwa zweimal jährlich).
Herausgeber und Redaktion: Georg Hajek, Neugablonzer Str. 51, D-87600 Kaufbeuren, Tel. (08341) 18384, E-mail: thomas_wolf@t-online.de

Epikurier. Zeitschrift des Landesverbandes Epilepsie Bayern e.V. und des Landesverbandes Epilepsie Selbsthilfe Nordrhein-Westfalen gem. e.V. Erscheint viermal jährlich, parallel auch im Internet (htpp://www.epikurier.de).
Redaktionsleitung: Barbara Lillge (Adresse → S. 20)

International Epilepsy News. Newsletter of the International Bureau for Epilepsy (englsich). Erscheint viermal jährlich.
Abonnement (30 US-Dollar für 3 Jahre) am besten direkt beim International Bureau for Epilepsy (Adresse → S. 19)

Kontakte. Zeitung für Epilepsie-Betroffene der Schweizerischen Liga gegen Epilepsie (SLgE). Erscheint zweimal jährlich.
Redaktion: SLgE (Adresse → S. 19)

ParEpi-Info. Mitteilungsblatt der Schweizerischen Vereinigung der Eltern epilepsiekranker Kinder. Erscheint viermal jährlich.
Redaktion: ParEpi (Adresse → S. 20)

ZAK Zeitschrift für Anfallkranke. Erscheint zweimal jährlich.
Redaktion: ÖIFAK (Adresse → S. 20)

CD, Videos und Filme (z. T. ausleihbar)

Institut für den wissenschaftlichen Film: Epileptische Anfälle - Richtiges Verhalten und Erste Hilfe (DM 55,–).
Information: Institut für den wissenschaftlichen Film, gem. GmbH, Postfach 2351, D-37013 Göttingen

Lillge, Barbara (Landesverband Epilepsie Bayern e.V.): Prinzessin Epilepsia findet Freunde. CD.

Information: Landesverband Epilepsie Bayern e.V., Steiermarkstraße 30, D-81241 München

Pung, Tamara, Ramin Khatami, Dieter Janz: Juvenile myoklonische Epilepsie (Epilepsie mit Impulsiv-Petit Mal), „Janz-Syndrom". Gespräche mit Patienten. Neurologische Klinik und Poliklinik, Campus Virchow-Klinikum, Medizinische Fakultät Charité der Humboldt-Universität. Berlin 1998.

Keine ISBN-Nr.; kostenlos bei den Firmen GlaxoWellcome (Postfach 302050, D-20354 Hamburg) oder Desitin (Weg beim Jäger 214, D-22335 Hamburg) erhältliches Video mit einer Begleitbroschüre

Eine große Sammlung an Videos und Filmen mit derzeit fast 200 Titeln ist gegen eine Leihgebühr beim Informationszentrum Epilepsie (IZE; Herforder Straße 5-7, D-33602 Bielefeld) erhältlich.

Einige nützliche Internetadressen

http://www.epilepsie-online.de (Epilepsie-Netzwerk im Internet für Betroffene)
http://www.epilepsie.sh (Deutsche Epilepsievereinigung / Selbsthilfe)
http://www.izepilepsie.de (Informationszentrum Epilepsie)
http://www.epilepsie-netz.de (Epilepsie-Netzwerk im Internet für Betroffene und Fachleute)
http://www.ligaepilepsie.org (Deutsche Sektion der Internationalen Liga gegen Epilepsie)
http://www.medicalnet.at/oe.sektion-ILAE (Österreichische Sektion der Internationalen Liga gegen Epilepsie)
http://www.epi.ch (Schweizerische Sektion der Internationalen Liga gegen Epilepsie)
http://www.epilepsien.de (Informationen, Geschichten und Comics)
http://www.epikurier.de (Internet-Zeitschrift Epilepsie)
http://www.epilepsie-informationen.de (Medizinische Informationen zu Epilepsien im Kindesalter)